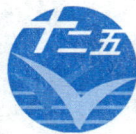

全国中医药行业中等职业教育"十二五"规划教材

护理学基础

（供护理、中医护理、中医康复保健、助产专业用）

主　编　张少羽（南阳医学高等专科学校）
副主编　（以姓氏笔画为序）
　　　　孔　丽（曲阜中医药学校）
　　　　吕淑琴（长春中医药大学）
　　　　朱林美（安顺职业技术学院）
　　　　许培查（西安交通大学卫生学校）
编　委　（以姓氏笔画为序）
　　　　窦娟花（西安市卫生学校）
　　　　李　艳（南阳医学高等专科学校）
　　　　苗晓琦（甘肃省中医学校）
　　　　杨雪艳（商丘医学高等专科学校）
　　　　张翠玉（广东省湛江卫生学校）

中国中医药出版社
·北　京·

图书在版编目（CIP）数据

护理学基础/张少羽主编. —北京：中国中医药出版社，2015.8
全国中医药行业中等职业教育"十二五"规划教材
ISBN 978 - 7 - 5132 - 2282 - 2

Ⅰ. ①护…　Ⅱ. ①张…　Ⅲ. ①护理学 - 中等专业学校 - 教材　Ⅳ. ①R47

中国版本图书馆 CIP 数据核字（2015）第 116689 号

中 国 中 医 药 出 版 社 出 版
北京市朝阳区北三环东路 28 号易亨大厦 16 层
邮政编码　100013
传真　010 64405750
北京市松原印刷有限公司印刷
各地新华书店经销

*

开本 787×1092　1/16　印张 30.5　字数 683 千字
2015 年 8 月第 1 版　2015 年 8 月第 1 次印刷
书　号　ISBN 978 - 7 - 5132 - 2282 - 2

*

定价　60.00 元
网址　www.cptcm.com

全国中医药职业教育教学指导委员会

张美林（成都中医药大学附属医院针灸学校党委书记、副校长）

张登山（邢台医学高等专科学校教授）

张震云（山西药科职业学院副院长）

陈　燕（湖南中医药大学护理学院院长）

陈玉奇（沈阳市中医药学校校长）

陈令轩（国家中医药管理局人事教育司综合协调处副主任科员）

周忠民（渭南职业技术学院党委副书记）

胡志方（江西中医药高等专科学校校长）

徐家正（海口市中医药学校校长）

凌　娅（江苏康缘药业股份有限公司副董事长）

郭争鸣（湖南中医药高等专科学校校长）

郭桂明（北京中医医院药学部主任）

唐家奇（湛江中医学校校长、党委书记）

曹世奎（长春中医药大学职业技术学院院长）

龚晋文（山西职工医学院/山西省中医学校党委副书记）

董维春（北京卫生职业学院党委书记、副院长）

谭　工（重庆三峡医药高等专科学校副校长）

潘年松（遵义医药高等专科学校副校长）

秘　书　长　周景玉（国家中医药管理局人事教育司综合协调处副处长）

前　言

中医药职业教育是我国现代职业教育体系的重要组成部分，肩负着培养中医药多样化人才、传承中医药技术技能、推动中医药事业科学发展的重要职责。教育要发展，教材是根本，是提高教育教学质量的重要保证，是人才培养的重要基础。为贯彻落实习近平总书记关于加快发展现代职业教育的重要指示精神和《国家中长期教育改革和发展规划纲要（2010—2020 年)》，国家中医药管理局教材办公室、全国中医药职业教育教学指导委员会紧密结合中医药职业教育特点，适应中医药中等职业教育的教学发展需求，突出中医药中等职业教育的特色，组织完成了"全国中医药行业中等职业教育'十二五'规划教材"建设工作。

作为全国唯一的中医药行业中等职业教育规划教材，本版教材按照"政府指导、学会主办、院校联办、出版社协办"的运作机制，于2013年启动编写工作。通过广泛调研、全国范围遴选主编，组建了一支由全国60余所中高等中医药院校及相关医院、医药企业等单位组成的联合编写队伍，先后经过主编会议、编委会议、定稿会议等多轮研究论证，在400余位编者的共同努力下，历时一年半时间，完成了36种规划教材的编写。本套教材由中国中医药出版社出版，供全国中等职业教育学校中医、护理、中医护理、中医康复保健、中药和中药制药等6个专业使用。

本套教材具有以下特色：

1. 注重把握培养方向，坚持以就业为导向、以能力为本位、以岗位需求为标准的原则，紧扣培养高素质劳动者和技能型人才的目标进行编写，体现"工学结合"的人才培养模式。

2. 注重中医药职业教育的特点，以教育部新的教学指导意见为纲领，贴近学生、贴近岗位、贴近社会，体现教材针对性、适用性及实用性，符合中医药中等职业教育教学实际。

3. 注重强化精品意识，从教材内容结构、知识点、规范化、标准化、编写技巧、语言文字等方面加以改革，具备"精品教材"特质。

4. 注重教材内容与教学大纲的统一，涵盖资格考试全部内容及所有考试要求的知识点，满足学生获得"双证书"及相关工作岗位需求，有利于促进学生就业。

5. 注重创新教材呈现形式，版式设计新颖、活泼，图文并茂，配有网络教学大纲指导教与学（相关内容可在中国中医药出版社网站 www.cptcm.com 下载），符合中等职业学校学生认知规律及特点，有利于增强学生的学习兴趣。

本版教材的组织编写得到了国家中医药管理局的精心指导、全国中医药中等职业教育学校的大力支持、相关专家和教材编写团队的辛勤付出，保证了教材质量，提升了教材水平，在此表示诚挚的谢意！

我们衷心希望本版规划教材能在相关课程的教学中发挥积极的作用，通过教学实践的检验不断改进和完善。敬请各教学单位、教学人员及广大学生多提宝贵意见，以便再版时予以修正，提升教材质量。

国家中医药管理局教材办公室

全国中医药职业教育教学指导委员会

中国中医药出版社

2015 年 4 月

编写说明

《护理学基础》是"全国中医药行业中等职业教育'十二五'规划教材"之一。本教材是依据习近平总书记关于加快发展现代职业教育的重要指示和《国家中长期教育改革和发展规划纲要（2010—2020年)》精神，为适应中医药中等职业教育教学发展需求，突出中医药中等职业教育的特色，由全国中医药职业教育教学指导委员会、国家中医药管理局教材办公室统一规划、宏观指导，中国中医药出版社具体组织，全国中医药中等职业教育学校联合编写，供中医药中等职业教育教学使用的教材。

本教材力求职业教育专业设置与产业需求、课程内容与职业标准、教学过程与生产过程"三对接"，"崇尚一技之长"，提升人才培养质量，做到学以致用。教材编写强化质量意识、精品意识，以学生为中心，以"三对接"为宗旨，突出思想性、科学性、实用性、启发性、教学适用性，在教材内容结构、知识点、规范化、标准化、编写技巧、语言文字等方面加以改革，从整体上提高教材质量，力求编写出"精品教材"。

本教材的特点主要体现在：①以岗位需求为依据，精心筛选教材内容，突出对所学核心知识与技能的理解与掌握。②以"三对接"为宗旨，突出思想性、科学性、实用性、启发性、教学适用性，即专业设置与产业需求、课程内容与职业标准、教学过程与生产过程"三对接"，使学生更好地掌握学习内容。③突出能力培养。将知识的应用及能力的培养作为重点，培养学生临床思维能力、创新能力，以及发现、分析和解决问题的能力等，以适应未来护理岗位的需要。④针对中职学生的特点，力求在语言上简单明了、内容上深入浅出，期望使学生便于学习掌握。

全书共分21章，内容包括护理理论（如护理学的基本概念、护理理论、护理程序等），满足患者生活和心理需要（如饮食、营养、卧位、排泄、心理护理等）的内容，基本诊疗技术（如体温、脉搏、呼吸、血压的测量和注射、输液、输血等技术），以及无菌技术、消毒隔离、病情观察、危重患者的抢救技术等。

本书的编写分工：第一章、第十六章由张少羽编写；第二章、第二十章由李艳编写，并任学术秘书；第三章、第十二章由吕淑琴编写；第四章、第十五章由朱林美编写；第五章、第十七章由孔丽编写；第六章、第十一章、第十三章由张翠玉编写；第七章、第十章由窦娟花编写；第八章、第十四章、第二十一章由苗晓琦编写；第九章由许培查编写；第十八章、第十九章由杨雪艳编写。

本书在编写过程中得到各编写单位领导和同仁们的大力支持，在此特表示感谢！由于水平有限，经验不足，加之时间仓促，不足之处在所难免，请使用者不吝赐教，以便再版时修订提高。

《护理学基础》编委会
2015年5月

目　录

上篇　护理理论

第一章　绪　论

学习目标

1. 掌握护理学的相关概念；护理学的任务、性质和工作方式；现代护理的三个发展阶段及其特点。
2. 熟悉护理学的范畴。
3. 了解南丁格尔的生平及其对现代护理学的贡献。

护理学是人类在漫长的进化过程中，通过长期的抗病害斗争和生活实践逐渐形成并发展起来的。随着科技的发展、社会的进步、人民生活水平的提高，人们对健康需求的日益增加，护理经历了由对患者进行简单的生活照料到目前以人的健康为中心的整体护理的发展历程，逐渐形成了特有的理论和实践体系，成为一门独立的学科。

第一节　护理学概述

护理学既是一门古老的艺术，又是一门年轻的学科。其研究内容、范畴和任务涉及影响人类健康的诸多因素，如生物、心理、社会等各个方面。现代护理学强调应用科学的思维模式对护理对象进行整体认识，从而揭示出护理的本质及其发展规律。

一、护理学的相关概念

（一）护理

护理一词是由拉丁文 Nutricius 演绎而来，原为抚育、扶助、保护、照顾残疾、照护幼小等含义。对护理的定义，由于历史背景、社会发展、环境和文化及教育等因素的不同，人们有不同的解释和说明。纵观护理发展历史，其概念和内涵随着其理论研究和临床实践的发展，逐步从简单的"照料、照顾"向纵深方向拓展和延伸。

1980 年美国护士协会（American Nursing Association 简称 ANA）将护理定义为："护理是诊断和处理人类对现存的或潜在的健康问题的反应。"该定义突出了护理的科学性、决策性和独立性，使护理的对象、任务和目标发生了深刻的变化。护理的对象不再仅限于患者，而是扩展到亚健康和健康人群。护理的任务不仅是维护和促进个体健康水平，更重要的是面向家庭、社区，为提高整个人类健康水平发挥应有的作用。护理研究的是人对健康问题的反应，即人在生理、心理和社会等方面的反应，通过护理程序这一科学的工作方法完成对护理对象健康反应的诊断和处理。护理的目标除了谋求纠正人生理上的问题外，还要致力于人的心理社会状态的完满与平衡，提高人的生命质量。

（二）护理学

护理学是一门以自然科学和社会科学为基础，研究维护、增进、恢复人类身心健康的护理理论、知识、技能及其发展规律的综合性应用科学。

护理学的研究目标是人类健康，不仅是患者，也包括健康人；研究内容是维护和增进正常人的健康，帮助患者减轻痛苦、恢复健康，保护危重者生命及慰藉垂危患者的护理理论、知识及技能，在卫生保健事业中与临床医学、预防医学发挥着同等重要的作用。

（三）基础护理学

基础护理学是研究临床护理的基本理论、基本知识、基本技术和方法的一门学科。其内容是临床各科护理的共性基础，是护理学的一个重要组成部分，贯穿于人类健康的始终，是护理专业的一门主干课程。学习基础护理学，掌握护理学的基本理论、基本知识和基本技能，培养和形成良好的职业素质和护理职业情操，对实现救死扶伤这一神圣使命具有十分重要的意义。

（四）整体护理

整体护理是指以人为中心，以现代护理观为指导，以护理程序为核心，实施身心最佳服务的护理思想和护理实践活动。以评估、诊断、计划、实施和评价为步骤的护理程序提供了整体护理的思维方法和工作方法，是护士从事护理工作的基本依据。

整体护理强调护理对象为一个整体，从个体扩展到整个人群，提供生理、心理、社会、精神、文化等全面的帮助和照顾；强调人生命的过程为一个整体，护理服务应贯穿人成长与发展的各个阶段，不仅注重疾病护理，还应重视母婴及青少年健康保健、疾病预防、老年护理、临终关怀服务，提高整体健康水平；强调护理与环境是一个整体，护理工作是一个开放系统，受各种环境因素的影响，整体护理应从政治、法律、经济、文化、社会环境等方面综合考虑解决问题。

二、护理学的性质和任务

（一）性质

护理学是一门生命科学中综合自然科学、社会科学的应用性学科，是研究有关预防保健、疾病防治及康复过程中护理理论与技术的科学。

1. 综合性　护理学是以自然科学、社会科学为基础的综合性学科。在护理实践中，护理人员只有掌握自然科学（生物学、物理学、化学、解剖学、生理学、病理学等）和社会科学（心理学、社会学、美学等）知识，才能正确评估机体，全面了解人的各种需求，重视环境对人健康的影响，从而采取有效的护理措施对护理对象实施整体护理，进而提高全人类的健康水平。

2. 应用性　护理学是一门应用科学，其将护理理论和技术应用于护理实践，具有很强的实践性。护理是通过护理措施，如肌内注射、静脉输液等促进疾病康复；通过基础护理，如饮食护理、排泄护理等维持个体正常的生命活动，满足其基本生理需要；通过健康教育，指导个体、群体建立和形成良好的生活习惯和生活方式，保持和促进健康。

（二）任务

随着护理学科的发展、护理对象构成的转变，护理工作的范围由疾病护理扩展到对生命全过程的关注，因而护理学的任务和目标发生了深刻变化。护理学的基本任务就是帮助人们"促进健康、预防疾病、恢复健康、减轻痛苦"，维护、促进和提高整个人类的健康水平。

1. 促进健康　促进健康是帮助人们维持最佳健康水平或健康状态，同时使其获得在维持或增进健康时所需要的知识和资源，并不断提供教育与支持。护士可通过健康教育活动，使人们对自己的健康负责，从而自觉建立健康的行为和生活方式以增进健康。

2. 预防疾病　预防疾病的目标是帮助人们减少或消除不利于健康的各种因素（包括生物学因素、环境因素、心理社会因素和生活方式等因素），以维持健康状态，预防疾病的发生。如帮助肥胖者实施有效降低体重的计划，帮助人们戒除烟、酒嗜好以预防心脑血管疾病和肺部疾病的发生等。

3. 恢复健康　恢复健康是帮助人们在患病或有影响健康的问题后，改善其健康状况。如鼓励、协助患慢性病的老年患者或残疾者做一些力所能及的活动，以维持肌肉的强度和活动度，增强自理能力，并从活动中得到锻炼和自信，从而促进健康恢复。

4. 减轻痛苦　减轻个体和人群的痛苦是护士从事护理工作的基本职责和任务。通过学习和实践《基础护理学》，在临床护理中掌握和运用必要的知识与技能，帮助个体和人群减轻身心痛苦。

三、护理学的范畴

护理学包括理论与实践两大体系。它是护理实践经验的总结，并随着护理实践活动的不断深入而得到丰富和发展。

（一）理论范畴

1. 护理学的研究对象　护理学的研究对象随着护理学的发展而不断变化，经历了从研究单纯的生物人向研究整体的人和社会人的转变。

2. 护理学与社会发展的关系　其研究内容包括护理学在社会中的作用、地位和价值，社会对护理学的影响和社会发展对护理学的要求等。如疾病谱的变化，促使健康教育在护理工作中广泛开展；社会老龄化、慢性疾病患者的增加和全球经济一体化趋势，促进并引发了护理学课程设置的调整，开辟了新的护理研究领域，也使老年护理、多元文化护理得到重视和发展，老年护理院成为社区健康保健的重要机构。信息化社会，使护理工作效率得以提高，也使护理专业向着网络化、信息化迈出了坚实的步伐。

3. 护理学理论体系　护理学的理论体系是在一定历史条件下建立和发展起来的，当在实践中发现旧理论无法解释的新问题、新现象时，就会建立新理论和发展原有理论。从南丁格尔创立第一个护理学说到现代为适应生物－心理－社会医学模式而发展的诸多新的护理学说、理论和模式，无一不证明，随着护理实践新领域的开辟，将会建立和发展更多的护理理论，使护理理论体系日益丰富和完善。

4. 护理交叉学科和分支学科　护理学与自然科学、社会科学、人文科学等多学科相互渗透，在理论上相互促进，在方法上相互启迪，在技术上相互借用，形成了许多新的综合型、边缘型的交叉学科，如护理伦理学、护理心理学、护理美学、护理教育学等，以及急救护理学、骨科护理学、老年护理学等分支学科，推动了护理学科体系的构建和完善。

（二）实践范畴

护理学的实践范畴很广，根据护理工作的内容可将其分为以下几个方面：

1. 临床护理　临床护理的对象是患者，护理内容包括基础护理和专科护理。

（1）基础护理：基础护理是专科护理的基础。它以护理学的基本理论、基本知识和基本技能为基础，结合患者生理、心理特点和治疗康复的要求，满足患者的基本需要。其内容涵盖患者的舒适护理、安全护理、生活护理与治疗护理。

（2）专科护理：专科护理以护理学和相关学科理论为基础，结合临床各专科患者的特点和诊疗要求，为患者提供身心整体护理，主要包括各专科常规护理、专科护理技术、急救护理和康复护理等。

2. 社区保健　社区保健的对象是一定范围的居民和社会群体。它以公共卫生学、护理学理论知识和技能为基础，以整体护理观为指导，结合社区特点，深入家庭、学校、厂矿、机关等开展疾病预防、妇幼保健、家庭护理、健康教育、健康咨询、预防接种和防疫灭菌等工作。进入 21 世纪以来，卫生保健系统服务模式的变革促使社区卫生保健服务日益便捷，高新诊疗技术在社区应用水平不断提高且费用低廉，使越来越多的护理对象选择社区护理保健服务。以社区为基础的一体化的卫生保健服务系统正在形成，它必将引导卫生保健专业，特别是护理专业功能和角色的变化。护理人员将在未来的卫生保健系统中做出更加重要、独特的贡献。

3. 护理管理　护理管理是运用管理学的理论和方法，对护理工作的诸要素——人、技术、信息、设备、资金等进行科学的计划、组织、指挥、协调和控制等的系统管理，以保障护理机构提供成本效益合理的护理服务。科学技术的发展、护理工作范围的扩大（从院内到院外）、护理工作性质的改变（由从属到独立）和护理工作形式的变化都要求护理工作改变传统的管理结构和方法，要运用全程质量管理的方法和技术，以提高管理的科学性和管理效益。

4. 护理研究　护理研究是用科学的方法探索未知，回答和解决护理领域的问题，直接或间接地指导护理实践的过程。护理研究的内容包括促进正常人健康、减轻患者痛苦、保护危重患者生命的护理理论、方法、技术与设备研究。护理研究方法有观察法、实验法、调查法和理论分析法等。

5. 护理教育　护理教育是以护理学和教育学理论为基础，培养德、智、体、美全面发展的护理人才，以适应医疗卫生服务和医学科学技术发展的需要。护理教育一般分为基础教育、毕业后教育和继续教育三大类。基础护理教育包括中专教育、大专教育、本科教育；毕业后护理教育包括岗位培训教育、研究生教育（硕士学位教育、博士学位教育）；继续护理教育是对已完成基础护理教育或毕业后护理教育并从事实际工作的护理人员，提供以学习新理论、新知识、新技术、新方法为目标的终生性的在职教育。

四、护理工作方式

（一）功能制护理

功能制护理以完成各项医嘱和护理常规的基础护理为主要工作内容，其工作分配以日常工作任务为中心。护士被分为生活护理护士、治疗护士、办公室护士和药疗护士等，分别完成护理任务。这是一种流水作业的工作方法，护士分工明确，易于组织管理，且节省人力。但工作机械，护士缺少与患者交流的机会，较少考虑患者的心理与社会需求，较难掌握患者的全面情况。

（二）小组制护理

小组制护理以分组护理的方式对患者进行整体护理。护士分为小组进行护理活动，每组分管 10～15 位患者。由小组长制定护理计划和措施，安排小组成员去完成任务和实现确定的目标。小组成员由不同级别的护理人员组成，各司其职。这种护理方式能发挥各级护士的作用，能了解患者一般情况，但护士责任感相对减弱。

（三）责任制护理

责任制护理由责任护士和辅助护士按照护理程序对患者进行全面、系统和连续的整体护理。其结构是以患者为中心，要求责任护士对患者实行从入院到出院 8 小时在岗，24 小时负责制。由责任护士评估患者情况，制定护理计划和实施护理措施。这种护理方式，责任护士的责任明确，能较全面地了解患者情况，但要求对患者 24 小时负责难以实现，且文字记录书写任务较大，需护理人员较多。

（四）个案护理

个案护理即由专人负责实施个体化护理，1 名护士护理 1 名患者。其适用于抢救患者或某些特殊患者的护理，也适用于临床教学。这种护理方式，护士责任明确，可对患者实施全面、细致的护理，满足其各种需求。同时，可显示护士个人的才能，满足其成就感；但耗费人力，且护士只能做到在班责任，无法达到连续性的护理。

（五）系统化整体护理

系统化整体护理是以现代护理观为指导，以护理程序为核心，将临床护理与护理管理的各个环节系统化的方式。其特点是先建立指导护理实践的护理哲理，指定以护理程序为框架的护士职责和护士行为评价标准，确定病房护理人员的组织结构，建立以护理程序为核心的护理质控系统，编制标准护理计划和标准健康教育计划，设计贯彻护理程序的各种护理表格。在此基础上，以小组责任制的形式对当班患者实施连续的、系统的整体护理。

此护理方式提出了新型护理管理观，强调一切管理手段与护理行为均应以增进患者健康为目的，增强了护士的责任感。同时，标准化护理表格的使用，减少了护士用于文字工作的时间，护士有更多的机会与患者交流，并提供适合患者身、心、社会、文化等需要的最佳护理。但此护理方式亦需较多的护理人员，且各种规范表格和标准计划的制定有一定难度。

不同的护理方式各有利弊，新的护理方法是在原有基础上的改进和提高。这几种护理方式，在护理学的发展中都起着重要作用，并在临床护理实践中交错使用。

第二节 世界护理学发展史

一、护理学的形成

（一）人类早期的护理

自从有了人类，便有了生、老、病、死，也就有了原始医护的萌芽，但照顾方式因人们对形成疾病和伤害的原因不同，以及对生命的看法不一而有所不同。在原始社会，人类为了谋求生存，在与自然做斗争的过程中积累了丰富的生活和生产经验，逐渐形成了原始的自我保护式的医疗照顾。如人们发现，吃了某些食物而致消化不良或腹部不适时，用手抚摸可减轻疼痛，由此形成了原始的按摩疗法。火的使用结束了人类茹毛饮血的生活，缩短了其消化过程，减少了胃肠道疾病，使人们认识到饮食与胃肠道疾病的关系。为抵御险恶的生活环境，人类逐渐群居，形成了以家族为中心的部落，从而进入氏族社会。在母系氏族社会，如同料理其他家务一样，妇女担负起照顾家中伤病者的责任。她们凭借天赋之本能，借代代相传之经验，以温柔、慈祥的母爱照顾着老人和患者，从而形成了原始社会家庭式的医护照顾。

由于在当时的历史条件下，人类对疾病还没有正确的认识，所以医护照顾长期与宗教和迷信活动联系在一起。人们认为，疾病是鬼神附体，于是一些巫师应运而生。他们采用念咒、画符、祈祷、捶打、冷热水浸泡等方法取悦或驱赶鬼神，以减轻患者痛苦，治疗疾病。随着社会的发展和人类文明程度的日益提高，人们开始尝试应用草药、砭石等治疗疾病，于是巫医相互运用。后来在征服伤病的过程中，经过实践和思考，一些人摒弃了巫术，医、巫逐渐分开，集医、药、护于一体的原始医生开始形成。在一些文明古国，如中国、印度、埃及、希腊和罗马等国开始运用止血、包扎、伤口缝合、沐浴、催眠等方法处理伤痛和疾病。

公元初年，基督教的兴起，开始了教会一千多年对医护的影响。教徒们在传播宗教信仰、广建修道院的同时，开展一些医病、济贫等慈善活动，并建立了医院。医院最初为收容徒步朝圣者的休息站，后逐渐发展为治疗精神病、麻风病等疾病的专门机构和养老院。一些献身于宗教事业的女性，在参加教会工作的同时，也参与对老弱病残者的护理，并使护理工作由家庭走向社会。这些人虽未受过专门训练，但工作认真，服务热情，具有献身精神，受到社会的广泛赞誉和欢迎，这可以说是早期护理的雏形，对之后护理事业的发展产生了积极的影响。

（二）中世纪护理

中世纪（476—1500 年）的欧洲，由于政治、经济和宗教的发展，以及频繁的战争和疾病的流行，人们对医院和护士的需求日益迫切。这对护理的发展起到了一定的推动作用，护理逐渐由"家庭式"服务转向"社会化和组织化"服务，形成了宗教性、民俗性和军队性的护理社团。战争之外的欧洲各国普遍建立医院，且大多数医院由教会控制，护理工作多由修女承担。由于她们缺乏护理知识，加之没有足够的护理设备，更谈不上科学的护理，故护理工作多限于简单的生活照顾，但她们以丰富的经验和良好的道德品质推动了护理事业的发展。

（三）"文艺复兴"时期的护理

大约 1400 年，意大利开始了"文艺复兴"运动，其促使文学、科学、艺术，包括医学等获得了很大的发展，西方国家称之为"科学新发现时代"。在此期间，人们破除了对疾病的迷信，对疾病的治疗有了新的依据。"文艺复兴"后，随着慈善事业的发展，护理逐渐摆脱了教会的控制，开始朝着科学的方向发展，从事护理的人员开始接受部分护理工作训练，护理开始走向独立职业之旅。但是 1517 年的宗教革命，使社会结构发生了变革，妇女的地位逐渐下降，大量的修道院关闭，导致护理人员奇缺，使得承担护理工作的人多是生活所迫的贫穷女性。这些人既无经验可言，又未经过专门训练，且缺乏宗教热忱，导致护理质量大大下降，护理事业也陷入了长达 200 年的黑暗时期。

（四）现代护理的诞生与南丁格尔的贡献

在中外历史上，能以坚定的信念，排除一切困难并建立特殊功业的人物并不多，尤其女性更为鲜见。现代护理专业的创始人弗罗伦斯·南丁格尔（1820—1910 年）就是颇具代表性的一位伟大女性。19 世纪中叶，南丁格尔首创科学护理，为护理学理论的形成和发展奠定了基础，被誉为现代护理学的“鼻祖”。

1820 年 5 月 12 日，南丁格尔诞生于父母旅行之地——意大利的佛罗伦萨。南丁格尔家境优裕，她接受过高等教育，懂得英、法、德、意等国语言，具有较高的文化修养，少年时代就乐于照顾邻里病员，接济贫困人家，对护理工作怀有浓厚的兴趣。她在从事慈善事业的活动中，深深感到需要训练有素的护士。1850 年，她力排众议，说服母亲，慕名去了当时最好的护士培训基地——德国的凯塞威尔斯城参加护理培训，并对英、法、德、意等国的护理工作进行了考察。1853 年，在慈善委员会的帮助下，她英国伦敦成立了看护所，从此开始了她的护理生涯。

1854～1856 年克里米亚战争爆发，当时伦敦报纸揭露在前线浴血奋战的英国士兵负伤或患病后，由于得不到合理的照护而大批死亡，病死亡率高达 50%。这个消息引起了社会的极大震惊，且激发了南丁格尔发展护理事业的决心和愿望。她不顾家庭的阻挠，率领经过慎重挑选的 38 名护士克服重重困难抵达战地医院投入忙碌的救护工作。她们积极改善医院病房环境，清洗伤员伤口，消毒灭虫，以维持清洁；改善伤员膳食，以增加营养；建立阅览室和游艺室，以调剂士兵的生活；重整军中邮务，以利士兵和家中通信，兼顾伤员身心两方面的需求。入夜，她常常手持油灯巡视病房，亲自安慰那些受伤和垂危的士兵。她的积极服务精神赢得了医护人员的信任和士兵的尊敬。士兵们称颂她为“提灯女神”“克里米亚天使”。经过她们的努力，短短的半年时间伤病员的死亡率降至 2.2%。这奇迹般的护理效果震动全国，也改变了英国朝野对护士的看法。1856 年战争结束，南丁格尔回到英国，受到全国人民的欢迎，英国政府授予了她勋章和巨额奖金。

经过克里米亚战场的护理实践，南丁格尔越发深信护理是科学的事业，护士必须接受严格的科学训练，而且应该是品德高尚、有献身精神的人。1860 年南丁格尔用政府奖给她的 44000 英镑在英国的圣托马斯医院（St Thomas Hospital）创办了世界上第一所护士学校——南丁格尔护士训练学校（Nightingale Training School for Nurses），为护理教育奠定了基础。国际上称这个时期为“南丁格尔时代”。这是护理工作的转折点，也是护理专业化的开始。

南丁格尔对护理事业的杰出贡献在于她使护理走向科学的专业化轨道，使护理从医护合一中成功分离出来。南丁格尔提出的护理理念为现代护理学的发展奠定了基础。她一生写了大量的日记、书信、报告和论著，其中最有名的是《护理札记》（Notes on Nursing）和《医院札记》（Notes on Hospitals）。书中阐述了她的护理理念和医院管理的思想。《护理札记》曾作为当时护士学校的教科书而广泛应用，被称为护理工作的经典著作。

为了纪念她，1912 年国际护士会确定将南丁格尔的诞辰日——5 月 12 日定为国际护士节。同年，国际红十字会在华盛顿召开的第 9 届会议上正式确定设立南丁格尔奖，作为各国优秀护士的最高荣誉奖，每两年颁发 1 次。

二、现代护理学的发展

自南丁格尔创建护理专业以来至今已有 100 多年的历史，护理学科得到了不断发展。从护理学的实践和理论研究看，现代护理学的发展可概括为三个阶段。

（一）"以疾病为中心"的护理阶段

20 世纪前半叶，医学科学的发展逐渐摆脱了宗教和神学的束缚，各种科学学说纷纷建立，生物医学模式形成。在解释健康与疾病的关系上人们认为，疾病是由于细菌和外伤引起的机体结构改变和功能异常。"有病就是不健康，健康就是没有病"。为此一切医疗行为都围绕着疾病进行，以消除病灶为基本目标，从而形成了"以疾病为中心"的医学指导思想。受这一思想影响，加之护理在当时还没有形成自己的理论体系，因此，协助医生诊断和治疗疾病成为这一时期指导护理工作的基本观点。

此期的护理特点：护理成为一个专门的职业，护士从业前必须经过专门的训练，护理工作的主要内容是执行医嘱和各项护理技术操作，护理教育者和管理者都把护理操作技能作为护理工作质量的关键，并在长期疾病护理实践中逐步形成了一套较为规范的疾病护理常规和护理技术操作常规。

"以疾病为中心"的护理是现代护理发展初期的必然产物，为护理学的进一步发展奠定了基础。但"以疾病为中心"的护理只关注患者的局部病症，以协助医生消除患者身体上的病灶为目的，忽视了人的整体性。因而护理从属于医疗，护士是医生的助手，护理研究领域十分局限，束缚了护理专业的发展。

（二）"以患者为中心"的护理阶段

20 世纪中叶，随着社会科学与系统科学的发展，许多有影响的理论和学说相继提出和确立，如系统论、人的基本需要层次论、人与环境的相互关系学说等，其为护理学的进一步发展奠定了理论基础，促使人们重新认识人类健康与心理、精神、社会环境之间的关系。1948 年世界卫生组织（WHO）提出了新的健康观，为护理研究提供了广阔的领域。与此同时，"护理程序"的提出使护理有了科学的方法。20 世纪 60 年代后，一些新的护理理论相继出现，如护理应重视人的整体性，在疾病护理的同时应注重人的整体护理。1977 年美国医学家恩格尔（Engel GL）提出了"生物 – 心理 – 社会医学模式"。这一新的医学模式强化了人是一个整体的思想。在这种思想指导下，护理发生了根本性的变革，从以"疾病为中心"转向了"以患者为中心"。

此期的护理特点：强调护理是一门专业，护理人员是健康保健队伍中的专业人员。护士不再是单纯被动地执行医嘱和进行护理技术操作，而是应用科学的方法——护理程序对患者实施生理、心理和社会等全方位的、连续的、系统化整体护理。护理学通过吸收相关学科的理论作为自己的理论基础，开始形成自己的学科理论体系，建立了"以患者为中心"的教育模式。

"以患者为中心"的护理虽然转变了护理理念，但护理仍局限于患者康复，护理的工作场所仍局限在医院，尚未涉足群体保健和全民健康。

（三）"以人的健康为中心"的护理阶段

20世纪70年代，随着社会的发展、科学技术的日新月异，疾病谱发生了很大的变化。过去威胁人类健康的传染病得到了很好的控制，而与人的行为和生活方式相关的疾病如心脑血管疾病、恶性肿瘤、意外伤害等成为威胁人类健康的主要问题。同时，人们对健康和疾病关系的认识不断深入，对健康和保健的需求日益增加。1977年WHO提出的"2000年人人享有卫生保健"的战略目标，对护理工作的发展产生了巨大的推动作用，使"以人的健康为中心的护理"成为必然。

此期的护理特点是：护理学已成为现代科学体系中一门综合自然、社会、人文科学知识的、独立的为人类健康服务的应用学科。护理的任务由对患者的护理扩展到从健康到疾病全过程的护理，从个体到群体的护理。护理工作场所由医院扩展到社会和家庭，扩展到所有有人的地方。护士成为向社会提供初级卫生保健的最主要力量。

第三节　中国护理学发展史

一、古代护理

中医学有着悠久的历史，但在几千年漫长的封建社会中一直保持着医、药、护不分的状态。中医学发展史和诸多的医学典籍及历代名医传记中，记载了丰富的护理理论和技术，这些内容对现代护理仍具有指导意义。

春秋末年，齐国名医扁鹊提出"切脉、望色、听声、写形，言病之所在"，这不仅为创立医学做出了贡献，而且说明了病情观察的方法和意义。我国最早的医学理论专著——《黄帝内经》强调了整体观念和预防思想。书中记载了引起疾病的多种因素，其中包括饮食不节、五味失调、醉酒、精神因素、自然环境和气候变化等，并提出要"扶正祛邪"，即加强自身防御和"圣人不治已病治未病"的防御观点。东汉末年的名医张仲景，在总结自己和前人的经验的基础上著有《伤寒杂病论》，发明了猪胆汁灌肠术、人工呼吸和舌下给药。三国时外科名医华佗在医治疾病的同时，创造了模仿虎、鹿、猿、熊、鸟动作姿态的"五禽戏"以活动关节，增强体质，预防疾病。唐代著名医药家孙思邈著有《千金要方》和《千金翼方》，除总结前人和自己的医学经验外，还提倡医者应具有高尚的医德。他还改进前人的筒吹导尿术，采用细葱叶去尖插入尿道进行导尿。明朝医学家李时珍所著的《本草纲目》，后被译成多种文字，对我国和世界药物学的发展均有很大影响。明、清时期，瘟疫流行，先后出现了不少研究传染病防治的医学家和一大批有关瘟病防治的医学名著，也包括消毒隔离知识，如胡正心提出用蒸汽消毒法处理传染病患者的衣物。当时还流行燃烧艾叶、喷洒雄黄酒消毒空气和环境等。

总之，中医学是中国几千年文化中的璀璨瑰宝。中医护理是中医学不可分割的组成部分，有自己的特点、原则和技术，在民间广为运用。

二、近代护理

中国近代护理事业的发展是在"鸦片战争"前后随各国军队、宗教和西方医学进入中国而开始的。1835 年英国传教士巴克尔（P. Parker）在广州开设了第一所西医医院，两年后该医院以短训班的形式培训护理人员。1888 年美国护士约翰逊女士（E. Johnson）在福州一所医院创办了我国第一所护士学校。1900 年以后，中国各大城市建立了许多教会医院，并培训护士。

1909 年中国护理界的群众性学术团体"中华护士会"在江西牯岭成立（1937 年改为中华护士学会，1964 年更名为中华护理学会）。学会成立初期，理事长均由在华工作的外籍护士担任，钟茂芳任副理事长。她将 nurse 首译为"护士"，认为从事护理事业者应该是有学识的人。自第 9 届中华护士会开始，理事长由中国护士担任。1922 年国际护士会正式接纳中国护士会为第 11 个会员国。

1921 年北京协和医学院开办高等护理教育，招收高中毕业生，学制 4～5 年，毕业授予理学学士学位。1934 年教育部成立护理教育专门委员会，将护理教育改为高级护士职业教育，招收高中毕业生，护士教育被正式纳入国家教育系统。

革命战争期间，我国许多医护人员满怀激情奔赴革命圣地，在解放区设立医院，护理工作受到党中央的高度重视和关怀。毛泽东同志曾亲笔题词："护理工作有很大的政治重要性""尊重护士、爱护护士"。至 1949 年全国共建立护士学校 183 所，有护士 3.28 万人。

三、现代护理

中华人民共和国成立后，我国护理工作进入一个崭新的时期，特别是党的十一届三中全会以后，改革开放政策进一步推动了护理事业的发展。

（一）护理教育体制逐步完善

1950 年第一届全国卫生工作会议将中等专业教育作为培养护士的唯一途径，由卫生部制定全国统一的教学计划和编写统一教材，高等护理教育停止招生。1961 年北京第二医学院再次开办高等护理教育。1966～1976 年"文革"期间，护士学校被迫停办。1976年后我国护理事业进入恢复、整顿、加强和发展阶段。1979年卫生部先后下达了《关于加强护理工作的意见》和《关于加强护理教育工作的意见》的通知，大力扶持护理工作和护理教育事业，并统一制定了中专护理教育的教学计划，同时恢复和发展高等护理教育。1980年南京医学院率先开办高级护理专修班。1983年天津医学院首先设置护理本科专业。1985年全国有11所医学院校设置了护理本科专业。1992年北京、上海等地又开始了护理学硕士研究生教育。1997年5月，中华护理学会在无锡召开了继续护理学教育座谈会，制定了相应法规。2003年第二军医大学护理系被批准为护理学博士学位授权点，2004年首批招收护理博士研究生2名，结束了我国大陆护理学博士教育为零的历史。2007年，卫生部继续医学教育委员会组织制定了《继续护理学教育试行办法》，使护理继续教育逐步上制度化、规范化、标准化道路。

新中国成立60多年来，特别是改革开放以来，我国护理教育发展迅速，取得了显著成绩，主要表现在：

1. 护理教育向多层次发展 护理教育从单一的中等护理教育逐步实现了中专、大专、本科和研究生等多层次教育体系，为提高护士队伍素质奠定了基础。

2. 护理教育改革取得显著成效 在护理教育不断发展的进程中，教育目标、课程设置、教学内容、教学方法等方面逐步调整，进一步突出护理专业的特点，办学质量和效益也得到较大提高。

3. 高素质的师资队伍不断壮大 高等护理教育的发展，为护理教育培养了专门的护理教学人才，逐渐改变了过去"医师教护理"的局面，医学知识与护理学内容得到有机融合。

4. 护理继续教育发展较快 多种形式的护理继续教育，使在职护士通过学习不断更新知识，提升专业技术水平，提高自身的学历层次。

（二）护理研究日益增强，学术活动日益繁荣

1977年以来，中华护理学会和各地护理学分会先后恢复，并多次召开全国性护理学术经验交流会。各分会纷纷举办各种类型的专题学习班和研讨会等。中华护理学会还成立了学术委员会和各护理专科委员会，以促进学术交流。随着护理学研究水平的提高，护士撰写论文的数量和质量显著提升，护理杂志逐年增多，从改革开放到2003年，全国护理杂志由仅《中华护理杂志》1种增至近30种。除《中华护理杂志》外，《实用护理杂志》《解放军护理杂志》《护士进修杂志》《护理学杂志》等相继进入国家核心期刊和科技论文统计源期刊的行列。

改革开放以来，我国打破多年闭关锁国的状态，中国护士开始走出国门，与世界各国进行交流与合作。1985年全国护理中心在北京成立，进一步取得了WHO对我国护理学科发展的支持。广泛的国际交流，开阔了眼界，活跃了学术氛围，增进我国护理界与世界各国护理界的友谊，促进了我国护理学科的发展。

国内有影响的护理杂志

目前，国内比较有影响的护理专业杂志有《中华护理杂志》《中国实用护理杂志》《护士进修杂志》《中华护理教育》《护理学杂志》《国际护理学杂志》《护理研究杂志》《中华现代护理》《护理学报》《中国护理管理》等。

（三）护理专业水平不断提高

随着高等护理教育的恢复和发展，以及多层次、多规格护理教育的开展，护理人员的科研能力不断增强，学术水平不断提高。改革开放以后，我国护理研究者不断引进国外护理理论，探讨如何"以人为中心"实施整体护理，并应用护理程序为患者提供积极、主动的护理服务，护理工作的内容和范围不断扩展。伴随着医学科学的进步，体外循环、器官移植、显微外科、大面积烧伤、重症监护、介入疗法、基因治疗等专科护理，以及中西医结合护理、家庭护理、社区护理等迅猛发展，为护理学增添了新的活力。

（四）护理管理体制逐渐健全

1. 建立健全了三级护理管理系统　为加强护理工作，完善护理体制，1982年国家卫生部医政司设立了护理处，负责全国的护理管理，制定有关政策、法规。各省、市、自治区、直辖市卫生厅（局）在医政处下设专职护理干部，负责协调管辖范围内的护理工作。各级医院健全了护理管理体制，以保证护理质量。300张床位以下的医院由总护士长负责，实行护理二级管理制。300张床位以上的医院设护理部，实行分管医疗、护理工作的副院长之下的护理部主任、科护士长、护士长三级负责制。

2. 建立了晋升考核制度　1979年国务院批准卫生部颁发了《卫生技术人员职称及晋升条例（试行）》，明确规定了护理专业人员的技术职称是主任护师、副主任护师、主管护师、护师、护士。各省、市、自治区、直辖市卫生厅（局）据此制定了护士晋升考核的具体内容和办法。

3. 建立了全国护士执业考试和执业注册制度　1993年3月26日卫生部颁发了我国第一个关于护士执业和注册的部长令和《中华人民共和国护士管理办法》。1995年6月全国举行首届护士执业考试。2008年5月12日《中华人民共和国护士管理条例》正式实施，进一步规范了护士资格考试制度和护士执业许可制度，护理管理从此步入法制化轨道。

四、护理发展趋势

（一）护理工作国际化

护理工作国际化主要是指专业目标国际化、专业标准国际化、职能范围国际化、教育国际化、管理国际化和人才流动国际化。此外还包括跨国护理援助和护理合作的日益增多。多元文化护理、外语尤其是英语，以及计算机的普遍应用将成为这一时期护理工作的主要特点。

面对国际化发展趋势，21 世纪的护理人才应是具有国际意识、国际交往能力、国际竞争能力和相应知识与技能的高素质人才。

（二）护理工作市场化

随着市场经济的发展和市场竞争的日益激烈，护理工作将被推向市场，主要表现为护理人员的流动和分布将由市场供需关系来调节，护理服务的内容和范畴也将根据市场需求的变化而变化。服务第一，质量至上，充分利用一切可利用的资源，以最小的医疗成本获取护理对象康复的最大效益将成为护理专业在市场竞争中的主要立足点。目前，许多护理制度的改革，如护理人员的聘用、结构工资的推行、护士独立开业、家庭护理和社区护理的推广等都体现了护理工作市场化的特点。教育主管部门和职业院校将根据人才市场需求调整专业方向，探索和建立"订单"式教育与培训机制，力争做到办学专业与社会需求"零距离"，学习内容与岗位需要"零距离"，提高护生的综合素质和执业能力。

（三）护理实践社会化

随着人们生活水平的提高、老龄化社会步伐的加快，以及慢性疾病、不良生活方式相关疾病的增多，人们对健康的需求趋于多元化，对健康保健服务便捷化的要求日益强烈。世界卫生事业的发展趋势，已由以医疗为主转变为更加重视预防和保健，护士成为卫生保健服务的主要力量。护理人员开始走出医院，深入社区，面向社会，关注每一个体和群体的健康状况，围绕健康的生理、心理、社会三方面展开工作，为社区老人、妇女、儿童、慢性病患者等重点人群提供诸如中老年人保健、妇幼保健、青少年保健、慢性病护理、职业病防治、疾病普查、心理咨询等健康保健服务，并通过开放家庭病床、满足院外患者的基本治疗和护理需求，促进"小病进社区，大病去医院"新的诊疗模式的实现。护理的职能从单纯的护理患者延伸到预防疾病、维持健康等更广阔的领域。这对护理人员来说，既是时代的挑战，也是护理专业本身发展的需要。

（四）护理技术精细化

随着现代化科学技术在护理工作中的应用，护理学逐渐向微细、快速、精细和高效能发展，也进一步促进了临床护理向现代化方向迈进。护理岗位的知识技术含量大大增加，如各种电子监护仪的使用、ICU 的发展等，使护理工作能及时、准确地为疾病的诊断、治疗提供依据。

（五）护理人员高学历化

随着科学技术的发展，越来越多的新理论、新知识、新技术运用于护理领域，大大丰富了护理学的内容，加速了护理事业的发展。时代要求护理人员无论在知识上、技术上还是个人修养上都应具有更高的素质，如处理复杂临床问题的能力、健康指导能力、与人有效合作的能力、与人沟通的能力、独立分析和解决问题的能力、评判性思维能力、获得信息和自学的能力及一定的科研能力等。

（六）护理健康教育普及化

健康教育是通过有计划、有组织、有系统的教育活动，促进人们自觉地采用利于健康的行为，消除或降低危险因素，降低发病率、伤残率和死亡率，提高生活质量，并对教育效果做出评价。其目的是减少或消除影响健康的危险因素，预防疾病，促进健康，提高生活质量。在国外，近几十年来，健康教育被认为是卫生保健不可或缺的一个方面而受到高度重视，并得到快速发展。许多发达国家将健康教育作为护士的一项基本职业要求。健康教育在我国应用的历史虽不长，但随着社区卫生服务的不断扩大，护士在健康教育中将发挥更重要的作用。

知识链接

护理管理者的"T"形知识结构

护理管理的科学化程度越来越高，护理的标准化管理将逐步取代经验管理。其要求护理管理人员的知识结构应是"T"字形。"T"形知识结构包括纵向知识结构和横向知识结构。

纵向知识结构指的是管理学知识，如护理管理学、行为科学、电子计算机理论、系统论、信息论等。横向知识结构指的是管理所涉及的有关知识，如医学、社会科学、政治经济学、卫生经济学、人文科学、心理学、伦理学、环境科学等。对护理管理者主要的能力要求有组织能力、决策能力、判断能力、分析能力、指挥能力、协调能力、创新能力等。

（七）护理管理法制化

随着医疗护理服务法律和法规的健全，人们具有更多的监督医疗护理实践的意识和能力，护理工作将更多地受到法律的保障和监督。国家颁布了《护士条例》，以立法的形式明确了各级卫生行政部门、医疗机构在护理管理方面的责任，从法律角度保护了护士的合法权益，完善了护士执业制度，规范了护士执业行为，从而保障人民群众的健康和生命安全。

（八）护理科研突出专业化

科研是促进学科持续发展的措施和动力。现代护理研究正朝着四个方向发展：从单纯的医院内临床护理向医院外社区护理方向发展；从单纯的疾病观察和护理向预防保健方向发展；从单纯的生理、病理角度护理向心理护理和康复护理方向发展；从单纯的疾病和患者护理向患者整体护理和健康人护理的方向发展。

（九）中国护理特色化

随着全球范围"中医热"的广泛兴起，中医护理将引起各国护理界的高度重视。为此，中医护理将结合脏腑、经络、阴阳五行学说，将中医理论和技术融入现代护理之中，对护理对象进行辨证施护，探索具有中国特色的护理理论和技术方法，在基础护理中体现中医特色，使中医护理为人类健康做出贡献。

讨论与思考

1. 学习护理学发展史，对自己从事护理专业有何启示？
2. 说出以下几个概念：护理、护理学、基础护理学、整体护理。
3. 阐述护理学的任务和实践范畴。
4. 现代护理学发展经历了哪几个阶段？各阶段有什么特点。
5. 结合实际，写一篇学习心得——我心目中的护士。

第二章　护理学的基本概念

学习目标

1. 掌握护理学的四个基本概念、整体护理概念和思想内涵。
2. 熟悉护理学四个基本概念间的关系。
3. 了解健康的影响因素和疾病的影响。

随着人类文明和科学技术的进步，护理学科不断向纵深发展，从一个边缘学科逐渐成为一门独立的现代学科，护理学的基本概念也在不断完善。

案例导入

日本熊本县水俣湾的水俣镇居住着 4 万多人。这里海产丰富，是渔民们赖以生存的地方。1925 年，日本氮肥公司在这里建厂，后又建有合成醋酸厂。工厂在生产氮肥中使用了含汞的催化剂，最后的废水未经处理直接排入了水俣湾，使水俣湾的水中含有大量汞。汞被水中生物食用后，会转化成甲基汞。甲基汞通过鱼虾进入人体，被胃肠道吸收，侵害脑神经等器官。到 20 世纪 50 年代初，水俣湾附近出现了一种奇怪的病，其被称为"水俣病"。症状是步态不稳、手足麻痹、视觉丧失，重者精神失常等。

问题：

1. 该疾病的出现是否与工厂造成的水源污染有关？
2. 怎样理解人、环境、健康的关系？

第一节　基本概念

护理学的四个基本概念：人、健康、环境和护理，是构成现代护理理论的基本框架。这些概念对指导和促进健康的护理实践发展具有重大意义。

一、人

护理的研究或服务对象是人。对人的认识是护理理论与实践的核心和基础，它影响了整个护理概念的发展，并决定了护理工作的任务和性质。

（一）人是一个整体

人具有生物属性和社会属性。从生物角度看，人是一个由各种器官、组织、系统组成的生物有机体，具有生物意义的完整功能。从社会角度看，人又是有思想、有意识、有情感、具有社会属性的人。因此，人是一个整体，是由身体、心理、社会和精神等因素构成的整体。各因素间相互作用，相互影响。例如，患有疾病时人的精神会影响情绪和工作，精神不良和心理不满也会引起躯体疾病。因此，护理的对象不是"疾病"而是整体的人。在护理实践过程中，不仅要满足患者身体的需要，还要满足其心理、社会和精神等方面的需要。

（二）人是一个开放系统

人生活在自然和社会环境中，不是孤立存在的，是一个开放系统。人的基本目标是不断地与周围环境进行物质、能量和信息交换，保持机体与环境间的平衡。因此在护理患者时，不仅要关注人体内部各器官、各系统功能的协调与平衡，还应重视环境中家庭、社区和社会等对机体的影响。护理人员应努力为患者创造良好的环境，提高患病机体对环境的适应性，以促进人的健康。

（三）人有基本需要

人有自己的基本需要，而且是多层次的需要，有生理的、心理的、社会的。这些需要有些是与生俱有的，而绝大部分是在后天的生活中习得的，但人类有些需要是共同存在的。如生理上对水、氧气、食物、排泄、睡眠、避免各种伤害等的需要，社会方面有交友、沟通、交流、尊重、被认同和实现自我价值等的需要。当人的基本需要得不到满足时，机体就会出现失衡，影响身心健康，甚至威胁人的生命。因此，护理人员应努力满足护理对象不同层次的需要，针对每个人独特的需要应用不同的方法，以维护人的健康。

（四）人有权利和责任拥有健康

人的生命是宝贵的，每个人都有自我保健意识，都希望自己拥有强健的身体和健全的心理。人有自我决策权，并通过自己的思维、意识、感知、判断和适应能力，不断利用内外环境资源适应环境变化，以保持人的整体功能处于健康状态。同时，人也有责任维护和促进自我健康。一个人是否健康，不仅影响到个人的发展、家庭的幸福，甚至会影响社会的和谐。因此，护理人员应充分调动患者的主观能动性，使其主动寻求有关健康知识，并积极参与维护健康的过程，促使护理对象恢复或增进健康。例如，护理人员可通过医院、社区开展健康教育等方式，向大众宣传健康知识，促使其改变不良的生活习惯，为慢性病患者提供家庭护理服务或康复锻炼方法等，以提高全社会的健康水平。

二、健康

由于医学科学的发展，人们的疾病和健康观念发生了很大转变。作为护理人员，只有正确理解疾病和健康的概念，才能更好地帮助人们预防疾病，恢复、维持和促进健康，为服务对象提供高质量的护理。

（一）健康的概念

1. 健康观　健康是一个发展的概念，不同的时代和文化背景对健康的理解是不相同的。

（1）古代健康观：在古代，由于受生产力和认识水平的限制，人类将生命理解为神灵所赐，认为健康是由鬼神迷信主宰的唯心观主导的。这种把人类的健康归之于无所不在的神灵就是早期的健康观。随着生产力和生命科学的发展，人们对健康逐渐有了新的认识，并通过对自然界的模糊认识来解释人体的生理病理变化。如古代朴素的健康观认为，人是由血液、黏液、黄胆汁和黑胆汁 4 种液体协调的结果。古代中国哲学认为，阴阳平衡时人能保持健康。这些已具有整体的观念是一种朦胧的整体观。

（2）近代健康观

①生物医学模式健康观：该健康观认为，健康就是能正常工作或没有疾病，可以通过人体测量、体格检查和各种生理、生化指标来衡量。这种健康观把人体仅作为一生物体来看，忽视了人的心理属性和社会属性对人健康的影响。

②生态平衡健康观：该健康观认为，疾病是由单一的病原微生物引起的。健康是保持病原微生物、人体和环境（自然环境）三者之间的生态平衡。该健康观只认识到自然因素，而忽视了疾病的多元病因。

（3）现代健康观：1948 年，世界卫生组织（WHO）将健康定义为："健康，不仅是没有躯体疾病和身体缺陷，还要有完整的生理、心理状态和良好的社会适应能力。"该健康观揭示了人类健康的本质，指出了健康所涉及的诸多方面，将人作为整体看待，克服了将身体、心理、社会等方面机械分割开的传统观念。1990 年，WHO 又提出了"道德健康"的新概念，认为"健康不仅是没有疾病，而且还包括身体健康、心理健康、社会适应良好和道德健康"。健康新概念的定义，不仅涉及人的身体，也涉及人的精神，而且将健康概念扩展到人生存的社会广阔背景，包括人的身心、家庭和社会生活的健康状态，强调从社会公共道德出发，维护人类的健康，要求每个社会成员不仅要对自己的健康负责，而且要对社会群体的健康承担社会责任。

现代健康观从不同角度、不同层面丰富了健康的概念，将健康的内涵扩展到一个新的认识境界，表达了人类对健康更高水平的追求，体现了现代健康观的崭新特征。

知识链接

护理学家对健康概念的描述

1850 年南丁格尔："健康是生命毫无阻碍地运用其所拥有的每一种能力的状况，而且没有任何疾病。"

1980 年约翰逊："健康是一种内在的稳态。"

1982 年纽曼："健康是个体系统对应激源的正常反应范围内所达到的、最理想的稳定和协调状态。"

1984 年罗伊："健康是一种适应。"

1988 年奥瑞姆："健康是履行角色和功能。"

2. 健康模式　健康模式主要有健康－疾病动态连续相模式和最佳健康模式两种。

（1）健康－疾病动态连续相模式：在健康－疾病动态连续相模式中，健康是指人在不断适应内外环境变化过程所维持的生理、心理、情绪、智力、精神及社会等方面的动态平衡状态。疾病是指人的某部分功能较之于以前的状况处于失衡的状态。假如以一条横坐标表示健康和疾病的动态、连续变化过程（图2－1），则坐标的一端表示最佳健康状态，另一端表示死亡，每个人的健康状况都会体现在这条横坐标上的某一位置，而且这个位置不是静止不动的，它是在随时变化着的。如急性肠胃炎患者，恶心、呕吐、腹痛、腹泻等，其健康状况处于疾病状态，经过治疗和休息后症状消失，体力和精神恢复，其健康状况又转向健康良好。

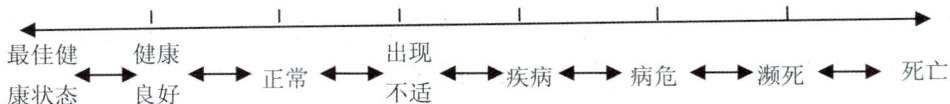

图2－1　健康－疾病的动态连续过程

（2）最佳健康模式：最佳健康模式认为，健康仅仅是"一种没有病的相对恒定状态，在这种状态下，人和环境协调一致，表现出相对恒定的现象"。该模式更多地强调促进健康和预防疾病的保健活动，而非单纯的治疗活动。因此，护理人员应用最佳的健康模式帮助服务对象进行着眼于发挥机体最大功能和发展潜能的活动，从而帮助其实现最佳健康。

3. 影响健康的因素　人生存在复杂的自然和社会环境中，个体的健康状况受到诸多因素的影响。影响健康的因素主要为生物因素、心理因素、环境因素、生活方式和医疗卫生服务体系。

（1）生物因素：影响人类健康的生物因素包括生物性致病因素和遗传因素。

生物性致病因素是由病原微生物引起的传染病、寄生虫病和感染性疾病。例如在我国，结核、肝炎、艾滋病等传染性疾病是影响健康的主要因素。遗传因素决定了人类个体的生长、发育、衰老和死亡，很大程度上决定了人类个体的健康状况。一些危害严重的常见病已被证明与遗传有关，如肿瘤、心血管疾病、糖尿病、高血压等都与遗传有关。

（2）心理因素：心理因素对健康的影响主要通过情绪和情感起作用。人的心理活动在生理活动的基础上产生，反过来，心理健康又是生理健康的条件和保证。研究表明，很多生理疾病与心理因素密切相关，如长时间的焦虑、紧张、抑郁等情绪状态可导致血压升高。积极的心理情绪可以增强健康，延缓衰老；消极的情绪可以危害健康，导致疾病，即心理因素可以致病，也可以治病。

（3）环境因素：人类赖以生存的环境中存在着大量危害人类健康的因素，许多疾病或多或少都与环境有关。如空气、水、土壤、气候、蔬菜、粮食、卫生设施等因素都会对健康产生影响。

（4）生活方式：是指人们在一定的文化、民族、经济、社会、风俗、规范，尤其是家庭影响下而形成的一系列生活习惯、生活制度和生活意识。生活方式会直接影响人的健康。不良的生活方式对健康产生消极的作用，如暴饮暴食、吸烟、酗酒、体力活动过少、生活工作紧张等。良好的生活方式对健康产生积极的作用，如规律饮食、戒烟、限酒、适当的运动。

（5）**医疗卫生服务体系**：医疗卫生服务是向个人、家庭及社区提供范围广泛的促进健康、预防疾病的医疗及康复服务，保护和提高居民的健康水平。

（二）疾病的概念

1. 疾病的定义　疾病是机体（包括躯体和心理）在一定内外因素作用下，出现一定部位的结构形态、代谢和功能的变化，表现为机体内外环境动态平衡的破坏及机体偏离正常的状态。

2. 疾病的影响　疾病同健康一样，也是一个连续变化的过程，它的产生、发展和转归均会对个体和家庭产生一定的影响。

（1）**对个人行为与情绪方面的影响**：与疾病的严重程度、患者及家人对该病的态度直接相关。一般来说，短期的、不造成生命危险的疾病不会引起患者及家人明显的行为与情绪的改变；而严重的疾病，尤其是对生命构成威胁的疾病则可引起患者及家属对于疾病的应激反应，如恐惧、焦虑、否认、愤怒等。

（2）**对个人自主性与生活方式的影响**：疾病通常可降低个人的自主性，而个人的遵医行为却有所增加。如有的患者为了疾病的康复会放弃自己原有的生活方式和生活习惯，在饮食、作息、卫生等方面采纳医护人员的建议。

（3）**对个人和家庭经济的影响**：疾病对个人和家庭经济的影响是显而易见的，不但会加重家庭的经济负担，还可增加家庭成员的精神和心理压力。

（4）**对个人形象产生的影响**：有些疾病可造成患者个人形象的改变，从而导致患者和家属出现一系列心理反应。反应的程度取决于外表改变的程度、外表改变的突然性、患者与家人的适应能力、支持系统是否健全等。反应的过程一般包括震惊、否认、逐步承认与接受和配合康复四个阶段。作为护士，应积极帮助患者及家人进行心理调整和适应。

（5）**角色的改变**：每个人都在社会中扮演着一定的角色。由于疾病的原因，会导致患者暂时或长期不能担当原有的某些角色。

（6）**对自我概念的影响**：某些久治不愈的疾病及某些存在一定偏见的疾病，如精神病、艾滋病、性病等常影响患者的自尊心或使其难以回到自己原来的角色。

（三）健康与疾病的关系

健康和疾病是人成长与发展过程中最为关注的现象，关于健康与疾病的关系，传统认为二者各自独立，且相互对立，是一种"非此即彼"的关系。现在则认为二者是一个连续的过程，并且是动态变化的，在一定条件下二者可以相互转化。另外，健康和疾病之间没有明显的界线，健康总是相对的。健康与疾病之间存在过渡形式，即亚健康状态。如一个人自觉不适，可能是由于疲劳所致，处于亚健康状态，并非患上某种疾病，但也有可能是某些疾病的先兆。

三、环境

环境是人类赖以生存和发展的周围的一切事物。人类的环境分为内环境和外环境。

（一）人的内环境

内环境是指人的一系列生理、心理变化。人的内环境包括生理环境和心理环境。

1. 生理环境　生理环境包括呼吸系统、消化系统、循环系统、神经系统、内分泌系统等九大系统，各系统之间通过神经、体液的调节维持生理稳定状态并与外环境不断地进行着物质、能量、信息的交换以适应外环境。

2. 心理环境　心理环境是指人的心理状态。人类时时刻刻都在接受着周围事物带来的各种刺激，这些刺激会引起人类产生积极或消极的心理反应。

（二）人的外环境

人的外环境包括自然环境和社会文化环境。

1. 自然环境　自然环境是人类赖以生存和发展的物质基础，包括空气、阳光、水、气候、土壤等物理环境和动物、植物及微生物等生物环境。随着科技和经济的发展，环境污染日益严重影响着人类的健康。

2. 社会文化环境　社会文化环境包括政治、经济、教育、文化、风俗习惯、宗教、家庭及社会交往等。人类不能独立于社会之外而生存，人类需要与家人、朋友沟通、交流和交往。社会文化环境会影响人的心理行为，进而影响人的健康。

（三）健康与环境的关系

人类的一切活动都离不开环境，人与环境相互依存，相互作用。一方面，人类可以通过自身的应对机制不断地适应环境，通过征服与改造自然不断地改善和改变生存的环境；另一方面，环境质量的优劣不断地影响着人们的健康。研究表明，人类所患的疾病大多与环境中的致病因素有关。其中，人为生产活动造成的环境破坏对人类健康的威胁比自然环境因素更为严重。因此，人类在改造自然环境时，要自觉地保护环境，使人类与自然环境相互协调，维护一个有利于人类可持续生存和发展的优质环境。

四、护理

（一）护理的概念

护理源于拉丁文 nutricius，原意为养育、保护、照顾幼小、扶助等。自 19 世纪以来，护理的概念成为护理学界最关心和经常探讨的问题。随着医学模式的转变，护理的定义在不断变化，这种变化可从不同年代、不同学者或组织对护理的定义中反映出来。

1. 南丁格尔的定义 这是护理学中最有影响力的定义。1859 年南丁格尔在她的《护理札记》中写道："护理应从最小限度地消耗病人的生命力出发，使周围的环境保持舒适、安静、美观、整洁、空气新鲜、阳光充足、温度适宜，此外还要合理地调配饮食。" 1885 年她又指出："护理的主要功能在于维护人们良好的状态，协助他们免于疾病，达到他们最高可能的健康水平。"

2. 韩德森（Henderson）的定义 美国护理学家韩德森被称为 "20 世纪的南丁格尔"，他提出的第二个有影响力的定义被国际护士会采纳。1956 年韩德森经过反复研究指出："护士的独特功能是协助患病的或健康的人，实施有利于健康、健康的恢复或安详死亡等活动。这些活动在个人拥有体力、意愿与知识时，是可以独立完成的，护理的贡献在于协助个人尽早不必依靠他人来执行这些活动。"

3. 美国护士协会（ANA）的定义 1980 年美国护士协会将护理定义为："诊断和处理人类对现存的和潜在的健康问题的反应。" 这个定义突出了护理的独立性和科学性。

（二）护理的内涵

尽管护理在近一百年来发展迅速，变化颇大，但它所具有的基本内涵，即护理的核心却始终未变。护理的基本内涵主要包括照顾、人道和帮助。

1. 照顾 照顾是护理永恒的主题。纵观护理发展史，无论什么时期，无论以什么方式提供护理，照顾患者或服务对象永远是护理的核心。

2. 人道 护士是人道主义忠实的执行者。护理工作中提倡人道，首先要求护理人员视每一位护理对象为具有人性特征的个体，是具有各种需要的人，从而尊重个体，注重人性。因此，护士对待护理对象应一视同仁，积极救死扶伤，为人类的健康服务。

3. 帮助 护患之间的关系是帮助与被帮助、服务与被服务的关系。这种帮助性关系是护士用来与护理对象互动并促进健康的手段。护士运用自己所学的专业知识、操作技能等能力为护理对象提供帮助与服务，满足其特定的需要，从而与护理对象建立良好的帮助性关系。护士在帮助护理对象的同时也深化了自身的专业知识、积累了工作经验，自身也受益匪浅，这种帮助性关系也是双向的。

第二节 整体护理

一、整体护理的概念

整体护理是以整体人为中心，以现代护理观为指导，以护理程序为基础，实施身心最佳服务的护理思想和护理实践活动。

知识链接

责任制整体护理的概念

责任制整体护理是整体护理发展过程中的一个十分重要的阶段。它是一种护理工作制度和组织形式，由一位责任护士为患者提供全面、全程、连续的护理服务，使患者得到个体化的整体护理。这种工作模式对患者而言，在住院期间由 1 名责任护士负责；对护士而言，每位护士必须管理一定数量的患者。

二、整体护理的内涵

（一）强调护理对象是一个整体

将护理对象视为一个有生理、心理、社会、文化、精神等各方面需求的有机整体。另外，护理对象不仅仅是某个个体，还要将护理对象扩展至家庭、社区整个人群，从而提高整个人群的健康水平。

（二）强调护理工作的整体性

护理工作服务的范围是人生命的整个过程，即人成长与发展的各个阶段：从出生到衰老至死亡，并考虑个体生长发育不同阶段和不同层次的需求，为护理对象提供全方位的护理，满足其生理、心理、精神等方面的需求。

（三）强调护理专业的整体性

整体护理体现了将临床护理、社区护理、护理教育、护理礼仪、护理管理、护理研究等方面，以及护理人员之间、护理人员与护理对象之间、护理人员与其他医务人员之间，整合于一体的护理思想。在这个整体中，各环节紧密联系，协调一致，体现护理专业的整体性。

三、整体护理的实践特征

（一）以现代护理观为指导

现代护理观认为，护理应以人的健康为中心，护理对象不仅是患者，还包括健康人；护理服务范围从医院延伸至家庭、社区。

（二）以护理程序为基础

护理程序是科学地确认问题与解决问题的工作方法。它包括评估、诊断、计划、实施、评价，目的是通过这一循环往复的过程，促进护理专业的发展和提供最佳的护理服务。

（三）以独立地为护理对象解决健康问题为目标

整体护理改变了护士以往的思维方式，摆脱了完全遵从医嘱的被动局面，而是主动地、积极地、有评判能力地关注患者的健康问题，使护理活动成为一个独立自主的过程，充分显示了护理专业的独立性和护理人员的重要性。

（四）重视护患合作过程

整体护理非常重视患者及家属的自我护理潜能，强调通过健康教育，充分调动患者及家属的主观能动性，让其主动参与治疗和护理活动。这样既能体现患者的自身价值，又可在此过程中建立良好的护患关系，最终促进护理达到最佳效果。

讨论与思考

1. 如何理解健康和疾病的关系？
2. 简述人、健康、环境、护理的含义及其相互关系。
3. 试分析整体护理的含义。

第三章　护理理论

学习目标

1. 掌握马斯洛的人类需要层次理论及其在护理实践中的应用。

2. 熟悉系统的概念和系统论在护理实践中的应用；压力与适应理论的概念及在护理实践中的应用；奥瑞姆的自护理论、罗伊适应模式的基本内容。

3. 了解系统的分类及基本属性；需要概述；压力与适应的相关学说；自理理论、适应模式对人、环境、健康、护理四个基本概念的描述。

护理学作为一门独立的综合性应用学科，以其特有的知识体系作为基础来指导护理实践工作。现代护理学经过百余年的发展，借鉴诸多学科理论，如系统论、需要理论、压力与适应理论、沟通理论，经护理专家长期的研究与探索，形成了护理学科独有的护理理论或模式，如奥瑞姆的自护理论、罗伊的适应模式等。护理理论不仅可以指导护理实践工作，还能推动护理教育和护理科研工作的发展。学习护理理论可以使护士从不同的角度明确护理工作的性质，进一步促进护理向专业化方向发展。

案例导入

刘某，女，59岁，其母亲因脑卒中引起左下肢瘫痪1年多，考虑到母亲年迈、个体生活受到影响，出院后便由刘某精心照顾。刘某从协助翻身到喂水喂饭，照顾得非常周到，老人几乎不需要自己动手。目前，刘某因腰痛、肩痛和头痛来医院就诊。

问题：

1. 你认为刘某的这种照顾是否恰当？
2. 作为护士你应如何指导刘某照顾其母亲？

第一节　护理学相关理论

一、系统理论

系统作为一种思想，虽然在古代就已经萌芽，但作为研究和实践对象，则源于美籍奥地利生物学家路·贝塔朗菲（Ludwing von Bertalanffy）。他于20世纪40年代创立了一般系统论。20世纪60年代后系统论得到了广泛发展，其理论与方法已渗透于科学和技术的许多领域，如护理学、心理学、社会学、经济学、教育学和管理学等。

（一）系统的概念

系统是由若干相互联系、相互作用、相互依赖和相互制约的要素所组成具有一定功能的统一体。

系统具有双重含义：一是指构成系统各要素间是相互作用和相互联系的；二是构成系统各要素都有其自己独特的结构和功能，但这些要素集合起来构成一个整体系统后，又具有各孤立要素所不具备的整体功能。

（二）系统的分类

自然界与人类社会中存在多种多样、千差万别的系统，根据系统的不同特征可以将系统分为自然系统和人造系统、闭合系统和开放系统、次系统和超系统、动态系统和静态系统。

1. 自然系统和人造系统 根据组成系统的要素性质可将系统分为自然系统和人造系统。

（1）自然系统：自然系统是指自然形成、客观存在的系统，如宇宙系统、动植物系统、人体系统。

（2）人造系统：人造系统是为达到某种目的而人为建立的系统，如护理程序系统、护理质量管理系统。现实生活中，大多数系统为自然系统和人为系统的结合，称为复合系统，如医疗系统、教育系统。

2. 闭合系统和开放系统 根据系统与环境的关系可将系统分为开放系统和闭合系统。

（1）闭合系统：闭合系统是指不与周围环境发生相互作用的系统，即不与环境进行物质、能量和信息交换。绝对的闭合系统是不存在的，闭合是相对的、暂时的。

（2）开放系统：开放系统是指不断与周围环境发生相互作用、进行物质、能量和信息交换的系统，如人体系统、护理系统等。开放系统与环境的联系是通过输入、输出和反馈来完成的（图3-1）。输入是指进入系统的物质、能量和信息等，如人从大气中

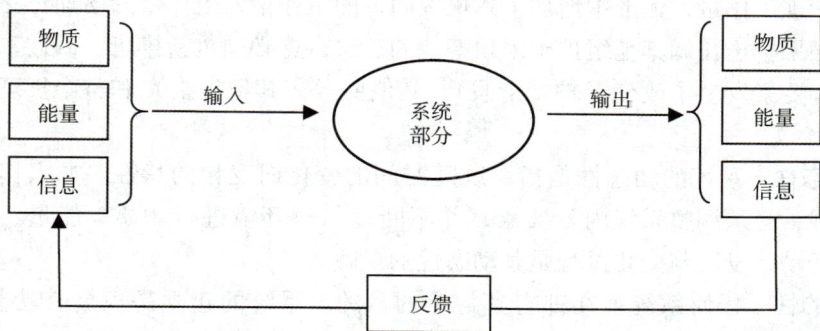

图3-1 开放系统示意图

吸取氧、从外环境中获取食物、习得新知识等。输出则是系统释放出的改变后的物质、能量和信息，如人吸入的氧气被机体利用，排出二氧化碳。系统的输出反过来又进入系统并影响系统的功能称反馈。

3. 次系统和超系统　根据系统的层次性可将系统分为次系统和超系统。

（1）**次系统**：次系统是指结构较简单、低层次的系统。

（2）**超系统**：超系统是指结构较复杂、较高层次的的系统。由于系统既是由某些子系统构成的，同时又是更大系统的子系统。因此，一个超系统是由许多简单的、相互作用、相互联系的次系统构成的，如人体是由呼吸、循环、泌尿、消化、神经等次系统组成，人又是家庭这个超系统的子系统。

4. 动态系统和静态系统　根据系统的运动状态可将系统分为动态系统和静态系统。

（1）**动态系统**：动态系统是系统的状态随时间的变化而变化，如生态系统。

（2）**静态系统**：静态系统是不随时间的变化而变化的系统，它具有相对的稳定性，如建筑系统。

（三）系统的基本属性

尽管系统形式多样，类型各异，但基本属性是相同的，包括整体性、相关性、动态性、目的性和层次性。

1. 整体性　系统的整体性指系统是作为一个由诸多要素结合而成的有机整体存在并发挥作用的。由于构成系统的各要素具有自己独特的功能，但必须在局部服从整体、部分服从全局的支配下，相互作用、相互融合，产生了各要素所不具备的特定的整体功能。因此，系统的功能不是各要素功能简单的相加，系统的整体功能大于系统各要素功能之和。如组成人体的呼吸、消化、循环、神经等不同系统组成，每一单独的部分不能代表和体现整体人的特性，只有当各部分相互作用，相互协调，才能构成一个完整的、独特的人。

2. 相关性　系统的相关性是指组成系统的各要素是相互作用、相互制约的。任何一个要素发生变化，都会引起其他要素乃至整体的变化。系统与其内部各要素也是相互影响和相互作用的。如某一科室的护理系统中，任何一名护士请病假或事假都会影响所在班次的护理工作量，无形中增加了本班次同事的工作量，工作量的增加势必会降低护理质量。如果护士长调其他组护士来顶替他的班次，这必须重新排班。因此，在护理系统中，一个要素发生了改变（护士请假），其他要素（其他护士）和整个护理团队都受到了影响。

3. 动态性　系统的动态性是指系统随时间的变化而变化的特性。如人作为系统要成长和发展，必须调整系统内各要素，并不断地与外环境进行物质、能量、信息的交换。人的运动、发展与变化过程是其动态性的反映。

4. 目的性　任何系统存在都有其特定的目的。系统的建立是根据其功能和需要，而不是盲目建立的。

5. 层次性　系统是按等级秩序一次排列组成的，多个简单、低层次的次系统构成较复杂、层次高的超系统。如人作为系统由呼吸、循环、消化、泌尿、神经等次系统组成，人又是家庭这个超系统的次系统，而家庭是又构成社会的次系统（图3－2）。

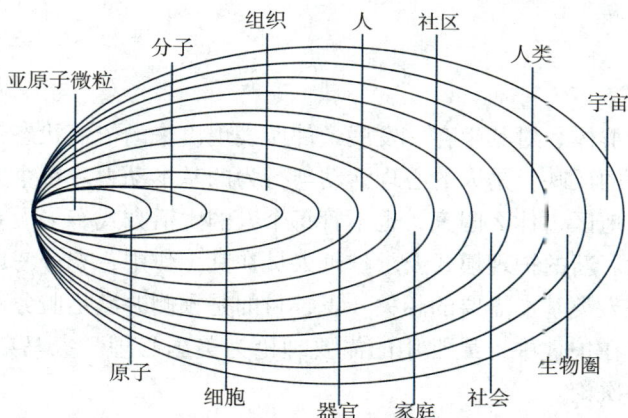

图3－2　一般系统论示意图

（四）一般系统论在护理中的应用

1. 为整体护理的发展奠定了理论基础　根据系统论的观点，人作为一个系统是由生理、心理、社会、精神等组成的统一体，人的生理、心理、社会等方面相互作用，相互依赖。人作为一个开放的系统总是不断地与周围环境进行着物质、能量和信息的交换。当细菌或病毒侵袭人体的某一器官或组织时，导致病变，此时护士在提供护理服务时，不仅要注意患者的局部病变，还应重视良好的生活环境和稳定的情绪在疾病的康复过程中的重要作用；不仅考虑生理问题，还应考虑心理问题，以及社会问题对个体的影响。

2. 为护理程序发展提供理论依据　从系统论的观点出发，一种为护理对象解决健康问题的工作方法——护理程序应运而生。当护理对象进入护理系统后，护士运用护理程序对其进行评估，确定护理诊断，制定护理计划，根据计划实施护理措施，对其护理后的结果进行评价，并将评价结果反馈给护理系统，以决定护理活动是否继续和终止。在这一活动中，护理对象进入护理系统即为输入，护士为护理对象解决健康问题，需要收集护理对象的健康资料，判断其问题所在和原因，并制定计划，采取相应的护理措施（信息的加工和处理），这一部分即为护理系统内部的转换，护理对象经过护理后得到健康状况的改变即为输出，最后，还要了解护理对象对改变后的健康状况是否认可和满意，即为反馈。

3. 作为护理理论或护理模式发展的框架　一般系统论作为护理理论或护理模式的发展框架被许多护理理论家借用，进而发展自己的护理理论或模式，如罗伊的适应模式、纽曼的系统模式等。

4. 为护理管理提供理论指导　一般系统论被护理管理者用于临床护理管理工作，根据系统论理论，医院护理管理系统作为医院整体系统的子系统，与其他子系统如医疗、服务对象、医技、后勤、行政等科室相互联系，相互作用，相互影响。因此，护理子系统的功能将有助于医院整体功能的实现，而医院这个整体系统的一切活动都将影响其护理子系统的运转。

二、需要理论

需要是个体、群体、对其生存、发展条件所表现出来的依赖状态，是个体和社会的客观需求在人脑中的反映，是人的心理活动与行为的基本动力。每个人都有需要，不管在什么年代、什么地区、什么国家，也不管每个人的生活方式有多大差异，当人有需要时都会设法去满足。新的护理模式要求护理人员在其工作中，充分考虑需要对个体健康的影响，学习有关人类基本需要的相关知识，目的是预测并满足服务对象的需要，增进与维护人类健康。在护理中，最常用的需要理论为美国心理学家马斯洛（Maslow AH）提出的人类需要层次论。

（一）人类需要层次论的主要内容

马斯洛认为，人类的行为受基本需要的支配，这些基本需要彼此有相关性，并有层次之分，依据其重要性和发生的先后顺序由低到高可分为5个层次，分别是生理的需要、安全的需要、爱与归属的需要、尊重的需要和自我实现的需要（图3-3）。

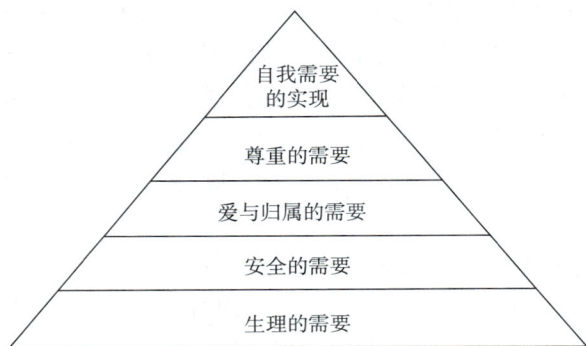

图3-3　人类基本需要理论

1. 生理的需要　生理需要是维持生存和种族延续的最基本需要，包括氧气、食物、适宜温度、水、排泄、休息、睡眠及性的需要。生理需要是人最基本、最低层次的需要，是推动人们行为的最强大动力。如果这种需要得不到满足，人类便不会去追求更高层次的需求。

2. 安全的需要　安全包含生理上和心理上的安全感。生理上的安全是指希望受到保护，免受冷、热、灾难威胁，从而获得安全感。心理上的安全是指避免发生焦虑、恐惧等心理上的不安全感，如社会安全、财产安全、职业安全、病有所医等。

3. 爱与归属的需要　爱与归属的需要是指个人去爱和接纳别人，同时也需要被他人爱，被集体接纳。马斯洛认为，生理需要和安全需要得到满足后，就会产生爱与归属的需要，希望与他人建立良好的人际关系，寻求在社会中的一席之地。避免使自己产生强烈的孤独感、被遗弃等。

4. 尊重的需要　尊重的需要包括自尊和他尊两层含义。自尊是指个体渴求能力、自信，视自己为一个有价值的人。他尊是指个体希望得到别人的尊重、认可、重视。尊重的需要得到满足会使个体感到自信、有价值，从而产生更大的动力，追求更高层次的需要。反之，就会失去信心，否认自己的能力和价值，产生自卑、无能为力等感受。

5. 自我实现的需要　自我实现的需要是指个体希望最大限度地发挥自己的潜能、天资，实现自我价值。马斯洛认为，为满足自我实现的需要所采取的途径是不同的，它是人类最高层次的需要，只有其他需要获得满足后才能出现。

> ## 知识链接
>
> ### 亚伯拉罕·哈罗德·马斯洛
>
> 亚伯拉罕·马斯洛（Abraham·H·Maslow，1908—1970 年），美国著名社会心理学家。1908 年出生于美国纽约，1934 年获得心理学博士学位，1937 年任纽约布鲁克林学院副教授。他在 1943 年发表的"人类动机理论"一文和 1954 年发表的《动机和人格》一书中提出人的需要有不同的层次，并论述了各层次之间的关系，从而形成了人类需要层次论。

（二）需要层次理论的基本观点

1. 低层次优先满足　人的需要依次要求，依次满足，逐层递进。当低层次的需要得到满足后才会去追求更高层次的需要。

2. 各需要满足的时间不同　如人对氧气的需求是维持生存所必须的需要，应立即给予并一直保持，而有些高层次的需要可能被暂缓或延后满足，如休息、尊重、性的需要等。

3. 低层次需要的满足是高层次需要产生的基础　通常较低层次的需要得到基本满足后，更高一层的需要才会出现，并逐渐明显。

4. 各层次的需要可重叠出现　较高层次的需要并不是在较低层次的需要完全得到满足后才出现，在某些特定的环境中，不同层次的需要会叠加出现，如地震期间，医务人员为了救治伤员（自我实现）冒着生命的危险（生理和安全的需要）奔赴地震区域。

5. 各需要间的层次顺序并非固定不变　不同的人在不同的条件下各需要的层次顺序会有所不同，甚至会出现颠倒，如"非典"期间，医务人员为了挽救"非典"感染者的生命（自我实现），不顾自己可能被感染致死的危险（生理和安全的需要），奋力坚守在"非典"一线。

6. 越高层次的需要，其满足的方式和程度差异越大　人们对氧气，食物、水、休息等生理需要的满足方式是基本相同的，但对自我实现等较高层次需要的满足方式则不尽相同，受个体个性、教育水平和社会文化背景等诸多因素影响。

7. 基本需要满足的程度与健康密切相关　生理需要的满足是生存和健康的必要条件，有些高层次的需要虽然并非生存必需，但能促进身心发展，如果得不到满足，会引起焦虑、恐惧等负性情绪，导致疾病的发生。

（三）需要层次理论在护理中的应用

1. 帮助护士识别患者未满足的需要　护士可以根据马斯洛的需要层次理论，通过系统的收集资料，发现和判断患者哪些需要尚未满足，进而发现护理问题。

（1）生理的需要：疾病常常导致患者的各种生理需要无法得到满足。具体护理问题有：

①氧气：缺氧、呼吸道感染、呼吸道阻塞等。

②水：脱水、水肿、电解质及酸碱平衡失调等。

③营养：肥胖、消瘦、营养缺乏、特殊饮食等。

④排泄：便秘、腹泻、大小便失禁、尿潴留、多尿、少尿、无尿等。

⑤温度：体温过高或过低、环境温度急剧改变、长期处于过冷、过热环境中等。

⑥休息和睡眠：疲劳、各种睡眠形态紊乱等。

⑦疼痛：各种急慢性疼痛等。

（2）安全的需要：个体在患病住院时安全感会降低，对医务人员不信任，担心得不到良好的救治，对检查和治疗有疑惑，担心经济负担增加等问题。具体护理问题有：

①避免身体伤害：护士应评估环境中的不安全因素，并及时消除，防止各种意外的发生。如手术患者进入手术间后巡回护士不能离开，应及时约束保护患者，防止因手术床过窄而发生的坠床。

②避免心理威胁：做好入院指导和健康教育，讲解疾病的发展、治疗、护理、预后、康复和预防等知识，特别是对进入特殊科室的患者。如进入 ICU 的患者，周围环境相对陌生，更需要医护人员做好健康宣教工作，增加其信心和安全感。

（3）爱与归属的需要：患者住院期间，特别是特殊科室的患者（传染病患者）不能由家属陪伴，爱与归属的需要变得更加强烈，希望得到亲人、朋友和医务人员的关心、支持和理解。建立良好的护患关系、鼓励患者家属参与护理活动，帮助患者建立与病友之间的友谊等措施有助于满足患者爱与归属的需要。

（4）尊重的需要：尊重的需要包括自尊和他尊双层含义。患者住院后可能导致个体的某些方面能力下降或丧失而感到失去自身价值，造成自尊的需要得不到满足。同时，患者还迫切需要得到他人的尊重。因此，护士应注意帮助患者重新建立自身的价值感，让患者参与到自己的护理活动中，做力所能及的事。同时，护理操作中尽量减少患者的身体暴露，维护患者的自尊。尊重患者的生活习惯、隐私、价值观和信仰等。

（5）自我实现的需要：疾病会影响患者各种能力的发挥，但疾病对人的成长有促进作用，对自我实现有所帮助。因此，护士应鼓励患者表达自己的感受，使其根据具体情况，重新建立目标，通过自身的努力和学习，为自我实现创造条件。

2. 领悟和理解护理对象的行为和情感　需要理论帮助护士更好地领悟和理解患者

的行为和情感。如手术前患者出现了失眠，这是对安全需要的表现；腹部结肠造瘘的患者喜欢独处，不愿与家人一同进餐，这是对尊重需要的表现。

3. 预测护理对象尚未出现或未表达出的需要 根据患者可能出现的问题积极采取预防措施。患者入院时，护士应及时介绍病区、病房环境和规章制度，介绍主诊医生、护士和同病室病友，减少患者因陌生环境产生的不安全感。

4. 识别护理对象需要的轻重缓急 根据马斯洛需要层次理论的特点，帮助护士识别护理问题的轻、重、缓、急，根据其优先次序制定和实施护理计划，并针对护理对象的特点，采取有效的护理措施，满足其各种需要。

三、压力与适应理论

如何应对现代社会的快节奏和高度竞争，如何在社会变革、科技进步、物质丰富、期望提高的同时避免紧张，减轻压力对健康的影响是护理学所关注的问题。学习和掌握压力与适应理论，可以帮助护士正确评估护理对象的生理和心理压力反应，从而采取相应措施，提高适应能力，促进身心健康。

（一）压力理论的相关概念

1. 压力的定义 "压力"一词来源于拉丁语 stringere，有紧紧捆扎或用力提取的意思。压力是一种跨越时间、空间与文化的全人类经验。目前认为，压力是个体对于自己的内外环境刺激做出认知评价后引起的一系列非特性的生理和心理紧张反应状态的过程。

2. 压力源 压力源又称应激源或紧张源，是指任何能使个体产生应激反应的内外环境的刺激。根据性质可将压力源分为躯体性压力源、心理性压力源、社会性压力源和文化性压力源 4 类。

（1）**躯体性压力源**：躯体性压力源指对个体直接产生刺激作用的各种刺激物，包括各种理化因素、化学因素、生物因素及生理病理因素。物理性因素如极端的温度变化、强烈的光线、噪音、暴力等；化学因素如药物、烟酒、大气污染、水源的污染等；生物因素如细菌、病毒、寄生虫等；生理性因素如月经期、妊娠期、更年期等的改变；病理性因素如发热、疼痛、缺氧、外伤等。

（2）**心理性压力源**：心理性压力源主要指来自大脑的各种紧张信息，如参加面试、考试或比赛、学习成绩不理想、工作难以胜任等造成的心理挫败和心理冲突等。

（3）**社会性压力源**：社会性压力源是指各种社会现象或人际关系而产生的刺激，包括全球性的、国家性的、地区性的、团体性的及个人性的社会现象或人际关系，如地震、火灾、战争、医闹、金融危机等。

（4）**文化性压力源**：文化性压力源是指文化环境的变化所产生的刺激。最常见的是从熟悉的文化环境迁入陌生的文化环境，由于语言、信仰、社会价值观等方面的改变引起的心理冲突。

3. 压力反应 压力反应是指个体对压力源所产生的一系列身心反应。压力反应有不同的分类方法，通常分为生理反应和心理反应两大类，两者常同时出现。

（1）**生理反应**：机体在压力作用下经常会出现心跳加快、血压升高、需氧量增加、免疫力降低、体重下降、疲乏、倦怠、疼痛、失眠、胃肠功能紊乱等。

（2）**心理反应**：心理反应包括认知反应、情绪反应和行为反应。

①认知反应：认知的压力反应分为积极和消极的两层含义。积极的压力反应可以使人保持适度的警觉状态，注意力集中，对事物的敏感性增加，提高个体的判断能力及解决问题的能力。消极的压力反应指情绪过度激动或抑郁，使认知能力降低，机体不能正确评价现实情景，不能有效地选择有效的应对策略。

②情绪反应：主要包括焦虑、恐惧、抑郁、愤怒、敌意、自怜等。

③行为反应：个体在压力作用下，由于认知能力下降，情绪反应表现强烈，个体对行为的控制能力下降或丧失，出现无目的性的动作，行为混乱。常表现为滥用药物、频频吸烟、过度饮酒，甚至出现自杀行为。

4. 适应　"适应"一词来源于拉丁文 adaptare，意为使配合或适合。道氏医学词典将适应解释为："生物体以各种方式调整自己以适应环境的一种生存能力及过程。"适应是机体维持内环境稳态，保证自己能应对压力并健康生存的基础。人类作为一种社会生物体，对其压力的适应较其他生物体更为复杂，涉及的范围更广，包括生理、心理、社会文化和技术四个层面的适应。

（1）**生理适应**：生理适应是指当外界的刺激发生改变，影响人的内环境稳态的时候，个体以代偿性的生理变化来应对刺激的过程。

（2）**心理适应**：心理适应是指机体经受心理压力后，如何调节自己的态度和情绪去认识和缓解压力。通常我们所说的心理适应主要是指心理防御机制，主要指当机体面对压力时，采取的自我保护的心理策略，以减轻紧张、焦虑和不安。

（3）**社会文化适应**：社会文化适应是指通过调节自己的行为，以适应社会的法规、习俗、道德观念，包括社会适应和文化适应。如中国护士想在外资医院或去海外医院工作，除了掌握护理知识和技能外，还必须学好英语，熟悉其所在医院的规章制度，这样才能更好地完成护理工作。

（4）**技术适应**：技术适应是指人类对现代化先进科学技术所造成的新的压力源的适应。

（二）汉斯·塞利的压力与适应学说

汉斯·塞利（Hans Selye）是加拿大著名的生理心理学家，20世纪40年代开始对压力进行深入研究，1950年出版《压力》一书。书中对压力理论进行了阐述。该书是其理论的代表作，对压力理论的研究产生了重大影响，他因此被称为"压力理论之父"。

汉斯·塞利认为，压力源是引起人体系统反应的各种刺激，根据人体对压力源的认知评价可分为积极压力和消极压力。对压力源的认知不同，可以引起不同的反应。他从生理角度阐述了人体对压力的反应，认为压力的生理反应包括全身适应综合征（general adaptation syndrome，GAS）和局部适应综合征（local adaptation syndrome，LAS）。GAS是机体对压力源的全身性、非特异性的反应，如全身不适、疼痛、失眠等。LAS是指机体在出现全身反应的同时所出现的局部反应，如身体某个部位的炎症反应。

反应过程包括警告期、抵抗期和衰竭期三个阶段。

1. 警告期 机体在压力源的刺激下，引起一系列以交感神经兴奋为主的改变，表现为心率加快，血压、血糖升高，肌肉紧张度增强。其目的是唤醒机体的防御能力，以维持内环境稳态。

2. 抵抗期 若压力源持续存在，机体进入抵抗期，它是机体内部动员起来防御压力源的表现。机体动员各种身心力量对抗外界刺激，使机体与压力源处于抗衡的阶段。此时受伤的组织得到修复，机体成功抵抗了压力。当机体的抵抗能力无法克服过于强大的压力源时，机体进入衰竭期。

3. 衰竭期 机体长期遭受压力源的侵袭或压力源过强，能量被耗尽，不能抵御压力源，不良生理反应就会出现，最终导致机体抵抗力下降、衰竭、死亡。

（三）拉扎勒斯的压力与应对模式

拉扎勒斯（Richard S. Lazarus，1922—2002 年），美国著名的心理学家。从 20 世纪 60 年代开始对压力进行心理认知方面的研究，进而提出压力与应对模式。1989 年美国心理学会为其颁发了杰出科学贡献奖。

拉扎勒斯认为，压力是人与环境相互作用的产物，当内外环境对机体的刺激超过了自身的应对能力和应对资源时就产生了压力。压力源作用于机体能否产生压力，主要取决于认知评价和应对这两个重要的心理过程。

1. 认知评价 拉扎勒斯认为，认知评价是个体评估刺激物是否对自身有影响的认知过程，主要包括初级评价、次级评价和重新评价 3 种方式。

（1）初级评价：初级评价是指个体确认刺激事件与自己是否有利害关系及与这种关系的程度。

初级评价所要回答的问题是"我是否遇到了麻烦？"初级评价的结果有 3 种：与个体无关的、有益的和有压力的。社会生活中所遇到的一些事件可能与个人无关，它对个体不会造成威胁。而有些事件可能对个人有益，证实这些事件是正性的或良性的，一般不需要很高的应对技巧。当环境中的事件对身体或心理有伤害被人感知时，便出现了压力反应。常见的压力反应有 3 种情况：伤害或损失性、威胁性和挑战性。

①伤害或损失性评价：一般与真实或预期的损伤有关。这种损伤一般对个体的身心健康或资源有较大的损害，如丧偶、破产、失业、患有身心疾病等。

②威胁性评价：指当某一情景所要求的能力超过个人的应对能力时，该事件被评为威胁性。其感情基调是消极的。威胁性评价与伤害或损失性评价两者的区别在于预感伤害或损失性事件将要发生，而事实上没有发生。

③挑战性评价：是将含有某种风险同时又符合个人需要的事件评为冒险性，其感情基调是兴奋、期待和积极应对，其中包含了焦虑和不安成分。

（2）次级评价：次级评价是对个人应对方式、应对能力和应对资源的评价，以判断个人应对与事件之间的匹配程度。它所要回答的问题是"在这种情况下我应该做什么？"

通过次级评价可以改变初级评价的结果，如果有信心应对压力，压力就会减轻。次级评价后会产生相应的情绪反应，如伤害或损伤性评价会出现愤怒、害怕、惭愧、嫉妒等负性情绪，威胁性评价会产生焦虑反应，挑战性评价会出现希望、信心等正性情绪。

（3）重新评价：重新评价是指个体对自己的情绪和行为反应作出的有效性和适应性评价，实际上是一种反馈性行为。如果重新评价结果表明行为无效或不适宜，人们就会调整自己对刺激事件的次级评价甚至初级评价，并相应地调整自己的情绪和行为反应。重新评价并不意味着每次都会减轻压力，有时甚至会加重压力。因此，拉扎勒斯指出："有效化解压力的关键在于对压力的积极评价。"

2. 应对　拉扎勒斯认为，应对是应用认知或行为的方法努力处理环境与人内部之间的需求，解决或消除两者之间的问题、冲突，缓解因压力而出现的情绪反应。应对方式包括积极主动、回避、任其自然、寻求信息和帮助、应用心理防御机制等。应对的功能有两种：解决问题和缓解情绪。应对的结果会影响个人的人生态度、价值观、各种社会能力和身心健康等。

（四）压力理论在护理中的应用

1. 帮助护士明确压力与健康、疾病的关系　压力是一把双刃剑，对健康的影响是双向的。适当的压力有助于健康，过多过大的压力则有损于健康，是导致疾病发生的诱因之一，可以引起身心方面的疾病。

2. 帮助护士识别患者的压力，协助适应策略

（1）患者常见的压力源包括陌生的医院环境、疾病的威胁、与外界的分离、疾病相关知识的缺乏、丧失自尊、诊断治疗与护理所造成的相关问题。

（2）运用适应策略，提供适宜的休息环境；及时提供相关信息满足患者的各种需要；提供适当的医疗知识和技能；调动社会支持系统的配合；教会患者应对压力的方法。

3. 帮助护士识别自身的压力，协助适应策略

（1）护士常见的压力源包括不良的工作环境、紧张的工作性质、沉重的工作负荷、复杂的人际关系和高风险的工作性质。

（2）运用适应策略，定期进行自我压力评估，树立正确的职业价值观，建立现实的期望和目标；经常给自己充电，充实专业知识和技能，以提高自身的竞争能力；妥善处理各种人际关系；动用社会支持系统；应用放松技术。

第二节　护理学基本理论

一、奥瑞姆的自护理论

自护理论是美国著名护理理论家奥瑞姆提出的。他于 1971 年在《护理：实践的概念》（Nursing：The Concept of practice）一书中详细阐述了自理缺陷护理理论（self - care deficit nursing theory）。该书 1971 ~ 2001 年 30 年间共 5 次再版，自护理论得到广泛应用，成为护理教育、护理实践、护理管理和护理科研的主要研究模式之一。

（一）奥瑞姆对护理四个基本概念的论述

1. 人　奥瑞姆认为，人是一个有别于动物、有自理能力的个体。人为了生存、维持健康和适应环境的这种自己满足需要的能力称为自理能力。奥瑞姆认为，人能够学习和发展，人的自理能力可以通过学习而不断获得和发展。人都会经历因疾病或其他原因而导致自理活动受限、不能照顾自己的情况，从而产生自理不足，需要他人的帮助。

2. 环境　奥瑞姆认为，环境是存在于人周围的所有因素。环境能够影响人的自理能力，人也能够利用环境来满足个体的需要。人的环境可分为物质环境和社会文化环境两大类。奥瑞姆相信：①人生活在社会中都希望能够照顾自我，并对自己的健康及其依赖者的健康负责任。②社会能够接受那些因为疾病等原因不能满足自理需要的人，并愿意根据各自的能力提供帮助。因此，自我照顾和帮助他人都是社会认可的有意义的活动，护理正是体现了这种价值观，是社会非常需要的活动。

3. 健康　奥瑞姆支持世界卫生组织（WHO）对健康定义，强调健康是指没有疾病、没有损伤、没有自理缺陷的状态。人可以处于不同的健康状态；保持内外环境的平衡和稳定与人的健康密切相关。

4. 护理　奥瑞姆认为，护理是帮助护理对象预防自理缺陷发展，克服自理局限性，或为不能满足自理需要的个体提供照顾活动。护理应以预防保健为主，随着个体健康的恢复，或个体已经学会自我照顾时，个体对护理的需要也就逐渐减少直至消失。护理的最终目标是促使患者负担起自理的责任。

（二）奥瑞姆的自护理论内容

自理理论、自理缺陷理论和护理系统理论这三个相互关联的理论构成了奥瑞姆的自护理论。其中自理理论阐述的是什么是自理和人的自理需求有哪些。自理缺陷理论是奥瑞姆自护理论的核心，主要阐述的是人什么时候需要护理。护理系统理论主要阐述的是如何通过护理系统帮助个体满足其治疗性自理需求。

知识链接

罗西娅·奥瑞姆

罗西娅·奥瑞姆（Dorothea Orem）是美国著名护理理论家，1914 年出生于美国马里兰州，1934 年毕业于华盛顿普鲁维修斯医院的护士学校，1939 年获美国天主教大学护理学学士学位，1945 年获天主教大学护理教育硕士学位，1976 年获乔治城大学荣誉博士，1980 年获天主教大学校友会护理理论成就奖，1984 年退休。奥瑞姆一生从事过护理临床、护理教育、护理管理和护理理论的研究和创建工作，丰富的护理实践和严谨的科学态度为自理缺陷护理理论的创建奠定了基础。

1. 自理理论　奥瑞姆认为，自理活动是个体为了满足自身的需要而采取的有目的的行动。自理理论重点阐述的是什么是自理，人有哪些自理需要，哪些因素会影响个体的自理能力。

（1）**自理**：自理即自我照顾，是个体为维持生命、健康和完整而需要自己采取的有目的的行动，包括进食、穿衣、洗漱等贯穿于日常生活中行为活动。自理活动并非天生具有，而是在个体成熟过程中通过学习获得的。对于儿童和老人等不能自理的个体，由其父母或照顾者完成维持生命、健康和功能完好的一系列活动，奥瑞姆将这种情况称为依赖性照顾。

（2）**自理能力**：自理能力是指个体完成自护活动或自我照顾的能力。一般情况下，人都有自理能力，但是自理能力存在个体差异，即使是同一个人，在不同的生命阶段或处于不同的健康状况下，自理能力也会发生变化。日常生活中贯穿着许多自理活动，个体的自理能力通过实践和学习而不断得到发展。影响个体自理能力的因素除了年龄、发展状态和健康状况以外，还受家庭、社会、文化、信仰、习俗和生活方式等影响。

（3）**自理需要**：自理需要是指个体的自我照顾能力在特定时期能否满足自我照顾需要。

奥瑞姆将人的自理需要分成一般的自理需要、发展的自理需要和健康不佳时的自理需要3个部分。

①一般的自理需要：是所有人在生命周期的各个发展阶段都存在的需要，是维持自身结构正常和功能完整所必须满足的需要，也称日常生活需要。其包括8个方面：空气、食物、水分、排泄、活动和休息、独处和社会交往、预防有害因素的侵袭、增进个体功能及发展潜力（民族文化系统、认知发展等）。

②发展的自理需要：是指在人的生长发育过程中，特定的发展阶段所存在的，或在特定的条件下产生的必须满足的需要。如人在进入老年阶段，在不断衰老过程中产生的生理心理调节需要；在上学、求职、结婚、生子、空巢、丧偶等特定条件下产生的心理适应、人际交往和生活调整等特殊需要。

③健康不佳时的自理需要：是指在患病、创伤或诊断治疗过程中产生的、必须满足的需要，通常包括健康状态改变时及时就医；了解自身疾病过程和预后；有效地执行治疗方案；了解与治疗方案有关的潜在问题；改变自我概念，接受患病的事实，适应患者角色等。

（4）**治疗性自理需要**：治疗性自理需要与自理需要是两个不同的概念。自理需要是指行动所要达到的目标，治疗性自理需要则是指为满足已知的自理需要而采取的所有行动或措施，如对呼吸困难的患者"维持有效呼吸"就是一种治疗性自理需要，而"维持足够的吸入氧气"就是一种自理需要，是"维持有效呼吸"所要达到的目标。治疗性自理需要是奥瑞姆自理缺陷理论中的概念，因此，在评估患者的治疗性自理需要时，要充分考虑人的自理需要三个方面的情况和所有可能采取的满足这些自理需要的方式或行动。

2. 自理缺陷理论　自理缺陷理论是奥瑞姆自理理论的核心。重点阐述的是个体在什么时候和为什么需要护理帮助。奥瑞姆认为，当个体由于某些限制而没有能力进行自理活动时，就需要护理帮助。奥瑞姆指出，自理缺陷是指自理能力不足时出现的治疗性自理需求与自理能力之间的差异，即当一个人的治疗性自理需要大于其自理能力时就出现了自理缺陷。当个体的自理能力能够满足其治疗性自理需要时，个体处于平衡状态，是健康的；当个体的自理能力无法满足其治疗性自理需要时，即出现自理缺陷，平衡被破坏，此时，就需要护理提供帮助。护理的目的是弥补患者的自理能力不足，满足其治疗性自理需要，同时，帮助患者克服其自理局限性，发展自理潜能，提高自理能力，尽快恢复自理。因此，自理缺陷的出现是个体需要护理的原因。

3. 护理系统理论 护理系统理论主要阐述的是通过什么护理方式可以帮助有自理缺陷的个体满足其治疗性自理需求。护理系统由患者、护士和护士与患者之间的行动和相互作用组成（表3－1）。奥瑞姆将护理系统分为全补偿护理系统、部分补偿护理系统和支持－教育系统3类。

（1）**全补偿护理系统**：当患者完全没有能力满足自理需求时，需要护士给予全面的护理帮助。完全补偿护理系统常应用于：①患者在意识和体力上均没有能力从事自理活动，如昏迷或全麻未清醒的患者。此时需要护士提供全面的护理帮助，以满足其所有的自理需求。②患者意识清醒，知道自己的自理需求，但缺乏必要的体力去完成，如高位截瘫或医嘱限制活动的患者。③患者虽然具备活动所需体力，但存在严重精神障碍，无法满足自理需求，如精神分裂症患者。

（2）**部分补偿护理系统**：当患者的自理能力仅能完成部分治疗性自理需求，而另一部分需要护士提供护理照顾，应采用部分补偿系统。如下肢术后的患者可以完成洗脸、刷牙、进食等自理活动，但需要别人帮助端水、端饭等。同时也需要通过护理的教育和指导，提高患者的自理能力，如指导患者适应卧床生活，指导患者的功能锻炼，防止关节僵硬、肌肉萎缩等并发症。在部分补偿护理系统中，护理活动包括：①根据患者的自理能力提供帮助，满足其治疗性自理需求。②调整患者自理方式，逐步提高其自理能力。患者活动包括提高自理能力以满足治疗性自理需求和接受护理帮助。

（3）**支持－教育系统**：当患者有能力完成满足全部自理需求，但需要一些指导和支持时，应提供支持－教育系统，如教会糖尿病患者掌握胰岛素自我注射的技术和饮食治疗的知识。支持－教育系统的护理活动包括调整和完善患者的自理能力，提供支持和指导，帮助患者获得必要的知识和技能，提高自理能力。

护理系统的选择应根据患者自理能力和自理需求灵活掌握，对患者从入院到出院整个过程可采用不同的护理系统。如一个择期行剖宫产术的患者，入院时可选择支持－教育系统；术前准备期提供部分补偿系统；术后麻醉未清醒时提供完全补偿系统；清醒后提供部分补偿系统；出院前又可提供支持－教育系统。有时同一时期、同一个患者可能需要同时提供其两个甚至3个护理系统。因此可以认为，选择正确的护理系统就是选择正确的护理方法。

表 3 – 1　奥瑞姆护理系统理论的内容

护理系统	护士行为	患者行为
完全补偿护理系统	完成患者全部治疗性自理需求 补偿患者自理能力的缺失	接受全部护理照顾
部分补偿护理系统	完成患者部分治疗性自理需求 补偿患者自理能力的不足 帮助患者克服自理局限性	接受部分护理照顾 完成部分治疗性自理需求 克服自理局限性
支持 – 教育系统	指导患者完成自理 帮助患者克服自理局限性	完成全部治疗性自理需求 克服自理局限性

（三）奥瑞姆自理理论在护理实践中的应用

随着社会的发展和疾病谱的改变，慢性疾病将成为影响健康的主要问题。慢性病的治疗和护理主要围绕改善生活质量、控制疾病、预防并发症而进行。这就要求患者有一定的自我照顾能力。帮助患者适应疾病，克服疾病带来的不利影响，提高自理能力是护理工作的重要任务。奥瑞姆的自理缺陷理论正好适应了这一要求，并被广泛用于护理实践。以自理理论为框架的护理工作分为 3 个步骤：

1. 评估患者的自护能力和自护需要　护士通过收集资料，确定患者存在哪方面的自理缺陷，以及引起缺陷的原因，评估患者的自理能力和自理需要，确定患者是否需要护理帮助。

2. 选择合适的护理系统，设计恰当的护理计划　根据患者的自护能力和自护需要选择合适的护理系统，结合患者的自护需要制定详细的护理计划，特别是设计详细的帮助患者的具体措施，以达到恢复和促进健康、增进自护能力的目的。

3. 实施护理措施　在前两步的基础上，护士根据护理计划提供适当的护理措施，通过评价，根据患者的自护需要和自护能力的改变，调整所选择的护理系统，修改护理计划。

二、罗伊的适应模式

适应模式是美国护理理论家卡利斯塔·罗伊（Sister Callista Roy）提出的。罗伊的适应模式深入探讨了人的适应机制、适应方式和适应过程。罗伊认为，人是一个适应系统，人的生命过程是对内外环境的各种刺激不断适应的过程，通过护理活动促进人的适应性反应和提高人的适应性，达到帮助人恢复和维持健康的目的。

（一）罗伊适应模式对护理学四个基本概念的论述

1. 人　罗伊认为，人是一个复杂的整体适应系统，是具有生物、心理和社会属性的整体。人是开放系统，处于不断与其环境进行物质、信息与能量的交换。人为了维持自身的完整性，必须不断地适应环境的变化，适应是促进人的生理、心理和社会完整的过程。

2. 健康　罗伊认为，"健康是处于和成为一个完整的和全面的人的状态和过程"，人的整体性表现为有能力达到生存、成长、繁衍、主宰及自我实现。他认为，健康与疾病是人生中无法回避的一种状态，反映了人与环境的适应过程。如果人能够适应环境变化，表现出适应性的行为反应，就能有效维持系统的整体性和完整性，从而保持健康。反之，如果人不能适应环境变化，表现出无效反应，机体的整体性和完整性则会受到破坏，失去健康，即处于疾病状态。

3. 环境　罗伊认为，"环境是由人体内部和外部的所有刺激构成"，环境因素可以是积极的，也可以是消极的，任何环境的变化都需要个体和群体付出更多的精力和能量去适应。适应是人对内外环境做出的积极反应。

4. 护理　罗伊认为，护理的目标是促进人与环境之间的相互作用，增进人在生理功能、自我概念、角色功能和相互依赖四个方面的适应性反应。护士在了解个体的适应水平和所有作用于个体的环境刺激的基础上，通过控制个体面临的各种刺激，减小刺激强度，或通过扩展人的适应范围，提高人的适应水平，最终使所有刺激都落在人的适应范围之内，使人的适应水平高于刺激强度，从而能够从容应对刺激，促进适应性反应的发生。

> **知识链接**
>
> **卡利斯塔·罗伊**
>
> 　　卡利斯塔·罗伊（Sister Callista Roy）1939 年出生于美国加利福尼亚州洛杉矶市，1963 年获洛杉矶芒特圣玛丽学院护理学学士学位，1966 年获加利福尼亚大学护理学硕士学位，以后又获得加利福尼亚大学社会学硕士和博士学位。罗伊引用系统论、适应理论、应激理论和人类需要理论的观点，提出人是有复杂适应能力的系统，能够不断适应内外环境的变化，阐述了人适应环境变化的调节机制和行为反应模式。该理论 1970 年发表在《护理展望》杂志。主要代表著作有《护理学入门：适应模式》《护理理论构架：适应模式》《罗伊的适应模式》等。

（二）罗伊适应模式的主要内容

1. 适应模式的主要概念

（1）刺激：罗伊认为，刺激是内外环境中促使个体发生反应的信息、物质或能量单位。罗伊将刺激分成 3 种：

①主要刺激：个体当前直接面临的、必须作出适应反应的内外刺激。如疼痛是术后第一日主要刺激，但是随着疼痛程度的减轻及其他问题的出现，疼痛可能不再是患者关注的焦点，也不再是主要刺激。

②相关刺激：环境中所有可对主要刺激所致行为产生正性或负性影响的其他原因。

这些刺激是可测量或可以观察到的。

③固有刺激：罗伊于 1999 年将固有刺激定义为个体内外环境中可能影响主要刺激的所有其他现象，但其影响不确切或未得到证实，如个人的经验、态度、个性、嗜好等。

（2）应对机制：应对机制是指个体面对刺激时的内在控制和调节机制。罗伊认为，应对能力既与先天因素有关，也与后天学习和经验的积累有关。应对机制可分为生理调节和认知调节两类。

①生理调节：与先天身体素质有关，是通过神经－化学介质－内分泌系统的自主性反应进行调节的过程。

②认知调节：是通过认知、信息加工、学习、判断、情绪情感控制来应对刺激的调节过程。

（3）适应方式：适应方式是环境刺激作用于机体，通过生理和认知的调节，在四个层面表现出机体应对的行为变化。

①生理功能：通过生理调节来适应内、外环境的变化，维持生理功能的稳定，包括与氧合、营养、排泄、活动与休息、体温调节、体液与电解质的平衡、神经与内分泌等需要和功能相关的适应性反应。生理功能适应方式反映个体的生理完整性。

②自我概念：是个体对自己的看法，包括躯体自我和个人自我。躯体自我是个体对自己的外形、容貌、身体功能的感知与评价。个人自我是对自己能力、气质、性格、理想、道德、社会地位等心理社会方面的感知与评价。自我概念的适应方式主要通过改变认知、调整期望值等来适应环境的变化。自我概念适应方式反映人的心理完整性。

③角色功能：是指个体对其承担的社会角色应尽职责的表现。角色是个人所承担的社会责任，一个人同时可以承担多种角色。角色可分为三级：一级角色是最基本的角色，是由人的性别和年龄等不可选择的因素决定的角色。二级角色是在一级角色的基础上派生出来的，可选择的、较持久的角色。三级角色是由二级角色派生的、可选择的暂时性角色。如某青年女性，是一级角色，属于护理学院的学生是二级角色，当被选为班长或学习组长是三级角色。个体在角色功能的适应方式中，越是基本的角色越重要，是首先要适应好的角色。角色功能反映个体的社会完整性，角色扮演得好，则表示社会功能完整。

④相互依赖：是指个体与其重要关系人和各种支持系统相互间的依存关系，包括爱、尊重、支持、帮助、付出和拥有。个体面对难以应对的刺激时，常需要从相互依赖的关系中寻找帮助和情感支持。相互依赖适应方式反映个体人际关系的完整性。

（4）应对结果：罗伊认为，个体面对刺激时，通过调节和控制，在 4 种适应方式层面产生适应性反应和无效性反应两种结果。

①适应性反应：如果应对行为能够促进人的完整性，满足人生存、成长、繁衍、主宰和自我实现的需要，则称为适应性反应。

②无效性反应：如果应对行为对人的生存、成长、繁衍、主宰和自我实现起威胁和阻碍作用，甚至破坏个体的完整性，则称为无效性反应。

（三）罗伊适应模式在护理中的应用

在临床护理实践中，罗伊将适应模式与护理程序相结合，采用其独特的六步骤护理程序，促进护理对象的适应性反应，以维持最佳健康状况。护理程序的步骤如下：

1. 一级评估 一级评估又称行为评估。通过观察、交谈、检查等方法收集患者生理功能、自我概念、角色功能和相互依赖四个方面的行为反应资料，然后判断其行为是适应反应还是无效反应。主要的无效反应有：

（1）生理功能方面的无效反应：常表现为病理的症状和体征，如缺氧、休克、循环负荷过重、水和电解质紊乱、营养不良或过剩、恶心呕吐、腹胀腹泻、大小便失禁、尿潴留、废用性萎缩、失眠、昏迷、瘫痪、褥疮、运动和感觉障碍等。

（2）自我概念方面的无效反应：如自我形象紊乱、性行为异常、自卑、自责、焦虑、无能为力、自我评价过高或过低等。

（3）角色功能方面的无效反应：表现为不能很好地承担起自己的角色责任，如角色差距、角色转移、角色冲突、角色失败等。

（4）相互依赖方面的无效反应：如分离性焦虑、孤独、无助、人际沟通和交往障碍等。

2. 二级评估 二级评估是对引起反应的刺激进行评估。收集有关影响因素的资料，识别主要刺激、相关刺激和残余刺激。例如，一名股骨颈骨折的老年患者，长期卧床并发肺炎。这里引起肺炎的直接原因是病原微生物的感染，因此，主要刺激是病原微生物的感染；骨折后不得不卧床，导致肺炎的发生，因此，卧床是肺炎的相关刺激；年老体弱，营养不良，情绪焦虑等可能也与肺炎的发生有关，但不确切，有待证实，此为肺炎的残余刺激。

3. 护理诊断 护理诊断是对个体适应状态的陈述，主要针对四个适应方式方面的无效性反应和引起反应的刺激，提出护理问题。

4. 制定目标 制定目标是对患者实施护理干预后，预期的适应性行为表现的陈述。

5. 干预 干预主要通过控制各种刺激和提高个体的适应水平来达到护理目标。控制刺激不仅应针对主要刺激，还应注意对相关刺激和残余刺激的改变和控制；提高个体适应水平应了解其生理调节和心理应对的能力和特点，给予针对性的支持和帮助。

6. 评价 评价护理干预对行为的影响，判断是否为适应性行为，是否达到护理目标。对尚未达到目标的护理问题，找出原因，以确定继续执行护理计划或修改护理计划。

讨论与思考

1. 简述马斯洛人的需要层次论的基本观点。
2. 简述人的需要层次论在护理实践中的应用。
3. 试列举患者常见的压力源。
4. 简述奥瑞姆护理系统理论的内容和护士的作用。

第四章　护理程序

学习目标

1. 掌握护理程序、护理诊断的概念、护理程序的五个步骤；收集资料的目的、资料来源和分类；护理诊断的陈述方式和排序；制定护理目标、护理措施的注意事项。

2. 熟悉护理程序的理论基础；护理诊断的组成部分；护理评价的步骤。

3. 了解护理程序的发展背景。

护理程序是护理人员为护理对象科学地确认问题和系统地解决问题的一种工作方法和思维方式，是护理活动中连续的工作过程。护理人员从为服务对象收集资料、全面评估其健康状况入手，到提出护理诊断、制订护理计划、实施护理措施、进行护理评价等过程，是最大限度的满足护理对象的健康需要，解决健康问题，为其提供综合、动态、全面、具有决策和反馈功能的护理过程，以实现为服务对象实施身心全方位的、个体性的系统化整体护理。

护理程序的应用充分体现了护理工作的科学性、专业性和独立性，展示了护理活动的服务内涵、护理人员的职业形象和专业行为，是现代护理理论逐步完善和护理工作科学化的重要标志。因此，每位护理人员都必须学习和掌握护理程序的知识，并用于护理实践当中。

案例导入

患者张力，男，67岁，因肺炎球菌性肺炎住院。查体：体温39.5℃，脉搏96次/分，呼吸26次/分，血压134/86mmHg。神志清楚，面色潮红，口角疱疹，痰液黏稠、不易咳出，情绪烦躁，生活不能自理。医嘱给予抗生素静脉输液。

问题：

1. 根据上述资料，描述该患者实施护理的程序。

2. 针对该患者存在的健康问题，列出护理诊断。

3. 依据其中1项护理诊断制定护理计划，用PIO格式进行护理记录。

第一节　概　述

一、护理程序的概念与组成

护理程序是指护理人员以满足护理对象的身心需要、促进和恢复健康为目标，科学地确认护理对象的健康问题，并有计划地提供系统、全面、整体护理的一种工作方法和思维方式。

护理程序是一个综合、动态、具有决策和反馈功能的过程，由 5 个步骤组成，即评估、诊断、计划、实施和评价。在护理活动中，护士需综合运用多学科的知识处理护理对象的健康问题，根据其病情发展过程中出现的问题，确定护理诊断，制定护理计划，实施护理措施，评价护理效果。对护理对象健康问题的决策与护理结果又将决定和影响下一步的护理决策和护理措施，使护理质量得以提高和保证。

护理程序不仅适用于患者，也适用于健康人、家庭和社区，是护士为护理对象提供高质量护理的根本保证，是预防、治疗及促进人类健康的科学的思维方式和工作方法。

二、护理程序的历史发展

护理程序由美国护理学者莉迪亚·海尔（Hall LH）于 1955 年首先提出。她认为，护理工作是"按程序进行的工作"，第一次描述了护理是一个程序过程。1960 年，奥兰多（Orland IJ）撰写了《护士与患者的关系》一书，首次使用了"护理程序"一词，并与约翰逊等专家提出"护理程序是由一系列步骤组成的"，即患者的行为、护士的反应、护理行动有效计划三个步骤。1967 年尤拉（Yura H）和渥斯（Walsh）完成了第一部权威性的《护理程序》教科书，确定护理程序有 4 个步骤，即评估、计划、实施、评价。1973 年北美护理诊断协会召开第一次会议后，罗伊等专家将护理诊断纳入护理程序，使护理程序发展成 5 个步骤，即评估、诊断、计划、实施、评价。1977 年美国护理学会正式发表声明，将护理程序列为护理实践的标准，使护理程序合法化。

20 世纪 80 年代初，美籍华裔学者李式鸾博士来华讲学，将护理程序引入中国。1994 年经美籍华裔学者袁剑云博士来华介绍，我国部分医院开始试点建设和开展以护理程序为核心的系统化整体护理，建立模拟病房，实施以服务对象为中心的整体护理。1996 年整体护理协作网正式组建，1997 年 6 月卫生部下发《关于进一步加强护理管理工作的通知》，要求各医院积极推行整体护理。2001 年袁剑云博士又在我国介绍以护理程序为基本框架的临床路径，促进了护理程序在我国护理工作中的运用。目前，整体护理和护理程序在我国护理活动中健康运作和开展，广大护理人员积极探索适合我国国情的护理实践模式，不断提高护理质量，提供优质高效的护理，保障人类健康。

三、护理程序的理论基础

护理程序是现代护理学发展到一定的理论水平，在吸收多学科理论成果的基础上构建而成的。其借鉴了系统理论、需要层次理论、压力与适应理论、沟通理论、成长发展理论、解决问题理论等，这些理论为护理程序提供了重要的理论基础，并在护理程序的实践过程中发挥着指导作用。其中，系统理论构成护理程序的结构框架；需要层次理论为预见患者的健康需要提供理论依据；压力与适应理论为发现患者面临的困难并帮助其解决提供理论依据；沟通理论提升了护士与患者交流的能力和技巧等。这些基础理论相互联系，相互支持，为护理程序提供了理论上的解释依据与支持基础，在护理程序实践过程的不同阶段、不同方面发挥着独特的功能，保证了护理工作的顺利实施。

四、护理程序对护理实践的指导意义

护理程序是护理人员为护理对象提供护理服务时所使用的科学的工作方法，它可保证护理人员有计划、高质量地满足护理对象的健康需求，在护理实践中，对护理专业、护理人员和护理对象均具有重要意义。

（一）对护理专业的意义

1. 护理专业化的重要标志　护理程序体现了护理工作的科学性、专业性和独立性，促进了护理专业的发展。

2. 引领中国护理专业向国际化迈进　护理程序的应用促进了中国护理与国际护理接轨。

3. 规范了护士的专业行为　护理程序明确了护理工作的范畴和护士角色的特征。

4. 对护理管理提出新的更高的要求　护理程序尤其在临床护理质量评价方面有了新的突破。

5. 对护理教育的改革有指导性意义　护理程序在课程的组织、教学内容的安排、教学方法的运用等方面促使教学模式发生转变。

6. 推进护理科研的进步　护理程序引导科研的方向，使护士把护理对象看作一个整体的人作为研究的重点和方向。

（二）对护理人员的意义

1. 明确护士的角色，变被动工作为主动工作　护理程序的运用，使护士创造性思维得以显现，护理工作摆脱了过去多年来被动工作的局面，使护士从医生的助手转变为医生的合作伙伴。

2. 明确护士的职责范围和专业标准　护理程序可使患者的健康问题、预期目标迅速、准确地确立，并依据问题的急迫性和严重程度依次处理，提供及时的护理照顾，最后按计划评价护理目标的达成度，使护理对象始终有计划地得到照顾，体现出为患者解决健康问题的科学的工作方法。

3. 增强护理人员的能力　运用护理程序为护理对象提供个体性、整体性和持续性的护理服务，有利于提高护理人员的专业能力，培养护理人员独立解决问题的能力、学习能力、决策能力及人际交往能力、评判性思维能力等。

4. 提高护士的成就感　在护理程序的运行过程中，护士运用知识和技能独立解决护理问题，充分体现护士的角色与功能，使护理人员自我价值得以认同。

（三）对护理对象的意义

1. 有利于促进康复　护理对象是护理程序的核心，一切护理活动都以满足其身心需求，达到恢复健康、改善健康状态为目标。

2. 获得个体化护理　护理程序经过系统地收集、分析、组织资料，确立护理对象的健康问题，针对性地制订护理目标及护理计划并组织实施，强调护理对象的个体化护理。

3. 接受持续性照护　从患者入院开始，护理人员为其建立护理病历、完成护理评估，根据护理记录和护理计划，清楚了解患者的健康问题和护理措施，确保患者接受持续性的护理服务。

4. 确立治疗性护患关系　护理程序有利于治疗性护患关系的确立。

第二节　护理程序的步骤

护理程序由评估、诊断、计划、实施、评价 5 个步骤组成，每个步骤均作为下一步骤的重要基础，在执行过程中相互影响，相互联系，环环相扣，交叉运用，循环往复地为护理对象提供健康服务（图 4 - 1）。

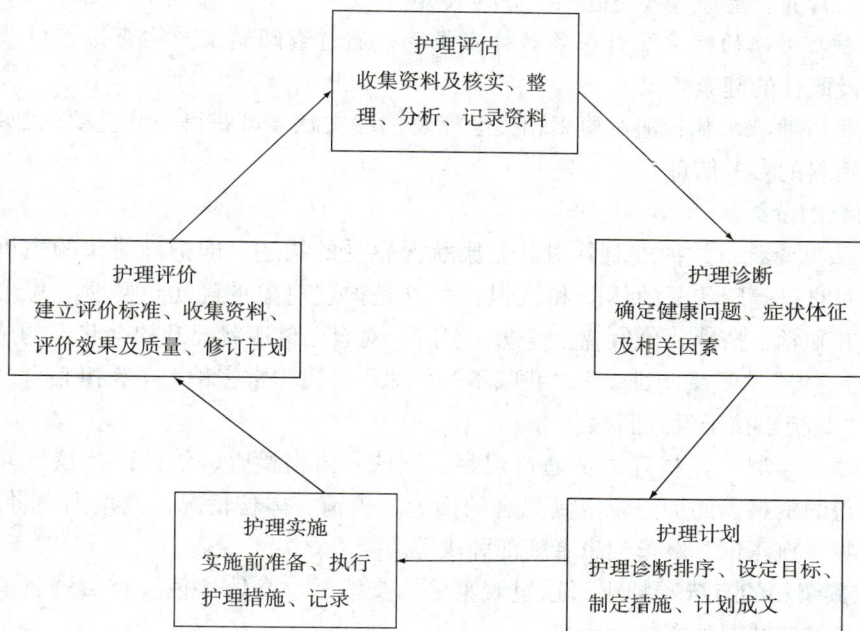

图 4 - 1　护理程序的基本步骤

一、护理评估

护理评估是护理程序的第一步，是有目的、有计划、系统地、连续地收集、核实、分析、整理和记录护理对象健康状况资料的过程。评估的目的是发现护理对象的健康问题，是整个护理程序的基础，评估始终贯穿于护理程序的每一个步骤，贯穿于护理活动的全过程，为正确地做出护理诊断和修订护理计划提供依据。如果评估不准确，将导致护理诊断、护理计划的错误及预期目标不能实现。

（一）收集资料

1. 收集资料的目的

（1）为做出正确的护理诊断提供依据。

（2）为制定切实可行的护理计划提供依据。

（3）为评价护理效果和质量提供依据。

（4）为护理科研积累资料。

2. 资料的来源

（1）护理对象本人：是资料最主要的来源。

（2）护理对象的家属及密切接触的人员：如配偶、子女、朋友、邻居、同事、保姆等。

（3）其他医务工作者：如医生、理疗师、营养师及其他参与护理对象的医疗、护理、心理、营养、治疗等各类健康服务的人员。

（4）护理对象的病案资料及各种检查报告：通过查阅病案及检查报告可获得护理对象现在及既往的健康状况。

（5）医疗护理文献：通过检索相关医疗及护理文献，可获得一些重要的数据标准，提供基础资料的参考信息。

3. 资料的分类

（1）主观资料：是护理对象对其健康状况感受的描述，即护理对象的主诉。它是护理对象对自己健康状况的体验和认识，可以是护理对象的经历、感觉、思考、担忧等，包括其知觉、情感、价值观、信念、态度、对自己健康状况及社会状况的感知，如"我头痛很厉害""我胸闷难受""我喘不过气来""我非常害怕""我担心自己活不了多久了""我担心孩子没人照顾"等。

（2）客观资料：是护理人员通过观察、交谈、体格检查、借助医疗仪器和实验室检查所获的资料，如护士观察到患者的面容、表情、体位情况，测量到患者的体温、脉搏、呼吸、血压值，触摸到患者腹部肿块等。

4. 收集资料的方法 护士可通过观察法、交谈法、身体评估及查阅资料等方法收集护理对象健康状况的资料。

（1）观察法：是护士通过感官（眼、耳、鼻、手等）或借助辅助器具，运用视、触、叩、听、嗅等体格检查技术进行全面、系统的护理体检，通过心理状况的观察，全面了解服务对象身体和社会心理状况以获取其健康资料的方法。

1）视觉观察法：是护理人员通过视觉观察病情、了解护理对象一般情况的检查方法，如观察护理对象的外貌特征、步态、精神状况、意识状态、皮肤黏膜、呼吸、引流液的颜色、排泄物的性质等。

2）触觉观察法：是通过护理人员手的感觉来判断护理对象某些器官或组织特征的物理检查方法，如脉搏的节律和速率、皮肤的温度和湿度、肿块的位置和表面性质等。

3）听觉观察法：通过听觉辨别护理对象的各种声音，如患者的呼吸音、语调、咳嗽声音等。护士也可以借助听诊器来听患者的心脏杂音、呼吸音、肠鸣音等。

4）嗅觉观察法：通过嗅觉辨别护理对象体表、呼吸道、消化道等的异常气味，以判断疾病的性质和变化，如糖尿病酮症酸中毒患者呼吸有烂苹果味、有机磷中毒患者呼气有大蒜味等。

（2）**交谈法**：是通过语言交流获得资料的方法。护士与护理对象及其家属的交谈是一种有目的的活动，可使护士获得护理对象病情和心理反应等资料，也可使护理对象及其家属获得有关病情、检查、治疗、康复的信息及心理支持，有利于建立良好的护患关系。

1）交谈方式：交谈可分为正式交谈和非正式交谈两种。正式交谈是指事先通知护理对象有计划、有准备的交谈，如入院评估时收集资料。非正式交谈是指护士日常工作中与护理对象随意而自然的交谈。临床工作中护士应重视非正式交谈的内容和过程，从中获得护理对象真实的想法和感受。交谈中护士还应注意运用沟通技巧，建立相互信任的治疗性护患关系。

2）提问方式：提问方式有开放式和封闭式两种。开放式提问能引导护理对象无约束、不受限制地说出自己的想法与感受，有助于护士获取护理对象病情和心理方面等资料，有利于建立融洽的护患关系，如"您今天感觉怎么样""您昨晚睡得如何""您失眠时，经常采取哪些措施"等。封闭式提问主要用于说明问题或澄清事实，如"您今天服过降压药了吗""您用过青霉素吗""您现在头还痛吗"等。提问用时较少，资料获取率高，但不利于护理对象表达心理变化和情感信息，交谈气氛冷淡，影响护患沟通与交流。

护士应根据护理对象的状态、病情、配合程度、时间和场合的不同选择不同的提问方式，可开放式和封闭式两种提问方式交替使用，如"您感觉哪儿不舒服""您腹胀多长时间了"，这样既能使患者畅所欲言，又能掌握时间节奏，保证谈话的预期效果。

3）交谈的注意事项：①选择安静、舒适、无干扰、利于谈话的环境，让护理对象在轻松自如的情况下陈述内心的感受。②向护理对象说明交谈的目的、需要的时间，使其有充分的心理准备。③引导护理对象抓住交谈主题，但不要随意打断对方话题。④避免使用护理对象难以理解的医学术语，询问要符合对方的身份和文化程度。⑤避免暗示性、刺激性、伤害性的提问，如"服药后您感觉好多了吧""您怎么还躺在床上"。⑥注意倾听，与护理对象保持目光的接触，适当使用非语言沟通技巧，如点头、微笑等，鼓励护理对象继续叙述。⑦尊重护理对象的隐私，遇其不愿表述的内容不得追问或套问。⑧安排合适的交谈时间，在护理对象极度痛苦或不舒适时不宜交谈。

（3）身体评估：身体评估是护士运用视、触、叩、听、嗅等方法，对护理对象身体各系统及生命体征所进行的检查。评估应以交谈中发现的问题为重点，收集有关客观资料，作为确立护理诊断的依据。健康评估是收集客观资料的方法之一。

（4）查阅资料：查阅护理对象的医疗病历、护理病历、实验室检查及其他检查结果、医疗护理文献等。

5. 资料的内容

（1）一般资料：包括护理对象的姓名、性别、年龄、职业、民族、婚姻状况、文化程度、宗教信仰、家庭住址、联系方式等基本资料。

（2）现在的健康状况：主要包括本次患病情况、目前主要健康问题、日常生活形态等。

（3）既往的健康状况：包括既往史、婚育史、手术史、过敏史、传染病史、用药史、有无特殊嗜好等。

（4）家族史：有无家族遗传病史，家庭成员中有无与护理对象类似的疾病。

（5）护理体检结果：包括生命体征、意识状态、营养状况、身体各系统的阳性体征等。

（6）近期实验室及其他检查的结果。

（7）目前治疗和用药情况。

（8）心理状况：包括对本次患病的看法和态度，对治疗与康复的认识，病后精神、行为及情绪的变化，护理对象的人格类型、应对能力等。

（9）社会情况：包括护理对象在家庭中的地位、家庭成员的态度、经济状况、社会支持系统状况等。如有无与家人或他人发生较大矛盾、冲突，或离婚、丧偶、失业、家人生病以及乔迁、升学、就业、晋升等事件的发生。

（二）整理分析资料

护士将收集到的资料进行整理和分析，便于从中发现护理对象的健康问题，避免重复或遗漏。

1. 整理资料　将收集到的资料根据类别进行整理的方法主要有以下 3 种：

（1）根据马斯洛（Maslow）的需要层次理论分类

1）生理的需要：如饮食、排泄、睡眠、活动、生命体征等。

2）安全的需要：如意外伤害、对环境的陌生、对手术的恐惧、对检查的疑虑等。

3）爱与归属的需要：如想念亲人、害怕孤独等。

4）尊重的需要：如因疾病而自卑、因外貌受损而怕被别人歧视等。

5）自我实现的需要：如担心住院会影响工作、学习、经济收入等。

（2）根据戈登（Gordon）的健康形态分类：戈登的 11 个功能性健康形态包括健康感知 – 健康管理形态、营养代谢形态、排泄形态、活动 – 运动形态、睡眠 – 休息形态、认知 – 感受形态、角色 – 关系形态、自我感受 – 自我概念形态、性 – 生殖形态、应对 – 压力耐受形态、价值 – 信念形态。

（3）根据北美护理诊断协会（NANDA）的人类反应形态分类：NANDA 分类法 Ⅱ 的 13 个范畴包括健康促进、营养、排泄、活动/休息、感知/认知、自我感知、角色关系、性/生殖、应对/应激耐受性、生活准则、安全/防御、舒适、成长/发展。

2. 核实复查　对有疑点的资料重新调查核实、确认，检查有无遗漏，及时补充新资料，保证所收集的资料真实、准确。

3. 筛选资料　将所收集的全部资料加以筛选，剔除对健康无意义或无关的资料，以利于集中关注要解决的问题。

4. 分析资料　通过分析资料发现健康问题，做出护理诊断。

（1）发现异常：将整理的资料对照正常情况（或正常值）进行比较，发现异常所在，还要考虑到人的个体差异性，根据不同年龄阶段、不同背景条件，全面地进行比较，找出具有临床意义的线索。

（2）找出相关因素和评估危险因素：相关因素是确立护理诊断，选择护理措施的重要基础。如患者主诉"我最近体重不断增加"，护士应从其年龄、饮食情况、工作情况、日常活动情况等方面查找原因；如为偏瘫患者，应考虑到因肢体不能活动有引起压疮的危险因素。

（三）记录资料

记录是护理评估的最后一步，记录时应注意以下问题：

1. 记录应做到及时、客观、真实、准确、完整，避免错别字。

2. 主观资料应尽量使用患者的原话，并加上引号，如"我感到恶心，不想吃饭"。

3. 客观资料要求使用医学术语，描述应具体、确切，避免护士的主观判断和结论。

4. 记录时标准应可测量，避免使用"好、坏、佳、尚可、正常、增加、严重"等无法衡量的词语，如"患者睡眠严重不足"，可根据患者情况记录为"患者每天睡眠时间 4 小时，白天感觉疲乏困倦"。

二、护理诊断

护理诊断是护理程序的第二步，是在护理评估的基础上对收集到的资料进行分析，科学地确认护理对象现存的或潜在的健康问题及其相关因素，是护士发现问题和解决问题的具体体现，是护士创造性思维的显示。护士运用评判性思维对收集的健康资料进行分析，从而确立护理诊断。

（一）护理诊断的概念

目前使用的护理诊断的定义来自北美护理诊断协会（North American Nursing Diagnosis Association，NANDA）1990 年提出并通过的定义："护理诊断是关于个人、家庭、社区对现存的或潜在的健康问题及生命过程反应的一种临床判断，是护士为达到预期结果选择护理措施的基础，这些预期结果应能通过护理职能达到。"

（二）护理诊断的分类

1. 根据健康问题的性质，护理诊断可分为现存的、潜在的、健康的和综合的护理诊断 4 种类型。

（1）现存的护理诊断：是对护理对象评估时发现的当前存在的健康问题和反应的描述。书写时通常将"现存的"省略，如"清理呼吸道无效""体温过高"。

（2）潜在的护理诊断：是对易感的服务对象的健康状况和生命过程可能出现反应的描述，又称危险的护理诊断。护理对象目前尚未发生健康问题，但危险因素存在，如不采取预防措施就可能发生问题。潜在的护理诊断要求护士具有预见性，能识别危险因素，预测可能出现的问题，如呕血患者"有窒息的危险"，烦躁患者"有受伤的危险"。

（3）健康的护理诊断：是对个人、家庭、社区具有达到更高健康水平潜能的描述。如一位母亲的护理诊断为"母乳喂养有效"，护士应帮助其坚持母乳喂养的良好行为。

（4）综合的护理诊断：是指一组由某种特定的情境或事件所引起的现存的或潜在的护理诊断。如"强暴创伤综合征"是指受害者遭受违背意愿的、强迫的、粗暴的性侵犯后所表现的持续适应不良反应，包括情感反应、躯体症状、生活方式紊乱及重整的长期过程等。

2. 根据 2000 年 NANDA 第 14 次会议上提出并讨论通过的新分类系统——分类法Ⅱ，护理诊断分为 13 个范畴。

（1）促进健康：健康意识、健康管理。

（2）营养：摄入、消化、吸收、代谢、水电解质。

（3）排泄：泌尿系统、消化系统、皮肤黏膜、呼吸系统。

（4）活动/休息：睡眠/休息、活动/锻炼、能量平衡、心血管－呼吸反应。

（5）感知/认知：注意、定向力、感觉/感知、认知、沟通。

（6）自我感知：自我概念、自尊、体像。

（7）角色关系：照顾角色、家庭关系、角色表现。

（8）性：性别认同、性功能、生育。

（9）应对/应激耐受性：创伤后反应、应对反应、神经行为应激。

（10）生活准则：价值、信念、价值/信仰/行动的一致性。

（11）安全/防御：感染、身体创伤、暴力、环境危害、防御过程、体温调节。

（12）舒适：身体舒适、环境舒适、社会舒适。

（13）成长/发展：成长、发展。

知识链接

护理诊断的发展

自20世纪70年代美国护理界提出并确立护理诊断以来，护理诊断发展经历了30多年的艰难历程。1973年美国全国护理诊断分类组在美国密苏里州圣路易斯市举行第1次全国护理诊断会议上正式将护理诊断纳入护理程序，确立了34项护理诊断，并授权在护理实践中使用。以后该组织每两年召开1次会议，不断对现有的护理诊断进行补充和修改。1982年4月召开的第5次会议因有加拿大代表参加而改名为北美护理诊断协会（简称NANDA），1988年第8次会议上修订成97项护理诊断；1994年第11次会议上修订成128项护理诊断；1998年第13次会议上修订成148项护理诊断；2000年第14次会议上修订、增补，审定通过了155项护理诊断，并讨论通过了新的分类系统——分类法Ⅱ。本次会议是护理诊断发展史上的重要里程碑，使护理诊断逐渐由不成熟发展到成熟。

（三）护理诊断的组成部分

NANDA确立的护理诊断由名称、定义、诊断依据、相关因素（或危险因素）4部分组成。

1. 名称　名称是对护理对象健康状况的概括性描述。名称常用受损、改变、增加、减少、不足、无效或低效等词语描述，如"气体交换受损""体液不足""清理呼吸道无效"等。

2. 定义　定义是对护理诊断名称的清晰、正确的描述和解释，并与其他护理诊断相鉴别。一个护理诊断的成立必须符合其定义特征。如"体温过高"定义为"患者体温高于正常范围的状态"；"清理呼吸道无效"的定义为"患者不能有效咳嗽以清除呼吸道的分泌物或阻塞物，引起呼吸道不通畅的状态"。

3. 诊断依据　诊断依据分为主要依据和次要依据，是护理诊断的临床判断标准，是确定护理诊断成立时必须存在的相关症状、体征、危险因素、有关病史资料等。

（1）主要依据：主要依据是确定某一护理诊断必须具有的症状、体征及有关病史，是护理诊断成立的必需条件，如护理诊断"体温过高"的三要依据是体温高于正常范围。

（2）次要依据：次要依据是确定某一护理诊断可能出现的症状、体征及有关病史，对护理诊断的形成起支持作用，是护理诊断成立的辅助条件。如护理诊断"体温过高"的次要依据是皮肤潮红、心动过速、呼吸增快、疲乏无力、头痛头晕等。

4. 相关因素　相关因素是导致护理对象出现健康问题的直接因素、促发因素或危险因素。同一护理诊断的相关因素可涉及多个方面，因人而异。如"皮肤完整性受损"的相关因素可以是长期卧床、也可以是营养不良、大小便失禁等；"睡眠形态紊乱"的相关因素可以是手术伤口疼痛，也可以是焦虑、住院后环境改变、环境嘈杂、儿童独自睡眠恐惧等。

常见的相关因素有生理病理因素、心理因素、治疗因素、情境因素和年龄因素。

（1）生理病理因素：生理病理因素是指与生理病理改变有关的因素，如"便秘"的相关因素可能是痔疮；"营养失调：低于机体需要量"的相关因素可能是甲状腺功能亢进症。

（2）心理因素：心理因素是指与心理状况有关的因素，如"活动无耐力"的相关因素可能是患者患病后处于严重的抑郁状态所致。

（3）治疗因素：治疗因素是指与治疗措施有关的因素，如行气管插管术使用呼吸机的患者可能出现"语言沟通障碍"的健康问题；使用麻醉剂的患者可能出现"便秘"的健康问题。

（4）情境因素：情境因素是指生活环境、生活方式、生活习惯、生活经历、人际关系、应激与适应等方面的因素，如"营养失调：高于机体需要量"的相关因素可能是不良的饮食习惯（如晚餐进食过多、饱餐后静坐、饮食结构不合理、脂类摄入过多等）；"体温过低"可能与在低温环境暴露时间过长有关。

（5）年龄因素：年龄因素是指在生长发育或成熟过程中与年龄有关的因素，如老年人"便秘"的原因常与活动少、肠蠕动减慢有关；"低效性呼吸形态"的原因可能与新生儿胸廓发育不完善有关。

护理诊断组成举例：

【名称】腹泻。

【定义】个体排便次数增多，大便不成形或呈松散、稀薄、水样便。

【诊断依据】

1. 主要依据 排便次增多（>3次/日）；粪便松散、稀薄、水样便。

2. 次要依据 腹痛、肠鸣音亢进；大便量增多、颜色变化；有里急后重感。

【相关因素】

1. 生理病理因素 胃肠道疾病；内分泌代谢性疾病；营养性疾病等。

2. 治疗因素 药物副作用；管饲饮食等。

3. 情境因素 饮食改变；环境改变；焦虑、应激状态。

4. 年龄因素 婴幼儿生理性腹泻及辅食添加不当；老年人胃肠及括约肌功能减退。

（四）护理诊断的陈述

护理诊断的陈述包括3个结构要素，即P（problem 护理诊断的名称即健康问题）、S（signs and symptoms 症状和体征）、E（etiology 相关因素）。简称PSE公式。陈述的方式有：

1. 三段式陈述 即PSE方式，具有P、S、E三个部分，多用于现存的护理诊断。

例如：<u>体温过高</u>：<u>T 39℃、面部潮红、触之有热感</u>，<u>与支原体感染有关</u>。
　　　　P　　　　　　　　　　S　　　　　　　　　　　E

　　焦虑：<u>烦躁不安、失眠</u>，<u>与身体健康受到威胁有关</u>。
　　　　　P　　　　　S　　　　　　　　E

　　目前，临床常将 PSE 方式简化为 PE 或 SE 方式陈述，如"清理呼吸道无效：与痰液过于黏稠有关"；"恐惧：与次日将进行手术有关"。

　　2. 二段式陈述　即 PE 方式，只有护理诊断名称 P 和相关因素 E，没有症状和体征 S，多用于潜在的护理诊断。

　　例如：<u>有感染的危险</u>：<u>与化疗后引起机体抵抗力下降有关</u>。
　　　　　　P　　　　　　　　　　　　E

　　　　　<u>有皮肤完整性受损的危险</u>：<u>与长期卧床有关</u>。
　　　　　　P　　　　　　　　　　　　　E

　　3. 一段式陈述　即 P 方式，用于健康的护理诊断。

　　例如：<u>母乳喂养有效</u>。
　　　　　　P

　　　　　<u>寻求健康行为</u>。
　　　　　　P

（五）护理诊断与医疗诊断的区别

　　护理诊断在使用时容易与医疗诊断混淆，两者的主要区别见表 4-1。

表 4-1　护理诊断与医疗诊断的区别

区别点	护理诊断	医疗诊断
诊断核心	护理对象对健康问题/生命过程问题的反应	对患者病理生理变化的一种临床判断
问题状态	现存的或潜在的	多是现存的
决策者	护理人员	医疗人员
适用对象	个体、家庭　社区	个体
数量	可同时有多个	一个疾病一个诊断
职责范围	护理职责范围	医疗职责范围
稳定性	随护理对象反应的变化而不断变化	一般在疾病中保持不变
陈述方式	PSE 公式	特定的疾病名称或专有名词

　　医疗诊断是对个体出现病理变化的一种临床判断，描述的是一个具体疾病或病理状态，由医生提出并进行处理，仅用于个体。护理诊断是对病理状态所引起的生理、心理和社会反应的描述，包括现存的或潜在的，由护士提出并在护士的职责范围内解决，可用于个人、家庭和社区。对某患者来说，一般医疗诊断只有一个，并在病程中相对稳定保持不变，而护理诊断可有多个，且可发生动态性的改变。如"急性心肌梗死"的患者，医生考虑的是如何确诊和治疗，而护士关注的是由"急性心肌梗死"而引发的患者生理、心理、社会、文化和精神诸方面的反应，如生理方面的反应有胸痛、活动受限、生活不能自理；心理方面的反应有意识到自己病重、害怕会突然死亡；社会方面的

反应有与医护人员沟通不畅；文化方面的反应有对疾病相关知识的欠缺；精神方面的反应有是否被护士和医生重视与尊重。因此，相对应的有"疼痛""恐惧""社交障碍""知识缺乏""预感性悲哀"等护理诊断。另外，患者起床时突然出现头晕，这时医生侧重于寻找引起眩晕的原因，以便于治疗和处理。护士侧重于关心患者可能因眩晕而跌倒受伤，因而做出"有受伤的危险"的护理诊断。

（六）书写护理诊断的注意事项

1. 应使用 NANDA 确定的护理诊断名称，书写准确、规范。
2. 一项护理诊断针对一个问题，并以收集的资料作为诊断依据。
3. 避免与医疗诊断、护理目标及护理措施相混淆。
4. 相关因素要为护理活动指明方向，描述应准确，利于制定护理措施。因同一护理诊断的相关因素不同，护理措施也不同。
5. 应在护士的职责范围内确定护理诊断及相关因素。如慢性肺源性心脏病患者的"清理呼吸道无效"的护理诊断，相关因素可根据患者的实际情况确定为"与痰液黏稠有关"等，而不是慢性肺源性心脏病本身。
6. 贯彻整体护理的原则，考虑患者的生理、心理、社会各方面现存的和潜在的护理问题。

（七）合作性问题——潜在并发症（PC）

合作性问题又称潜在并发症，通常可用 PC 表示，是指在临床护理实践中，不属于护理诊断范围，但需要护理的干预，与其他医务人员共同合作解决的问题。合作性问题是需要护士进行监测，及时发现病情的危险因素和严重并发症，是需要护士执行医嘱和运用病情观察、护理措施共同处理以减少并发症发生的问题。护理工作的重点在于监测问题的发生和发展。如手术后患者可能有大出血的问题，主要与术中血管结扎和缝合不良有关，护理措施无法预防其发生，需要加强监护，采取预防措施。因此可提出合作性问题"潜在并发症：出血"或"PC：出血"，护士的主要工作是密切观察患者的血压、脉搏、面色和切口敷料等方面的情况，一旦发现出血征兆，及时与医生共同合作解决问题和实施抢救。

合作性问题有其固定的陈述方式，即"潜在并发症：某某"，潜在并发症（potential complication）简写为 PC，可陈述为"PC：心律失常""PC：出血"等。

三、护理计划

护理计划是针对护理诊断而制定的具体的护理措施，是一个决策的过程，是护理行动的指南。护理计划包括排列护理诊断的优先顺序、与护理对象共同制定预期目标、制定护理措施和形成护理计划 4 个步骤。

（一）排列护理诊断的优先顺序

1. 护理诊断排列的顺序 护理对象可能有多个护理诊断，护士应根据健康问题对健康的影响和服务对象的需要，按照先急后缓、先重后轻的原则排列护理诊断的顺序，将护理诊断分为首优问题、中优问题和次优问题 3 类，以保证护理工作有条不紊、重点突出的进行。

（1）首优问题：首优问题又称威胁生命的问题，是指直接威胁患者生命，需要护士立即解决的问题，如清理呼吸道无效、气体交换受损、心排出量减少、有窒息的危险、组织灌流量改变（心、肺、脑）等。急、危重症患者在紧急状态下，常可同时存在多个首优问题。

（2）中优问题：中优问题又称威胁健康问题，是指虽然不直接威胁患者生命，但可带给患者生理或精神上的痛苦，严重影响其健康的问题。如昏迷患者存在"有皮肤完整性受损的危险"，气管插管的患者存在"语言沟通障碍""睡眠形态紊乱"等护理诊断，需及时解决，以减轻患者痛苦，保证患者舒适。

（3）次优问题：次优问题是指人们在应对发展和生活变化时遇到的问题。如部分高血压患者伴有肥胖，存在"营养失调：高于机体需要量"的护理诊断，与此次发病没有直接联系，可列为次优问题，待到恢复期进行处理。

护理诊断的排列顺序在护理过程中不是固定不变的，随着病情的变化及治疗、护理的进展，威胁生命的问题得以解决，生理需要获得一定程度的满足后，中优问题或次优问题可以上升为首优问题。

2. 排列顺序的原则

（1）危及患者生命的问题应列为首优问题优先解决。
（2）根据马斯洛人的需要层次理论排序，优先解决低层次需要的问题。
（3）与治疗、护理原则无冲突时，优先解决护理对象主观迫切需要解决的问题。
（4）分析护理诊断之间有无联系，先解决问题产生的原因，再考虑由此产生的结果。
（5）不忽视潜在的（危险的）健康问题，应根据其性质决定排列顺序。

知识链接

评判性思维

评判性思维是当今护士应具备的基本素质之一，是一种反思式的思维活动，是护士在工作中对健康问题的解决方法进行反思和推理的过程，是开展护理程序的重要保证。评判性思维的构成要素包括 4 个方面。

1. 专业知识基础　包括基础医学知识、社会人文科学知识和护理学知识。
2. 护理经验　是构建新知识和产生创新性思维的基石。
3. 思维技能　①评判性分析；②归纳推理和演绎推理。
4. 态度倾向　态度倾向包括自信、独立思考、公正、诚实、责任心、好奇心、冒险和勇气、创造性、执着、谦虚等，是在护理实践中进行评判性思维的动力。

（二）与护理对象共同制定预期目标（护理目标）

预期目标是指护理对象经护理后期望能达到的健康状态或行为的改变，是评价护理效果的标准，是护理计划的重要组成部分。每一个护理诊断都要有针对护理对象的切实可行的护理目标，护理目标应由护士与护理对象共同制定。

1. 目标的种类　目标包括短期目标和长期目标。

（1）短期目标：指在短期内能达到的目标（一般1周以内）。

（2）长期目标：指相对较长时间才能实现的目标（一般超过1周）。

2. 目标的陈述　目标陈述通常包括以下几种语法成分：主语、谓语、行为标准、条件状语和时间状语。

（1）主语：是护理对象或护理对象的生理功能或其身体的一个部分（如体温、体重、尿量、皮肤等），在陈述中可以省略。

（2）谓语：指护理对象将要完成的行为，该行为是可观察的。

（3）行为标准：指护理对象完成该行为所要达到的可观察可测量的程度。

（4）条件状语：指护理对象完成该行为应具备的条件状况，并非所有目标陈述均有此项。

（5）时间状语：指护理对象完成该行为所需要的时间。

例1：　<u>　3天内　</u>　　<u>　患者　</u>　　<u>　借助拐杖　</u>　　<u>　能行走　</u>　　<u>　30米　</u>
　　　　　　时间状语　　　　主语　　　　条件状语　　　　谓语　　　　行为标准

例2：<u>住院期间</u>　　<u>患者的皮肤</u>　　<u>　保持　</u>　　<u>完整，无红肿，无水疱，无破损</u>
　　　　　时间状语　　　　主语　　　　谓语　　　　　　　　行为标准

3. 注意事项

（1）护理目标是护理活动的结果，而非护理活动本身。

（2）一个护理目标只能出现一个行为动词。

（3）一个护理目标针对一个护理诊断，但一个护理诊断可有多个目标（分阶段实现）。

（4）护理目标所描述的行为标准应具体，要可观察、可测量、可评价。避免使用含糊不清、不明确的词句，如了解、增强、正常、尚可等，难以评价。

（5）护理目标应属于护理范畴，可通过护理措施实现。

（6）护理目标应切实可行，能在患者能力及客观条件的范围内实现。

（7）护理目标的制定应利于护理措施的落实，同时能调动护理对象解决自身健康问题的主观能动性，体现促进和恢复健康是医护人员和护理对象的共同责任。

（8）护理目标应与医嘱一致。

（9）护理目标的时间应具体，为确定何时评价提供依据。

（三）制定护理措施

护理措施是护士针对护理对象的护理诊断、相关因素及预期目标所制定的具体工作方案。

1. 护理措施的类型　护理措施可分为依赖性护理措施、独立性护理措施和协作性护理措施3种。

（1）依赖性护理措施：依赖性护理措施是指遵医嘱进行的护理活动，如为中毒患者进行洗胃、为休克患者输液等。

（2）独立性护理措施：独立性护理措施是指由护士独立决策并实施的措施，如昏迷患者有"有皮肤完整性受损的危险"，护士定时为患者翻身、按摩皮肤的措施；危重患者不能有效咳嗽，有"清理呼吸道无效"，护士及时为患者吸痰、翻身、拍背，保持呼吸道通畅的措施。另外，护士采取措施防止患者受伤和感染、对患者及家属进行健康教育、环境管理等都属于独立性的护理措施。

（3）协作性护理措施：协作性护理措施是指由护士与其他医务人员共同合作完成的护理活动，如护士与营养师共同制定符合糖尿病患者的饮食计划等。

2. 护理措施的内容　护理措施包括病情观察、基础护理、检查、手术前后护理、心理护理、功能锻炼、健康教育、健康指导、执行医嘱、症状护理等。针对不同的护理诊断，护理措施的侧重点有所不同。

（1）现存的护理诊断：护理措施的重点是：①祛除或减少相关因素。②监测健康问题的发展。③对患者进行健康指导，加强自我照顾，预防问题发生。

（2）潜在的（危险的）护理诊断：护理措施的重点是：①祛除或减少危险因素。②指导患者及家属共同预防问题的发生。③监测问题的发生和进展。

（3）健康的护理诊断：护理措施的重点是指导或干预个体、家庭和社区，促其达到最佳的健康状态。

3. 制定护理措施的要求　护理措施的制定应具有针对性、可行性、协调性、时效性、安全性、科学性、合作性和顺序性。

（1）针对性：护理措施应针对护理诊断和预期目标来制定，体现个体化的健康护理服务。

（2）可行性：护理措施必须明确、具体，切实可行，应考虑护理对象的情况、护理人员的构成及医院的设施、设备等情况。

（3）协调性：护理措施应与医疗工作相一致，应与其他医务人员协商和配合。

（4）时效性：护理措施的内容应包括制定日期、具体内容、执行方法、执行时间和签名等。

（5）安全性：护理措施应考虑患者的病情和耐受能力，保证患者安全。

（6）科学性：护理措施应有科学依据，不能对护理对象实施没有科学依据的护理措施。

（7）合作性：护理人员应与护理对象及其家属共同制定护理措施，充分调动其主观能动性，使其理解并更好地配合，以获得最佳的护理效果。

（8）顺序性：根据患者的具体情况，按照一定的顺序排列各项护理措施。

（四）形成护理计划

护理计划是护理工作的重要文件记录，体现了护理工作的计划性、科学性和条理性，为护士实施护理措施提供指导和依据，也是评价护理工作效果的重要依据。一般将护理计划制成表格形式，包括日期、护理诊断、预期目标、护理措施、评价等项目。为了节省护士用于文件书写和处理的时间，临床上多根据病种制定相应的标准护理计划。护士在护理相同病种的患者时可以此为标准，从标准护理计划中勾出适合患者的部分。如患者还存在标准护理计划之外的健康问题，护士可加以补充，使之更适合患者的需要。

四、护理实施

实施是护士执行护理计划的实践操作过程。护士是制定护理计划的决策者，也是实施护理措施的组织者和执行者。实施过程中，需要护士具备丰富的专业知识、娴熟的操作技能、良好的沟通能力和组织能力。理论上实施是在制定护理计划之后，但在实际护理工作中，特别是在抢救危重患者时，实施常常在计划之前进行，以争取宝贵的抢救和治疗时机。

（一）实施的方法

1. 护士直接为患者提供护理　如护士为患者翻身、物理降温、吸痰、观察用药后的治疗效果和不良反应等。

2. 护士与其他医护人员合作实施护理　如护士为保证患者得到连续、系统的整体护理，与其他医护人员互通信息、密切配合，认真实施护理计划。

3. 指导护理对象及家属共同参与实施　服务对象的健康恢复与促进是护患双方共同的目标，需要护患相互配合、共同完成，护士应鼓励患者及家属积极参与到治疗和护理的过程中，共同实现预期目标。

（二）实施的步骤

1. 实施前准备　每一个护理诊断都有多项护理措施，因此实施前需做好充分准备。

（1）护理人员的准备：①着装仪表的准备。②知识技术的准备。

（2）护理对象的准备：①护士再次评估护理对象，确保护理计划中的护理措施与护理对象目前的病情相符合。②对护理对象的核对解释，预防差错事故的发生并取得护理对象的合作。③预测可能发生的并发症，做好预防工作，避免或减少对护理对象的损伤，保证安全。

（3）实施环境的准备：根据操作要求准备合适的环境，如导尿术需注意环境清洁、温暖、保护患者隐私等。

（4）用物的准备：齐全、完好、有序的用物准备是保证顺利实施的重要条件。

2. 实施过程　护士应首先解决服务对象的首优问题，利用应有的知识和技能，充分发挥服务对象和家属的积极性，与其他医护人员相互协调配合，运用娴熟的护理操作技术、良好的沟通技巧、敏锐的观察能力、融洽的合作能力和机智的应变能力去执行护理措施。实施的同时要注意评估患者的反应及有无新的健康问题发生，及时对护理效果进行评价。因此，实施的过程也是评估与评价的过程。

3. 记录　实施各项护理措施后，均要及时、准确地进行记录，包括护理活动的内容、时间、患者的反应及护理的效果等。记录常用的格式是 PIO 的格式。其中 P 代表健康问题，I 代表护理措施，O 代表护理结果（评价）。

五、护理评价

评价是按照所设立的预期目标规定的时间，将护理结果与预期目标进行比较并做出评定和修改的过程。评价是护理程序的最后一步，但评价工作并非要到护理的最终阶段才进行，而应从收集资料开始就不断地对护理活动及效果进行评价，评价应贯穿于护理活动的全过程。护理评价工作包括收集资料、判断资料和重审护理计划等步骤。

（一）收集资料

护理评价不仅要针对原有评估的异常资料重新收集，还要收集新出现的异常资料。

（二）判断资料

判断资料是将资料与预期目标进行比较，从而做出判断。

1. 判断预期目标是否实现　根据预期目标的评价时限，将护理对象目前的健康状况与预期目标比较，判断目标是否实现。根据预期目标实现的程度可分为 3 种情况，即目标完全实现、目标部分实现和目标未实现。

2. 分析原因　分析的内容主要包括收集的资料是否准确和全面；护理诊断是否正确；评价设立目标的时间和行为标准是否合理；制定的护理措施是否适合患者；实施过程是否有效；患者配合是否得当；患者的病情是否已经好转或有新的问题发生；原定护理计划是否失去有效性等等。

（三）重审护理计划

审定护理计划是否适合服务对象，结果包括 5 种情况。

1. 停止计划　针对目标完全实现的护理诊断，其相应的护理措施同时停止。

2. 继续执行　针对目标部分实现的护理诊断，健康问题尚未彻底解决，护理目标与护理措施得当，应继续执行护理计划。

3. 取消计划　针对潜在的护理诊断未发生，危险因素也不再存在，应取消护理计划。

4. 修订计划　对目标部分实现和目标未实现的原因进行分析，找出问题根源，对护理诊断、预期目标和护理措施中不适当的地方加以修改。

5. 增加计划　当收集到的资料提示患者出现新的健康问题时，应增加新的护理诊断，针对性的设立预期目标和制定护理措施，并列入护理计划。

第三节　护理病案

护理病案（也称护理病历）是医院和患者的重要档案资料，是对患者住院期间的病情、各种治疗情况、护理措施执行情况及护理效果等的书面记录。其在医疗、护理、教学、科研、护理管理、质量监控和法律等方面，均可作为重要的资料收集、评价依据和证据材料，也是衡量医院护理工作质量和管理水平的重要依据。

一、护理病案的书写原则

护理病案作为重要的护理信息资料，书写时必须遵循及时、准确、客观、完整、简明扼要、清晰的原则（详见《第二十一章 医疗与护理文件的记录》）。

二、护理病案的书写要求

护理病案是病历的重要组成部分，是重要的病情资料和法律证据，书写的要求：

1. 遵循及时、准确、客观、完整、简明扼要、清晰的原则。

2. 按规定的格式和内容书写，不擅自更改排列顺序和书写项目。

3. 按规定使用统一的墨水笔书写，不得涂改、伪造，应随病历统一保管，不能遗失。

4. 表达准确、字迹工整清晰、书面清洁、标点正确、眉栏底栏书写齐全。

5. 医学术语和外文缩写使用准确得当。

6. 记录后应由注册护士签全名，实习护生、见习护士的记录应由带教老师检查后复签名；进修护士应由医院考核认定后方可独立书写护理病案。护理病案不能留空行，如有空行应用斜线划掉，并签全名。

7. 上级护理人员有审查和修改下级护理人员护理病案的责任。修改或补充的内容应用红墨水笔记录，注明修改上级并签全名，同时要保证原记录清晰可见。

三、护理病案的组成

护理病案是护理人员运用护理程序的方法，为服务对象解决健康问题的护理服务过程，护理病案的质量充分体现护理工作的内涵，具有法律效力，具有保持价值。护理病案由护理人员主要完成，其组成部分各医院根据实际情况不尽相同，主要包括入院护理评估记录单、护理计划单、PIO护理记录单、出院护理评估单、健康教育记录单等（详见《第二十一章 医疗与护理文件的记录》）。

附：NANDA 护理诊断一览表

NANDA 护理诊断一览表（155 项）

一、健康促进

1. 执行治疗方案有效
2. 执行治疗方案无效
3. 家庭执行治疗方案无效
4. 社区执行治疗方案无效
5. 寻求健康行为
6. 保持健康无效
7. 持家能力障碍

二、营养

8. 无效性婴儿喂养形态
9. 吞咽障碍
10. 营养失调：低于机体需要量
11. 营养失调：高于机体需要量
12. 有营养失调的危险：高于机体需要量
13. 体液不足
14. 有体液不足的危险
15. 体液过多
16. 有体液失衡的危险

三、排泄

17. 排尿障碍
18. 尿潴留
19. 完全性尿失禁
20. 功能性尿失禁
21. 压力性尿失禁
22. 急迫性尿失禁
23. 反射性尿失禁
24. 有急迫性尿失禁的危险
25. 排便失禁
26. 腹泻
27. 便秘
28. 有便秘的危险
29. 感知性便秘
30. 气体交换受损

四、活动/休息

31. 睡眠形态紊乱
32. 睡眠剥夺
33. 有废用综合征的危险

34. 躯体活动障碍

35. 床上活动障碍

36. 借助轮椅活动障碍

37. 转移能力障碍

38. 行走障碍

39. 缺乏娱乐活动

40. 漫游状态

41. 穿着/修饰自理缺陷

42. 沐浴/卫生自理缺陷

43. 进食自理缺陷

44. 如厕自理缺陷

45. 术后康复延缓

46. 能量场紊乱

47. 疲乏

48. 心输出量减少

49. 自主呼吸受损

50. 低效性呼吸形态

51. 活动无耐力

52. 有活动无耐力的危险

53. 功能障碍性撤离呼吸机反应

54. 组织灌注无效（具体说明类型：肾脏、大脑、心、肺、胃肠道、外周）

五、感知/认识

55. 单侧性忽视

56. 认识环境障碍综合征

57. 感知紊乱（具体说明：视觉、听觉、运动觉、味觉、触觉、嗅觉）

58. 知识缺乏

59. 急性意识障碍

60. 慢性意识障碍

61. 记忆受损

62. 思维过程紊乱

63. 语言沟通障碍

六、自我感知

64. 自我认可紊乱

65. 无能为力感

66. 有无能为力感的危险

67. 无望感

68. 有孤独的危险

69. 长期自尊低下

70. 情境性自尊低下

71. 有情境性自尊低下的危险

72. 体象紊乱

七、角色关系

73. 照顾者角色紧张

74. 有照顾者角色紧张的危险

75. 父母不称职

76. 有父母不称职的危险

77. 家庭运作中断

78. 家庭运作功能不全（酗酒）

79. 有亲子依恋受损的危险

80. 母乳喂养有效

81. 母乳喂养无效

82. 母乳喂养中断

83. 无效性角色行为

84. 父母角色冲突

85. 社交障碍

八、性

86. 性功能障碍

87. 无效性性生活形态

九、应对/应激耐受性

88. 迁居应激综合征

89. 有迁居应激综合征的危险

90. 强暴创伤综合征

91. 强暴创伤综合征：隐匿性反应

92. 强暴创伤综合征：复合性反应

93. 创伤后反应

94. 有创伤后反应的危险

95. 恐惧

96. 焦虑

97. 对死亡的焦虑

98. 长期悲伤

99. 无效性否认

100. 预感性悲哀

101. 功能障碍性悲哀

102. 调节障碍

103. 应对无效

104. 无能性家庭应对

105. 妥协性家庭应对

106. 防卫性应对

107. 舍取有增强家庭应对趋势

108. 应对无效

109. 有增强社区应对趋势

110. 有自主反射失调的危险

111. 自主性反射失调

112. 婴儿行为紊乱

113. 有婴儿行为紊乱的危险

114. 有增强调节婴儿行为的趋势

115. 颅内适应能力下降

十、生活准则

116. 有增强精神健康的趋势

117. 精神困扰

118. 有精神困扰的危险

119. 抉择冲突

120. 不依从行为

十一、安全/防御

121. 有感染的危险

122. 口腔黏膜受损

123. 有受伤的危险

124. 有围术期体位性损伤的危险

125. 有摔倒的危险

126. 有外伤的危险

127. 皮肤完整性受损

128. 有皮肤完整性受损的危险

129. 组织完整性受损

130. 牙齿受损

131. 有窒息的危险

132. 有误息的危险

133. 清理呼吸道无效

134. 外周经血管功能障碍的危险

135. 防护无效

136. 自伤

137. 有自伤的危险

138. 有对他人施行暴力的危险

139. 有对自己施行暴力的危险

140. 有自杀的危险

141. 有中毒的危险
142. 乳胶过敏反应
143. 有乳胶过敏反应的危险
144. 有体温失调的危险
145. 体温调节无效
146. 体温过低
147. 体温过高
十二、舒适
148. 急性疼痛
149. 慢性疼痛
150. 恶心
151. 社交孤立
十三、成长/发展
152. 成长发展延缓
153. 成人身心衰竭
154. 有发展迟滞的危险
155. 有成长比例失调的危险

讨论与思考

1. 护理程序包括哪几个步骤？每一步骤的护理工作包含哪些内容？
2. 试述护理诊断陈述的方式？举例说明。
3. 若患者同时存在多个护理诊断，护理诊断排列时应遵循哪些原则？
4. 试述护理诊断与医疗诊断的区别？
5. 设立预期目标时，有哪些注意事项？
6. 制定护理措施的要求有哪些？
7. 学生分组进行角色扮演，收集资料，提出护理诊断，试完成 1 份护理病历。

第五章　护士与患者

学习目标

　　1. 掌握护士的角色功能和义务；患者的权利和义务；护士与患者的关系模式，以及建立良好护患关系对护士的要求。
　　2. 熟悉患者的角色特征、患者角色适应中的问题、影响患者角色适应的因素。
　　3. 了解角色的概念、角色特征；人际关系的特点、影响人际关系的因素。
　　护理是护士与患者的互动过程。护士在工作中有很多机会接触患者。双方不同的社会文化背景、人格特征和不同的社会地位会在很大程度上影响双方的沟通，进而影响护理工作的顺利开展。护理人员有必要了解护士与患者的角色，建立良好的护患关系，给患者提供必要的帮助，以利其全面康复。

案例导入

　　患者，张某，男，49岁。因急性阑尾炎住院治疗，手术后主管医生给患者使用了1种比较贵的新型抗生素，但没有与患者商量。患者出院时发现，这种抗生素不在报销范围内，自己需付上千元的药费。他认为医护人员没有告诉自己而擅自做主，自己不应该负担这笔钱。
　　问题：
　　1. 这个案例中，医护人员损害了患者的哪项权利？
　　2. 根据所学内容阐述患者的权利与义务。
　　3. 根据所学内容阐述护士的角色功能。
　　4. 根据所学内容阐述建立良好的护患关系对护士的要求。

第一节　角　色

一、角色的基本概念

　　角色（role）这一词来源于戏剧舞台上的演出用语，原指规定演员行为的脚本，后来成为社会学、心理学、护理学中的常用术语。角色的含义是指处于一定社会地位的个体或群体，为了实现与这种地位相联系的权利与义务所表现出的符合社会期望的行为与态度的总模式。简言之，角色是人们在现实生活中的社会位置及相应的权利、义务和行为规范，如教师应该爱护学生、认真教学、以身作则等。

二、角色的特征

1. 角色必须存在于与他人的相互关系中　任何角色在社会中都不是孤立存在的，而是在与之相关的角色伙伴发生互动关系过程中表现出来的。如要完成一个教师的角色，必须有与之互补的学生角色存在。

2. 角色是由个体执行和完成的　只有个体存在的情况下，才能占有某一角色。社会对每一个角色均有相应的"角色期待"，个体根据自身对角色期待的认识和理解而表现出相应的角色行为，带有一定的主观性。

3. 角色是可以相互转变的　每个人的一生在不同的时间、空间里会扮演多种不同的角色。如 1 位中年男子，在家里可能是其父母的儿子、妻子的丈夫、孩子的爸爸，在学校可能是学生的老师、职工的领导。不同的角色担负不同的社会责任，表现不同的社会功能。当个体承担并发展一种新角色时，在这转变过程中必须通过学习、实践，逐步了解社会对该角色的期望，并改变自己的情感、行为，以符合社会对角色行为的期望。

第二节　护士角色

一、护士角色功能

护士角色是社会所期望的适用于护士的形象，并随着社会的变迁而变化。在中世纪，护士传统的形象是一个没有接受过专业教育，照顾老、弱、病、残者的女性。她可能是一位母亲、一位修女，或是一位侍者。自 19 世纪中叶佛罗伦斯·南丁格尔首创科学的护理专业以来，护理学在深度和广度上得到了科学的发展，护士形象也发生了根本的变化。护士是接受过护理专业教育、有专门知识的实践者。当代护士被赋予多元化的角色，从而具有多种社会功能。

1. 护理活动执行者　这是护士最基本又最重要的角色。当人们因疾病等原因不能自行满足基本需要时，护士应提供各种护理照顾，帮助护理对象满足基本需要，如呼吸、饮食、排泄、休息、活动、个人卫生以及心理的、社会的等方面的需要。

2. 护理计划者　护士运用护理专业的知识和技能，为患者制定系统、全面、整体的护理计划，促进患者尽快康复。这个过程要求护士具有深刻的思维判断、观察分析能力和果断的决策能力。

3. 护理管理者　为了使护理工作顺利开展，护士需对日常护理工作进行合理的计划、组织、协调与控制，以合理利用各种资源，提高工作效率，为患者提供优质的服务。同时，护理管理人员还需与医院的其他管理人员共同完成医院的管理。

4. 健康教育者　护士的教育者角色包括两个方面：一是对护理对象提供健康教育和指导，提供有关信息，促进和改善人们的健康态度和健康行为；二是对实习护生和新护士的教育培养，帮助他们进入护理工作领域，发展其护理专长，培养新一代护士也是护理事业延续和发展的需要。

5. 健康协调者　护士在工作中需要与有关人员进行联系与协调，维持一个有效的沟通网，使诊断、治疗、护理工作得以协调进行，保证护理对象获得最适宜的整体医护照顾。

6. 健康宣传者　护士工作范围的扩展要求护士更加广泛地与社会联系，将专业知识传播给大众，使疾病的预防、保健切实地开展起来。这些联系包括卫生宣传、卫生监督指导、健康咨询等。

7. 患者代言人　护士是患者利益的维护者，有责任解释并维护患者的权益不受损害或侵犯，是患者的代言人。

8. 护理研究者和改革者　科研是护理专业发展不可缺少的活动，每个护士都是护理科研工作者，在做好患者护理工作时，要积极开展护理研究工作，并将研究结果推广应用，指导改进护理工作，提高护理质量，使护理的整体水平从理论和实践上不断进步。

二、护士的权利与义务

为了保证护士安心工作，鼓励人们从事护理工作，满足人民群众对护理服务的需求。同时为了规范护士执业行为，提高护理质量，改善护患关系。2008 年《护士条例》第三章明确规定了护士的权利和义务。

（一）护士的权利

第十二条　护士执业，有按照国家有关规定获取工资报酬、享受福利待遇、参加社会保险的权利。任何单位或者个人不得克扣护士工资，降低或者取消护士福利等待遇。

第十三条　护士执业，有获得与其所从事的护理工作相适应的卫生防护、医疗保健服务的权利。从事直接接触有毒有害物质、有感染传染病危险工作的护士，有依照有关法律、行政法规的规定接受职业健康监护的权利；患职业病的，有依照有关法律、行政法规的规定获得赔偿的权利。

第十四条　护士有按照国家有关规定获得与本人业务能力和学术水平相应的专业技术职务、职称的权利；有参加专业培训、从事学术研究和交流、参加行业协会和专业学术团体的权利。

第十五条　护士有获得疾病诊疗、护理相关信息的权利和其他与履行护理职责相关的权利，可以对医疗卫生机构和卫生主管部门的工作提出意见和建议。

（二）护士的义务

第十六条　护士执业，应当遵守法律、法规、规章和诊疗技术规范的规定。

第十七条　护士在执业活动中，发现患者病情危急，应当立即通知医师；在紧急情况下为抢救垂危患者生命，应当先行实施必要的紧急救护。护士发现医嘱违反法律、法规、规章或者诊疗技术规范规定的，应当及时向开具医嘱的医师提出；必要时，应当向该医师所在科室的负责人或者医疗卫生机构负责医疗服务管理的人员报告。

第十八条　护士应当尊重、关心、爱护患者，保护患者的隐私。

第十九条　护士有义务参与公共卫生和疾病预防控制工作。发生自然灾害、公共卫生事件等严重威胁公众生命健康的突发事件，护士应当服从县级以上人民政府卫生主管部门或者所在医疗卫生机构的安排，参加医疗救护。

（三）护士违反法定义务的表现

1. 发现患者病情危急未立即通知医师的。

2. 发现医嘱违反法律、法规、规章或者诊疗技术规范的规定，未依照《护士条例》第十七条的规定提出或者报告的。

3. 泄露患者隐私的。

4. 发生自然灾害、公共卫生事件等严重威胁公众生命健康的突发事件，不服从安排参加医疗救护的。

（四）护士违反法定义务应当承担的法律责任

《护士条例》规定，护士在执业活动中出现违反法定义务的表现，由县级以上地方人民政府卫生主管部门依据职责分工责令改正，给予警告；情节严重的，暂停其6个月以上1年以下执业活动；直至由原发证部门吊销其护士执业证书。

由此可见，承担法律责任有3种形式：警告、暂停执业活动和吊销其护士执业证书，并且一旦被吊销执业证书的，自执业证书被吊销之日起两年内不得申请执业注册。同时所受到的行政处罚、处分的情况将被记入护士执业不良记录。《护士条例》规定，护士执业不良记录包括护士因违反《护士条例》，以及其他卫生管理法律、法规、规章或者诊疗技术规范的规定受到行政处罚、处分的情况等内容。

第三节　患者角色

一、患者角色特征

当一个人被诊断患病后，就获得了患者角色，可以享受应有的权利和履行应尽的义务，原有的社会角色部分或全部地被患者角色所替代。美国著名的社会学家 T. Parsons 将患者的角色特征概括为四个方面。

1. 患者可免除正常的社会角色所应承担的责任　即不能期望患者做平常应做的工作或履行他们应尽的职责。

2. 患者对其陷入疾病状态没有责任　一个人是否患病不以自己的意志为转移，患病后也不能完全依靠其本身的力量恢复健康，他们需要受到照顾，有权力接受帮助。

3. 患者应主动寻找专业技术的帮助　包括寻求医生、护士的技术及知识上的帮助，也必须寻求家属情感上的支持。

4. 患者有恢复健康的责任　患者应积极配合治疗、护理，进行适宜的锻炼，尽早恢复健康，以担当自己在社会中应承担的角色。

二、患者的权利与义务

护理人员尊重患者的权利并督促其履行相应的义务，是提供高品质护理服务的重要前提。

（一）患者的权利

根据国际的相关约定和我国的法律法规，患者主要有以下权利。

1. 患者有个人隐私和尊严被保护的权利。对患者接受治疗和护理过程中涉及的生理缺陷和个人隐私，患者有权要求医护人员为其保密。

2. 患者有知情权。患者有权获知有关自己诊断、治疗和预后的最新信息。在医疗活动中，医疗机构及其医务人员应当将患者的病情、医疗措施、医疗风险等如实告知患者，及时解答其咨询。

3. 患者有享受平等医疗待遇的权利。当人的生命受到疾病折磨时，他就有解除痛苦、得到医疗照顾的权利，有继续生存的权利。任何医护人员和医疗机构都不得拒绝患者的求医要求。人的生存权利是平等的，享受的医疗权利也是平等的。医护人员应平等地对待每一个患者，自觉维护一切患者的权利。

4. 患者有参与决定有关个人健康的权利。患者有权接受治疗前，如手术、重大的医疗风险、医疗处置有重大改变等情形时得到正确的信息，只有当患者完全了解可选择的治疗方法并同意后，治疗计划才能执行。患者有权在法律允许的范围内拒绝接受治疗。医务人员要向患者说明拒绝治疗对生命健康可能产生的危害。如果医院计划实施与患者治疗相关的研究时，患者有权被告知详情，并有权拒绝参加研究计划。

5. 患者有权获得住院时及出院后完整的医疗。医院对患者的合理服务需求要有回应。医院应根据患者病情的紧急程度，对患者提供评价、医疗服务及转院。只要医疗上允许，患者在被转到另一家医疗机构前必须先交代有关转送的原因，以及可能的其他选择的完整资料与说明。患者将转去的医疗机构必须先同意接受此位患者的转院。

6. 患者有免除一定社会责任和义务的权利。根据患者的病情，可以暂时或长期免除服兵役、献血等社会责任和义务。这也符合患者的身体情况、社会公平原则和人道主义原则。

7. 有获得赔偿的权利。因医疗机构及医务人员的行为不当造成患者人身损害的，患者有通过正当程序获得赔偿的权利。

8. 患者有服务的选择权和监督权。患者有比较和选择医疗机构、治疗方案、检查项目的权利。医务人员应全面、细致地介绍检查项目和治疗方案，帮助患者了解和作出正确的判断和选择。患者同时也有权利对医疗机构的医疗、护理、管理、后勤、管理医德医风等方面进行监督。

9. 患者有请求回避的权利。

（二）患者的义务

权利和义务是相对的，患者在享有正当权利的同时，也应负起应尽的义务，对自身健康和社会负责，积极配合医务人员的治疗、护理，加强自我保健，恢复健康。

1. 积极配合医疗护理的义务　患者有责任和义务接受医疗护理，与医务人员合作，共同治疗疾病，恢复健康。患者在同意治疗方案后，要遵循医嘱。

2. 自觉遵守医院规章制度　医院的各项规章制度是为了保障医院正常的诊疗秩序，就诊须知、入院须知、探视制度等都对患者和家属提出要求，这是为了维护广大患者利益的需要。

3. 自觉维护医院秩序　医院是救死扶伤、实行人道主义的公共场所，医院需要保持一定的秩序。患者应自觉维护医院秩序，包括安静、清洁、保证正常的医疗活动及不损坏医院财产。

4. 保持和恢复健康　医务人员有责任帮助患者恢复健康和保持健康，但对个人的健康保持需要患者积极参与。患者有责任选择合理的生活方式，养成良好的生活习惯，保持和促进健康。

三、患者角色适应中的问题

当人们不得已担当了患者角色时，常会出现许多新问题，即在角色适应上出现许多心理和行为上的改变，患者常见的角色适应问题有角色冲突、角色缺如、角色强化和角色消退。

1. 角色冲突　角色冲突是指人在适应患者角色过程中与其常态下的各种角色发生的心理冲突导致的行为矛盾。患者可能意识到自己患病但不能接受患者角色，而产生焦虑、烦恼、茫然，甚至痛苦。

2. 角色缺如　角色缺如是指患者没有进入患者角色，不承认自己患病，或对患者的角色感到厌倦、悲观、自卑。这种否认的方式是一种常见的心理防御机制。许多初诊为癌症的患者常出现该种反应。

3. 角色强化　一般常发生于由患者角色向日常角色转化时仍然表现为患者角色，对自我能力怀疑、失望，对原承担的角色恐惧，表现为多疑、依赖、退缩，对恢复正常的生活没有信心。

4. 角色消退　角色消退是指个体已适应了患者角色，但由于某些原因，使其突然必须转向常态下的健康角色，承担常态角色下的义务。例如，患病的母亲因孩子突然患病住院而将其母亲角色上升为第 1 位，承担起照顾孩子的职责，此时她自己的患者角色消退。

四、影响患者角色适应的因素

影响患者角色适应的因素主要有年龄、性别、经济状况和家庭与社会支持系统等。

1. 年龄 年龄是影响患者角色适应的重要因素，年轻人对患者角色相对淡漠，老年人则容易发生患者角色强化。

2. 性别 女性患者比男性患者更容易发生患者角色冲突、患者角色消退等角色适应不良。

3. 经济状况 经济状况差的患者容易出现患者角色缺如或患者角色消退。

4. 家庭与社会支持系统 家庭、社会支持系统强的患者多能较快地适应患者角色。

5. 其他 环境、人际关系、病室气氛等均对患者角色适应产生影响，良好、融洽的护患关系是患者角色适应的有利因素。

第四节　护患关系

一、人际关系

（一）人际关系的定义

人际关系是指人们在社会生活中，通过相互认知、情感互动和交往行为所形成和发展起来的人与人之间的相互关系。相互认知是建立人际关系的前提，情感互动是人际关系的重要特征，交往行为是人际关系的沟通手段。

（二）人际关系的特点

人际关系的主要特点包括社会性、复杂性、多重性、多变性和目的性。

1. 社会性 人是社会的产物，社会性是人的本质属性，是人际关系的基本特点。

2. 复杂性 人际关系的复杂性体现在两个方面：一方面，人际关系是多方面因素联系起来的，且这些因素处于不断变化的过程中；另一方面，人际关系还具有高度的个性化、以心理活动为基础的特点。

3. 多重性 所谓多重性是指人际关系具有多因素和多角色的特点。每个人在社会交往中扮演着不同的角色，在扮演各种角色的同时又会因为物质利益和精神因素导致角色的强化或减弱，这种多角色、多因素状况，导致人际关系具有多重性。

4. 多变性 人际关系随着年龄、环境、条件的变化而不断发展、变化。

5. 目的性 在人际关系的建立和发展中均具有不同的目的性。随着市场经济的发展，人际关系的目的性更加突出。

（三）人际关系与人际沟通的关系

人际沟通是人际关系的基础，人际关系是人际沟通的目的。它们之间既有密切联系，又有一定的区别。

1. 建立和发展人际关系是人际沟通的目的和结果 任何性质、任何类型的人际关系的形成都是人与人之间沟通的结果，而良好的人际关系也正是人际沟通的目的所在。

2. 良好的人际关系是人际沟通的基础和条件　沟通双方关系融洽、和谐是沟通顺利进行和有效的保障。

3. 人际沟通和人际关系在研究的侧重点上有所不同　人际沟通重点研究人与人之间关系的形式和程序，人际关系则重点研究人与人沟通基础上形成的心理和情感关系。

（四）影响人际关系的因素

影响人际关系的因素有仪表、个性品质、空间距离与交往频率、相似性与互补性。

1. 仪表　仪表是指一个人的外表，主要包括相貌、服饰、仪态等。仪表可影响人们彼此间的吸引力，进而影响人际关系的建立和发展。随着交往时间的增加，仪表因素的作用可逐渐减小。

2. 个性品质　个性品质是影响人际关系的重要因素。优良的个性品质，如正直、真诚、善良、热情、宽容、幽默、乐于助人等更具有持久的吸引力。

3. 空间距离与交往频率　人与人之间的空间距离和交往频率均可影响人际关系的疏密程度。人与人在空间距离上越近，交往的频率越高，双方更容易了解、熟悉，人际关系也更加密切。

4. 相似性与互补性　人际交往中，双方的相似性和互补性可以从不同的角度影响人际关系的建立和发展。一般而言，教育水平、经济收入、籍贯、职业、社会地位、宗教信仰、人生观、价值观等方面具有相似性者容易相互吸引；在性格等方面，当交往双方的特点需要互补关系时也会产生强烈的吸引力。

二、护患关系

护患关系是在护理过程中护士与患者之间产生和发展的一种工作性、专业性、帮助性的人际关系。建立良好的护患关系，能提高护理质量，保证护理效果，促进患者早日康复。

（一）护患关系的性质与特点

护患关系的实质是帮助与被帮助的关系，是医疗服务领域的一项重要人际关系。与其他人际关系相比，护患关系具有5个特点。

1. 护患关系是帮助与被帮助的关系　在护理服务中，护士与患者通过提供帮助和寻求帮助形成特殊的人际关系。帮助系统包括医生、护士、辅诊人员和医院的行政管理人员；被帮助系统包括患者、患者家属、亲友和同事等。帮助系统的作用是为患者提供服务，履行帮助职责；被帮助系统是寻求帮助，希望满足需求。在帮助与被帮助两个系统中，护士与患者的关系不仅仅代表护士与患者个人的关系，而是两个系统之间关系的体现。因此，两个系统中任何一位个体的态度、情绪、责任心都会影响医疗护理工作的质量和护患关系。

2. 护患关系是一种专业性的互动关系　护患关系不是护患之间简单的相遇关系，而是护患之间相互影响、相互作用的专业性互动关系（图5-1）。这种互动不仅仅限于护士与患者之间，还表现在护士与患者家属、亲友和同事等社会支持系统之间，是一种多元性的互动关系。因此，互动双方的个人背景、情感经历、教育程度、性格特点、对健康与疾病的看法等均会影响相互间的感觉和期望，并影响护患关系的建立与发展。

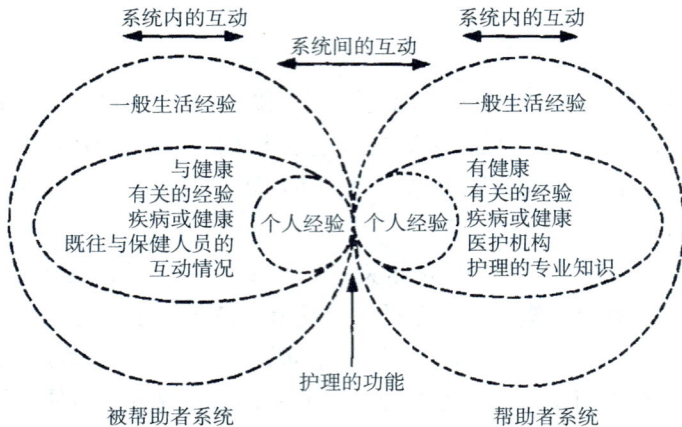

图 5 – 1　治疗性关系相互影响

3. 护患关系是一种治疗性的工作关系　治疗性关系是护患关系职业行为的表现，是一种有目标、需要认真促成和谨慎执行的关系，并具有一定强制性。无论护士是否愿意，也无论患者的身份、职业和素质如何，作为一名帮助者，有责任与患者建立良好的治疗性关系，以利于患者疾病治疗、恢复健康。

4. 护士是护患关系后果的主要责任者　作为护理服务的提供者，护士在护患关系中处于主导地位，其言行在很大程度上决定着护患关系的发展趋势。因此，护士既是促进护患关系向积极方向发展的推动者，也是护患关系发生障碍的主要责任承担者。

5. 护患关系的实质是满足患者的需要　护士通过提供护理服务满足患者需要是护患关系区别于一般人际关系的重要内容，从而形成了在特定情景下护患之间的专业性人际关系。

（二）护患关系的基本模式

护理工作中，护患关系主要分为主动－被动型、指导－合作型和共同参与型 3 种基本模式。

1. 主动－被动型　主动－被动型亦称支配服从型，是最古老的护患关系模式。此模式受传统生物医学模式的影响，将患者视为简单的生物体，忽视了人的心理和社会属性，将治疗疾病的重点放在药物治疗和手术治疗方面。

此模式的特点是"护士为患者做治疗"，模式关系的原型为母亲与婴儿的关系。此模式中，护士常以"保护者"的形象出现，处于专业知识的优势地位和治疗护理的主动地位，患者则处于服从护士处置和安排的被动地位。此模式过分强调护士的权威性，忽视了患者的主动性，因而不能取得患者的主动配合，严重影响了护理质量。

临床护理中，此模式主要适用于不能表达主观意愿、不能与护士进行沟通交流的患者，如神志不清、休克、痴呆及某些精神病患者。

2. 指导－合作型　这是近年来护理实践中发展起来的一种模式，也是目前护患关系的主要模式。此模式将患者视为具有生物、心理、社会属性的有机整体。

此模式的特点是"护士告诉患者应该做什么和怎么做"，模式关系的原型为母亲与儿童的关系。此模式下，护士常以"指导者"的形象出现，根据患者病情决定护理方案和措施，对患者进行健康教育和指导；患者处于"满足护士需要"的被动配合地位，根据自己对护士的信任程度有选择地接受护士的指导并与其合作。

临床护理中，此模式主要适用于急性患者和外科手术后恢复期的患者。

3. 共同参与型　这是一种双向、平等、新型的护患关系模式。此模式以护患间平等合作为基础，强调护患双方具有平等权利，共同参与决策和治疗护理过程。

此模式的特点是"护士积极协助患者进行自我护理"，模式关系的原型为成人与成人的关系。此模式下，护士常以"同盟者"的形象出现，为患者提供合理的建议和方案，患者主动配合治疗护理，积极参与护理活动，双方共同分担风险，共享护理成果。

临床护理中，此模式主要适用于具有一定文化知识的慢性疾病患者。

这3种护患关系模式在临床护理中不是固定不变的，护士需根据患者的具体情况、患病的不同阶段，选择适宜的护患关系模式，以达到满足患者需要、提高护理水平、确保护理服务质量的目的。

（三）护患关系的发展过程

护患关系的发展是一个动态过程，一般分为初始期、工作期和结束期3个阶段。

1. 初始期　初始期亦称熟悉期，是护士与患者的初识阶段，也是护患之间开始建立信任关系的时期。此期的工作重点是建立信任关系，确认患者的需要。

2. 工作期　工作期是护士为患者实施治疗护理的阶段，也是护士完成各项护理任务、患者接受治疗和护理的主要时期。此期的工作重点是通过护士高尚的医德、熟练的护理技术和良好的服务态度，赢得患者的信任、取得患者的合作，最终满足患者的需要。

3. 结束期　经过治疗和护理，患者病情好转或基本康复，已达到预期目标，可以出院休养，护患关系即转入结束期。此期工作重点是与患者共同评价护理目标的完成情况，并根据尚存的问题或可能出现的问题制定相应的对策。

三、影响护患关系的因素

护患关系受诸多因素的影响，但主要因素有信任危机、角色模糊、责任不明、权益影响和理解差异5个方面。

1. 信任危机　信任感是建立良好护患关系的前提和基础，良好的服务态度、认真负责的工作精神、扎实的专业知识和娴熟的操作技术是赢得患者信任的重要保证。护理工作中，如果护士态度冷漠或出现技术上差错、失误均会失去患者的信任，严重影响护患关系的建立和发展。

2. 角色模糊　　角色模糊是指个体（护士或患者）由于对自己充当的角色不明确或缺乏真正的理解而呈现的状态。护患关系中，如果护患双方中的任何一方对自己所承担的角色功能不明确，如护士不能积极主动地为患者提供帮助，或患者不积极参与康复护理、不服从护士的管理等，均可导致护患沟通障碍、护患关系紧张。

3. 责任不明　　责任不明与角色模糊密切相关。护患双方往往由于对自己的角色功能认识不清，不了解自己所应负的责任和应尽的义务，从而导致护患关系冲突。护患责任不明主要表现在两个方面：一是对于患者的健康问题，应由谁来承担责任；二是对于改善患者的健康状况，谁来承担责任。

4. 权益影响　　寻求安全、优质的健康服务是患者的正当权益。由于大多数患者缺乏专业知识和疾病因素，导致部分或全部丧失自我护理的能力，被迫依赖医护人员的帮助来维护自己的权益。而护士则处于护患关系的主动地位，在处理护患双方权益争议时，容易倾向于自身利益和医院的利益，忽视患者的利益。

5. 理解差异　　由于护患双方在年龄、职业、教育程度、生活环境等方面的不同，在交流沟通过程中容易产生差异，从而影响护患关系。

四、建立良好护患关系对护士的要求

护患关系是指在护理工作中护士与患者之间所产生和发展起来的以患者的健康为中心的一种工作性、专业性和服务性的人际关系。护患关系的好坏，一方面影响护士的心理和行为，另一方面也影响患者的心理行为，对患者疾病的治疗与康复起到阻碍或促进作用。良好的护患关系有利于帮助患者战胜疾病，恢复健康；不良的甚至对立的护患关系则会加重患者的心理负担，影响患者应对疾病的积极情绪，从而阻碍患者疾病的治疗和康复，甚至产生护患纠纷。因此，处理好护患关系意义十分重大。如何建立良好的护患关系，由于每个人的实践经验、知识结构及所处的环境条件等不同，其方式方法也不一样。为了保证护患关系和谐发展，处于主导地位的护士在工作中应做到明确自身角色功能，帮助患者认识角色特征，主动维护患者的合法权益，练就过硬的护理工作能力。

1. 明确护士的角色功能　　护士应全面认识、准确定位自身的角色功能，认真履行角色责任和工作职责，使自己的言行符合患者对护士角色的期待。

2. 帮助患者认识角色特征　　护士应根据患者的病情、年龄、文化程度、职业、个性等特点，了解患者对"新角色"的认识，分析影响患者角色适应的因素，努力帮助患者尽快适应患者角色，避免、缓解可能出现的角色不良。

3. 主动维护患者的合法权益　　维护患者的权益是护士义不容辞的责任，护士应给予高度重视，主动维护患者的合法权益。

4. 减轻或消除护患之间的理解分歧　　护士在与患者沟通时，应注意沟通内容的准确性、针对性和通俗性。根据患者的特点，选择适宜的沟通方式和语言。同时鼓励患者及时提问，以确保沟通的效果。

5. 练就过硬的护理工作能力 取得患者信任最坚强的后盾就是练就过硬的护理工作能力，为患者提供高质量的护理服务。这是建立良好护患关系最强有力的保障和最基本的前提。临床护理中我们会发现，如果护理技能不过硬，做事慌慌张张，丢三落四，即使富有爱心和同情心，态度和蔼可亲，积极主动地与患者沟通交流也不能得到患者的信任。因此，护士要努力提高自身的护理技能和专业水平，增进患者对自己工作的信任感，只有这样才能为建立良好的护患关系提供最有力的保障。

讨论与思考

1. 常见患者角色适应问题根据其行为可分为哪几类？
2. 影响患者角色适应的因素有哪些？
3. 护患关系的基本类型有几种？各适用于哪些患者？
4. 建立良好的护患关系对护士有哪些要求？

第六章　护理与法

学习目标

　　1. 掌握护理工作中常见的法律问题和应对措施；护理医疗事故的认定、分级及护理医疗事故与纠纷的处理。

　　2. 熟悉护理医疗事故与纠纷的主要原因。

　　3. 了解护理立法的意义和护理法的种类。

　　护士在实践工作中，由于服务对象的特殊性和复杂性，有时候很难分辨行为或事件的正确与错误，合法与非法。此外，随着人们自身健康需求和法律维权意识的不断增强，护理工作中涉法的事件日益增多。因此，护理人员学法、知法和利用法律保护自己的合法权益就显得越来越迫切。护理人员要学习并掌握与自身工作密切相关的法律法规，树立维权意识，懂得维权技巧，正确认识自己在护理工作中应享有的权利和承担的义务，充分利用法律的手段维护服务对象和自身的权利，避免法律纠纷，提高护理工作质量，促进我国卫生事业的发展。

第一节　护理立法

一、护理立法的意义

　　护理立法是指由国家制定的、用于规定护理活动（如护理教育、护理管理、护理科学研究、护理服务）和调整这些活动而产生的社会关系的法律规范总称。

　　1919 年，英国颁布了第一部护理法——《英国护理法》。1947 年，国际护士委员会发表了一系列有关护理法的专著（如《国际护士学会护士守则》）。1953 年，世界卫生组织发表了第 1 份有关护理立法的研究报告。1968 年，国际护士委员会制定了《系统制定护理法规的参考指导大纲》。2001 年，美国护士学会通过了《护士权利法案》。近年来，各国相继修订和完善了本国的护理法。在我国，1936 年公布了《护士暂行规则》。1985 年，卫生部开始起草《中华人民共和国护士法》，1993 年 3 月 26 日《中华人民共和国护士管理办法》颁布，自 1994 年 1 月 1 日起施行。2008 年 1 月 23 日国务院第 206 次常务会议正式通过《护士条例》，自 2008年 5 月 12 日起施行。《护士条例》进一步明确和规范了护理执业注册、权利义务、医疗卫生机构的职责、法律责任等内容。

护理立法使护理行为和管理法制化，使护士的职业权利受到法律的保护，既保障了护理质量，又促进了护理教育和护理学科的发展，所以护理立法具有重要的意义。

（一）促进护理管理法制化，提高护理质量

护理立法，使护理行为更专业化和科学化，使护理行为有法可依，违法必究，为护理行为和管理提供了有力的支持保障，也对其行为进行了约束，从而保障护理安全，提高护理工作的质量。

（二）保证护理人员有良好的护理道德水平

护理立法使护理人员建立了系统的护理法概念和护理道德规范，增强了法律意识，为护理人员从事护理实践工作提供了行为准则。

（三）维护护理人员的权益

《护士条例》第一条就表明了立法的宗旨，把维护护士合法权益放在首位。护理人员的地位、作用和职责范围有了法律依据，护士在从事正常护理工作、履行法律职责时，是受到法律保护、国家支持的，任何人都不可随意侵犯和剥夺，从而增强了护士的使命感和安全感。

（四）维护护理对象的正当权益

《护士条例》规定了护理人员应尽的职责和义务，护理人员也需接受公众的监督。针对护理人员的违法行为，护理对象可依法追究责任人的法律责任，最大限度地保护护理对象在接受护理时的合法权益。

（五）促进护理教育和护理学科的发展

《护士条例》对护理人才的培养和继续教育做了相关规定，要求护理人员必须牢牢树立终身学习的理念，不断地更新知识，提高技能，依法从业。以保证护理质量，推动护理事业的发展

二、护理法的种类

护理法是关于护理教育和护理服务的法律，受国家《宪法》的制约，保障和规定了护理行为拥有的法律权利和应尽的义务。目前，国际现行的护理法规基本上可分为4 类。

第一类：国家主管部门通过立法机关制定的法律。这类法律可以是卫生基本法的一

部分，也可以是根据卫生基本法制定的护理专业法。

第二类：政府或地方主管根据卫生法制定的与护理相关的法规。

第三类：政府授权各专业团体制定的法规。

第四类：由护理专业团体自行制定的有关会员资格的认可标准和护理服务方面的规定、章程和条例。这类规章、条例因为未经立法机关认可，所以不具备法律效力，但它对取得会员资格、会员资格的保持等护理相关人群具有与法律类似的约束力。

第二节　护理工作中的法律问题与应对

护理人员不仅应该熟知国家法律条文，而且应了解护理工作中的法律问题，以便自觉地遵纪守法，在保护患者正当权益的同时，用法律来维护自己的合法权益，提高护理质量。

一、概述

我国从 1994 年开始实行全国护士执业水平考试，每年举办 1 次。护士资格考试分为 5 种：护士、初级护师、主管护师、副主任护师、主任护师。测试方式主要采用书面考试形式，由国家医学考试中心负责组织实施。护士通过执业资格考试后，需在 3 年内注册，执业注册的有效期为 5 年。只有经过执业注册，才真正具备护士执业资格，受护理相关法律保护，享受护士权利并履行相关义务。

护理人员要为患者的健康和生命负责，要从法律的角度认识护理工作的特殊性，以法律条文制约不当护理行为，提高护理质量，规范护理行为。随着医学知识的普及，医疗体制改革的深入，国民法制观念的不断增强，患者维权意识进一步提高，给医务工作者带来了新的挑战。

二、护理工作中的法律问题与应对

（一）护理工作中的法律问题

1. 侵权行为与犯罪

（1）**侵权行为**：是指护理人员提供护理服务过程中因故意或者过失而侵害被护理者的权利，应依法承担民事责任。主要有：①侵犯患者自由权。②侵犯患者知情同意权。③侵犯患者生命健康权。④侵犯患者隐私权。⑤其他侵权行为：如护理人员态度不严肃、讲话随便、随意谈论患者的病情等，造成语言侵权；患者住院期间，医院管理不善，护理人员没有做好宣教工作，引起财务侵权纠纷。

（2）**犯罪**：护理人员在护理工作中不履行法定义务或做出法律禁止的行为，触犯了国家《刑法》，造成犯罪。犯罪可根据行为人主观方面的内容不同而分为故意犯罪和过失犯罪。侵权行为可能不构成犯罪，但犯罪必然严重侵害被害人的合法权益。

2. 疏忽大意与渎职罪

（1）疏忽大意：疏忽大意是指行为人应当预见自己的行为可能发生危害社会的结果，因疏忽大意而没有预见，以致发生这种结果的心理态度。患者在就医过程中，护士不认真履行职责，不执行规章制度和护理常规，违反操作规程，擅离职守，给患者健康带来伤害或造成严重后果的行为。如果疏忽大意的错误仅损害了患者的心理满足、生活利益或恢复健康的过程可构成侵犯行为；如果因疏忽大意失职而使患者致残、致死则构成犯罪，属于渎职罪。

（2）渎职罪：护士在工作中不认真履行职责，不执行规章制度和护理常规，违反操作规程，擅离职守，耽误患者的抢救时机或造成病情加重甚至死亡；因患者未支付医疗费用或其他原因，护士拒绝或不积极参与救治、工作拖沓导致患者伤残或死亡，均为渎职，须承担刑事责任。

3. 执行医嘱的法律问题

（1）缺乏法律意识：医嘱是护士对患者施行诊断和治疗措施的依据，具有法律效力，护士应该完整地执行医嘱。护士承担着举证责任，如果未执行医嘱或者执行后未记录等，导致无法举证，无法证明自己无过错，则需承担法律责任。

（2）医嘱执行不及时或不到位：护士因种种原因未及时执行或未执行医嘱，导致患者得不到及时治疗或引发医疗事故，产生的法律后果由护士承担。

（3）执行错误医嘱：医生下达错误医嘱，或非抢救时向护士下达口头医嘱，护士因理解错误或未能辨析医嘱中的错误，而执行错误医嘱，由此导致的差错或事故，护士要承担法律责任。对明显违反诊疗常规的错误医嘱，护士有责任及时通知医生进行更改。对有疑问或模糊不清的医嘱，首先向开出医嘱医生查询确认，如仍有疑问或模糊不清的应向科室负责人（甚至医务科）报告，直至确认无疑后执行。

（4）医嘱未认真核实：患者对医嘱提出质疑，护士应核实医嘱的准确性。患者病情发生变化，应及时通知医生，并根据自己的专业知识和临床经验与医生协商是否应暂停医嘱，或医生根据病情更改医嘱后再执行。

4. 护理文书书写时的法律问题　护理记录是法律性文件，护士需要填写、书写的护理文书包括体温单、医嘱单、手术清点记录、护理记录单等。护理文书必须保持整洁，各种记录单应按顺序排列，定位存放，不得撕毁、拆散、涂改或遗失。印有医疗机构标志的护理文书表格只限于本医疗机构使用，不得转卖、转让和出售，其他医疗机构不得冒用。

护士如果对重要病情不认真记录、错记、漏记或严重缺如等可能成为法庭调查的重要内容，即使医务人员无过错，也有可能败诉，并承担法律责任。

（1）护理文书书写字迹潦草，撕毁、拆散、涂改或遗失。

（2）病情评估欠真实。

（3）临床医疗数据准确性问题：漏写医嘱执行单、数据记录错误等。

（4）护理措施记录不完整，护理记录重点不突出，护理效果动态评价不及时。

5. 护生的法律身份

（1）不具备独立工作的权力：护生只能在执业护士的密切监督和指导下，按照严格的护理操作规程为患者实施护理。

（2）明确护生在实习中承担的法律责任：带教老师对护生有指导和监督的责任，如果对护生所指派的工作超出其能力，发生差错或事故，带教老师要负主要的法律责任，护生负相关的法律责任；如果未经带教老师批准，擅自独立操作造成患者损害，护生应对自己的行为承担主要的法律责任，患者有权利要求其作出经济赔偿。所以护生进入临床实习前，要明确自己的法定职责范围，认真按照护理规范操作，护理老师要严格带教，以防止差错或事故。

6. 药品、物品管理问题　护士利用工作职权非法向他人提供或自己使用违法药品（如麻醉药品、精神药品）则构成违法犯罪行为。护士利用职务之便，盗窃或挪用医院和患者钱财、物品、办公医疗用品等，情节严重者，可被起诉犯有盗窃公共财物罪。

7. 索贿受贿　患者出于对护士的感激赠送一些纪念物品，不属于贿赂范畴。但护士主动向患者或家属索要酬谢，收取大额的不义之财，则构成索贿受贿罪。

8. 入院与出院　护士接收患者入院的唯一标准是病情的需要，护士无权力将一个经济困难而生命垂危的患者拒之门外。若因护士拒绝，不积极参与或工作拖沓导致患者致残或致死可被起诉，以渎职罪论处。如果患者拒绝继续治疗，要求自动出院，护士应耐心说服。若患者或者其法定监护人执意要求出院，则应该让患者或其法定监护人在自动出院一栏上签字，并做好护理记录。

9. 患者死亡及有关问题

（1）患者遗嘱的处理：必须按照一定的法律程序处理患者遗嘱，避免产生法律和道德上的争端。

（2）安乐死：我国的法律并没有对安乐死做出明确规定，根据法理学的逻辑分析，实施安乐死的行为符合"故意杀人罪"。所以不论有无医嘱，护士均不能对患者实施安乐死。

（3）患者尸体处理和有关文件记录的书写：医生诊断患者死亡，并在有关记录上签字后，护士应填写有关卡片，做好详尽的记录，并做好尸体料理。患者死亡时身边无亲友时，其遗物应在至少有两人在场的情况下清点、记录，并交科室负责人妥为保管。

（二）护理工作中法律问题的应对

1. 强化法制观念，加强责任心教育　充分认识知法懂法的重要性，加强护士法律法规的学习，事护士依法从事护理服务，准确履行护士职责。

2. 选择安全的工作环境　安全而有保障的护理环境是达到护理质量高标准的重要前提之一。

3. 规范护理行为　护士在工作时，必须严格按照护理操作规程和质量标准操作，并不断学习，以保证患者的安全。

4. 做好各种护理记录　护理记录是重要的法律依据，护士应及时、准确地做好各项护理记录。

5. 加强信息沟通　与其他医务人员及时、准确地沟通患者的情况和资料，确保患者安全。

6. 建立和维护良好的护患关系　护士应尊重和理解患者，为其提供高质量的身心护理。

7. 参加职业保险　一旦突然发生事故，在一定程度上能帮助护士减轻负担。

第三节　护理医疗事故与纠纷

随着卫生法律的不断完善和人们法制观念的日益增强，护理工作中遇到的法律问题越来越多，护士在工作中稍有疏忽，就难免发生医疗事故与纠纷。

一、基本概念

2002 年 4 月 4 日，国务院颁布了《医疗事故处理条例》，自 2002 年 9 月 1 日起实施，使医疗事故的处理趋于公正、合理，标志着我国医疗事故处理法律制度的进一步完善。

（一）医疗事故与护理医疗事故的概念

1. 医疗事故　医疗事故是指医疗机构及其医务人员在医疗活动中，违反医疗卫生管理法律、行政法规、部门规章和诊疗护理规范、常规等，过失而造成患者人身伤害的事故。

2. 护理医疗事故　护理医疗事故是护理人员在护理过程中违反相关护理法规、常规，过失造成患者人身明显损害的事故。

（二）医疗纠纷与护理纠纷的概念

1. 医疗纠纷　医疗纠纷是指医患双方由于诊疗过程中发生的不良医疗后果及其原因认识不一致，患者要求追究责任或（和）给予民事赔偿，而向卫生行政部门提请行政处理或向法院提起侵权诉讼而发生的纠纷。

2. 护理纠纷　护理纠纷是医疗机构及其护理人员与患者或家属就护理过程和护理结果产生的争议。

二、护理医疗事故的认定

（一）认定护理医疗事故的条件

认定护理医疗事故必须具备 5 个条件。

1. 护理医疗事故的行为人，必须是经过考核和卫生行政机关批准或承认，取得相应资格的各级护理人员。

2. 护理医疗事故的行为人必须有护理工作中的过失。

3. 护理医疗事故必须是发生在护理工作中。

4. 给患者造成危害的结果，必须符合法律规定，即"死亡、残废、组织器官损伤导致功能障碍的"，不及此程度，不能认定为护理医疗事故。

5. 危害行为和危害结果之间，必须有直接的因果关系。

（二）不属于护理医疗事故的情况

具有下列情形之一的，不属于护理医疗事故。

1. 在紧急情况下为抢救垂危患者生命而采取紧急医疗措施造成不良后果的。

2. 在医疗活动中由于患者病情异常或者体质特殊而发生医疗意外的。

3. 在现有医学科学技术条件下，发生无法预料或者不能防范的不良后果的。

4. 无过错输血感染造成不良后果的。

5. 因患方原因延误诊疗导致不良后果的。

6. 因不可抗力造成不良后果的。

另外，经患者知情同意的试验性诊疗活动造成不良后果的，医护人员不承担医疗事故责任。

三、护理医疗事故的分类和分级

（一）护理医疗事故的分类

《医疗事故处理办法》第5条规定："医疗事故分责任事故和技术事故。"由于责任事故与技术事故所应承担的法律责任不同，因此应将二者严格地区别开来。

1. 责任事故　责任事故是指医务人员违反规章制度、诊疗护理常规等失职行为所致的事故。其特征表现为医务人员在诊疗、护理工作中，或在医院行政管理上有明显的主观失职行为。

2. 技术事故　技术事故系指医务人员因技术过失所致的事故。技术过失在此不是指违反技术操作规程，而是医务人员在诊疗、护理中因限于个人技术能力，限于医疗发展水平和医疗单位的技术设备条件而造成的医疗事故行为。

（二）医疗事故的分级

根据对患者人身造成的损害程度，医疗事故分为四级：

1. 一级医疗事故　造成患者死亡、重度残疾的。

2. 二级医疗事故　造成患者中度残疾、器官组织损伤导致严重功能障碍的。

3. 三级医疗事故　造成患者轻度残疾、器官组织损伤导致一般功能障碍的。

4. 四级医疗事故　造成患者明显人身损害的其他后果的。

四、护理医疗纠纷与事故的处理

医疗机构应制定防范和处理护理医疗事故预案，预防护理医疗事故的发生，减轻护理医疗事故造成的损害。一旦发生护理医疗纠纷或事故，应及时、正确处理。

1. 严格执行国务院颁发的《医疗事故处理条例》规定。

2. 实行护理医疗纠纷或事故报告制度。发生护理医疗纠纷或事故后，护理人员应积极参与抢救和护理。同时，及时向科主任、护士长汇报，争取在科内协调解决，无效情况下应向医务处、护理部汇报。若发生重大护理医疗事故，如导致患者死亡或可能为二级以上护理医疗事故，导致 3 人以上人身损害后果等，医疗机构应在 12 小时内向所在地卫生行政部门报告。

3. 进行护理医疗纠纷或事故的技术鉴定。双方应先进行院内调解，无效时，双方均有权申请上级机构进行鉴定，并可以提起司法诉讼。有关资料应妥善保管，严禁对其进行涂改、伪造、隐匿和销毁。如有发生，亦可追究法律责任。

4. 护理医疗纠纷或事故的行政处理与监督 卫生行政部门应根据相关法律、法规，对发生事故的机构和护理人员作出行政处理，对参与护理医疗事故鉴定人员的资格、专业类别、鉴定程序进行审核，必要时组织调查。

5. 护理医疗纠纷或事故的赔偿与处罚 赔偿的具体数额需考虑事故等级、护理过失行为在事故损害后果中的责任程度、护理医疗事故损害后果与患者原有疾病状况之间的关系。卫生主管部门根据护理医疗纠纷与事故的等级和情节，给予医疗机构以警告。情节严重的，限期停业整顿或吊销执业许可证，对负有责任的护理人员依法给予处分，或追究刑事责任。

五、导致护理医疗纠纷与事故的主要原因

1. 护理人员法制观念淡薄 不注意用法律法规约束自己的言行，不清楚患者就医享有的权利。

2. 服务态度问题 不注意说话方式和语气，回答问题冷漠简单，致患者误解或难以承受。

3. 医药费用问题 患者对某些项目合理收费标准不理解，得不到满意的解释。

4. 违反规章制度和操作规程 不认真执行医院的规章制度，甚至违反医疗操作规程，导致护理过程中发生医疗事故。

5. 护理文件记录欠缺 护理文件记录有漏记、错记或记录不全等现象。出现纠纷时，不能提供真实有力的证据。

6. 沟通能力欠缺 在沟通方面缺乏技巧，主动性差，遇到工作繁忙时限于时间和精力，与患者交流沟通少之又少，不能满足患者的心理需求，造成患者及家属不理解或误解。

7. 专业技术不熟练 因护理操作不规范，或技术部过硬给患者增加痛苦，出现紧急情况时应急能力差。

六、护理医疗纠纷与事故案例分析

【案例一】

李某，女，33 岁，因头晕、咳嗽、咽痛 3 天，于上午 9：00 到某镇医院门诊部就诊。经检查，诊断为上呼吸道感染，予口服感冒冲剂、喷喉风散、肌内注射青霉素治疗。李某考虑到家里还有青霉素针剂，就没有在药房取药。当天下午 3：00，李某带着家里的青霉素针剂找到其熟悉的该门诊部护士王某，说自己怕痛，以前用过青霉素，没有不良反应，要求王某帮忙，不皮试而直接注射青霉素。王某听后碍于情面，抱有侥幸心理，违反规章制度和操作常规，没有为李某做皮试，便直接注射青霉素。注射过程中，李某出现了心慌、胸闷、四肢发冷等过敏反应，继而出现心跳、呼吸骤停。王某立即停止注射青霉素，并报告医师，积极进行抢救。但李某经全力抢救无效，于当晚 8：00 死亡。

1. 事故发生和处理过程 李某死后，其家属异常震惊和悲愤，认为是由于医护人员违规而导致的严重医疗事故，强烈要求处理责任人，并要求经济赔偿。同时申请医疗事故技术鉴定，并向市人民法院递交了起诉书。市医疗事故技术鉴定委员会展开调查，认为造成患者李某死亡的主要原因是由于护士王某违反了青霉素使用的有关规章制度和常规，未进行皮试就直接注射引起过敏反应，故认定为一级医疗事故。

市人民法院根据《中华人民共和国刑法》第 335 条认定王某构成医疗事故罪，判处其有期徒刑 1 年，缓刑 1 年，附带民事责任赔偿数万元，事故发生后的所有医疗费由医院承担。判决后，医患双方当事人均无异议。

2. 分析 护理工作不能有半点马虎，特别是护理实践中有许多不确定因素，这些"不确定性"哪怕只是万分之一，但如果没有加以高度关注，迟早会引起严重后果。严格执行皮试等制度规定，就是从多起因不确定因素而引发的事故中总结出的确定性规定，目的就是为了防止这些不确定性事故的再次发生。但是这些明确性的规定在一些具体境况下却形同虚设，面对熟人，规章制度和操作规程往往被医护人员有意无意地忽视，最终导致严重后果。

【案例二】

陈某，男，70 岁，因脑血管痉挛和左侧上下肢活动障碍于上午 10：00 入院。家属见病房的床垫较高，担心陈某坠床，于是提出换低床，但护士林某没有理睬。当天上午 10：30 分，护士林某帮助陈某解完小便后离开不久，患者发生坠床，导致左侧背部 3 根肋骨和锁骨骨折。

1. 事故发生和处理过程 事故发生后，家属十分愤怒，要求当事人赔偿，并申请事故鉴定。经鉴定，此为三级护理医疗事故，给予责任人行政记大过处分，吊销林某执业证书，降一级工资，扣发半年奖金，调离护理工作岗位，减免患者部分医疗费用。

2. 分析 护士缺乏责任心，没能意识到偏瘫患者由于肢体活动障碍，在保持身体平衡时可能发生失控而坠床。家属提出要求换床，护士没有理睬，也没有对患者睡的床增加床栏，造成事故的发生。

讨论与思考

1. 简述护理法的种类。

2. 护理工作中常见的法律问题有哪些？应如何应对？

3. 简述医疗事故的分类和分级。

4. 钟某在一家镇医院生下了一个 3kg 重的男婴，全家人一分高兴。孩子出生后第 2 天下午 3：00，钟某发现孩子精神不好，不爱吃奶，就向护士反映。护士说："没什么，刚出生的婴儿都这样。"到了 21：00，孩子的父亲发现孩子不对劲，再次问护士。护士没有叫医生去看孩子，说："没关系，睡醒就好了，我正忙着呢。"到了夜里 12：00，孩子的呼吸、心跳停止。孩子的父亲到值班室把医生找来，进行抢救。但抢救无效，孩子死亡。孩子家长大闹病房，并委托律师进行尸检，结果死因是肺间质肺炎。

问题：

①本案例中护士属于什么行为？

②护士需要对此事故承担责任吗？

下篇　基础护理技术

第七章　医疗卫生保健体系与医院环境

■ 学习目标

　　1. 掌握医院门诊、急诊、病区的护理工作；各种铺床操作法（备用床、暂空床、麻醉床、卧有患者床的整理及更换床单法）的步骤和注意事项。

　　2. 熟悉医院和社区卫生服务体系的基本内容；医院环境的分类和特点；医院环境的调控方法。

　　3. 了解我国的医疗卫生保健体系的组织结构与功能；医院门诊、急诊、病区的设置与布局。

　　医疗卫生保健体系是提供医疗、预防、保健、康复、计划生育和健康教育等服务的组织与机构，是在提供卫生服务过程中形成的一个相互关联的系统。医疗卫生保健体系作为经济体系中的一个重要分支，是保证人人享有基本卫生保健服务的重要措施。目前，我国的医疗卫生保健体系已形成了综合服务的概念，服务的范围从治疗扩大到预防、从生理需求扩大到满足服务对象的心理社会需求，服务的场所从医院扩大到社区、家庭、厂矿、企事业单位及幼儿园，服务的项目从技术活动扩大到社会活动，特别是近几年我国已逐步形成了健全的医疗卫生保健体系。

案例导入

　　刘某，男，65 岁，有高血压病史 10 年，因受凉后咳嗽、咳痰 3 天来医院就诊。门诊医嘱：青霉素 80 万 U，肌内注射，每天 2 次。用药 3 天后患者病情无好转，且咳铁锈色痰、伴头痛、发热、全身无力，门诊医生以大叶性肺炎收住呼吸内科。

问题：

1. 你作为病区护士应如何为此患者创造一个良好的物理环境？
2. 你应如何帮助此患者适应医院的社会环境？
3. 你应如何准备该患者的病房环境及床单位？

第一节　中国医疗卫生保健体系

我国医疗卫生保健体系是整个国民经济体系中的一个重要分支，为执行新时期卫生工作方针，实现人人享有卫生保健目标，提高广大人民群众的健康水平，承担着组织保障作用。

一、医疗卫生保健体系的概念

（一）医疗卫生保健体系

医疗卫生保健体系是指以医疗、预防、保健、医疗教育和科研工作为功能，由不同层次的医疗卫生机构所组成的有机整体。其基本功能包括医疗卫生资源的开发、资源的分配、医疗保健的提供、经济支援和管理5个方面。

（二）城市医疗卫生网

大城市的医疗卫生保健机构一般分为市、区、基层3级（图7-1）。其中，市级医疗卫生保健机构包括市中心医院、专科医院和市中心防治机构等。市中心医院是全市医疗业务技术的指导中心，一般由医疗水平较高、设备完善、科别齐全的综合医院或教学医院承担。区中心医院是一个地区内医疗业务技术指导的中心，是市级医疗保健机构与基层医疗保健机构之间的纽带。城市基层卫生服务体系主要是以社区卫生服务中心（站）为主体，为居民提供医疗、预防、卫生防疫、妇幼保健及计划生育等医疗卫生服务，各机关、学校、企事业单位的医务室、门诊部等也属于城市基层卫生保健机构。

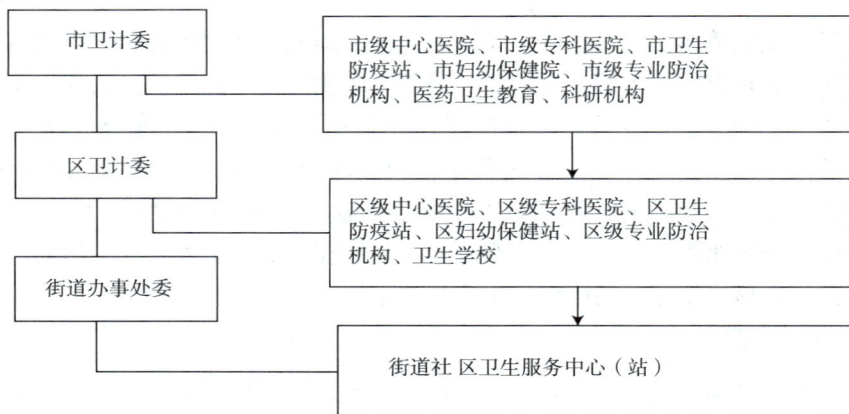

图7-1　城市医疗卫生网

（三）农村医疗卫生网

目前，我国已形成了以县级医疗卫生机构为中心、乡镇社区卫生服务中心为枢纽、村社区卫生服务站为基础的农村医疗卫生网（图7-2）。县级医疗保健机构包括县医院、卫生防疫站、妇幼保健站等，是全县预防、妇幼保健、计划生育技术指导中心及卫生人员的培训基地。乡镇社区卫生服务中心是农村的基础卫生组织，负责本地区的卫生行政管理，开展日常的预防保健、计划生育等工作，对村社区卫生服务站进行技术指导和业务培训。村社区卫生服务站是农村最基层的卫生组织，负责基层各项卫生工作，如环境卫生、饮水卫生的技术指导，进行计划免疫　传染病管理、计划生育技术指导、卫生宣传等。

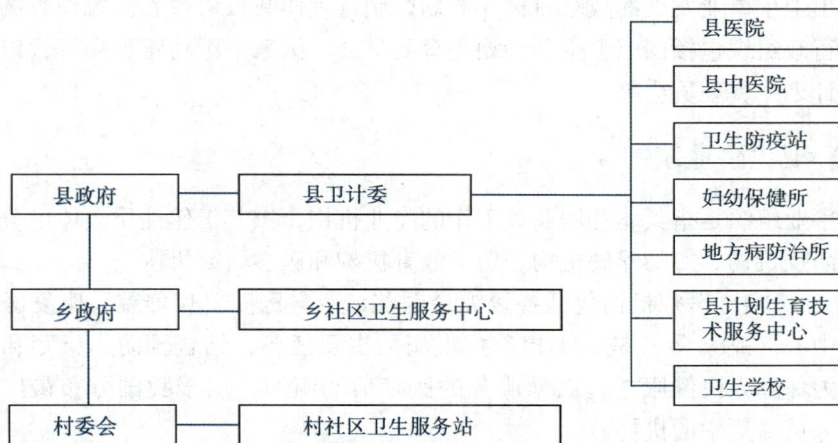

图7-2　农村医疗卫生网

（四）理想的医疗卫生保健体系

目前国际上认为，无论是在城市还是在农村，理想的医疗卫生服务体系是以社区为基础形成的正三角形结构（图7-3）。正三角形宽大的底部显示立足于社区，卫生资源被社区居民广泛利用，能提供基本医疗保健和公共卫生服务的社区卫生服务机构；中部显示的是能够处理需要住院治疗的常见疾病的二级预防保健机构，包括二级综合医院或专科医院；顶部是处理疑难疾病和高技术问题的三级综合医院或大学的附属医院等。这种结构意味着在基层用价格合理的基本技术解决了居民的大部分健康问题，仅有少数疑难疾病到大

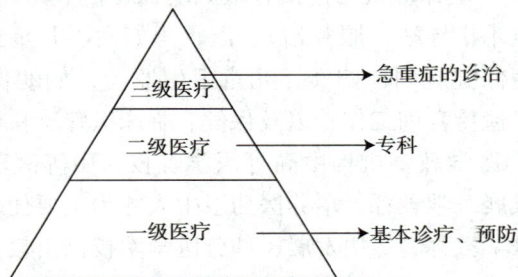

图7-3　理想的医疗卫生服务体

医院进行综合治疗，这更加合理地利用了不同层次的卫生资源。同时，上级医疗卫生机构对基层卫生机构实行了双向转诊的工作方式，也保证了居民得到基本的医疗需要。

二、组织结构与功能

根据医疗卫生工作的性质和功能，我国医疗卫生保健体系的组织设置大致可以分为卫生行政组织、卫生事业组织和群众卫生组织3类。

（一）卫生行政组织

卫生行政组织主要是贯彻实施国家对卫生工作的方针、政策，领导全国和地方卫生工作，提出卫生事业发展的战略目标、规划，制订具体政策法规和监督检查的机构。我国的卫生行政组织包括国家卫生和计划生育委员会、国家中医药管理局等，以及各地的省卫生和计划生育委员会等。

（二）卫生事业组织

卫生事业组织是指具体开展业务工作的专业机构，按其工作性质大体可分为医疗机构、卫生防疫机构、妇幼保健机构、医学教育机构和医学研究机构。

1. 医疗机构　医疗机构包括各级综合医院、专科医院、疗养院、康复医院和社区卫生服务中心（站）等，是以承担治疗疾病为主要任务，结合预防、康复和健康咨询等工作，为保障人民健康进行医学服务的医疗劳动组织，属于我国分布最广、任务繁重、卫生人员最集中的机构。

2. 卫生防疫机构　卫生防疫机构包括各级卫生防疫站和专科防治机构。专科防治机构如寄生虫病防治所（站）、结核病防治院（所）、职业病防治院（所）、放射卫生防护所等，是以承担预防疾病为主要任务，运用预防医学理论和技术，进行卫生防疫工作监测、监督、科研、培训相结合的专业机构，是当地卫生防疫业务技术的指导中心。各级卫生防疫机构的主要任务包括流行病学、劳动卫生、环境卫生、食品卫生、学校卫生、放射卫生等卫生防疫监测，对所辖地区的厂矿企业、饮食服务行业、医疗机构、学校、托幼机构、公共场所等进行经常性卫生监督，对新建、改建、扩建的厂矿企业、城乡规划等进行预防性卫生监督；对爱国卫生运动进行技术指导；根据防病灭病工作开展科研和卫生标准的科学实验；卫生防疫宣传教育、普及卫生除害及防病科学知识；在职卫生防疫人员的培训等。

3. 妇幼保健机构　妇幼保健机构包括各级妇幼保健院、所、站、儿童保健所及地、县、乡各级计划生育技术指导站（服务站），以承担妇女、儿童预防保健任务为主，负责制定妇女、儿童卫生保健规划；妇女、儿童卫生监测，妇幼保健、计划生育技术指导、婚前体检、优生、遗传咨询工作；以及保健、临床医疗、科研、教学和宣传工作。

4. 医学教育机构　医学教育机构由高等医学院校、中等医药学校和各类卫生学校等机构组成，以承担发展医学教育、培养医药卫生人才为主要任务，对各类人卫人员进行专业培训，为促进医学教育的尽快发展，部分医学院校已由教育部直接管理。

5. 医学研究机构　我国的医学研究机构按管理隶属关系分为独立和附设性研究机

构两类，按专业设置分为综合和专业两类，按规模分为研究院、研究所和研究室 3 类，以承担医药卫生科学研究为主要任务，贯彻党和国家有关发展科学技术的方针政策和卫生工作方针，为推动医学科学和人民卫生事业的发展奠定基础。

（三）群众卫生组织

群众卫生组织是由专业或非专业人员在政府行政部门的领导下，按不同任务设置的机构，可分为群众性卫生机构、社会团体组织和群众团体。

1. 群众性卫生机构　由国家机关和人民团体的代表组成的群众性卫生组织，如爱国卫生运动委员会、血吸虫病或地方病防治委员会等。

2. 社会团体组织　由卫生专业人员组成的学术性社会团体，如中华医学会、中华预防医学会、中国药学会、中华护理学会等，各学会下设不同的专科学会；各省、市设相应的学会。学术性社会团体组织的业务主管部门是中国科学技术协会，行政主管部门是国家卫计委。主要工作是开展学术交流，编辑出版学术刊物，普及医学卫生知识，开展国际学术交流等。

3. 群众团体　由广大群众卫生工作者和群众卫生积极分子组成的团体，如中国医师协会，农村卫生协会等，以协助各级政府的有关部门，开展群众卫生和社区福利工作为主要任务。

三、医院与社区卫生服务体系

（一）医院概述

1. 医院的概念　医院是对广大民众或社会特定人群进行防病治病，提供诊治和护理服务的医疗事业机构。它以一定数量的病床与配套设施、医疗设备和相应的工作人员为基础，由医务人员运用医学科学理论和技术，通过集体协作，对住院或门诊患者实施诊治与护理服务。

2. 医院的任务　国家颁布的《全国医院工作条例》指出："医院是治病防病、保障人民健康的社会主义卫生事业单位，必须贯彻国家的卫生工作方针政策，遵守政府法令，为社会主义现代化建设服务。"其阐明了我国医院的性质。该《条例》还指出：医院的任务是"以医疗为中心，在提高医疗质量的基础上保证教学和科研任务的完成，并不断提高教学质量和科研水平。同时做好扩大预防，指导基层和计划生育的技术工作。"

3. 医院的种类

（1）**根据分级管理办法分**：目前，我国医院实行标准化分级管理。根据医院不同的任务和功能，不同的技术质量水平和管理水平、设施条件，将医院划分为三级（一级、二级、三级）十等（每级医院分甲、乙、丙等和三级医院增设特等）。

（2）**根据收治范围分**：分为综合医院和专科医院。①综合医院是指设有一定数量的病床，分内、外、妇产、儿、眼、耳鼻喉等各种专科及药剂、检验、放射等医技部门和相应人员、设备的医疗服务机构。②专科医院指防治某些专科疾病的医疗机构，如口腔医院、妇产科医院、肿瘤医院、康复医院、传染病医院、精神病防治医院等。

（3）**根据经营目的分**：分为非营利性医院和营利性医院。

（4）根据特定任务分：分为军队医院、企业医院和医学院校的附属医院。

（5）根据产权归属分：分为全民所有制医院、集体所有制医院、个体所有制医院和中外合资医院等。

知识链接

医院的三级十等设置

一级医院：直接面向一定人口提供医疗、预防、保健和康复服务的基层医疗卫生机构，包括农村乡镇社区卫生服务中心（站）、城市街道社区卫生服务中心（站）、地市级的区医院和某些企事业单位的职工医院。

二级医院：向多个社区提供全面连续的医疗、护理、预防、保健、康复服务的卫生机构，包括一般市、县医院和直辖市的区级医院。

三级医院：是省（自治区、直辖市）或全国的医疗、预防、教学科研相结合的技术中心，提供全面连续的医疗护理、预防保健、康复服务和高水平的专科服务，指导一、二级医院业务工作和相互合作，如省、市级大医院和医学院校的附属医院。

4. 医院的组织结构　我国医院的组织结构设置是按照国家统一颁布的组织编制原则规定的，虽然不同级别的医院承担的社会职能和服务功能有所不同，但根据我国的现状，大致可分为诊疗部门、诊疗辅助部门和行政后勤部门3大系统（图7-4）。

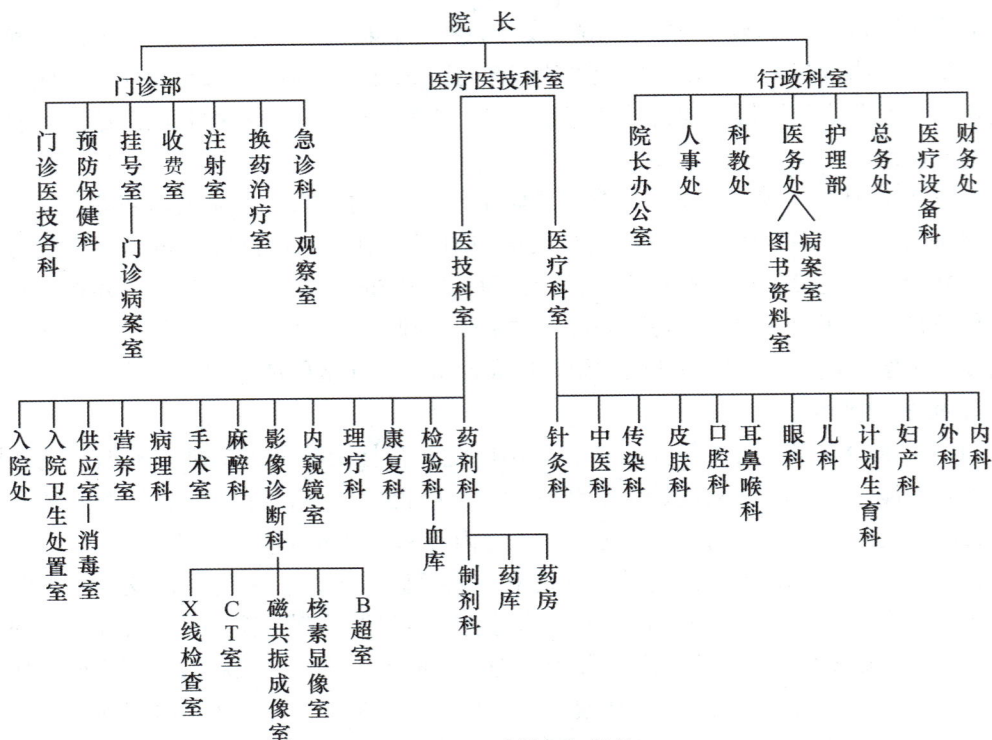

图7-4　医院的组织结构

（二）社区卫生服务体系概述

目前，我国的社区卫生服务体系主要是以一级医院为主体，以二、三级医院和防保机构为指导，以城镇街道、居委会为基础建立的。它依托社区卫生服务指导中心、社区卫生服务中心和社区卫生服务站构成三级组织结构，由全科医生、社区护士、预防保健人员等组成。社区卫生服务作为社区建设的重要组成部分，是针对社区内存在的主要问题，合理使用社区资源，主动为社区居民提供的基本卫生服务。

1. 社区卫生服务的概念　社区卫生服务又称社区健康服务。1999 年 1 月，国务院十部委在《关于发展城市社区卫生服务的若干意见》中将社区卫生服务定义为："社区卫生服务是社区建设的重要组成部分，是在政府领导、社区参与、上级卫生机构指导下，以基层卫生机构为主体，全科医师为骨干，合理使用社区的资源和适宜技术，以人的健康为中心、家庭为单位、社区为范围、需求为导向，以妇女、儿童、老年人、慢性病患者、残疾人等为重点，以解决社区主要的卫生问题、满足基本卫生需求为目的，融预防、医疗、保健、康复、健康教育、计划生育技术服务为一体的，有效、经济、方便、综合、连续的基层卫生服务。"

2. 社区卫生服务的特点　社区卫生服务以解决社区主要健康问题，满足基本医疗卫生服务需求，提高社区全体居民的健康水平和生活质量为最终目标。其特点有 6 个方面：

（1）满足居民卫生服务需求的可及性：社区卫生服务必须满足社区服务对象的各种卫生服务要求，提供及时、方便、经济而周到的服务，包括卫生服务内容和价格、开设时间和地点等。

（2）贯穿生命全程的连续性：社区卫生服务对象决定了社区卫生服务是贯穿生命全程的健康服务，其全过程包括：①人生的各个阶段，从婚育咨询开始，经过孕期、产期、新生儿期、婴儿期、幼儿期、青少年期、中年期、老年期直到濒死期都在护理范围内，当患者去世后，还应对其家属进行居丧期的保健护理。②在健康－疾病－康复的各个阶段，社区护理工作承担了一、二、三级预防任务，即从健康促进、危险因素的监控，到疾病的早、中、晚各期的长期护理照顾。③不分时间、地点、服务对象，根据患者需要事先或随时提供持续性照顾。

（3）服务对象的广泛性：社区卫生服务的对象是社区全体居民，包括患者群、高危人群和健康人群。其重点服务对象是妇女、儿童、老年人、慢性患者、残疾人和精神病患者，同时可对某些遗传危险因素和疾病进行持续性监测。

（4）服务项目的综合性：社区卫生服务包含着初级卫生保健的内容，可为社区居民提供预防、医疗、保健、康复、健康教育、计划生育技术服务等为一体的"优质、价廉、方便"的综合性卫生保健服务。

（5）工作需求的协调性：社区卫生保健人员的工作涉及多学科知识，处理健康问题时需要协调和利用社区的各种内、外资源，如社区护士在工作中需要协调和联络全科医师、营养师、社区工作者以及上级医疗机构的工作人员，以达到促进社区整体人群健康的目的。

(6) 服务内容的基础性：社区卫生服务为社区居民提供的是第一线的、最基本的、又是最广泛的预防和医疗保健服务，它以基层卫生保健为主要内容。

3. 社区卫生服务的内容　目前，社区卫生服务已由单一的医疗转为预防、医疗、保健、康复、健康教育和计划生育技术指导"六位一体"的综合卫生服务。其中，社区预防是从个人、家庭和社区三个层次，根据个体、家庭和群体的不同需要，提供全方位、有针对性的三级预防服务。

(1) 一级预防：又称病因预防，主要针对病因采取的预防策略，是预防、控制和消灭疾病的根本性措施。目的是为居民提供健康促进和健康保护，具体包括健康教育、自我保健、体育锻炼、改变习惯、环境保护、预防接种、戒烟限酒等。

(2) 二级预防：也称发病前期预防，属于临床前期（亚临床期），主要措施是"三早"（或"五早"）原则，即早发现、早诊断、早治疗（早报告、早隔离），核心是对疾病进行早发现、早诊断，具体措施有普查、疾病筛查、定期体检、高危人群重点项目检查和自我检查等，通过实施二级预防可阻止或延缓疾病的发展，减轻疾病的严重程度。

(3) 三级预防：也称临床预防，是对患者采取及时、有效的措施，目的是预防疾病进一步恶化，降低疾病可能造成的残障，提高生命质量。首要措施是对患者进行积极治疗，防止病情恶化，减少并发症，防止伤残发生。其次是进行社区康复，即在病情控制后转入社区，通过家庭病床或家庭护理进行康复，力求患者病而不残，残而不废或带病延年。

四、卫生服务的策略

（一）全球战略目标

1977 年 5 月，世界卫生组织（WHO）在瑞士日内瓦召开的第 30 届世界卫生大会上作出决定，世界卫生组织和各国政府的主要卫生目标是：到 2000 年使世界所有人的健康状况能在社会和经济两方面都享有卓有成效的生活水平，即实现人人都能够有成效地进行工作，能积极参加所在社区的社会生活，每个人都应享有初级卫生保健。

21 世纪卫生服务的全球战略目标是"实现人人享有卫生保健"，其总目标是：①使全体人民增加期望寿命和提高生活质量；②在国家之间和国家内部改进健康的公平程度；③使全体人民利用可持续发展的卫生系统提供的服务。

21 世纪"人人享有卫生保健"的重要价值体现在：①承认享有最佳健康水平是一项基本人权：健康是充分享有一切其他权利的前提，要确保全体人民能利用可持续发展的卫生服务体系，使其发挥最高健康潜能。②伦理：继续和加强将伦理应用于卫生政策、研究和提供服务，指导人人享有卫生保健计划的制定和实施。伦理是人人享有卫生保健政策和实践的基础。③公平：消除个人和群体之间不公平和不合理的差别，实施强调团结的、面向公平的政策和战略。④性别观：体现人人享有卫生保健的要求，必须将性别观纳入卫生政策和策略。承认妇女与男性的同等需求，是卫生政策最基本的要求。

（二）初级卫生保健

1978 年，世界卫生组织和联合国儿童基金会（UNICEF）联合在哈萨克的首都阿拉木图召开国际初级卫生保健会议（简称阿拉木图会议）。会议发表的《阿拉木图宣言》明确提出：推行初级卫生保健（PHC）是实现"人人享有卫生保健"这一目标的基本策略和基本途径。根据《阿拉木图宣言》，初级卫生保健工作可分为四个方面、八项内容。

1. 初级卫生保健工作的四个方面

（1）促进健康：包括健康教育、保护环境、合理营养、饮用安全卫生水、改善卫生设施、开展体育锻炼、促进心理卫生、养成良好生活方式等。

（2）预防保健：在研究社会人群健康和疾病的客观规律及它们和人群所处的内外环境、人类社会活动的相互关系的基础上，采取积极、有效的措施，预防各种疾病的发生、发展和流行。

（3）合理治疗：及早发现疾病，及时提供医疗服务和有效药品，以避免疾病的发展与恶化，促使早日好转痊愈，防止带菌（虫）和向慢性发展。

（4）社区康复：对丧失正常功能或功能有缺陷的残疾者，通过医学、教育、职业及社会的措施，尽量恢复其功能，使他们重新获得生活、学习和参加社会活动的能力。

2. 初级卫生保健工作的八项内容

（1）对当前主要卫生问题及其预防和控制方法的健康教育。

（2）改善食品供应和合理营养。

（3）供应足够的安全饮用水和基本环境卫生设施。

（4）妇幼保健和计划生育。

（5）主要传染病的预防接种。

（6）预防和控制地方病。

（7）常见病和外伤的合理治疗。

（8）提供基本药物。

1981 年，在第 34 届世界卫生大会上，除上述八项内容外，又增加了"使用一切可能的方法，通过影响生活方式和控制自然、社会心理环境来预防和控制非传染病和促进精神卫生"一项内容。

（三）健康新视野

1994 年，WHO 西太平洋地区办事处提出了建立"健康新视野"的战略框架，并于1995 年发表《健康新视野》。该文献指出：未来的工作方向必须将侧重点从疾病本身转向导致疾病的危险因素和促进健康方面来；未来的卫生干预必须以人为中心，以健康状况为中心；健康保护与健康促进是未来年代的两个核心概念。健康新视野的实施包括生命的培育、生命的保护和晚年生活质量提高三个方面。

1. 生命的培育　确保婴幼儿不仅能在生命的最初几年内得以存活，并通过适当培育，使其在一生中都能发挥潜能。

2. 生命的保护　支持个体全面发展和维持健康的生活方式，保护他们免受潜在有害环境引起的疾病困扰。目的在于尽可能以最经济、最有效和公平的方式，延长富有创造力、健康和没有伤残的生命。

3. 晚年的生活质量　使所有的老年人获得并保持充满创造力和有意义生活所必需的身体、精神和社会适应能力。

第二节　医院环境

医院环境，即健康照顾环境。在以人的健康为中心的护理模式中，护理的服务对象已面向整个人群，不仅仅是患病的人群，还包括未患病的健康人群。护理工作的内容也涉及人的生理、心理、社会、精神、文化等多个层面的整体护理，护理服务的理念由原来的医院内护理工作扩展到人的生命周期各个阶段的全程连续性护理，工作场所也扩大到家庭、社区、学校、幼儿园、企事业单位等。因此可以说，护理工作的环境就是有人群活动的一切场所，其中医院环境对疾病的康复起到至关重要的作用。

医院环境对患者的康复产生着积极的影响，具有治疗作用。护理人员的重要职责之一是为患者提供一个适宜恢复的安全、舒适的治疗性环境，以促进人群健康。医院环境的设置、安排、工作程序均要以服务对象为中心，满足服务对象的舒适需要，创造及维护一个最佳的物理和社会环境。

一、医院环境的分类及其特点

医院是对特定人群进行防病治病的场所，是专业的医护人员在以治疗为目的的前提下为患者创造的一个适合身心恢复的环境。1859年，南丁格尔提出的"护理环境学说"中就强调了为患者提供一个有利于康复的环境的重要性。她指出："护理应是从最小限度地消耗患者的生命力出发，使周围环境保持舒适、安静、美观、整洁、空气新鲜、阳光充足、温度适宜。此外，还有合理的调配饮食。"护理环境学说从护理的专业化角度明确了医院环境对患者健康的重要意义，因此，医院工作人员在进行疾病治疗的同时是否强调良好的治疗性环境直接影响到患者的康复。

（一）医院环境的分类

医院环境可分为物理环境和社会环境两大类。其中，社会环境又包括医疗服务环境和医院管理环境。

1. 物理环境　物理环境包括医院的建筑设计、基本设施和院容院貌等为主的物质环境，即医院的硬环境。它主要指一些表面的、具体的、有形的事物，如仪器设备、工作场所、视听环境、嗅觉环境等。属于医院建立和发展的基础。

2. 社会环境　社会环境主要涉及医院的医疗服务环境和医院管理环境，其均属于医院的软环境。

（1）医疗服务环境：医疗服务环境是以医疗护理技术、人际关系、服务态度及精神面貌为主的人文社会环境。它是深层次的、抽象的、无形的，包括学术氛围、服务理念、人际关系、文化价值等。医疗服务环境直接影响着医院的发展。

（2）医院管理环境：医院管理环境包括医院的各种规章制度、监督机制和各部门人员的协作关系等。医院的管理环境主要体现医院的文化，即以人为本的宗旨，可达到提高员工工作效率、满足患者精神心理需要的目的。

良好的医院环境是影响广大患者对医院整体印象的综合评价和心理认同的重要因素，软、硬环境需相互促进，共同发展，以满足患者的整体健康需求。

（二）医院环境的特点

医院是为个体提供良好的治疗性环境的重要场所，其环境不仅影响患者就医期间的心理感受，也会影响个体疾病恢复的程度。因此，护理人员为患者提供一个安全、舒适、整洁的适合健康恢复的治疗性环境十分必要。舒适的医院环境应具备以下特点：

1. 服务专业化　目前，医学专业的划分越来越精细，需要医护技术人员团结协作，相互配合，共同满足患者健康需要。因此，现代医院对护理人员的专业素质要求是全面的，必须具有系统的专业理论知识、熟练的操作能力、丰富的临床经验、科学的思维方式，以及热爱专业的心理素质，这样才能满足患者的专业生活护理、精神护理、营养指导等照顾，并根据患者的心理、社会需要不断调整护理方案予以满足。

2. 安全舒适性　医院是患者治疗疾病、恢复健康的场所，必须及时满足患者的安全需要。

（1）治疗性安全：安全舒适首先涉及医院的物理环境安全，包括适宜的个人空间、温度、湿度、通风、光线、噪声的控制、清洁卫生的维护等，医院的建筑设计、设备配置、环境布局都应符合国家的相关安全标准，避免患者在治疗护理过程中发生损伤。

（2）生物环境安全：医院是病原微生物相对集中的场所，应加强医院感染的监控体系，严格履行国家对医院感染控制的各项标准，认真执行相关的预防和控制医院感染的各项操作规范，对全体医护人员应加强医院感染的教育，明确其在医院感染中的职责。

（3）医患、护患关系和谐：医护人员在实施各种治疗护理措施时，无论患者的年龄、性别、信仰、文化背景、经济状况及过去的经历如何都应一视同仁，认真负责，在态度和行为上对患者表示尊重，发挥语言的积极作用，正确运用治疗性语言，鼓励患者对治疗充满信心；在操作中技术要熟练，动作做到稳、准、轻、快，从行为上减轻患者的心理负担。同时，护理人员还应以积极、乐观的情绪去感染和激发患者积极向上的心理反应，使其主动配合治疗和护理，争取早日康复。

3. 管理统一性　医院医疗服务面广，人员流动性大，病种繁杂、多变，为方便和满足患者的健康需求，医院管理必须制定具体的、统一的管理规范，以保护患者权益，保证医护人员的安全，提高工作效率和质量。

二、医院环境的调控

随着人们物质生活水平的提高，人们对健康的需求不断增加，在患病后个体都希望得到最佳的医疗护理服务，更希望在安静舒适的环境中接受治疗和护理。因此，医护人员的重要职责就是为患者提供一个适宜康复的医院环境。当医院环境不能满足个体需求时，护理人员应采取适当的措施对其进行调控，以促进健康。

（一）医院物理环境的调控

医院的物理环境直接影响着患者的身心舒适，它关系到治疗效果与疾病的转归。医院物理环境中影响患者舒适的主要因素有空间、温度、湿度、通风、噪声、光线和装饰等。

1. 空间 每个人都有需要适合成长、发展和活动的空间，患者亦是如此。为了保证患者有适当的空间，方便操作和护理工作，病床之间的距离不得少于1m，最佳距离2.5m，并在床与床间设有遮隔设备，以保护患者的隐私。

2. 温度 适宜的温度有利于患者休息、治疗和护理工作的顺利进行。适宜的室温应让患者感到舒适、安宁等。室温过高会使人的神经系统受到抑制，干扰消化及呼吸功能，不利于体热的散发，影响体力恢复。室温过低则使人不能舒展，容易感冒受凉。一般情况下适宜的室温为18℃～22℃，新生儿室、老年病房、手术室、产房则应保持在22℃～24℃。

保持病室适宜温度的措施：病室应备有室温计，以便随时评估室内温度而加以调节，满足患者身体舒适的需求。目前，大多数医院都设有中央空调系统或空气调节器以调节室温，一般病房可根据个人需要自行进行调节。同时，还应注意根据气温变化增减患者的盖被和衣服。在进行护理活动时，应尽量减少不必要的肢体暴露，以防患者受凉。

3. 湿度 湿度是指空气中含水分的程度。病室湿度一般指相对湿度，即在单位体积的空气中，在一定的温度条件下，所含水蒸气的量与其达到饱和时含量的百分比。湿度过高和过低都会给患者造成不适感。当湿度过高时，蒸发作用弱，可抑制出汗，患者感到潮湿、气闷，尿液排出量增加，加重肾脏负担；湿度过低时，空气干燥，人体蒸发大量水分，引起口干舌燥、咽痛、烦渴等表现，对呼吸道疾患或气管切开患者尤其不利。病室适宜的湿度是50%～60%。

保持病室适宜湿度的措施：病室应备有湿度计，护士可根据情况进行调节。当室内湿度大于室外时，使用空气调节器是调整湿度的最好方法，或打开门窗进行空气通风。当室内湿度过低则可在地面上洒水、使用加湿器，以达到提高湿度的目的。

4. 通风 通风可交换室内外温湿度，净化空气，可促进汗液蒸发，增加患者的舒适感，预防呼吸道疾患。通风效果受通风的面积（门窗大小）、室内外温度差、通风的时间及室外气流速度影响。一般每次通风时间为20～30分钟，每天1～2次，也应随环境状况具体调整。

5. 噪声　噪声是指不悦耳、不想听的声音，或足以引起人们生理上或心理上不愉快的声音。一般柔和、悦耳的音乐对神经、消化、内分泌等系统起到调节作用，促使个体心情舒畅，有利于身心康复。噪声是指声音的强度，单位是分贝（dB），当噪声强度达 50～60dB 时，人们会出现感到吵闹、烦躁。长时间处于 90dB 以上的环境中，则会引起耳鸣、头晕、血压升高、食欲下降、肌肉紧张，以及出现焦躁、易怒、头痛、失眠等症状。当突发性噪声高达 120dB 以上时，能导致高频率的听力损失，甚至是永久性耳聋。WHO 规定的医院噪声标准，即白天病房中的声音强度应控制在 35～40dB，以保持病区环境安静。

为了保持医院环境安静，建立病室肃静制度，护理人员应在说话、行动及工作时应特别注意做到"四轻"。

（1）说话轻：护士说话声音不可太大，但也不可耳语，因为耳语会使患者发生怀疑、误会与恐惧。

（2）走路轻：走路时脚步应特别轻巧；工作时应穿软底鞋，防止走路时发出不悦耳的声音。

（3）操作轻：操作时动作轻稳，处理物品与器械时尽量减少碰撞声音；推治疗车时减少车轮摩擦产生的噪音。

（4）关门轻：病室门、桌椅脚应钉橡皮垫；开关门、窗时应注意轻开、轻关。

6. 光线　适量的日光照射可以促进皮肤血液循环，改善皮肤和组织的营养状况，增加食欲，使人舒适愉快，因此，病室内应经常开启门窗或协助患者到户外晒太阳；保持病室、换药室、治疗室等充足的光线，有利于医务人员观察病情及治疗、护理操作的顺利进行；楼梯、药柜、抢救室、监护室内的灯光应明亮；普通病室为方便患者休息可以在装吊灯的同时增加地灯设计，使用有色灯进行夜间照明，既不影响患者休息，又有利于夜间巡视工作。此外应在病床上设置床头灯，开关设置在方便患者易于触及的地方；病室内也应设置一定数量的立式鹅颈灯，以备个别患者的不时之需。

7. 装饰　医院中的装饰包括整体装饰和局部装饰。医院的绿化、建筑的结构与色彩、室内的装饰等都应从人与健康的和谐关系的角度进行人性化设计，以简洁、美观、整洁为主。装饰优美的环境使人产生舒适愉快的感觉，使患者精神愉快。根据各病室的不同特点设计、布置患者单位。装饰对患者的影响颜色、装饰会影响人的情绪，如白色使人产生冷漠、单调的感觉，并易刺激眼睛产生疲劳；绿色使人有安静、舒适感；奶油色给人以柔和、悦目、宁静感；红色使人兴奋、烦躁；绿色使人安静、舒适；蓝色使人心胸开阔、情绪稳定；所以病室墙壁一般上方涂白色，下方涂浅绿色或浅蓝色，不宜全部涂白色。病室内和病区走廊上可适当摆设鲜花和种植绿色植物，令病室美观，增添生机。

保持病室舒适的装饰措施：根据病室的不同需求来设计和配备不同的颜色，应用各式图画、不同颜色的窗帘、被单来布置病室，不仅可增加患者的身心舒适感，还可产生特殊的治疗效果。如儿科病室用暖色和卡通图片装饰，可减少儿童的恐惧感，增加温馨甜蜜感；手术室选用绿色或蓝色装饰，可使患者产生安静、信任的感觉；病室走廊适当摆放一些绿色植物、花卉盆景等以美化环境；病区周围栽树木、种草坪、建花坛、装桌椅等，可供患者休息、散步和观赏。

（二）医院社会环境的调控

医院的物理、心理和社会环境均不同于一般的生活、工作环境，患者因生病会存在某些心理障碍，在医院环境中也会出现各种适应障碍，因此，护理人员的职责还包括帮助患者适应医院环境，满足其基本需要，建立和维持护患良好的人际关系，消除患者不良的心理反应。

1. 人际关系　人际关系是人们在社会交往中形成的心理上的直接关系或距离，它反映了个人寻求满足其社会需求的心理状态。人际关系在医院环境中具有重要作用，它可以直接或间接影响患者的康复。个体在患病时通常会伴随情绪和行为上的改变，出现害怕、恐惧、焦虑、急躁、缺乏信心、生气等心理，由于破坏了日常的生活规律，可产生被社交隔离的感觉。因此，护理人员在照顾患者时既要考虑满足其生理需要，又要考虑满足患者的心理和社会需要，为其提供安全舒适的心理、社会环境。

（1）**建立良好的护患关系**：护患关系是在护理工作中，护理人员与患者之间产生和发展的一种工作性、专业性和帮助性的人际关系。由于对疾病和对医院环境的陌生，患者往往会产生许多心理不适，期望得到专业的支持。所以护理人员在对其提供躯体护理的同时，要注重患者的心理和社会需求，与患者建立良好的治疗性护患关系。通过积极的情绪和工作态度，以及友善、和蔼的语言等影响患者，获得患者的信任。

影响护患间相互作用的因素包括语言、行为举止、情绪和护理人员的工作态度。

①语言：在护患之间，语言是特别敏感的刺激物。它能影响人的心理及整个机体状况，包括人的健康。语言是患者生理和心理的重要治疗因素，是心理护理的重要手段。在护理活动中，护理人员通过恰当的语言交谈，可帮助患者正确认识和对待自身的疾病，减轻消极情绪。正确使用语言的目的是建立良好的护患关系，让患者感到护士的诚恳、友善与好意，赢得对方的信任。

②行为举止：行为是人在思想支配下的活动，是思想的外在表现，也是人际间思想交流的另一种方式。不同的患者有不同的行为表现。患者的行为举止可帮助护理人员及时发现患者的心理问题，从而提供必要的措施处理。在医疗护理活动中，护理人员的技术操作及其行为也受到患者的关注，是患者对自己疾病和预后认识的主要信息。因此，护理人员的仪表和神态应该庄重、沉着、机敏、果断、关切、热情，护理操作时要稳、准、轻、快，以消除患者的疑虑，使患者放心。

③情绪：护理人员在工作中的情绪对患者的影响很大，护理人员的积极情绪可使患者乐观开朗，消极情绪会使患者变得悲观焦虑。因此，护理人员要学会控制自己的情绪，以积极的情绪去感染患者，为患者提供一个舒适、安全、令人愉悦的康复环境。

④工作态度：一丝不苟、认真严肃的工作态度可使患者获得安全感、信赖感，护理人员通过自己的工作态度来取得患者信任是非常重要的。由于患者是一个完整的、独特的个体，在进行各项护理活动时，患者的年龄、信仰、文化背景、个人经历、价值观等

都应受到尊重。

（2）**协助患者建立良好的患患关系**：病室中的每个患者都是社会环境中的一员，在共同的治疗康复期间，他们相互照顾、相互帮助，并交流疾病疗养常识、康复经验等，起着义务宣传的作用。良好的患患关系有利于新患者消除住院的陌生感和不安全感，在增进患者间友谊的同时也帮助患者尽快熟悉医院环境。护理人员应主动介绍同室病友，协助病友间进行良好的情感交流，并引导病室的群体气氛向积极的方向发展，以调动患者积极乐观的情绪。对于病情轻重不一的患者，尽量安置在不同的房间，避免不良因素相互影响。

（3）**协助患者与其他人员的关系**：患者在医院还涉及与其他人员的人际关系。患者住院时，护理人员应主动向其介绍其他医务人员，鼓励患者与其他人员进行沟通和交往。同时，护理人员要注意观察和调整患者与亲友间的关系，亲友是患者重要的社会支持系统，有他们对患者进行支持更有助于疾病的早日康复。

2. 医院规则 健全的医院规则既可保证医疗护理工作的顺利进行，又可预防和控制医院感染的发生，为患者创造安静、舒适的休养环境，达到帮助患者恢复健康的目的。医院可根据其需要制定医院规则，如入院须知、探视制度、陪护制度等。医院规则对患者的行为具有一定的指导作用，如患者必须遵守医生和护士的指导，不能随便离开医院，只能在规定的时间与家属、亲友见面。但这些制度也容易使个体产生孤独、焦虑感，对于小儿、孕妇、老年人来说更需要他人的陪伴，因此，医护人员应协助患者熟悉医院规则，帮助患者尽快适应医院环境。

（1）**耐心解释，取得理解**：护理人员可向患者及家属解释每一项院规的内容和执行的必要性，取得他们的理解，使其能主动配合、自觉遵守医院的各项规章制度。

（2）**让患者拥有一定的个人空间**：患者住院后因不能按照自己的意愿进行活动，加之原有的生活规律被打破，使得患者感到压抑和不适应。为此，护理人员应在维护医院规则的前提下，尽可能让患者拥有自己的空间，并对患者的居住空间表示尊重，包括进入病室时先敲门；帮助患者整理床单位或衣物时，先取得患者的同意；在进行身体护理时，不要将患者身体暴露过多；凡涉及患者隐私的问题，医护人员应为其保密。

（3）**尊重探视者**：护理人员应鼓励患者家属和朋友来探视，以减轻患者的孤独感，并热情对待前来探视的患者亲属和朋友。如果探视者不受患者欢迎，或探视时间不适当，影响了医疗和护理工作，则要进行适当劝阻，并给予解释，以取得患者、家属及探视者的谅解。

（4）**注重健康教育**：在进行检查、治疗或护理之前或之中，都应给予患者适当的解释与心理支持，使患者了解医护人员实施这些措施的目的。应鼓励患者多参与各种治疗决策，增进其自我价值感，以便于配合治疗和护理，减少患者对治疗、手术的恐惧心理。

（5）**鼓励患者自我护理**：对于生活能力受限、需依赖他人照顾的患者，护理人员在病情允许的情况下，应主动巡视、关心患者，给予其及时帮助，并鼓励患者参与自我照顾，帮助其恢复自信心和自护能力。

医院规则对新住院患者的影响较为明显，要使患者住院后，尽快恢复其正常心理，适应医院环境，护理人员必须热情接待，并主动介绍自我、病室环境和医院规章制度，让患者尽快熟悉医院环境和规章制度，减少对环境的陌生感。同时，护理人员应以自身的行动使患者树立康复的信念，并针对患者的不同情况做到主动关心、照顾患者，促进其尽快恢复健康，预防并发症的发生。

第三节　门　诊

一、门诊部

门诊是医院面向社会的窗口，是医疗工作的第一线。门诊部的医疗护理工作质量直接影响着人们对医院的认识和评价，所以医护人员要为就诊者提供优质服务，使就诊者及时得到诊断和治疗。

（一）设置和布局

医院门诊设有和医院各科室相对应的诊室。医院门诊可分为普通门诊、保健门诊（查体中心）和急诊门诊。门诊工作具有来往人员多、病种复杂、交叉感染的可能性大、季节随机性强、工作人员流动性大、看病时间短等特点。医院需创造良好的门诊候诊、就诊环境，以方便患者为目的，突出公共卫生为原则，做到安静、整洁、美化、布局合理，并备有醒目的标志牌和路标，方便治疗护理。

门诊设有挂号处、收费处、化验室、药房、综合治疗室和分科诊察室等。诊察室内备有诊察床，床前有遮隔设备，且室内有洗手池。诊察桌面整洁，各种检查用具及化验单、检查申请单、处方等物品应放置有序。门诊设有综合治疗室，治疗室内备有必要的急救设备，如氧气、急救用品等。

（二）门诊的护理工作

1. 预检分诊　预检护士一般由经验丰富的护士担任。预检护士应热情、主动地接待来院就诊的患者，简明扼要地询问病史，观察病情后做出初步判断，然后给予合理的分诊指导和传染病管理，做到先预检分诊，后挂号诊疗。

2. 安排候诊和就诊　患者挂号后，分别到各科候诊室依次就诊。为保证患者就诊的次序，护士应做好就诊患者的护理工作。

（1）开诊前准备好各种检查器械、用物，检查诊疗环境和候诊环境是否安静、整洁。

（2）分理初诊和复诊病案，收集整理各种化验及检查报告单。

（3）根据病情测量体温、脉搏、呼吸、血压等，并记录在门诊病历上。

（4）按挂号顺序叫号就诊。必要时护士协助医生进行诊断和检查等工作。

（5）随时观察候诊患者的病情，遇有高热、呼吸困难、出血、休克等急、危重症或老年患者时，应立即安排提前就诊或送急诊室处理。

3. 健康教育　利用候诊时间开展健康教育，可采用口头、图片、黑板报、电视录像或赠送宣传的小册子等不同形式。对患者提出的问题耐心、热情予以解答。

4. 治疗　根据医嘱，完成患者需要在门诊部进行的治疗，如注射、换药、导尿、灌肠、穿刺等。护理人员须严格执行操作规程，确保治疗安全、有效。

5. 消毒隔离　门诊人群流量大，患者集中，易发生交叉感染，护理人员需认真做好消毒隔离工作。

6. 健康体检和预防接种　经过培训的护理人员可直接参与各类保健门诊的咨询或诊疗工作，如健康体检、预防接种、疾病普查等。

二、急诊科

急诊科是医院诊治急症患者的场所，是抢救患者生命的第一线。急诊科的护理人员要求责任心强，具有各种急症抢救知识和经验，技术娴熟，动作敏捷。

（一）急诊科的设置和布局

急诊科一般设有预检处、诊疗室、抢救室、治疗室、留观室、监护室、清创室和手术室等。此外，还设有药房、化验室、心电图室、X 线室、挂号室和收费室等，是一个相对独立的医疗单元。

急诊科设有专用通道和宽敞的出入口，标志和路标醒目，有良好的照明系统，以方便急症患者就诊，最大限度地缩短就诊前时间，争取抢救时机。

（二）急诊的护理工作

1. 预检分诊　预检护士需掌握急诊就诊标准，做到一问、二看、三检查、四分诊。遇有危重患者需立即通知值班医生和抢救室护士；遇意外灾害事件需立即通知护士长和医务部；遇有法律纠纷、刑事案件、交通事故等，需迅速报告医院保卫部门或与公安部门取得联系，请家属或陪送者留下。

2. 抢救工作　包括抢救物品准备、配合抢救和病情观察。

（1）物品准备：一切抢救物品管理应做到"五定"保管原则，即定数量品种、定点安置、定人保管、定期消毒灭菌、定期检查维修，完好率应达 100%。抢救物品主要包括：

①一般物品：血压计、听诊器、压舌板、开口器、舌钳、手电筒、止血带、氧气管、吸痰管、胃管、输液架等。

②无菌物品和无菌急救包：各种注射器、各种型号针头、输液器、输血器、气管插管包、气管切开包、静脉切开包、开胸包、导尿包、各种穿刺包、无菌手套及各种无菌敷料等。

③抢救器械：中心供氧系统（氧气加压给氧设备）、电动吸引器、心电监护仪、电除颤器、呼吸机、洗胃机、心脏起搏器等。

④抢救药品：各种中枢神经兴奋剂、抗休克药、抗心力衰竭药、抗心律失常药、抗过敏、镇静剂、镇痛药及各种止血药；急救用激素、止喘药、解毒药；纠正水、电解质紊乱及酸碱平衡失调类药物以及各种输入液体等。

⑤通信设备：设有自动传呼系统、对讲机、电话等。

（2）配合抢救：在抢救过程中，护士应严格遵守操作规程，争分夺秒地救治患者。

①正确实施抢救措施：在医生到达之前，根据初步的评估和判断对患者实施紧急处理，如测量血压、给氧、吸痰、止血、建立静脉通路、进行心肺复苏；医生到达后，立即汇报处理情况和效果，并配合医生抢救，包括正确执行医嘱、观察病情变化、及时报告医生。

②严格执行查对制度：在抢救过程中，如医生下达口头医嘱，护士必须完整复述确认（与医生核实）无误后执行，执行时须与医生一起再次核查，抢救结束后督促医生及时补记医嘱；各种急救药品用后应保留空瓶，经两人核对后方可弃去。

③做好抢救记录：抢救过程中及时、准确、清晰地做好抢救记录和护理记录，并详细记录与抢救有关事件的发生时间，如患者和医生到达的时间、各项医嘱及抢救措施执行的时间。

（3）病情观察：急诊科一般设有一定数量的观察床，因此又称急诊观察室。急诊科主要收治已明确诊断或暂不能确诊者及病情危重暂时住院困难者。急诊观察室的患者留观时间一般3~7天，护士需对其进行入室登记，建立观察病历，认真填写观察记录，书写观察室病情报告。值班护士需主动巡视和观察患者，及时执行医嘱，做好生理和心理护理，并做好患者及家属的管理工作。

第四节 病 区

一、病区的设置与布局

病区是住院患者接受诊疗、护理及休养的场所，也是医护人员全面开展医疗护理、预防、教学、科研活动的重要基地。每个病区都是一个独立的护理单元。病区实行科主任、科护士长领导下的主治医生、护士长分工负责制。每个病区以设30~40张病床为宜，每间病室设1~4个床单位，尽量配有卫生间，病床之间最好有屏风或布帘，以便必要时遮挡患者。普通病室两床之间的距离不少于1m。

病区要求布局合理，通风采光良好，消毒隔离设施符合预防医院感染的要求，地面平整、易清洁、易干燥，设有防滑、扶手等设施，有防火设备及安全通道。病区分病房和附属用房两部分。病房包括普通病房、危重病室、抢救室、隔离室。附属用房包括治疗室、处置室、换药室（内科病区则设诊疗室）、医生办公室、护士办公室（站）、医生值班室、护士值班室、主任办公室、护士长办公室、更衣室、示教室、会客室（接待室）或活动室、库房、配餐室、杂物间、洗涤间、洗手间、洗漱间（浴室）、污衣室等。

二、病区的护理工作

临床护理工作的核心内容是以患者为中心，运用护理程序为患者实施整体护理，以满足患者的生理、心理和社会需要，促使其早日康复。病区的护理工作主要包括：

1. 满足患者需求

（1）准确评估患者的健康状况，正确进行护理诊断，及时制定和准确执行护理计划，并评价护理效果，适时补充和修改护理计划。

（2）为患者提供日常生活护理，以满足患者舒适、清洁和安全的需要。

（3）根据患者及其家属的心理需要和变化，及时提供有针对性的心理护理。

（4）进行健康教育，指导患者进行自我护理和功能训练。

2. 执行医嘱，观察病情，做好记录

（1）执行医嘱：正确执行医嘱，协助医师完成各种技术操作，包括诊断技术、治疗技术和护理技术等，杜绝各种差错或事故的发生。做好入院、出院、转院和死亡患者的护理。

（2）观察病情：经常巡视病室，观察病情，了解患者的病情变化和治疗效果。

（3）做好护理记录：按要求书写和保管各种护理文件。

3. 做好病室环境的管理

（1）进行物理环境管理：做好病室物理环境管理，避免和消除影响患者康复的各种环境危险因素。如做好病室消毒隔离工作，以预防院内感染的发生。

（2）进行社会环境管理：护理人员需帮助患者尽快适应医院的社会环境，创造良好的护患关系和群体关系，以利于其早日康复。

三、患者床单位与设备

患者的床单位是医院提供给住院患者使用的最基本的设备和物品。护理人员需做好患者床单位管理，使病床单位舒适、安全、整洁，以利于患者的术养治疗。

（一）患者床单位的设备

患者床单位的固定设备包括病床、床垫、床褥、枕芯、大单、被套、枕套、棉胎、中单、橡胶中单、床旁桌、床旁椅和跨床桌，墙壁上设有呼叫装置、供氧与负压吸引管道、照明灯、插座（图7-5）；每个房间还需设有卫生间和储存患者较大物品的衣橱。

（二）床单位设备的规格与要求

1. 病床　病床是患者休息和睡眠的用具，特别是住院患者治疗、饮食、活动、排泄等活动都在床上进行，所以病床一定要符合实用、耐用、舒适、安全的原则。同时，医院的病床还应具备以下特点：

①床的高度能升降。一般病床的长为200cm，宽90cm，高60cm；升降病床可满足医护人员操作的需要，防止工作时身体过度伸展或弯曲，避免工作人员腰背部肌肉过度

疲劳；降低病床可方便患者上下床。

②床头和床尾的高度能调整。病床可根据患者需要分别摇起床头、床尾或膝下支架，方便患者睡眠和休养，满足其治疗时所需的不同体位的要求。

③病床的四脚设置脚轮可方便移动，且脚轮装有固定器，以防病床的移动。

④病床两侧设有活动的护栏，可预防老人、小孩、意识不清者从床上跌落。

2. 床垫　长、宽与床的规格相同，厚 9～10cm。床垫的种类有棕垫和海绵垫等，外层用结实的布料制作。患者大多数时间卧于床上，所以床垫宜坚实，以避免承受重力较多的部位凹陷。

3. 床褥　长、宽与床垫的规格相同。一般床褥的褥芯用棉花制作，褥面用棉布制作。

4. 枕芯　长 60cm，宽 40cm，内装木棉、人造棉、羽绒等，枕面用棉布制作。

5. 大单　长 250cm，宽 180cm，用棉布制作。

6. 被套　长 230cm，宽 170cm，用棉布制作，尾端开口并钉有系带。

7. 枕套　长 75cm，宽 45cm，用棉布制作，一侧开口。

8. 中单　长 170cm，宽 85cm，用棉布或无纺布制作。

9. 橡胶中单　长 85cm，宽 65cm，中间用橡胶单制作，两端各加棉布（长 40cm）。

10. 棉胎　长 230cm，宽 160cm，多用棉花胎，也可用人造棉或羽绒被。

11. 床旁桌　长 45cm，宽 45cm，高 85cm，放置在床头旁边的小桌，桌面应光滑、方便清洁，不易被化学物质损坏，床旁桌的脚应装置有固定器的橡胶轮，方便移动，主要放置患者日常生活用品。

12. 床旁椅　椅子可有两种形式，一是无扶手的垂直靠背椅，另一是有扶手和坐垫的休闲椅，主要保证患者使用时舒适和安全，供患者或来访者使用。

13. 跨床桌　长 80cm，宽 45cm，可移动，可调整合适的高度，供患者在床上进食、写字、阅读等活动使用，也可暂时放置医护人员所需的清洁或无菌物品。

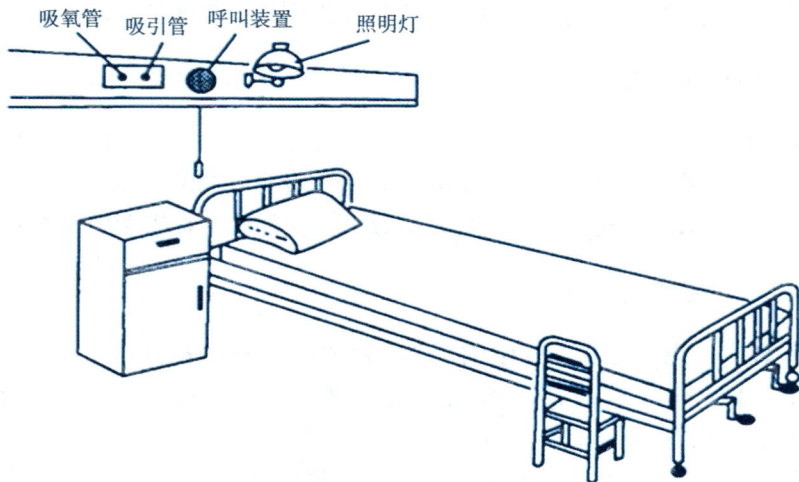

图 7-5　患者床单位

四、铺床法

铺床是为保持病室床单位整齐，满足患者休息需要。铺好的病床应舒适、安全、实用。根据使用目的不同，常用的铺床法有备用床（图7-6）、暂空床（图7-7）和麻醉床（图7-8）。

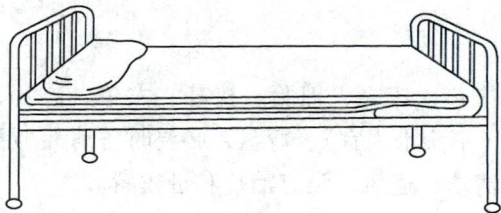

图7-6　备用床

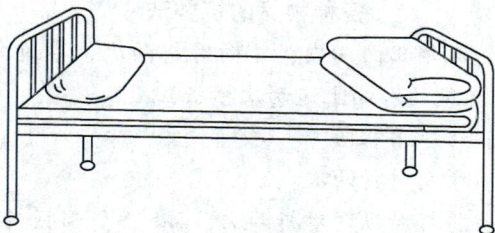

图7-7　暂空床

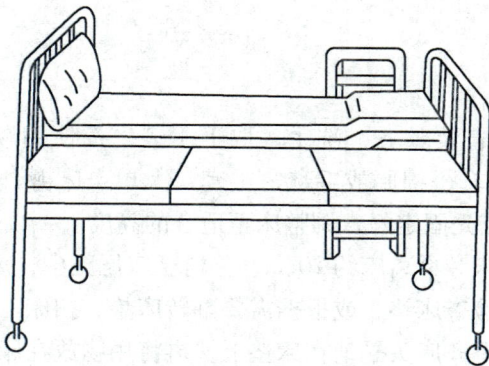

图7-8　麻醉床

（一）备用床

【目的】

1. 保持病室整洁、舒适和美观。
2. 准备迎接新患者。

【评估】

1. 检查床有无损坏，床上用物是否符合病床规格，以及是否适应季节需要。
2. 床上设施是否完好，管道是否通畅。
3. 操作是否会影响病室内其他患者治疗或进餐。

【计划】

1. 用物准备　床、床垫、床褥、棉胎、枕芯、大单、被套、枕套、床旁桌、床旁椅、床刷及消毒湿布套（不滴水为宜）、弯盘，必要时备消毒小毛巾。

2. 环境准备　病室清洁、通风，没有治疗和进餐者。

知识链接

各种物品的折叠法

1. 床单的叠法　床单正面向内，竖向对折两次，单边向内横向对折 3 次（站在床头者不动，床尾的人向上递两次横折）。

2. 被套的折法　与床单相同。

3. 棉褥的折法　横向对折两次。

4. 棉胎的折法　将棉胎纵向对折两次，再"S"形横折两折。

【实施】

具体操作方法：

1. 备物检查　护士着装整齐，洗手，取下手表，按使用顺序备好用物携至床旁（自下而上放置枕芯、枕套、棉胎或毛毯、被套、大单、床褥）。再检查床、床垫功能是否完好，有脚轮的床应先固定好，调整床至适合的高度。

2. 移开桌椅　移开床旁桌离床约 20cm，移椅至床尾正中，离床约 15cm。

3. 翻扫床垫　再次检查床垫，或根据需要翻转床垫，扫床。

4. 铺平床褥　将床褥齐床头平铺在床垫上，再将用物放在床旁椅上。

5. 铺单折角（图 7-9）

（1）将大单放于床褥上，大单的中缝对齐床中线，分别向床头、床尾散开。

（2）先铺近侧床头大单：一手拖起床垫一角，一手伸过床头中线将大单折入床垫下，在距床头约 30cm 处，向上提起大单边缘使大单头端呈等边三角形，然后再将两底角分别塞于床垫下。

（3）同法铺床尾大单。

（4）两手将大单中部边缘拉紧，塞入床垫下。

（5）护士转至对侧，同法铺好对侧大单。

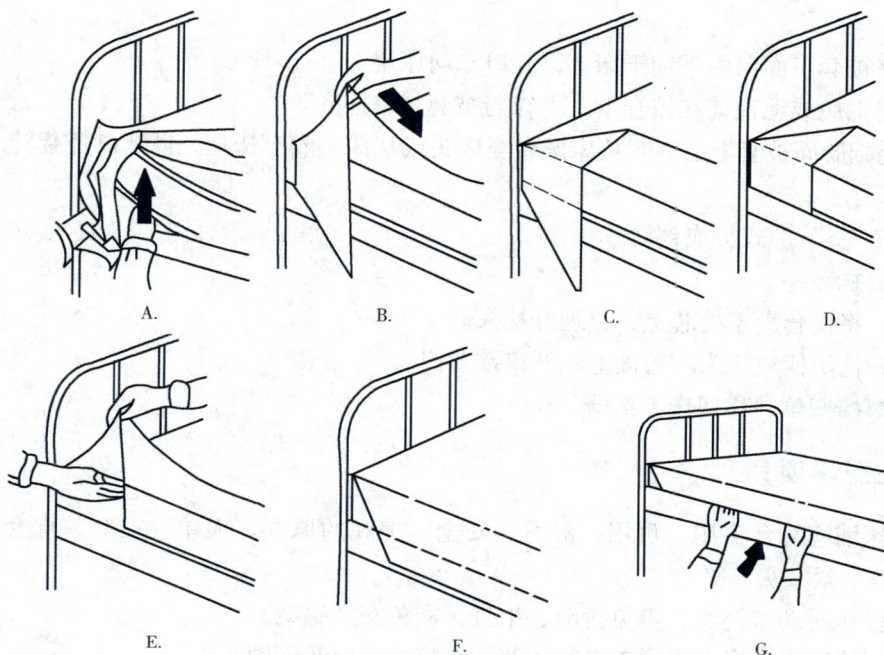

图 7-9 铺大单方法

6. 套被折齐

（1）"S"形式（图 7-10）

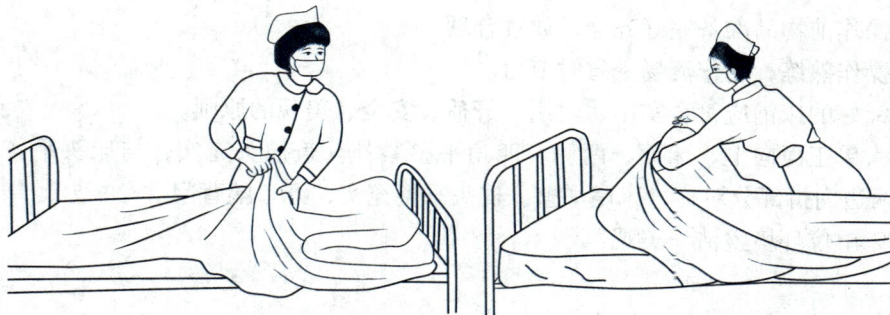

图 7-10 "S"形式套

①被套正面向外放在铺好的大单上，中线与床中线对齐，被套头端齐床头放齐。

②将被套尾部开口端的上层打开至 1/3 处。

③再将"S"形折叠的棉胎放入被套尾端的开口处，底边与被套开口边缘对齐。

④拉棉胎上缘至被套封口端，对好两上角，展开棉胎，平铺于被套内，至床尾逐层拉平盖被。盖被尾端系带系好。

⑤盖被上端与床头平齐，两侧边缘向内折与床沿平齐，尾端塞于床垫下或内折于床尾平齐。

（2）卷筒式

①将被套正面向内平铺于床上，开口端向床尾。

②将棉胎或毛毯铺在被套上，上缘与被套封口边齐。

③将棉胎同被套上层一起从床尾卷至床头或从床头卷至床尾，自开口处翻转，拉平，系带。

④按"S"形式折成被筒。

7. 套枕放平

（1）将枕套套于枕芯上，整理好枕头。

（2）枕头横放于床头盖被上，开口端背门。

8. 桌椅归位 移回床旁桌椅。

【注意事项】

1. 床铺应符合实用、耐用、舒适、安全、美观的原则。大单、被套、枕套均应做到平、整、紧、实、美。

2. 操作时动作轻稳，避免抖动、拍打，避免交叉感染。

3. 同病室内有患者进餐或进行无菌性治疗时，应暂停铺床。

4. 避免多次走动，提高工作效率，节省体力。正确运用人体力学原理，使用肘部力量，双脚分开，双膝稍弯曲，并保持身体平稳；铺大单的顺序是：先床头后床尾，先近侧后远侧。

【评价】

1. 操作前物品准备完好齐全，放置合理。

2. 操作熟练，动作流畅，省时节力。

3. 铺好的床铺应符合实用、耐用、舒适、安全、美观的原则。

4. 大单正面向上，床面、两侧、四角平整紧扎。盖被头充实，与床头平齐，内外平整，两边内折部分对称，床尾平整。枕头平整充实，开口端背门。

5. 床单位环境整洁、美观。

（二）暂空床

【目的】

1. 供新入院患者使用。

2. 供暂离床活动的患者使用。

3. 维持病室的整洁、美观。

【评估】

1. 操作目的，如为新入院患者，根据病情需要准备用物。

2. 患者的病情是否可以暂时离床。

3. 操作是否会影响病室内其他患者治疗或进餐。

【准备】

1. 用物准备　床、床垫、床褥、棉胎、枕芯、大单、被套、枕套、床旁桌、床旁椅、床刷及消毒湿布套（不滴水为宜）、弯盘。橡胶中单和中单。

2. 环境准备　清洁、通风，未有治疗和进餐者。

【实施】

具体操作方法（图 7 - 7）：

1. 改备用床为暂空床

（1）**备物检查**：备齐用物，按序放置，携至床旁。

（2）**折叠盖被**：移床旁椅至床尾正中，距床约 15cm。将用物放于椅面上。将备用床的盖被头端向内折 1/4，再扇形三折于床尾，并使各层平齐。

（3）**酌情铺单**：根据病情需要铺橡胶中单和中单。橡胶单的上缘应距床头 45 ~ 50cm，中线与床中线齐，展开。取中单以同法铺在橡胶中单上，两单边缘下垂部分一起拉紧平整地塞入床垫下。转至对侧，同法拉紧橡胶中单和中单，铺平。

（4）**整理归位**：将枕头放回床头，移回床旁椅，洗手。

2. 铺暂空床法

（1）**备物检查**：备齐用物，按使用顺序备好用物携至床旁（自下而上放置枕芯、枕套、棉胎或毛毯、被套、中单、橡胶中单、大单、床褥）。检查床、床垫功能是否完好，有脚轮的床应先固定好脚轮，调整床至适合的高度。

（2）**移开桌椅**：同备用床法。

（3）**翻扫床垫**：同备用床法。

（4）**铺平床褥**：同备用床法。

（5）**铺单折角**：按备用床法展开大单，铺近侧大单（床头、床尾、中部），需要时按"改备用床为暂空床法"铺近侧橡胶中单及中单，转至对侧，同法铺大单，拉紧橡胶中单及中单。

（6）**被套折齐**：按备用床法套被套，折成被筒。

（7）**枕套放平**：同备用床法。

（8）**桌椅归位**：同备用床法。

【注意事项】

1. 同备用床注意事项。

2. 橡胶单、中单根据患者需要放置。如需铺在床中部，橡胶单和中单的上端应距床头 45 ~ 50cm；如为头部使用，则应齐床头铺平；如为下肢手术者，可将橡胶中单和中单铺于床尾。

3. 床铺应便于患者离床活动。

【评价】

1. 同备用床。
2. 用物准备符合病情需要。
3. 方便患者上、下床。

（三）麻醉床

【目的】

1. 便于接受和护理麻醉手术后的患者。
2. 使患者安全、舒适，预防并发症。
3. 保护被褥不被血液、呕吐物、排泄物等污染，便于更换。

【评估】

1. 患者病情、手术部位、麻醉种类、术后需要的抢救或治疗物品等。
2. 检查床旁设施（呼叫、氧气、吸引等装置）性能是否完好。
3. 操作是否影响病室内其他患者治疗或进餐。

【准备】

1. 用物准备

（1）铺床用物：床、床垫、床褥、棉胎、枕芯、大单、被套、枕套、床旁桌、床旁椅、床刷及消毒湿布套（不滴水为宜）、弯盘。橡胶单和中单各2条。

（2）麻醉护理盘物品：无菌治疗巾内置压舌板、张口器、舌钳、通气导管、牙垫、治疗碗、镊子、输氧导管、吸痰导管和纱布数块。无菌巾外放置血压计、听诊器、护理记录单和笔、棉签、胶布、弯盘、手电筒。

（3）其他用物：输液架，必要时负压吸引器、胃肠减压器、氧气筒、冬天备热水袋及布套、毛毯。

2. 环境准备　清洁、通风，未有治疗和进餐者。

【实施】

具体操作方法：

1. 撤除原物　拆除原有枕套、被套、大单等物，放于污物袋内。

2. 洗手备物　洗手或用速干消手液消毒双手。备齐用物，按序放置，携至床旁（自下而上放置枕芯、枕套、棉胎或毛毯、被套、中单、橡胶中单、中单、橡胶中单、大单、床褥）。

3. 移开桌椅　同备用床法。

4. 铺单折角　按备用床法展开大单，铺近侧大单。铺近侧橡胶中单，其上缘距床头 45～50cm，中线与床中线齐，展开；取中单与同法铺在橡胶中单上，两单边缘下垂部分一起拉紧平整地塞入床垫下。取另一橡胶中单放于床上，上缘平齐床头，下缘压在中部橡胶中单和中单上，中线与床中线齐，展开。取中单以同法铺在橡胶中单上，两单边缘下垂部分一起拉紧平整的塞入床垫下。转至对侧，同法逐层铺好大单、中部橡胶中单和中单、床头橡胶中单和中单。如为下肢手术者，可将橡胶中单和中单铺于床尾。

5. 被套折被　按备用床法套被套，将盖被折成被筒，向里或向外横向折叠与床尾齐，将盖被三折叠于一侧床边，开口处向门。

6. 套枕立放　套枕套同备用床法，将枕横立于床头，开口端背门。

7. 桌椅归位　移回床旁桌，椅子置于盖被折叠侧。

8. 置盘整理　将麻醉护理盘置于床旁桌上，其他用物按需妥善放置。整理床单位，洗手。

【注意事项】

1. 同备用床注意事项。
2. 保证术后患者舒适并预防感染发生。
3. 橡胶中单及中单根据患者需要放置。
4. 护理术后患者所需用物应齐全，以便于实施抢救和护理。

【评价】

1. 同备用床。
2. 用物准备符合病情需要。
3. 术后患者能得到及时方便的护理和抢救。

五、卧有患者床的整理与更换床单法

【目的】

1. 保持床铺清洁、干燥、平整，使患者感觉舒适。
2. 观察患者病情变化，预防压疮等并发症。
3. 保持病室的整洁美观。

【评估】

1. 床单位的清洁程度。
2. 患者病情、意识状态、活动能力、配合程度、身上有无各种导管及伤口等。
3. 室内环境是否安全、保暖，患者有无其他需要。

【准备】

1. 患者准备　向患者解释操作目的及配合方法。

2. 用物准备　清洁大单、中单、被套、枕套，需要时备清洁衣裤，床刷及消毒湿布套（不滴水为宜）。

【实施】

1. 卧有患者床的整理操作方法

（1）核对解释：携用物至床旁，核对患者的姓名、床号，并解释操作的目的、程序和方法。酌情关闭门窗，根据季节调节室内温度，必要时用屏风遮挡患者。同病室内无患者进行治疗、进餐和休息。

（2）移开桌椅：移开床旁桌距床 20cm，移床尾椅至床尾，如病情允许，放平床头和床尾支架。

（3）协助患者移至对侧：松开被尾，将患者枕头移向对侧，协助患者翻身，取侧卧位，背向护士。

（4）清扫各单：松开近侧各单，用床刷扫净中单、橡胶单后搭于患者身上，再从床头至床尾扫净大单上的渣屑。

（5）铺各单：依次将大单、橡胶单、中单逐层拉平铺好。

（6）整理对侧：协助患者翻身侧卧于铺好的一侧，转至对侧同法整理，协助患者平卧。

（7）整理盖被、枕头：整理好盖被，被尾内折后与床尾齐，取出枕头，拍松后放入患者头下。

（8）桌椅归位：根据需要支起床头、床尾支架、床档，移回床旁桌、椅。

（9）清理：清理用物，洗手。

2. 卧有患者更换床单的操作方法

（1）核对解释：携用物至床旁，核对患者的姓名、床号，并解释操作的目的、程序和方法。酌情关闭门窗，根据季节调节室内温度，必要时用屏风遮挡患者。同病室内无患者进行治疗、进餐和休息。

（2）移开桌椅：移开床旁桌距床 20cm，移床尾椅至床尾，如病情允许，放平床头及床尾支架。

（3）更换床单

1）可翻身侧卧患者的更换床单法（适用于卧床不起，但病情允许翻身侧卧的患者）

①松开被尾，将患者枕头移向对侧，协助患者翻身，侧卧，背向护士。

②松开近侧各单，将中单向上内卷，塞于患者身下。清扫橡胶单，搭于患者身上。大单向上内卷，塞于患者身下。清扫床褥。

③大单中线与床中线对齐打开，近侧大单向下拉平散开，对侧大单内折后卷至床中线处，塞于患者身下。铺平橡胶单，中单中线与床中线对齐打开，近侧中单向下拉平，散开，塞于床垫下。对侧中单内折后卷至床中线处，塞于患者身下。

④协助患者平卧，将患者枕头移向近侧，并协助患者移向近侧。患者侧卧，面向护

士，躺卧于已铺好床单的一侧。

⑤松开对侧各单，向上卷中单至中线处，取出污染的中单，放于护理车中污衣袋内。清扫橡胶单，将橡胶单搭于患者身上。将大单自床头内卷至床尾处，取出污染的大单，并放于护理车中污衣袋内。清扫床褥。铺对侧清洁大单、对侧橡胶单和清洁中单，协助患者平卧，将患者枕头移向床中间。

2）上下更换床单法（适用于病情不允许翻身侧卧的患者，如下肢牵引的患者）（图7-11）

①一手托起患者头部，另一手迅速取出枕头，撤下枕套，枕芯放于椅上。松开各单，将床头大单、橡胶单及中单横卷成筒状置患者肩下。

②将清洁大单横卷成筒状铺在床头，中线和床中线对齐，铺好床头大单；抬起患者的上半身（患者可利用牵引床上的拉手抬起身躯），将污染大单、橡胶中单和中单一起从患者肩部向下拉，同时将清洁大单随着污单从床头拉至患者臀下身躯。

③放下患者的上半身，抬起臀部迅速撤去污大单、橡胶中单和中单，同时将清洁大单拉至床尾。橡胶中单放在床尾椅背上；污大单、中单，枕套放入污衣袋内。

④铺好清洁大单。先铺好一侧橡胶中单及中单，另半幅塞于患者身下，转至对侧，将大单、橡胶中单及中单拉出铺好。

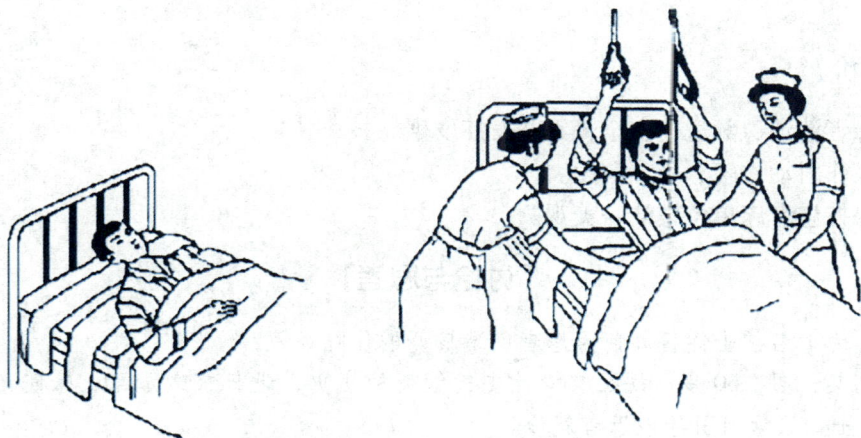

图7-11　上下更换床单法

(4) 更换被套

1）方法一

①将清洁被套铺于盖被上，打开尾端。

②在污被套内将棉胎纵折三折，取出并拉成"S"形，置三清洁被套内。

③撤出污被套。

④将棉胎展平，系好被套尾端系带，折被筒。

2）方法二

①松开被筒，解开被尾带子，将污被套自被尾翻卷至被头，取出棉胎，平铺于床上。

②将正面向内的清洁被套铺于棉胎上，翻转拉出被套和棉胎的被角，套清洁被套同时卷出污被套，直至床尾。

③污被套放入污物袋中。

④整理盖被，系好被套尾端系带，折被筒。

(5) 更换枕套：一手托起患者的头及颈部，另一手取出枕头，更换干净枕套后拍松，开口端背门放于患者头下。

(6) 整理用物：协助患者取舒适卧位，移回床旁桌、床旁椅。根据天气情况和患者病情摇起床头和膝下支架，打开门窗。洗手。

【注意事项】

1. 操作时动作轻、稳、节力。不能过多翻动和暴露患者，以免患者疲劳及受凉。

2. 注意观察患者的病情及皮肤有无异常，带引流管的患者要防止引流管扭曲、受压或脱落。

3. 患者的衣服、床单、被套等应每周更换 1~2 次，如被血液、便液等污染时，应及时更换。

4. 病床应湿式清扫，一床一巾一消毒。禁止在病区走廊地面上堆放更换下来的衣服。

【评价】

1. 患者清洁、舒适、安全，无并发症发生。

2. 操作时动作轻、稳、节力。

3. 保持患者床单位整洁、美观。

【讨论与思考】

1. 作为 1 名护士你将如何为患者创造良好的住院环境？

2. 刘某，男，60 岁，既往有慢性支气管炎的病史，近日咳嗽加重，来院治疗。作为门诊护士，该如何引导该患者就诊。

3. 何某，男，45 岁，因交通意外致颅脑损伤，大出血，昏迷，被送至急诊科。作为急诊科护士，应如何配合抢救。

4. 王某，男，56 岁，因患胃癌，需手术治疗，2 天前门诊入院。术前准备完毕，今日进行胃大部切除手术。作为病区护士，如何为患者准备术后床单位。

第八章 入院和出院的护理

学习目标

1. 掌握分级护理的适用对象和护理要求。
2. 熟悉患者入院、出院护理工作的主要内容和运送患者的方法。
3. 了解患者入院一般程序。

入院和出院护理是护理工作的内容之一。做好患者入、出院的护理是贯穿整体护理、满足患者身心需要的具体体现。对于入院患者，护士应根据入院护理程序，对患者进行评估，给予有针对性的护理，以促进康复。对于出院患者，护士应协助其办理出院手续，指导患者出院后巩固疗效，增进健康，提高生活质量。

案例导入

患者，男，40岁，在建筑工地不慎摔伤，呼吸急促，意识模糊，工友拨打120将其送入医院，医生初诊：颈椎骨折。

问题：
1. 该患者入院后的初步护理工作包括哪些？
2. 住院期间，该患者应采取何种运送方式？

第一节 入院的护理

入院护理是指患者经门诊或急诊医生诊查后，因病情需要住院做进一步观察、检查和治疗时，经诊查医生签发住院证后，由护士对患者所进行的一系列护理活动的安排。其目的是：①协助患者熟悉并适应医院环境，消除紧张、焦虑等不良情绪。②满足患者的身心需要，以调动患者配合治疗、护理的积极性。③进行健康教育，为患者提供有关健康的信息。

一、入院程序

（一）办理入院手续

患者经门诊或急诊医生诊查，做出初步诊断，需要进一步住院检查或治疗时，持医生签发的住院证，患者至住院处办理住院相关手续，如填写病历首页相关信息、缴纳住院保证金等。住院处护士接收患者后，立即通知病区值班人员做好接收新患者的准备。

（二）实施卫生处置

为防止交叉感染，患者入病室前应进行卫生处置，如沐浴、更衣、理发、剪指甲等。急、危、重症患者需根据病情酌情免浴；有体虱或头虱者，需先行灭虱措施，再沐浴更衣；传染病或疑似传染患者应送隔离室处置。患者不需用的衣物和贵重物品可交家属带回。

（三）护送患者入病区

卫生处置后，住院处护士根据患者病情可选用步行、轮椅、平车等方式护送患者入病区。护送时应保证患者安全，注意保暖，不应停止必要的治疗，如输液、给氧等。外伤者还应注意卧位。护送患者入病区后，与病区护士详细交接患者的病情、治疗及物品等。

二、入病区后的初步护理

（一）一般患者的入院护理

1. 准备床单位。病区护士接到住院处通知后，立即根据患者病情需要准备床单位，将备用床改为暂空床，并准备好必需的生活用品。根据病情可在床上加铺橡胶中单和中单。

2. 迎接新患者。患者进入陌生环境会感到迷茫、无助，所以希望被认识、接纳、尊重。护士应以热情的态度、亲切的语言接待患者，做好入院指导。主动向患者作自我介绍，说明自己的职责；并为患者介绍同室病友，介绍病区环境及医院规则、规章制度，解释病区设施的使用方法及注意事项等。

3. 测量患者的生命体征和体重，必要时测量身高，并将测量的结果记录于体温单上。

4. 通知医生诊视患者，并予以协助。

5. 执行医嘱。根据医嘱执行各项治疗、护理措施，并通知营养室为患者准备膳食。

6. 填写住院病历和有关护理表格

（1）用蓝或黑钢笔逐页填写住院病历眉栏和有关表格。

（2）用红钢笔在体温单40℃～42℃之间的相应时间栏内纵行填写入院时间。

（3）填写入院登记本、诊断卡（插在患者住院一览表上）、床头（尾）卡。

（4）住院病历按下列顺序排列：体温单、医嘱单、入院记录、病史及体格检查、病程记录（手术、分娩记录单及特殊治疗记录单等）、各项检验检查报告单、护理病历、住院病历首页、门诊病历。

7. 指导患者标本的留取：告知患者次日留取大、小便标本，并说明留取的目的、方法、时间及注意事项。

8. 入院护理评估。患者入院后，按护理程序收集患者的有关健康资料，了解其基本情况和身心需要，填写入院护理评估单，确定护理问题，拟订护理计划。

（二）急症、危重患者的入院程序

急症、危重患者多因病情重、情况紧急而急诊入院，护士接到通知后应立即做好抢救工作。

1. 准备床单位　将患者安置在抢救室或危重病室，根据病情将备用床改为暂空床或麻醉床，床上按需加铺橡胶中单和中单。

2. 通知医生做好抢救准备　准备好急救物品及药品，如氧气、吸引器、输液器具、急救车等，并通知医生做好抢救准备。

3. 密切观察病情变化　患者入病室后，护士应积极配合医生进行抢救，观察病情变化，并做好护理记录。

4. 保证安全　对意识不清、躁动不安的患者或者婴幼儿，安置床档加以保护，并暂留陪送人员，以便询问病史。

三、分级护理

分级护理是指患者在住院期间，医护人员根据患者病情的轻、重、缓、急和生活自理能力确定并实施不同级别的护理（表8-1）。

表8-1　分级护理

护理级别	适用对象	护理要点
特级护理	病情危重，随时可能发生病情变化需要进行抢救的患者；重症监护患者、各种大手术后的患者、严重创伤或大面积烧伤的患者；使用呼吸机辅助呼吸，并需要密切监护病情的患者；实施连续性肾脏替代治疗（CRRT），并需要密切监护生命体征的患者；其他有生命危险，需要严密监测生命体征的患者	安排专人24小时护理，密切观察患者病情变化，监测生命体征。根据医嘱，正确实施治疗，给药措施，准确记录出入量。根据患者病情，正确实施基础护理和专科护理，如口腔护理、压疮护理、气道护理和管路护理等，实施安全措施。保持患者的舒适和功能体位。实施床旁交接班
一级护理	病情趋向稳定的重症患者，需要绝对卧床休息者；生活完全不能自理且病情不稳定的患者；生活部分自理，病情随时可能发生变化的患者	每1小时巡视患者1次，观察患者的病情变化。根据患者病情，测量生命体征。根据医嘱，正确实施治疗、给药措施。根据患者病情，正确实施基础护理和专科护理，如口腔护理、压疮护理、气道护理及管路护理等，实施安全措施。提供护理相关的健康指导
二级护理	病情稳定，仍需卧床的患者；生活部分自理的患者；行动不便的老年患者	每2小时巡视患者1次，观察患者的病情变化。根据患者病情，测量生命体征。根据医嘱，正确实施治疗、给药措施。根据患者病情，正确实施相关护理措施。提供护理相关的健康指导
三级护理	生活完全自理且病情稳定的患者；生活完全自理且处于康复期的患者	每3小时巡视患者1次，观察患者的病情变化。根据患者病情，测量生命体征。根据医嘱，正确实施治疗、给药措施。提供相关的健康指导

第二节 出院的护理

出院护理是指护理人员对出院患者所进行的一系列护理工作。其目的是：①评估患者身心需要，使其尽快转换角色，重返社会。②指导患者及家属顺利办理出院手续。③对患者出院后的遵医用药、饮食、活动、康复锻炼等进行指导。④消毒床单位，准备迎接新患者。

一、出院前护理

1. 通知患者和家属　护士根据医生开具的出院医嘱，提前告知患者及家属出院日期，并协助患者做好出院准备。

2. 评估患者身心需要　患者出院前应评估患者的身心状况，适时进行健康教育，对患者出院后的服药、饮食、休息、功能锻炼和定期复查等进行指导，必要时可为患者或家属提供健康教育的有关资料，指导其掌握疾病的家庭护理、康复知识。同时，注意患者出院前的心理变化并予以安慰和鼓励，以增强其信心，减轻因离开医院所产生的恐惧与焦虑。

3. 征求患者及家属意见　出院前护士需征求患者或家属对医院工作的意见和建议，以便不断提高医疗和护理工作质量。

二、出院时护理

（一）执行出院医嘱

1. 在体温单40℃～42℃相应时间栏内，用红钢笔纵行填写出院时间。

2. 停止一切医嘱，注销所有治疗、护理执行单，如服药单、注射单、治疗单、饮食单等。

3. 撤去住院患者一览表上的诊断卡及床头（尾）卡。填写出院患者出院本。

4. 填写出院通知单，通知患者或家属至出院处办理出院手续，结算住院费用。

5. 出院后需继续服药的，护士凭医生开具的处方到药房领取药物，交给患者或家属，并指导服药的方法和注意事项。

（二）协助患者整理用物

护士收回患者住院期间所借的物品，并消毒处理，同时归还患者寄存的物品，协助其整理好个人用物。

（三）护送患者出院

患者或家属办理完出院手续后，将出院证交给病区护士。护士根据患者具体情况，采用不同方式护送患者出病区。

三、出院后护理

1. 患者床单位的处理

（1）床单位：①撤去床上大单、被套、枕套及中单，送洗衣房清洗。②用紫外线灯照射或臭氧灭菌灯消毒床垫、床褥、枕芯、棉胎；或在日光下暴晒 6 小时，定时翻动以保证消毒效果。③用消毒液擦拭床和床旁桌椅。④病室开窗通风。⑤铺备用床，准备迎接新患者。⑥传染病患者的床单位和病室消毒按照终末消毒法处理。

（2）患者床单位的其他家具和设备：床头设备上的照明灯、呼叫装置、中心负压装置、中心供氧装置等用消毒液擦拭，并检查其性能。

2. 整理病案，交病案室保存　　出院病历按以下顺序排列：住院病历首页、出院记录或死亡记录、入院记录、病史及体格检查、病程记录（手术、分娩记录单及特殊治疗记录单等）、各项检验检查报告单、护理病历、医嘱单和体温单。

第三节　运送法

凡是不能行走的患者在入院、出院，以及在医院内进行检查、治疗时，护士需根据患者病情选用轮椅、平车等运送工具。

一、轮椅运送法

【目的】

1. 护送不能行走但能坐起的患者入院、出院、检查、治疗或户外活动。
2. 帮助患者下床活动，促进其血液循环和体力恢复。

【评估】

1. 患者身份，如科别、床号、住院号、姓名、性别、年龄和诊断。
2. 患者生命体征、病情、意识状态、体重、活动耐力及合作程度。
3. 患者自理能力、治疗和各种管路情况等。
4. 解释操作目的、方法、配合要点。
5. 环境整洁、舒适、宽敞，光线明亮，无障碍物，地面防滑。

【计划】

1. 患者准备　　了解轮椅运送的方法和目的，能够主动配合。
2. 用物准备　　轮椅（性能完好），根据季节备外衣或毛毯、别针，需要时备软枕。

【实施】

具体操作方法：
1. 检查轮椅性能，再次核对患者腕带，指导患者配合的方法，取得患者合作。
2. 轮椅面向床头，靠背与床尾平齐，制动车闸，翻起脚踏板。

3. 天冷保暖，可将毛毯单层两边平铺在轮椅上，使毛毯上端高过患者颈部约 15cm。

4. 扶患者坐于床沿，嘱其以手撑在床面维持坐姿，协助其穿外衣、鞋袜。

5. 护士立于轮椅背后，身体固定轮椅，嘱患者扶轮椅扶手，坐于椅中部靠后坐稳。不能自行下床的患者，护士应面朝患者双脚分开站立，将患者双手置于护士肩，护士双手环抱患者腰，协助患者用其近轮椅一侧的手抓轮椅外侧把手，转身坐入轮椅。翻下脚踏板，让患者安置双脚（图 8 - 1）。

6. 将毛毯上端边缘外翻约 10cm 围于患者颈部，用别针固定，并用毛毯围裹两臂做成两个袖筒，各用一别针在腕部固定，再用毛毯包裹上身、双下肢和双脚（图 8 - 2）。

7. 松车闸，嘱患者扶轮椅扶手，尽量向后靠椅背坐稳，不可前倾。

8. 下轮椅时，将轮椅推至床尾，将闸制动，翻起脚踏板。

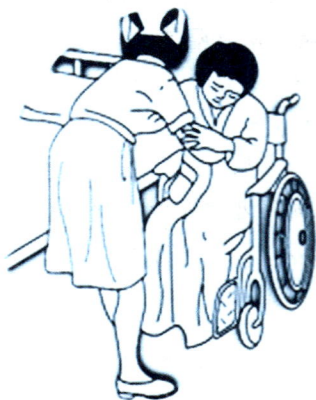

图 8 - 1　协助坐入轮椅　　　　图 8 - 2　毛毯包裹法

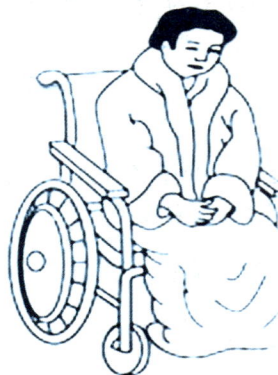

9. 护士两脚前后分开屈膝屈髋，两手置于患者腰侧，患者双手放于护士肩。协助患者转身坐于床沿，脱去外衣、鞋袜。

10. 协助患者取舒适体位，为患者整理衣物、床单位。轮椅放于原处，洗手记录。

【注意事项】

1. 定期检查轮椅的性能，确保使用安全。

2. 寒冷季节注意保暖，防止患者受凉。

3. 上、下轮椅时首先要制动车闸；患者坐不稳或轮椅下斜坡时，需用束腰带保护患者。

4. 下坡时，倒转轮椅，缓慢下行，嘱患者抓紧扶手，头及背向后靠。

5. 如有下肢水肿、溃疡或关节疼痛，可将足踏板抬起，并垫软枕。

【评价】

1. 护士动作轻稳、协调，遵循节力原则。

2. 患者坐姿舒适，运送安全。

3. 护患沟通有效，患者主动配合。

二、平车运送法

【目的】

运送病情较重的卧床患者入院、出院、检查、治疗、手术和转运。

【评估】

1. 患者身份，如科别、床号、住院号、姓名、性别、年龄和诊断。
2. 患者生命特征、病情、意识状态、体重、活动耐力及合作程度。
3. 患者自理能力、治疗和各种管路情况等。
4. 解释操作目的、方法、配合要点。
5. 环境整洁、舒适、宽敞，光线明亮，无障碍物，地面防滑。

【计划】

1. 用物准备　平车（上铺床单，按季节加铺被褥垫），枕头，毛毯或棉被，必要时备中单。如为骨折患者，应备木板垫于平车上。

2. 患者准备　了解搬运和平车的运送方法及配合事项。

【实施】

具体操作方法：

1. 检查平车性能，再次核对患者腕带，指导患者配合的方法，取得患者合作。
2. 妥善固定、安置导管。
3. 搬运患者

（1）挪动法

①移开床旁桌、椅，松开盖被，嘱患者自行移至床边。

②将平车靠紧床边，大轮端靠床头，轮闸制动。

③协助患者按上半身、臀部、下肢的顺序依次向平车挪动，让患者头部枕于大轮端。

（2）一人搬运法

①移床旁椅至对侧床尾，推平车至床尾。

②使平车头端即大轮端与床尾成钝角，将闸制动。

③松开盖被，协助患者穿衣。

④搬运者一臂自患者腋下伸至对侧肩部，一臂在同侧伸入患者大腿下至对侧。嘱患者双臂交叉环抱于搬运者颈后，然后搬运者抱起患者移步转向平车，将患者轻放于平车上，使之躺于平车中央，盖好盖被。

（3）二人搬运法

①同一人搬运法①～③。

②搬运者甲乙站在同侧床边，将患者双手交叉于胸腹前，办助其移至床边。

③搬运者甲一手臂托着患者头、颈、肩部，一手臂托住腰部；乙一手臂托住患者臀部一手臂托住患者膝部，两人同时抬起，使患者身体向搬运者倾斜，同时移步将患者放于平车中央。

（4）三人搬运法

①同一人搬运法①~③。

②搬运者甲、乙、丙，站在同侧床边，将患者双手交叉于胸腹前，协助其移至床边。

③搬运者甲托住患者的头颈肩和腰部；乙托住患者的背、腰、臀部；丙托住患者的膝及脚部。三人同时用力将患者抬起，轻轻放于平车中央。

（5）四人搬运法（帆布兜法）

①移开床旁桌椅，松开盖被，使患者腰臀下铺帆布中单。

②将平车靠紧床边，大轮端靠床头，轮闸制动。

③搬运者甲站在床头托住患者的头、颈、肩部；乙站在床尾托住患者的两腿；丙、丁二人分别站于病床及平车的两侧，抓住中单四角。其中一人喊口令，四人同时用力抬起，将患者轻放于平车上。

④用盖被包裹患者，露出头部，反折盖被边缘，上层边缘向内折叠。

⑤整理床单位，铺成暂空床。

⑥打开车闸，推送患者至指定地点。

【注意事项】

1. 搬运患者时，动作需轻稳、协调一致，尽量让患者身体靠近搬运者，使重力线通过支撑面，保持平衡及省力。

2. 推车时，护士应站在患者头侧，便于观察病情和患者面色、呼吸等变化。

3. 推车上下坡时，患者头部应位于高处。如平车一端为小轮，一端为大轮，患者头部应位于大轮端。因小轮转动灵活，大轮转动次数少，可减轻患者在运送过程中的不适。推车速度要适宜，确保患者安全舒适。

4. 寒冷季节注意保暖；搬运骨折患者，首先固定好骨折部位，并使患肢处于功能位置，平车上需垫木板；患者身上有各种管路，应妥善固定，避免牵拉；推车进出门时，应先将门打开，再推患者进门，不可用车撞门，以免引起患者不适及损坏设施。

【评价】

1. 护士动作轻稳、协调，遵循节力原则。

2. 在搬运和运输过程中，患者安全。

3. 护患沟通有效，患者主动配合。

三、担架运送法

担架在急救中是运送患者的最基本、最常用工具。其特点是搬运方便，可上下楼梯，对体位影响较小，容易上下各种交通工具，且不受道路地形等条件限制。

使用方法同平车运送法，可采用两人或三人搬运法。由于担架摆放位置较低，故应当先由两人将其抬起，使之与床沿平齐，便于搬运患者，搬运时尽量保持平稳，不要晃动。

使用担架时应保证患者安全，患者应仰卧于担架中央，四肢不可靠近担架边缘，以免发生碰撞造成损伤；若使用帆布担架，则患者应当俯卧，使脊柱伸直；胸、颈椎损伤的患者应使用硬板担架；疑似颈椎损伤的患者注意保持头颈中立位，防止头颈发生左右移动；在运送途中应注意观察患者的病情变化，保持呼吸道通畅，防止舌后坠阻塞呼吸道，防止分泌物、呕吐物吸入气管引起窒息。

【讨论与思考】

1. 患者入病区后的初步护理程序包括哪些内容？
2. 简述4种护理级别护理内容的不同点。
3. 试比较一般患者与急诊患者入病区后护理工作的异同点。
4. 刘某，男，35岁，体重75kg，从高空坠落导致腰椎骨折，入院后立即进行手术治疗。

问题：

①住院处护士首先应如何护理该患者？

②病房护士接到手术通知后应如何护理该患者？

③患者手术后回病房，护士将患者从平车移至病床时应注意哪些事项？

第九章　医院感染的预防与控制

学习目标

1. 掌握医院感染、清洁、消毒、灭菌、无菌技术和隔离的概念；物理和化学消毒灭菌法、无菌技术基本操作法、隔离技术。

2. 熟悉医院感染的分类、形成原因和条件；无菌技术和隔离技术操作原则。

3. 了解供应室的设置和布局、供应室的工作内容。

医院感染伴随着医院的建立而产生，并随着医学的发展而加剧，特别是近年来新医疗技术的广泛开展，抗生素和免疫抑制剂的广泛应用以及病原类型的变化，医院感染已成为医学界和社会共同关注的问题，也是现代医学研究的一个重要课题。WHO 提出有效控制医院感染的关键措施为：清洁、消毒、灭菌、无菌技术、隔离技术、合理使用抗生素、监测和通过监测进行效果评价。这些措施与护理工作密切相关，因此，护士必须掌握预防和控制医院感染的相关知识和技术。

案例导入

2009 年，在某市某县医院进行血液透析治疗的 70 名患者中有 28 名患者诊断为丙肝感染者，其中 9 名确定为入院透析前已感染丙肝，其余 19 名确定为与血液透析有关的丙肝感染。调查发现，该院血液透析室预防和控制医院感染的规章制度、工作规范和技术规程不完善，无血液透析操作流程，透析器使用登记不规范，特别是在透析机的消毒、丙肝阳性患者的隔离及透析器使用的管理方面无具体要求；消毒隔离措施不落实。无论是阴性患者还是阳性患者，未能做到对透析机的一用一消毒，甚至未能做到每天消毒；使用未经许可的消毒液；未对使用中的消毒液进行浓度监测，部分透析机使用的消毒液浓度仅为标准浓度的 50%；未对直接用于患者的动静脉穿刺针进行灭菌。

问题：

1. 这家医院为什么会发生院内感染？

2. 医务工作人员错在哪里？

3. 如何控制医院感染？

第一节 概 述

一、医院感染的概念与分类

（一）医院感染的基本概念

医院感染是指发生在医院内的一切感染。1990 年，WHO 将医院感染定义为：凡住院患者、陪护人员或医院工作人员因医疗、护理工作而被感染所引起的任何有临床症状的微生物性疾病，不管受害对象在医院期间是否出现症状，均属于医院感染。

（二）医院内感染的分类

医院感染根据病原体来源不同可分为外源性感染和内源性感染。

1. 外源性感染　外源性感染也称交叉感染或可预防性感染，通常是指来自患者体外的病原体，通过直接或间接感染途径，由一个人传播给另一个人而形成的感染。外源性感染通过现代的消毒、灭菌、隔离、无菌技术等措施，基本上能达到有效地预防和控制。

2. 内源性感染　内源性感染也称自身感染或难预防性感染，指寄居在患者体内或体表的正常菌群或条件致病菌，由患者抵抗力下降、正常菌群发生移位，以及抗生素的不合理应用等因素引发的感染。

二、医院感染的形成

院内感染必须具备 3 个基本条件，即感染源、传播途径和易感宿主，三者组成感染链（图 9 - 1）。只有三者同时存在，并有相互联系的机会，才能形成感染。

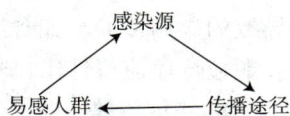

图 9 - 1　感染链

（一）感染源

感染源是指病原微生物生存、繁殖及排出的场所或宿主（人或动物）。医院感染中主要的感染源有：

1. 已感染的患者和病原携带者　病原微生物侵入人体所引起的局部组织和全身性炎症反应称为感染。感染后可表现为有临床症状的患者或无症状的病原携带者。已感染的患者是最重要的感染源，一方面患者不断排出大量病原微生物，另一方面排出的病原微生物致病力强，常具有耐药性，并且容易在另一易感宿主体内植入；病原携带者（包括携带病原体的患者、医务人员、探陪人员）是医院感染中另一重要感染源，病原微生物不断生长繁殖并经常排出体外，而携带者本身因无自觉症状常常被忽视。

2. 环境储源　医院的空气、水源、设备、器械、药品、食品及垃圾等容易受各种病原微生物的污染而成为感染源，如铜绿假单胞菌、沙门菌等兼有腐生特性的革兰阴性杆菌可在潮湿的环境或液体中存活并繁殖达数月以上。

3. 动物感染源　各种动物如鼠、蚊、蝇、蟑螂、蜱、螨等都可能感染或携带病原微生物而成为动物感染源。鼠类在医院的密度高，不仅是沙门菌的重要宿主，而且是鼠疫、流行性出血热等传染病的感染源。

（二）传播途径

传播途径是指病原体从感染源传播到易感宿主的途径。主要的传播途径有：

1. 接触传播　指病原体通过手、媒介物直接或间接接触导致的传播，是医院感染中最常见也是最重要的传播方式之一。

（1）**直接接触传播**：感染源直接将病原微生物传播给易感宿主，如母婴间风疹病毒、巨细胞病毒、艾滋病病毒等传播感染；患者之间、医务人员与患者之间可通过手的直接接触而感染病原体。

（2）**间接接触传播**：感染源排出的病原微生物通过媒介传递给易感宿主。①最常见的传播媒介是医务人员的手。②通过各种医疗设备如侵入性诊治器械和病室内物品传播，如呼吸机相关性肺炎、导管相关血流感染、输血导致的丙型肝炎。③可因医院水源或食物被病原微生物污染，通过消化道传播，如脊髓灰质炎、霍乱、狂犬病。病原体通过水源、食物进行传播常可导致医院感染暴发流行。④通过动物或昆虫携带病原微生物作为人类感染性疾病传播的中间宿主的传播方式又称为生物媒介传播。病原体在动物或昆虫中感染、繁殖并传播，通过接触、叮咬、刺蜇、注毒、食入等方式使易感宿主致病。如蚊子通过叮咬传播的病原体包括疟原虫、乙型脑炎病毒、登革热病毒、血丝虫等。

2. 空气传播　指带有病原微生物的微粒（≤5μm）如飞沫、菌尘，通过空气流动导致的疾病传播。如含出血热病毒的啮齿类动物、家禽通过排泄物污染尘埃后形成气溶胶颗粒传播流行性出血热；开放性肺结核患者排出结核杆菌通过空气传播给易感人群。

3. 飞沫传播　指带有病原微生物的飞沫核（>5μm）在空气中短距离（1m内）移动到易感人群的口、鼻黏膜或眼结膜等导致的传播。个体在咳嗽、打喷嚏、谈笑时可从口、鼻腔喷出许多小液滴；医务人员进行某些诊疗操作，如吸痰时也可产生许多液体微粒，这些液滴或液体微粒都称为飞沫。飞沫含有呼吸道黏膜的分泌物及病原体，液滴较大，在空气中悬浮时间不长，只能近距离地传播给周围的密切接触者。如猩红热、白喉、麻疹、急性传染性非典型肺炎（SARS）、流行性脑脊髓膜炎、肺鼠疫等主要通过飞沫传播。

（三）易感宿主

易感宿主指对某种疾病或传染病缺乏免疫力的人。如将易感者作为一个总体，则称为易感人群。医院是易感人群相对集中的地方，易发生感染且感染容易流行。

病原体传播到宿主后是否引起感染主要取决于病原体的毒力和宿主的易感性。病原体的毒力取决于其种类和数量。宿主的易感性取决于病原体的定植部位和宿主的防御功能。影响宿主防御能力的因素包括：①年龄、性别、种族和遗传。②正常的防御机制（包括良好的生理、心理状态）是否健全。③疾病与治疗情况。④营养状况。⑤生活形态。⑥精神面貌。⑦持续压力等。

医院感染常见的易感人群主要有：①婴幼儿和老年人。②机体免疫功能严重受损者。③营养不良者。④接受各种免疫抑制剂治疗者。⑤不合理使用抗生素者。⑥接受各种侵入性诊疗操作者。⑦手术时间长者。⑧住院时间长者。⑨精神状态差，缺乏主观能动性者。

三、医院感染的主要因素

（一）主观因素

主观因素主要有医院感染管理制度不健全，医务工作者对医院感染的严重性认识不足，不能严格地执行无菌技术和消毒隔离技术，缺乏对消毒灭菌效果的监测等。

（二）客观因素

1. 介入性诊治增多　介入性诊治如器官移植，钻牙，进行各种插管，应用各种监护仪，穿刺、内镜等，可直接破坏机体皮肤与黏膜的屏障作用，为病原微生物的入侵提供了有利条件。

2. 抗生素的广泛应用和滥用　随着大量抗生素的开发和应用，以及抗生素的滥用，导致患者的正常菌群失调，耐药菌株增加，使医院感染的机会增多。

3. 患者防御机制被破坏　放射治疗、抗肿瘤化疗和免疫制剂等的应用，使正常的免疫防御功能遭受破坏，导致患者自身免疫功能下降而成为易感者。

4. 易感人群的增多　随着医疗技术的进步，过去某些不治之症已可治愈或可延长生存时间，故医院患者中慢性疾病、恶性疾病和老年患者所占的比例增加，而这些患者对感染的抵抗力较低，易发生感染。

5. 环境污染严重　医院内传染源多，环境污染严重，特别是病房、病区的公共场所和用品的污染是最严重的。另外，医院布局不合理，隔离措施和隔离设施不健全也会导致医院感染的增多。

四、医院感染的管理与控制

1. 立三级监控体系　成立医院管理委员会，建立由专职医生、护士为主体的医院内感染监控办公室和层次分明的三级护理管理体系（一级管理——病区护士长和兼职监控护士；二级管理——专科护士长；三级管理——护理部主任）。定期评估医院感染发生的危险性，及时发现和处理问题。

2. 健全各项制度，并认真贯彻落实

（1）**管理制度**：如清洁卫生制度、消毒隔离制度，以及感染管理报告制度等的健全与落实。

（2）监测制度：包括对灭菌效果、消毒剂使用效果、一次性医疗器材和门急诊常用器械的监测；对感染高发科室，如手术室、供应室、分娩室、换药室、监护室（ICU）、血透室等消毒卫生标准的监测。

（3）消毒质控标准：应符合国家卫生行政部门所规定的"医院消毒卫生标准"。

3. 医院布局设施合理 医院建筑布局合理，设施应有利于消毒隔离。

4. 人员控制 主要是控制感染源和易感人群，特别是易感患者。

5. 合理使用抗生素 抗生素使用中严格掌握使用指征，一般不宜预防性使用抗生素。

6. 加强医院感染知识的教育 加强教育，提高全体人员的理论技术水平，增强预防和控制医院内感染的自觉性。

第二节 清洁、消毒与灭菌

一、概念

1. 清洁 清洁是用物理方法清除污染物体表面的污垢、尘埃和有机物，以去除和减少微生物。清洁是预防医院感染有效、经济的基本措施。

2. 消毒 消毒是利用物理或化学的方法清除或杀灭除芽孢以外的全部病原微生物，使消毒的对象达到无害化。

3. 灭菌 灭菌是利用物理或化学的方法去除或杀灭所有微生物包括致病和非致病微生物及细菌芽孢和真菌孢子。

二、物理消毒灭菌方法

物理消毒灭菌法是利用物理因素作用于病原微生物，将其去除或杀灭。常用的方法有热力消毒灭菌法、光照消毒法、电力辐射灭菌法、过滤除菌法和微波消毒灭菌法。

（一）热力消毒灭菌法

热力消毒灭菌法是利用热力破坏微生物的蛋白质、核酸、细胞壁和细胞膜，从而使其死亡。热力消毒灭菌法可分为干热法和湿热法。

1. 干热法 干热法是由热源通过空气传导对物体加热，传热较慢。因此干热灭菌所需温度高，作用时间长。

（1）燃烧法：燃烧法是一种简便、彻底、快速的灭菌法。

1）方法：①无保留价值的物品可直接投入焚烧炉内焚烧。②某些金属器械在急用时可先将器械洗净擦干，再将器械放在火焰上烧灼 20 秒。③搪瓷容器倒入 95%～100% 的乙醇少许，慢慢转动容器，使乙醇分布均匀，点火燃烧直至火焰熄灭。④培养用的试管或烧瓶，在开启或关闭塞子时，将管（瓶）口和塞子在火焰上来回旋转 2~3 次。

2）注意事项

①燃烧过程中，火焰未熄灭时不能添加乙醇，以免引起烧伤或火灾。

②注意安全，远离易燃或易爆物品，如乙醚、氧气、汽油等。

③锐利刀剪，禁用燃烧法，以免使刀刃变钝。

（2）干烤法：在特制的干烤箱内进行灭菌，其热力传播与穿透主要靠空气对流和介质的传导，灭菌效果可靠。适用于在高温下不损坏、不易变质、不蒸发的物品，如粉剂、油剂、金属制品、玻璃器皿和陶瓷制品等的灭菌。干烤灭菌所需温度与持续时间应根据灭菌的对象和烤箱的类型来确定。①消毒：箱温 120℃~140℃，时间 10~20 分钟。②灭菌：箱温 160℃，时间 2 小时；箱温 170℃，时间 1 小时；箱温 180℃，时间 30 分钟。

2. 湿热法　湿热消毒灭菌法是通过水和水蒸气对物体加热。因为水和水蒸气传导热能的效率比空气大，穿透力强，传热快。所以湿热消毒灭菌所需温度较低，时间较短。

（1）煮沸消毒法：煮沸消毒法是一种简单、方便的消毒方法，常用于耐湿、耐高温的物品，如食具、食物、棉织品、玻璃器皿、金属类、搪瓷类等。

1）方法：将物品刷洗干净，全部浸没在水中加热煮沸，消毒时间从水沸后开始计时。水温达 100℃后，5~10 分钟即可杀灭繁殖体，多数细菌芽孢煮沸 15 分钟可被杀灭，热抗力极强的需更长的时间（如破伤风杆菌芽孢需煮沸 60 分钟才可被杀灭）。若在水中加入碳酸氢钠，配成 1%~2% 的浓度时，可提高水的沸点达 105℃，增强杀菌作用，还可去污防锈。

2）注意事项

①物品清洁：煮沸消毒前，物品必须刷洗干净。

②物品各面接触水：物品要全部浸没于水中加盖煮沸。空腔导管需先在腔内注入水，有轴节的器械及带盖的容器应打开，较小的物品用纱布包好后放入，相同大小的碗、盆不能重叠。

③正确煮沸橡胶类物品：橡胶类用纱布包好，待水沸后放入，消毒时间为 5 分钟。消毒后及时取出，以防变软、粘连。

④正确煮沸玻璃类物品：玻璃类用纱布包好，在冷水或温水时放入，以防破损。

⑤计时：水沸后开始计时，如在中途加入物品，则应重新计时；高原地区气压低、沸点低，应延长煮沸时间（海拔每增高 300m，需延长煮沸时间 2 分钟）；物品煮沸消毒达所需时间后，应立即取出保存。

（2）压力蒸汽灭菌法：压力蒸汽灭菌法是利用饱和蒸汽所形成的高温、高压作用达到灭菌的目的，是临床使用最广、效果最可靠的一种灭菌法，适用于耐潮湿、耐高压、耐高温的物品，如搪瓷类、玻璃类、敷料、各类器械及溶液等。

1）方法：压力蒸汽灭菌器可分为下排气式和预真空式压力蒸汽灭菌器两类。下排气式压力蒸汽灭菌是利用重力置换的原理，使热蒸汽在灭菌器中从上而下，将冷空气由下排气孔排出，全部由饱和蒸汽取代，利用蒸汽释放的潜热使物品达到灭菌。下排气式蒸汽灭菌器有手提式、卧式和立式3种。

手提式压力蒸汽灭菌器（图9-2）：为一金属圆筒，分内外两层，内有1个消毒桶。盖上有排气阀、安全阀和压力表等，具有可携带、使用方便、效果可靠等优点，多用于基层医疗单位。使用方法：①隔层内加入适量清水（按使用说明要求），消毒桶放入需灭菌物品后加盖拧紧，接通电源加热。②打开排气阀排出锅内冷空气，再关闭排气阀。③待温度达121℃~126℃，压力在103~137kPa，维持原压20~30分钟，即达灭菌目的。④关闭热源，打开排气阀，待压力降至"0"时，慢慢打开盖，被灭菌物品干燥后才能取出。切勿突然

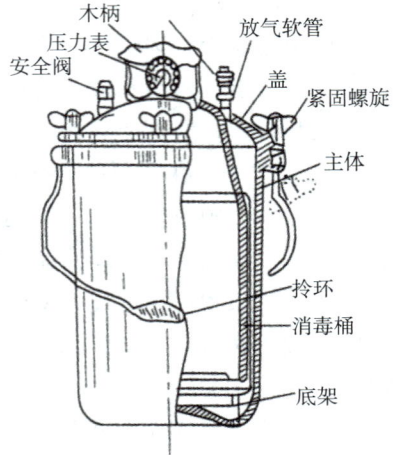

图9-2 手提式压力蒸汽灭菌器

打开盖，以免冷空气大量进入，蒸汽凝成水滴，使物品受潮，玻璃物品骤然降温则易发生爆裂。

卧式压力蒸汽灭菌器（图9-3）：灭菌压力、温度、时间同手提式压力蒸汽灭菌器。其灭菌柜室空间较大，1次可灭菌大量物品。操作人员需经专业培训，持证上岗。

预真空压力蒸汽灭菌器：预真空压力蒸汽灭菌器是利用机械抽真空（可排除柜室内空气98%左右）的方法，使灭菌柜室内形成负压，饱和蒸汽得以迅速穿透到物品的内部进行灭菌。当压力为205kPa时，温度达132℃，经4~5分钟即达到灭菌目的。

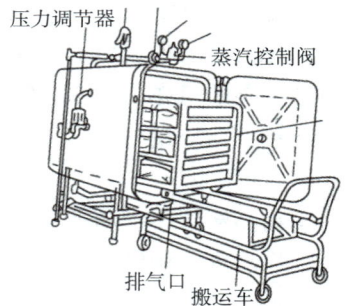

图9-3 卧式压力蒸汽灭菌器

2）注意事项

①合理包装：器械或物品灭菌前须清洗干净，并擦干或晾干，灭菌物品，包装合适，灭菌包不宜过紧、过大或过松。使用下排气式压力蒸汽灭菌器灭菌的物品体积不超过30cm×30cm×25cm，使用预真空压力蒸汽灭菌器灭菌的物体体积不超过30cm×30cm×50cm。

②合理放置：灭菌物品放置合理，其总体积不应超过灭菌室容积的80%；预真空压力蒸汽灭菌器的总装量也不应超过90%。各包之间留有空隙，布类物品放于搪瓷、金属类物品之上，且避免与灭菌器门、盖和侧壁接触，有利于灭菌后物品的干燥；盘、盆、碗等器皿类物品尽量单个包装；包装时应将盖打开；若必须多个包装在一起时，所用器皿的开口应朝向一个方向；摞放时，器皿间用吸湿毛巾或纱布隔开，以利蒸汽渗入。

③随时观察温度及压力情况，定期监测灭菌效果。

3）压力蒸汽灭菌效果的监测

①化学监测法：化学监测法是一种常规监测手段，常用化学指示胶带法（图9-4），使用时将其粘贴在需灭菌物品的包装外面，灭菌后观察其颜色的改变，在121℃经20分钟或135℃经4分钟后，胶带100%变色（条纹图案即显现黑色斜条）。高度危险性物品应与最难灭菌部位放置包内化学指示卡，灭菌后，根据指示卡颜色及性状的改变来判断灭菌效果。

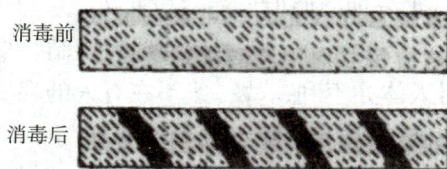

消毒前

消毒后

图9-4　化学指示胶带

②生物监测法：这是最可靠的监测方法。生物指示剂是用对热耐受力较强的非致病性嗜热脂肪杆菌芽孢制成的检测菌株。使用时将10片菌片分别放于灭菌器四角和中央，经1个灭菌周期后，在无菌条件下，取出指示菌片，投入溴甲酚紫葡萄糖蛋白胨水培养基中，在56℃温箱中培养48小时至1周，若全部菌片均无细菌生长则表示灭菌合格。

③物理监测法：将150℃或200℃的留点温度计汞柱甩至50℃以下，放入包裹内，灭菌后，检视其读数是否达到灭菌温度。

④工艺监测法：工艺监测法又称程序检测法。每锅必测，按经过试验所确定的灭菌工艺和有关参数进行检查，以判断灭菌是否按照规定的条件进行。

（二）光照消毒法

光照消毒法又称辐射消毒，主要通过紫外线的杀菌作用使菌体蛋白发生光解、变性，使细菌死亡。

1. 日光曝晒法　由于日光的热、干燥及紫外线作用具有一定的杀菌力，将物品放在日光下曝晒6小时，可以达到消毒目的。常用于枕芯、被褥、毛毯、书籍等物品的消毒。曝晒时每隔2小时翻动1次，使物品各面都能直接受到日光照射。

2. 紫外线灯管消毒法　紫外线灯管消毒属电磁波辐射消毒，其波长范围在200~275nm，杀菌作用最强的波段为250~270nm。紫外线消毒主要是利用紫外线照射，使菌体蛋白发生光解、变性，而致细菌死亡。因紫外线灯管通电后汞气化放出紫外线，经5~7分钟，受紫外线照射的氧气电离产生臭氧，可增强杀菌作用。紫外线消毒对杆菌杀菌力强，对球菌较弱，对真菌、酵母菌更弱。对生长期细菌敏感，对芽孢敏感性差。

（1）**方法**：一般用于室内空气和物品的表面消毒。

①空气消毒：有效距离不超过2m，消毒时间为30~60分钟。每10m² 安装30W 紫外线灯管1支。

②物品消毒：有效距离为25~60cm，消毒时间为20~30分钟。由于紫外线的穿透力差，消毒物品时应将物品摊开或挂起，并定时翻动，使其表面受到直接照射。

（2）**注意事项**

①室内环境要求：照射消毒时，要求室内环境清洁，温度为20℃~40℃，相对湿度为40%~60%。

②计时：从灯亮 5 ~ 7 分钟后开始计时，如需再次使用，关灯后需再开启，应间歇 3 ~ 4 分钟。照射后病室应通风。

③防止并发症：紫外线对眼睛、皮肤有强烈的刺激作用，可引起眼炎或皮炎，臭氧对人体亦不利，故一般不在有人的环境中使用。必须使用时，可戴防护镜、穿防护衣或用被单遮盖身体。

④灯管清洁：在使用过程中，保持紫外线灯表面的清洁，一般每两周用无水乙醇棉球擦拭 1 次，发现灯管表面有灰尘、油污时，应随时擦拭。

⑤监测效果：为保证消毒效果，应定时检测，一般 3 ~ 6 个月检测 1 次，如灯管照射强度低于 $70\mu W/cm^2$ 时应更换，或使用时间超过 1000 小时需更换灯管，因此要建立使用时间记录本，记录灯管应用时间、累计照射时间和使用人签名。定期进行空气培养，监测消毒效果。

3. 臭氧灭菌消毒法　灭菌灯内装有臭氧发生管，在电场作用下，将空气中的氧气转换成高纯度臭氧。臭氧主要依靠其强大的氧化作用而杀菌。主要适用于空气、医院污水、诊疗用水和物品表面的消毒。臭氧在常温下为强氧化剂，稳定性极差，易爆炸，对人体有害。使用臭氧灭菌灯时，关闭门窗，人员必须离开现场，消毒结束后 30 分钟方可进入。

（三）电离辐射灭菌法

电离辐射灭菌法是利用放射性同位素 ^{60}Co 发射的 γ 射线或电子加速器产生的高能电子束穿透物品进行辐射灭菌的方法，又称"冷灭菌"。其优点是灭菌彻底，无残留毒性。适用于不耐高温物品的灭菌，如金属、塑料、乳胶手套、一次性注射器、输液（血）器、生物医学制品和节育用具等。因放射线对人体有害，应选用机械传递物品。

（四）过滤除菌法

过滤除菌法是医院采用现代化设备达到空气净化的方法。即使空气通过三级空气过滤器，利用物理阻留、静电吸附等原理除去空气中 0.5 ~ 5 μm 的尘埃，达到空气洁净的目的。主要用于手术室、器官移植病房、烧伤病房等。

（五）微波消毒灭菌法

微波是一种可穿透布、纸、塑料、陶瓷等物质的高频电磁波。其杀菌快速、效果可靠、杀菌谱广、能耗低，是一种新型的物理消毒技术。一般物品在功率为 5 ~ 10kW 的微波炉中加热 3 ~ 15 分钟即可达到灭菌效果。多用于食品、餐具、医疗药品及耐热非金属材料器械的消毒灭菌。

三、化学消毒灭菌方法

化学消毒灭菌法是利用化学药物渗透细菌的体内，使菌体蛋白凝固变性，干扰细菌酶的活性，抑制细菌代谢和生长；或损害细胞膜的结构，改变其渗透性，破坏其生理功能等，从而达到消毒、灭菌的目的。适用于皮肤、黏膜、排泄物，以及周围环境、光学仪器、金属锐器和某些塑料制品的消毒。

（一）化学消毒灭菌剂的使用原则

1. 根据物品的性能和不同微生物的特性，选择适宜的消毒剂。
2. 严格掌握消毒剂的有效浓度、消毒时间和使用方法。
3. 浸泡前，消毒物品要洗净擦干。浸泡时，打开器械的轴节或套盖，管腔内注满消毒液，使物品全部浸没在消毒液内。浸泡消毒后的物品，使用前应用无菌生理盐水冲洗；气体消毒后的物品，应待气体散发后再使用，以免药物刺激组织。
4. 消毒剂需定期更换，挥发剂需加盖并定期检测，及时调整浓度。
5. 消毒液中不能放置纱布、棉花等物品。

（二）化学消毒灭菌剂的使用方法

1. 浸泡法 将待消毒的物品洗净擦干后，完全浸没于标准浓度的消毒液中，在一定时间内达到消毒灭菌目的。适用于耐湿、不耐热物品的消毒，如锐利器械、精密器材等。

2. 擦拭法 用标准浓度消毒剂擦拭物品表面达到消毒目的。用于家具、墙壁、地面的消毒。

3. 喷雾法 用喷雾器均匀喷洒标准浓度的消毒剂，在一定时间内达到消毒目的。用于空气和物品表面（如墙壁、地面）的消毒。

4. 熏蒸法 将标准浓度的消毒剂加热或加入氧化剂使之汽化，或直接采用气体灭菌剂（如环氧乙烷气体），在规定的浓度和时间内利用消毒剂产生的气体进行消毒。用于室内空气及不耐湿、不耐高温物品的消毒，如精密仪器、医疗器械、化纤织物、塑料制品等的消毒灭菌。

（1）**空气消毒**：常用空气消毒剂与方法见表9-1。

表9-1 常用空气消毒剂与消毒方法

消毒剂	消毒方法
2%过氧乙酸	每立方米用8mL，加热熏蒸，密闭门窗30~120分钟后再开窗通风
纯乳酸	每立方米用0.12mL，加等量水，加热熏蒸，密闭门窗30~120分钟后开窗通风
食醋	每立方米用5~10mL，加热水1~2倍加热熏蒸，密闭门窗30~120分钟后开窗通风。用于流感、流脑病室的消毒

（2）**物品消毒**：常用甲醛熏蒸箱、环氧乙烷专用灭菌容器进行消毒灭菌。使用甲醛、环氧乙烷灭菌后的物品，应除去残留的甲醛、环氧乙烷气体后方可使用。因甲醛有致癌作用，不宜用于室内空气消毒。环氧乙烷气体易燃、易爆，储存温度不超过40℃，消毒灭菌时需使用专用的灭菌容器，严格遵守操作规程，消毒员需经专业培训后才能上岗。

（三）常用化学消毒灭菌剂

常用化学消毒灭菌剂见表 9 – 2。

表 9 – 2　常用化学消毒灭菌剂

名称	效力	适用范围	注意事项
过氧乙酸（P. A. A）	灭菌剂	1.0.02% 溶液用于黏膜冲洗 2.0.2% ~ 0.4% 溶液用于一般污染物体表面的消毒及喷洒 3.1% 溶液用于细菌芽孢污染物品，消毒浸泡 5 分钟，灭菌时浸泡 30 分钟 4.2% 溶液用于空气熏蒸消毒	1. 金属及织物有腐蚀性，对织物有漂白作用 2. 易氧化分解而降低杀菌力，故需加盖及现用现配，忌与碱或有机物相混合 3. 浓溶液有刺激性及腐蚀性，配制时需戴口罩和橡胶手套 4. 存于阴凉避光处，防高温引起爆炸
戊二醛	灭菌剂	2% 戊二醛溶液加入 0.3% 碳酸氢钠，成为 2% 碱性戊二醛，用于浸泡器械、内镜等，消毒需 20 ~ 45 分钟，灭菌时间需 10 小时	1. 灭菌后的物品，在使用前用无菌蒸馏水冲洗 2. 浸泡金属类物品时，加入 0.5% 亚硝酸钠防锈 3. 对皮肤、黏膜有刺激性，对眼睛的刺激性较重，应注意防护 4. 每周过滤 1 次，每 2 ~ 3 周更换消毒剂 1 次 5. 戊二醛经碱化稳定性即降低，应加盖，现配现用
含氯消毒剂常用的有含氯石灰、含氯石灰精、氯胺 T、次氯酸钠、二氯异氰脲酸钠（优氯净）	消毒剂中、高效	1. 含有效氯 500mg/L 消毒溶液用于一般物品污染，浸泡 10 分钟以上，含有效氯 2000 ~ 5000mg/L 消毒溶液用于经血传播病原体、分枝杆菌和细菌芽孢污染物品，浸泡 30 分钟以上 2. 含有效氯 1000mg/L 消毒液用于一般污染物品的喷洒，作用 30 分钟以上，含有效氯 2000mg/L 的消毒液用于经血传播病原体、结核杆菌等污染表面喷洒，作用时间 60 分钟以上 3. 排泄物消毒：干粪 5 份加含氯石灰 1 份搅拌（含有效氯 10000mg/L），作用 2 ~ 6 小时	1. 消毒剂保存在密闭容器内，置于阴凉、干燥、通风处，减少有效氯的丧失 2. 配制的溶液性质不稳定，应现用现配 3. 有腐蚀和漂白作用，不宜用于金属制品、有色衣服及油漆家具的消毒 4. 消毒后的物品应及时用清水冲净 5. 定期更换消毒液
达尔美净化剂 PVP – I	消毒剂中、高效	1.3% 溶液用于体温计消毒，浸泡 30 分钟 2.0.5% ~ 1% 用于手术前皮肤和手消毒	1. 体温计消毒前将唾液擦净，消毒后用冷开水洗净，擦干待用 2. 皮肤消毒后留有色素可用水洗净
安尔碘 AED – I	消毒剂中、高效	0.2% 有效碘原液，用于外科洗手消毒、注射前皮肤消毒、手术部位皮肤黏膜消毒、外科换药消毒、口腔黏膜消毒	1. 使用后注意盖紧瓶盖 2. 手术部位皮肤消毒时，如使用高频电刀，须待消毒剂干后使用

续表

名称	效力	适用范围	注意事项
碘酊	消毒剂中效	2%浓度用于皮肤消毒和一般皮肤感染，皮肤消毒擦后待干（1分钟），再用75%乙醇脱碘	1. 对皮肤有较强的刺激作用，不能用于伤口、黏膜消毒 2. 皮肤过敏者禁用 3. 碘对金属有腐蚀性，不能浸泡金属器械 4. 碘酊中的碘易挥发，需加盖保存
聚维酮碘	消毒剂中效	1. 0.5%~1%溶液用于手术部位及注射部位的皮肤消毒，擦拭2遍 2. 0.05%消毒液用于口腔黏膜及伤口创面的消毒擦拭 3. 0.1%溶液用于体温计的消毒	1. 聚维酮碘稀释后稳定性差，宜现用现配 2. 应于阴凉、避光、防潮、密闭保存 3. 对二价金属制品有腐蚀，不做相应金属制品的消毒 4. 脓、血等有机物存在将降低其杀菌效果
乙醇	消毒剂中效	1. 75%溶液作为消毒剂，用于消毒皮肤，也可用于浸泡锐利金属器械及体温计 2. 95%溶液可用于燃烧灭菌	1. 挥发，须加盖保存，定期测定，确保有效浓度 2. 有刺激性，不宜用于黏膜及创面的消毒 3. 易燃，应加盖置于避火处 4. 不适用于手术器械灭菌，因不能杀灭芽孢 5. 消毒时，浓度不超过80%，因乙醇杀菌需一定量的水分，浓度过高或过低会影响杀菌效果
双氯苯双胍乙烷（氯己定）	消毒剂低效	1. 0.02%~0.1%溶液用于手的消毒，浸泡3分钟 2. 0.05%溶液用于创面消毒 3. 0.1%溶液用于物体表面的消毒	1. 对肥皂、碘、高锰酸钾等阴离子表面活性剂有拮抗作用 2. 有吸附作用，会降低药效，所以溶液内不可投入纱布、棉花等
苯扎溴铵（新洁尔灭）	消毒剂低效	1. 0.01%~0.05%溶液用于黏膜消毒 2. 0.1%~0.2%溶液用于消毒金属器械，浸泡15~30分钟（加入0.5%亚硝酸钠以防锈）	1. 对肥皂、碘、高锰酸钾等阴离子表面活性剂有拮抗作用 2. 有吸附作用，会降低药效，故溶液内不可投入纱布、棉花等 3. 对铝制品有破坏作用，不可用铝制品盛装 4. 目前已较少使用

注：消毒剂的作用水平：

①灭菌剂：杀灭一切微生物（包括细菌芽孢）达到灭菌保证水平的消毒剂。

②高效消毒剂：能杀灭一切细菌繁殖体（包括结核分枝杆菌）、病毒、真菌及其孢子和绝大多数细菌芽孢的消毒剂。

③中效消毒剂：杀灭和去除细菌芽孢以外的各种病原微生物的消毒剂。

④低效消毒剂：只能杀灭细菌繁殖体（分枝杆菌除外）和亲脂病毒的化学消毒剂。

⑤碘、含氯消毒剂在高浓度时属高效消毒剂，低浓度时属中效消毒剂。

四、医院内常见的清洁、消毒、灭菌工作

医院是各种患者聚集的地方，也是各种病原微生物滋生的地方，所以医院环境的消毒也是一项非常重要的工作。

（一）基本要求

1. 重复使用的诊疗器械、器具和物品，使用后应行清洁，再进行消毒灭菌。

2. 被朊病毒、气性坏疽和突发不明原因的传染病病原体污染的诊疗器械、器具和物品，应执行《医疗机构消毒技术规范》（卫生部，2012 年版）第 11 章的相关规定。

3. 耐热、耐湿的手术器械应首选压力蒸汽灭菌，不应采用化学消毒剂浸泡灭菌。

4. 环境与物体表面，一般情况下先清洁，再消毒；当受到患者的血液、体液等污染时，先去除污染物，再清洁与消毒。

5. 医疗机构消毒工作中使用的产品，应经卫生行政部门批准或符合相应标准技术规范，并应遵循批准使用的范围、方法和注意事项。

（二）选择原则

根据《医疗机构消毒技术规范(WS/T367—2012)》文件，医院消毒灭菌方法的选择以医用物品被污染后可能导致感染的风险程度、病原微生物的种类、物品类别性质决定（表9-3）。

表 9-3　医院消毒、灭菌方法选择原则

选择依据	物品类别	清洁、消毒、灭菌要求
根据污染后导致感染的风险程度	1. 高度危险性物品	灭菌
	2. 中度危险性物品	中水平以上消毒
	3. 低度危险性物品	低水平消毒或清洁
根据物品上污染微生物的种类和数量	1. 受到致病菌芽孢、真菌孢子、分枝杆菌和经血传播病原体（乙型肝炎病毒、丙型肝炎病毒、艾滋病病毒等）污染的物品	高水平消毒或灭菌
	2. 受到致病性细菌、真菌、亲水病毒、螺旋体、支原体、衣原体污染的物品	中水平以上消毒
	3. 一般细菌和亲脂病毒污染的物品	中水平或低水平消毒
	4. 消毒物品上污染特别严重时	加大消毒剂剂量和（或）延长消毒时间
	5. 被有机物保护的微生物或消毒物品上微生物污染特别严重者	加大消毒剂剂量和（或）延长消毒时间
根据消毒物品的性质	1. 耐热、耐湿的诊疗器械、器具和物品	首选压力蒸汽灭菌法
	2. 耐高温的玻璃、油剂类、干粉类物品	干热消毒灭菌法
	3. 不耐热、忌湿物品及贵重物品	低温灭菌法（如环氧乙烷灭菌、过氧化氢低温等离子体灭菌或低温甲醛蒸汽体灭菌等）
	4. 金属器械	腐蚀性较小的灭菌剂浸泡灭菌
	5. 光滑的物体表面	紫外线照射或化学消毒剂擦拭
	6. 多孔材料表面	浸泡或喷雾消毒法

（三）日常工作内容

1. 环境消毒　从空气消毒的角度可将医院环境分为Ⅰ类环境、Ⅱ类环境和Ⅲ类环境，各类环境的空气与物体表面细菌菌落数达标要求见表9－4。

表9－4　医院各类环境消毒细菌菌落总数达标要求

环境类别		空气平均菌落数（cfu/m³）	物品表面平均菌落数（cfu/m³）
Ⅰ类	洁净的手术室	符合 GB50333 要求	≤5.0
	其他洁净场所（洁净层流病房、无菌药物制剂室）	≤4.0（30 分钟）	
Ⅱ类	非洁净的手术室、产房、导管室、血液病病区、烧伤病区等保护性隔离病区、重症监护病区、新生儿室	≤4.0（15 分钟）	≤5.0
Ⅲ类	母婴同室、血液透析室、消毒供应室（检查保养和灭菌区、无菌物品存放区）、其他普通住院病区	≤4.0（15 分钟）	≤10.0
Ⅳ类	普通门（急）诊及其检查治疗室、感染性疾病门诊和住院病区	≤4.0（15 分钟）	≤10.0

2. 器械物品的清洁、消毒、灭菌

（1）疑似或确诊朊毒体、气性坏疽和突发原因不明的传染病病原体感染者，选用1次性诊疗器械、器具和物品；普通患者污染的器械物品，可重复使用。

（2）诊疗器械、器具和物品应与一次性使用物品分开放置，可重复使用的应直接置于封闭容器内，由消毒供应中心回收、清洗消毒与灭菌。

（3）灭菌后的器械物品不得检出任何微生物，消毒器械和物品不得检出致病性微生物。

（4）在使用中的消毒液应定期检测其浓度和菌落数，要求染菌量≤100cfu/mL，不得检出致病性微生物。

3. 患者皮肤、黏膜的消毒　患者皮肤消毒常用2%碘酊涂搽，待干后以75%乙醇脱碘，或用0.5%的碘伏涂擦消毒；患者的黏膜通常用0.5%的碘伏涂搽消毒。

4. 被服类的清洁与消毒　医院被服类的消毒场所主要在洗衣房。每个病区应设置3个衣被收集袋，分别收放有明显污染的患者衣被、一般患者衣被以及医务人员的工作服、帽、值班被服等。感染者被服与普通患者被服需分开收集、清洗和消毒，医务人员的工作服和值班室被服应与患者的被服分开收集、清洗和消毒处理。

5. 卫生洁具的清洁与消毒　医院的卫生洁具包括患者的分泌物和排泄物的盛具（如痰杯、便器等），以及抹布、拖把等，均应按照污染程度及其潜在危险性，采用清洁或消毒处理。

6. 医用废弃物及医疗污水的处置

（1）**医疗废弃物**：医疗机构应及时收集本单位产生的医疗废弃物，妥善盛放，严防渗漏。医疗废弃物需盛放在专门的包装袋、容器内，并做出明显的标记。普通医用垃圾用黄色袋装，放射性垃圾用红色袋装，损伤性医疗废弃物用黄色锐器盒装，生活垃圾用黑色袋装。医疗机构需及时将医用废弃物交由医疗废弃物集中处置单位进行处置。

（2）医疗污水：对医疗卫生工作产生的污水、传染病患者或疑似传染病患者的排泄物，医疗机构应遵照《医院消毒卫生标准一览表（GB15982—2012）》的相关规定严格消毒，达到国家规定的排放标准方可排至公共污水处理系统。

知识链接

常用去污渍法

1. 陈旧血渍 浸入过氧化氢溶液中，然后洗净。

2. 甲紫污渍 用乙醇或草酸擦拭。

3. 凡士林或液状石蜡污渍 将污染物夹在吸水纸中，然后用熨斗烙以吸污。

4. 墨水污渍 刚染色时用肥皂、清水洗，不能洗净时再用稀盐酸或草酸溶液洗，还可以用氨水或双氧水褪色。

5. 铁锈污渍 浸入1%热草酸后用清水洗，还可以用热草酸浸泡清洗。

6. 高锰酸钾污渍 用1%维生素 C 溶液洗剂或0.2%～0.5%过氧乙酸溶液浸泡清洗。

第三节 无菌技术

一、概念

1. 无菌技术 无菌技术是指在医疗护理操作中，防止一切微生物侵入人体和防止无菌物品、无菌区域被污染的操作技术。

2. 无菌物品 无菌物品是指经过灭菌处理后未被污染的物品。

3. 无菌区域 无菌区域是指经过灭菌处理后未被污染的区域。

4. 非无菌区域或非无菌物品 非无菌区域或非无菌物品是指未经过灭菌处理，或虽经过灭菌处理但又被污染的区域或物品。

二、无菌技术操作原则

（一）操作前准备

1. 环境准备 环境应清洁、宽敞、定期消毒。操作台应清洁、干燥，物品布局合理。无菌操作前30分钟应停止清扫、铺床等工作，减少走动以避免尘埃飞扬。

2. 操作人员准备 无菌操作前，操作人员应衣帽整洁，修剪指甲，洗手，戴口罩，必要时穿无菌衣，戴无菌手套。

（二）无菌物品管理原则

1. 无菌物品放置 与非无菌物品分开放置，并有明显标志，以利于区分。无菌物品必须存放于无菌容器或无菌包内；无菌包或无菌容器外应标明物品的名称、灭菌日期、粘贴化学指示胶带，并按失效期先后顺序存放。

2. 无菌包放置 应放在清洁、干燥处，定期检查，在未被污染的情况下有效期为7天，一经使用、过期或包布受潮应重新灭菌。

（三）无菌物品使用原则

1. 进行无菌操作时，操作者应面向无菌区，身体与无菌区保持一定距离，不可面对无菌区讲话、咳嗽、打喷嚏；手臂须保持在腰部或操作台面以上，不可跨越无菌区。

2. 取放无菌物品时，应使用无菌持物钳；无菌物品一经取出，即使未用，也不可再放回无菌容器内；无菌物品使用后，必须重新灭菌后方可再用。

3. 无菌操作中，无菌物品潮湿、被污染或怀疑有污染即不可再用，应予以更换或重新灭菌。

4. 1套无菌物品仅供1位患者使用，以防止交叉感染。

三、无菌技术基本操作法

（一）无菌持物钳使用法

【目的】

用于取放和传递无菌物品。

【评估】

1. 操作项目及目的。
2. 操作环境及操作台。
3. 物品存放、无菌物品标签、消毒灭菌时间在有效期内。

【计划】

1. 护士准备 衣帽整洁，修剪指甲，洗手，戴口罩。

2. 用物准备 无菌持物钳和容器。

（1）无菌持物钳的种类（图9-5）

1）三叉钳：常用于夹取较大或较重物品，如瓶、罐、盆等。

2）卵圆钳：常用于夹取刀、剪、镊、治疗碗、弯盘等无菌物品，分直头和弯头。

3）镊子：用于夹取针头、棉球、纱布等较小的无菌物品，分长短两种。

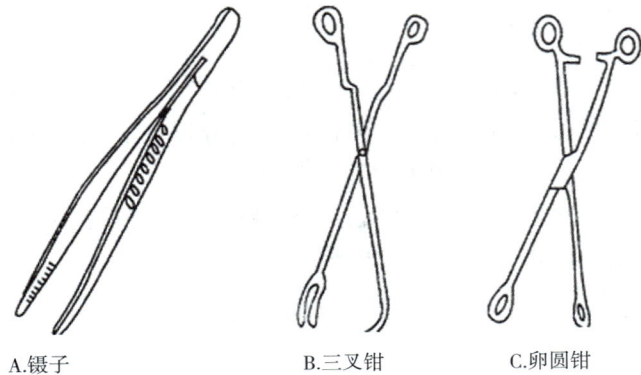

A.镊子　　　　　　　B.三叉钳　　　　　　C.卵圆钳

图 9 - 5　无菌持物钳的种类

（2）无菌持物钳的保存

1）消毒液浸泡法：经过灭菌后浸泡于内盛消毒液的广口有盖无菌容器内。消毒液液面应浸过无菌持物钳轴节以上 2～3cm 或镊子的 1/2 处（图 9 - 6）；每个容器内只放 1 把持物钳，以免使用时互相碰撞污染；浸泡时应将钳端打开，以便持物钳与消毒液充分接触；无菌持物钳和盛放容器应保持无菌，每周消毒灭菌 1～2 次，同时更换消毒液，手术室、门诊、换药室等使用较多的部门应每日灭菌 1 次。

2）干燥保存法：干燥保存法是将持物钳和盛放容器经高压蒸汽灭菌后保存在无菌包内，于使用前开包取出，4～8 小时更换 1 次。目前临床上主要使用此种方法。

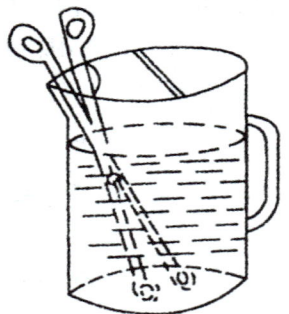

图 9 - 6　无菌持物钳浸泡在溶液中

【实施】

具体操作方法：

1. 准备　护士着装整洁，洗手，戴口罩；根据操作目的准备环境及用物。

2. 取持物钳　打开无菌持物钳的容器盖，手持无菌持物钳移至容器中央，闭合钳端，垂直取出（图 9 - 7），钳端不可触及容器口缘及液面以上的容器内壁，以免污染。

3. 用钳　使用无菌持物钳时，保持钳端向下，不可倒转向上，以免消毒液倒流污染钳端（干罐例外）。

4. 放持物钳　闭合钳端，立即垂直放回容器，避免触及容器口周围，打开钳端，盖上容器盖，以便充分浸泡消毒。

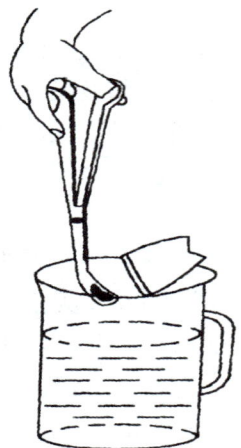

图 9 - 7　取放无菌持物钳

【注意事项】

1. 无菌持物钳只能用于夹取无菌物品，不可接触非无菌物品。

2. 无菌持物钳不能用于夹取无菌油纱布等，防止油粘于钳端，形成保护层，影响消毒效果；也不可用于换药或者消毒皮肤，以防污染。

3. 如到远处夹取无菌物品，应同容器一起移至操作处使用，减少无菌持物钳在空气中暴露的时间，防止污染。

4. 无菌持物钳在使用时应保持在操作者腰部水平以上，不可过高或过低，以免超出视线范围造成污染。

5. 无菌持物钳如被污染或者怀疑被污染均应重新灭菌。

【评价】

1. 操作者衣帽整洁，洗手，戴口罩。
2. 取放无菌持物钳时未污染。

（二）无菌容器使用法

【目的】

用于盛放无菌物品，使其保持无菌状态。

【评估】

1. 操作项目和目的。
2. 操作环境和操作台。
3. 物品存放、无菌物品标签、消毒灭菌时间在有效期内。

【计划】

1. **护士准备**　衣帽整洁，修剪指甲，洗手，戴口罩。
2. **用物准备**　无菌持物钳及容器（无菌敷料缸、贮槽等）、笔。

【实施】

具体操作方法：

1. **准备**　护士着装整洁，洗手，戴口罩，根据操作目的准备环境和用物。

2. **查对用物**　检查无菌容器名称、灭菌日期和灭菌效果。

3. **打开容器**　取物时打开容器盖，内面向上置于稳妥处或拿在手中（图9-8），手勿触及盖的内面和边缘。盖子不能在无菌容器的上方翻转，以防灰尘落入容器中造成污染。

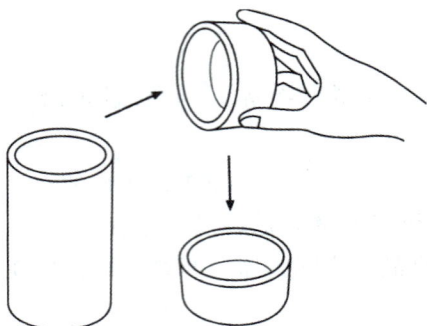

图 9 - 8　打开无菌容器

4. 取用物品　用无菌持物钳从无菌容器内垂直夹取无菌物品。

5. 关盖　取物后，立即将容器盖翻转，使内面向下移至容器口上，小心盖严。

6. 持无菌容器　手持无菌容器时，应托住容器底部（图 9 - 9）。

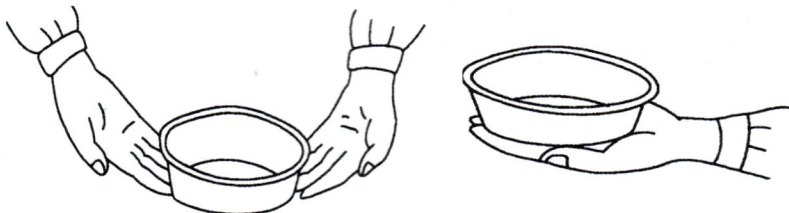

图 9 - 9　手持无菌容器法

【注意事项】

1. 使用无菌容器过程中手不可触及容器口、盖的边缘和内面。
2. 无菌物品一旦从无菌容器内取出，即使未用也不得再放回无菌容器内。
3. 无菌容器一经打开，使用时间最长不得超过 24 小时。
4. 无菌容器应定期消毒灭菌，一般有效期为 1 周。

【评价】

1. 无菌盖内面不触及桌面及任何非无菌区。
2. 手指不触及容器边缘及内面。
3. 及时盖严无菌容器。

（三）无菌包使用法

【目的】

用于包裹无菌物品，使包内物品处于无菌状态。

【评估】

1. 操作项目和目的。
2. 操作环境和操作台。
3. 物品存放、无菌物品标签、消毒灭菌时间在有效期内。

【计划】

1. 护士准备　衣帽整洁，修剪指甲，洗手，戴口罩。

2. 用物准备　无菌包，无菌持物钳和容器（无菌敷料缸、贮槽等）、笔等。

无菌物品应放在质地致密、厚实的未脱脂双层纯棉布所制成的包布内，包装妥当，经高压灭菌后即为无菌包。

无菌包包扎法：将需灭菌的物品放于包布中央，用包布一角盖住物品，左右两角先后盖上，并将角尖向外翻折，盖上最后一角后，用系带以"十"字形扎妥（图 9 - 10），用化学指示胶带贴妥，贴上注明物品名称和灭菌日期的标签。

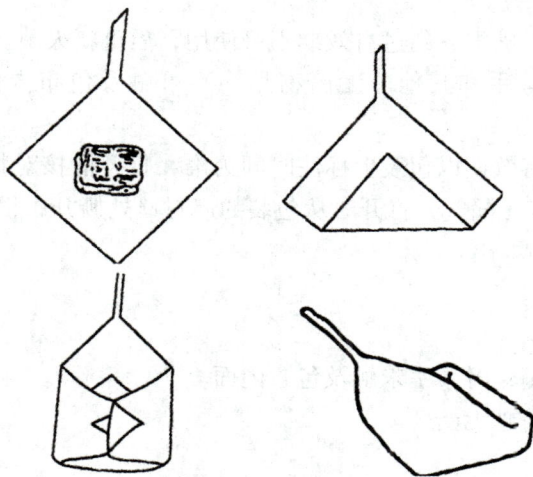

图 9 - 10　无菌包包扎法

【实施】

具体操作方法：

1. 准备　护士着装整洁，洗手，戴口罩；根据操作目的准备环境和用物。

2. 核对　核对无菌包名称、灭菌日期，检查灭菌效果和有无潮湿破损。

3. 台面开包法　将无菌包放在清洁、干燥、平坦的操作处，解开包系带，卷放于包布下，按原折痕顺序逐层打开无菌包。

4. 手上开包法　将包内物品全部取出，将包托在手上打开，另一手将包布四角抓住，稳妥的将包布内物品放在无菌区内（图 9 - 11）。

5. 夹取物品　用无菌持物钳夹取所需物品，放在准备好的无菌区内。

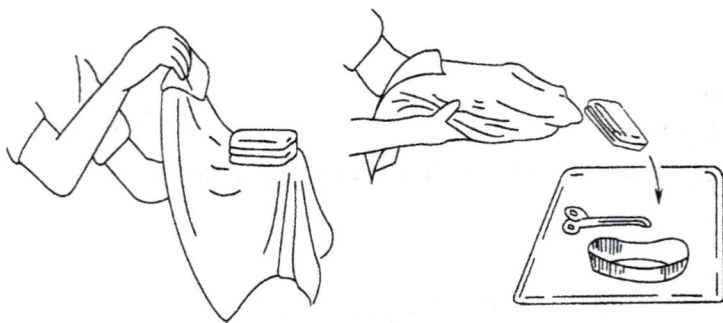

图 9-11　无菌包内物品一次取出

6. 还原　将剩余物品按原折痕包好，用系带"一"字形缠绕固定，带端不打结。

【注意事项】

1. 无菌包有效期一般为 7 天。如果包内物品 1 次未用完，剩余物品未污染情况下有效期 24 小时。

2. 无菌包如潮湿、破损、超过有效期不可使用，需重新灭菌。

3. 打开无菌包时，手和其他非无菌物品均不可触及包布内面，亦不可跨越无菌区域。

4. 一次性无菌包有效期以包装上标注时间为准，打开前核对物品名称和灭菌日期，检查包装是否完整，有无漏气，打开时从包装的启封口处撕开，根据物品的种类和投放区域用手或无菌持物钳取出。

【评价】

1. 打开或还原无菌包时，手未触及包布内面。

2. 操作时，手未跨越无菌区。

（四）铺无菌盘法

【目的】

1. 将无菌治疗巾铺在洁净、干燥的治疗盘内，形成一无菌区。

2. 无菌盘可放置无菌物品，保持无菌物品在一定时间内不被污染，以供治疗使用。

【评估】

1. 操作项目和。

2. 操作环境和操作台。

3. 物品存放、无菌物品标签、消毒灭菌时间在有效期内。

【计划】

1. 护士准备　衣帽整洁，修剪指甲，洗手，戴口罩。

2. 用物准备　无菌持物钳和容器、无菌治疗巾包、清洁干燥的治疗盘、记录纸（铺盘时间卡）、笔。

【实施】

具体操作方法：

1. 准备　护士着装整洁，洗手，戴口罩；根据操作目的准备环境和用物。

2. 查对用物　检查包的名称、灭菌日期和灭菌效果。

3. 取治疗巾　打开无菌包，用无菌持物钳取1块无菌巾放在治疗盘内。

4. 铺治疗盘

（1）**单层底铺法**：双手捏住无菌治疗巾上层两角外面，轻轻抖开，双折铺于治疗盘上，将上层扇形折叠，开口边向外，治疗巾内面构成无菌区（图9－12）。

（2）**双层底铺法**：双手捏住无菌治疗巾上层两角外面，从远到近，3折成双层底，将上层扇形折叠，开口边向外（图9－13）。

5. 遮盖物品　放入无菌物品后，拉开扇形折叠层遮盖于物品上，上下层边缘对齐，将开口处向上折两次，两侧边缘分别向下折1次，露出治疗盘边缘。

6. 书写标签　注明铺盘名称、日期、时间，签名。

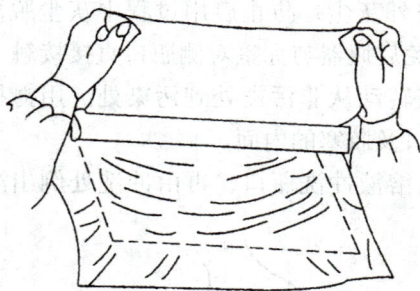

图9－12　单层底无菌盘铺法　　　　图9－13　双层底无菌盘铺法

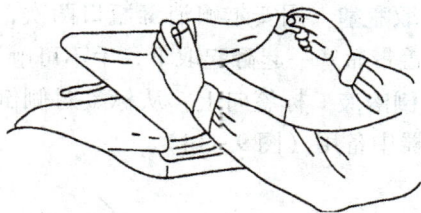

【注意事项】

1. 已铺好的无菌盘，在未污染的情况下有效期为4小时。

2. 不跨越无菌区，操作过程中夹取、放置无菌物品时，保持无菌治疗巾内面未被污染。

3. 物品放置有序，方便取用。

【评价】

无菌物品和无菌区域未被污染。

（五）取用无菌溶液法

【目的】

取用时保持无菌溶液的无菌状态。

【评估】

1. 操作目的和。
2. 无菌溶液标签和溶液质量。

【计划】

1. **护士准备** 衣帽整洁，修剪指甲，洗手，戴口罩。
2. **用物准备** 无菌溶液、启瓶器、弯盘、无菌容器（盛装无菌溶液）、消毒液、棉签、敷料缸（内装无菌纱布）、无菌持物钳及容器、笔。

【实施】

具体操作方法：

1. **准备** 护士着装整洁，洗手，戴口罩；根据操作目的准备环境和用物。
2. **核对** 取无菌溶液瓶，查对溶液名称、浓度、有效期和溶液质量，检查瓶盖有无松动，瓶身有无裂纹，以及溶液有无沉淀、混浊或变色。
3. **开盖** 启用前用湿纱布擦净瓶口和瓶身外灰尘，防止启用过程中灰尘脱落，造成瓶口污染，用启瓶器在标签侧开启瓶盖，避免启瓶器与标签对侧瓶口直接接触。
4. **取瓶塞** 用安尔碘消毒瓶口两次，棉签转动从非污染处到污染处。用拇指和食指将铝盖带瓶塞一起翻起取下，手不可触及瓶口及瓶塞的内面。
5. **倒溶液** 标签向上，从标签对侧倒少量溶液冲洗瓶口，再由冲洗处倒出溶液至无菌容器中备用（图9-14）。

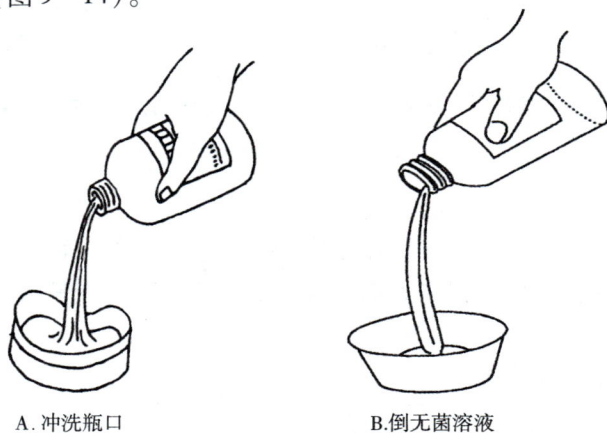

A.冲洗瓶口　　　　　　　B.倒无菌溶液

图9-14　取无菌溶液法

6. 处理 盖上瓶塞，置于可回收玻璃类医用垃圾桶内。

【注意事项】

1. 打开溶液瓶时，手不可触及瓶口及瓶塞内面，防止瓶塞被污染。倒溶液时勿将瓶签沾湿，瓶口不可接触其他物品。

2. 不可将物品伸入无菌溶液瓶内蘸取溶液，已倒出的溶液即使未用也不可再倒回瓶内。

【评价】

1. 瓶签未浸湿，瓶口未污染。

2. 无菌溶液未污染。

（六）戴、脱无菌手套

【目的】

进行无菌操作或取拿无菌物品时，用于保持物品的无菌，起到保护患者，避免感染的目的。

【评估】

1. 操作目的和操作环境。

2. 无菌手套质量和有效期。

【计划】

1. 护士准备 衣帽整洁，修剪指甲，洗手，戴口罩。

2. 用物准备 无菌手套。

【实施】

具体操作方法：

1. 准备 护士着装整洁，洗手，戴口罩；根据操作目的准备环境和用物。

2. 核对 核对无菌手套袋号码、灭菌日期和灭菌效果。

3. 打开手套 按打开无菌包的方法打开手套包，取出手套袋。

4. 涂滑石粉 用包内滑石粉涂抹双手，注意避开无菌区。

5. 戴手套（图 9-15）

（1）**1 次提取**：两手同时掀开手套袋开口处，分别捏住两只手套的反折部分，取出手套。将两手套五指对准，先戴一只手，再以戴好手套的手指插入另一只手套的反折内面，同法戴好。双手调整手套位置，将手套的反折部分套在工作服衣袖外面。

（2）**分次提取**：一手掀起手套袋开口处，另一只手持手套反折部分（手套内面）取出，对准五指戴上。用未戴手套的手同法提起另一袋口，已戴手套的手插入另一手套的反折内面（手套外面），取出手套，同法将手套戴好。

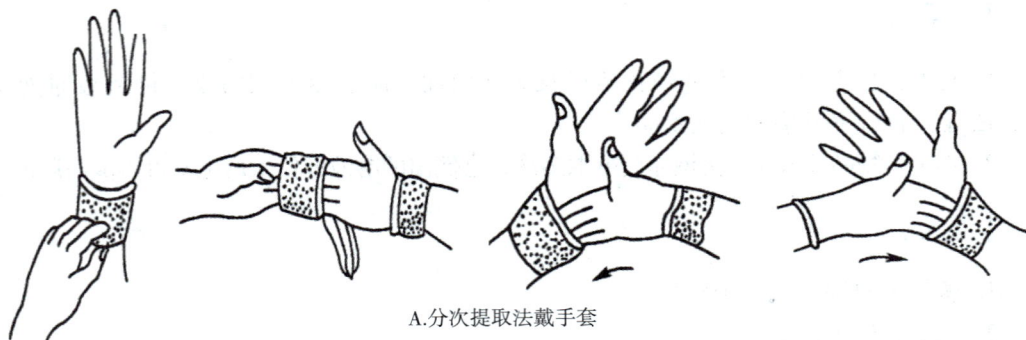

A.分次提取法戴手套

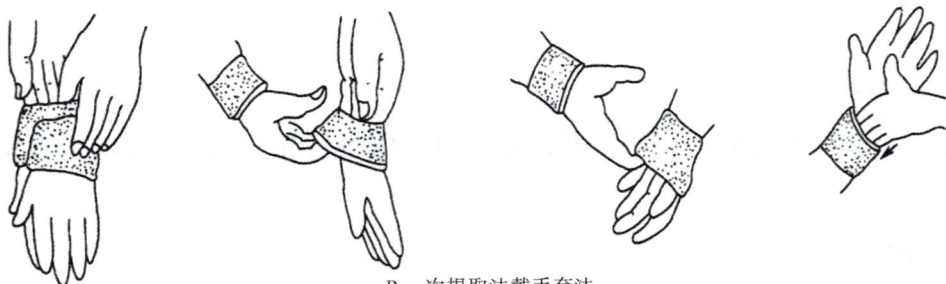

B.一次提取法戴手套法

图 9 - 15　戴无菌手套法

6. 脱手套（图 9 - 16）　操作完毕后，先洗去手套外面的污渍，一手捏住另一手套腕部外面，翻转脱下，再以脱下手套的手插入另一手套内，将其翻转脱下。

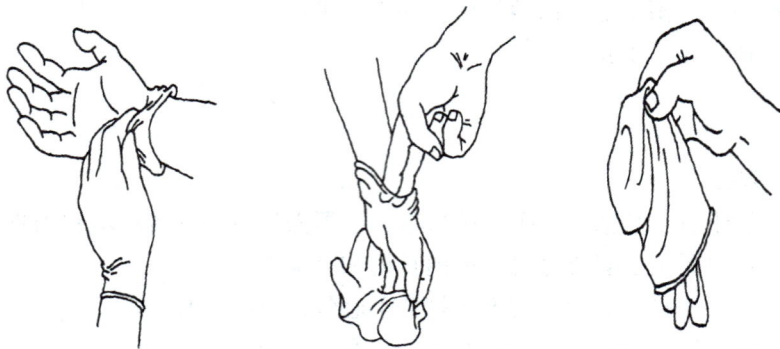

图 9 - 16　脱手套法

7. 整理　将手套放入指定容器内，按规定处理，洗手。

【注意事项】

1. 戴手套时指甲不宜过长，以防刺破手套，手套如有破损，应立即更换。

2. 戴好手套的手应始终保持在腰部以上、视线范围以内。

3. 如手套有血迹或严重感染，应在消毒液中清洗，勿使手套污染面接触皮肤。

4. 戴手套时要防止手套外面（无菌面）接触任何非无菌物品。

5. 已戴手套的手不可触及未戴手套的手和另一手套的内面（非无菌面），未戴手套的手不可触及手套的外面。

【评价】

1. 脱手套时未强行拉扯手套。

2. 无菌手套无污染。

第四节　隔离技术

隔离是将传染源传播者和高度易感人群安置在指定的地点或特殊的环境中，暂时避免接触周围人群，对前者采取的是传染源隔离，达到控制传染源、切断传播途径的目的；对后者采取的是保护性隔离，达到保护此类人群免受感染的目的。

一、隔离的基本知识

（一）隔离区域的设置

隔离区域应与普通病区分开，且远离食堂、水源及其他公共场所。相邻病房楼之间间隔大约30m，侧面防护距离10m，以防止空气对流传播。病区应设置两条通道，分别供工作人员和患者进出，还应设立缓冲区并配备必要的卫生、消毒和隔离设备。

患者安置：

1. 以患者为隔离单位。每个患者有独立的环境和用具，与其他患者和不同病种患者之间进行隔离。

2. 以病室为隔离单位。同病种患者安置在同一病室内，但病原体不同的患者应分开收治。

3. 凡尚未确诊或发生混合感染、病情危重、具有强烈传染性的患者，应安排单独隔离室。

（二）隔离区域的划分

1. **清洁区**　指进行呼吸道传染病诊治的病区中不易受到患者血液、体液和病原微生物等物质污染及传染病患者不应进入的区域，包括医务人员的值班室、卫生间、男女更衣室、浴室，以及储物间、配餐间等。

2. **潜在污染区**　也称半污染区，指进行呼吸道传染病诊治的病区中位于清洁区与污染区之间，有可能被患者血液、体液和病原微生物等物质污染的区域，包括医务人员的办公室、治疗室、护士站、患者用后的物品，以及医疗器械等的处理室、内走廊等。

3. 污染区 指进行呼吸道传染病诊治的病区中传染病患者和疑似传染病患者接受诊疗的区域，包括被其血液、体液、分泌物、排泄物、污染物暂存和处理的场所，如病室、处置室、污物间，以及患者入院、出院处理室等。

4. 两通道 指进行呼吸道传染病诊治的病区中的医务人员和患者的通道。医务人员通道出入口设在清洁区一端，患者通道出入口设在污染口一端。

5. 缓冲间 指进行呼吸道传染病诊治的病区中清洁区与潜在污染区、潜在污染区与污染区之间设立的两侧均有门的小室，为医务人员的准备间。

6. 负压病区（室） 指通过特殊通风装置，使病区（病室）的空气按照由清洁区向污染区流动，使病室内的压力低于室外压力。负压病区排出的空气需经过处理，以确保对环境无害。

（三）标准预防

标准预防是基于患者的血液、体液、分泌物（不包括汗液）、非完整皮肤和黏膜均可能含有感染性因子的原则，针对医院所有患者和医务人员采取的一组预防感染措施。包括手卫生。根据预期可能的暴露选用个人防护用品、安全注射，以及穿戴合适的防护用品，处理患者环境中被污染的物品与医疗器械。根据传播途径采取接触隔离、飞沫隔离、空气隔离是预防医院感染的有效措施。

1. 隔离对象 将所有患者的血液、体液、分泌物、排泄物视为有传染性，进行隔离。

2. 防护 实施双向防护，防止疾病双向传播，即防止疾病从患者传至医护人员，也防止疾病从医护人员传至患者。

3. 隔离措施 根据传播途径建立接触隔离、飞沫隔离和空气隔离措施。

（四）医院建筑区域划分

根据患者获得感染危险性的程度，可将医院分为低度危险区域、中等危险区域、高危险区域和极高危险区域4个区域。

1. 低度危险区域 包括行政管理区、教学区、图书馆、生活服务区等。

2. 中等危险区域 包括普通门诊、普通病房等。

3. 高危险区域 包括感染性疾病科（门诊、病房）等。

4. 极高危险区域 包括手术室、重症监护病房、器官移植病房等。

（五）个人防护用品

个人防护用品是指用于保护医务人员避免接触感染性因子的各种屏障用品，包括口罩、手套、护目镜、防护面罩、防水围裙、隔离衣和防护服等。

1. 纱布口罩 纱布口罩是用于保护呼吸道免受有害粉尘、气溶胶、微生物和灰尘伤害的个人防护用品。

2. 外科口罩 外科口罩是医护人员在有创操作过程中用于阻止血液、体液和飞溅物传播所戴的口罩。

3. 医用防护口罩　医用防护口罩是用于阻止经空气传播的直径≤5μm感染因子或近距离（<1m）接触经飞沫传播的疾病而发生感染的个人防护用品。医用防护口罩的使用包括密合性测试、培训、型号的选择、医学处理和维护。

4. 护目镜　护目镜是用于防止患者血液、体液等具有感染性的物质溅入人体眼部的用品。

5. 防护面罩（防护面屏）　防护面罩（防护面屏）是用于防止患者的血液、体液等具有感染性物质溅到人体面部的用品。

6. 手套　手套是防止病原体通过医务人员的手传播疾病和污染环境的用品。

7. 隔离衣　隔离衣是用于保护医务人员避免受到血液、体液和其他感染性物质的污染，或用于保护患者避免感染的个人防护用品。通常根据与患者接触的方式、接触感染性物质的情况，以及隔离衣阻隔血液和体液的可能性决定是否需要穿隔离衣和选择其型号。

8. 防护服　防护服是临床医务人员接触甲类或按甲类传染病管理的传染病患者时所穿的一次性个人防护用品。防护服的要求：具有良好的防水作用和过滤效率，抗静电，对皮肤无刺激，穿脱方便，结合部严密，袖口、脚踝口为弹性收口。

二、隔离原则

（一）医院建筑布局应符合隔离要求

医院建筑设计和服务流程应满足医院感染控制的要求，区域划分明确，标志清楚，能防止病原微生物扩散和污染环境。

（二）隔离标志明确，卫生设施齐全

1. 隔离病区设有工作人员与患者各自的出门、梯道，通风设施齐全；隔离标志清楚，入口处配有更衣、更鞋过渡区，并配有必要的卫生、消毒设备。

2. 隔离病室门外或患者床头安置有不同颜色提示卡（卡的正面为预防隔离措施，背面为适应的疾病种类），以表示不同性质的隔离。门口放置用消毒液浸湿的脚垫，门外有隔离衣悬挂架，备隔离衣、口罩、帽子和手消毒液等。

（三）实施隔离应遵循"标准预防"和"基于疾病传播途径的预防"原则

隔离的目的是严格控制感染源，切断传播途径，保护易感人群，降低外源性感染的发生和暴发。当1种疾病可能有多种传播途径时，应在标准预防的基础上采取相应的基于传播途径的隔离和预防措施。

（四）严格执行服务流程，加强三区管理

1. 患者和患者接触过的物品不得进入清洁区。
2. 患者或穿隔离衣的工作人员，通过走廊时不得接触墙壁、家具等。
3. 各类检查标本应放在指定的存放盘和架上。

4. 污染区的物品未经消毒处理，不得带到他处。

5. 工作人员进入污染区时应按规定穿隔离衣，戴帽子、口罩，必要时穿隔离鞋。穿隔离衣前需将所有物品准备齐全，各种操作有计划并集中进行，以减少穿脱隔离衣的次数和洗手频率。离开隔离病房前应脱下隔离衣和鞋套，并消毒双手，脱帽子、口罩。

6. 严格执行探视陪伴制度，探视陪伴人员进入隔离区域应根据隔离种类采取相应的隔离措施，接触患者或污染物品后必须消毒双手。

（五）隔离病室环境定期消毒，物品规范处置

1. 隔离病室每日进行空气消毒和物品表面消毒，应采用Ⅳ类环境的消毒法，根据隔离类型确定每日消毒频次。

2. 患者接触过的物品或落地物品应视为污染，消毒后方可给他人使用；患者的衣物、书报等消毒后才能交予其家人。

3. 患者的生活用品个人专用，每周消毒；衣物、床单等消毒后清洗；床垫被褥定期消毒；排泄物、呕吐物等消毒处理后方可排放。

4. 需送出病区外的物品分类放置于黄色污物袋内，袋外要有明显标记。

（六）加强患者心理护理，实施隔离知识教育

被隔离的患者容易产生孤独、恐惧、自卑等心理反应，应注意密切观察患者心理状况，加强沟通与关怀，尽量满足其隔离期间合理的需求。同时，为避免医院感染，应加强对医护人员自身、患者及其家属三方面的隔离知识教育。

（七）掌握解除隔离标准，实施终末消毒处理

1. 传染性分泌物需3次培养结果均为阴性或已渡过隔离期，医生开医嘱后方可解除隔离。

2. 对出院、转科或死亡患者及其所住病室、所用物品及医疗器械进行消毒处理。

三、隔离种类与措施

隔离预防主要在标准预防的基础上基于传染源的特点，采取切断传播途径的隔离和保护性隔离两大类隔离措施。

（一）切断传播途径的隔离

目前确认的感染性病原微生物的传播途径主要有接触传播、空气传播和飞沫传播。不同传播途径疾病的预防与隔离应遵循的原则是：①在标准预防的基础上，医院应根据疾病的传播途径，结合本院的实际情况，制定相应的隔离与预防措施。②一种疾病可能有多重传播途径时，应在标准预防的基础上，采取相应传播途径的隔离与预防。③隔离病室应有隔离标志，并限制人员的出入，黄色为空气传播的隔离，粉色为飞沫传播的隔离，蓝色为接触传播的隔离。④传染病患者或可疑传染病患者安置在单人隔离房间。⑤受条件限制的

医院，同种病原体感染的患者可安置于一室。⑥建筑布局符合相应的规定。

1. 接触传播的隔离与预防 经接触传播的疾病，如肠道感染、多重耐药菌感染、皮肤感染等，在标准预防的基础上还应采用接触传播的隔离与预防。

（1）患者的隔离：①限制患者的活动范围。②减少转运，如需要转运应采取有效措施，减少对其他患者、医务人员和环境表面的污染。

（2）医务人员的防护：①接触隔离患者的血液、体液、分泌物、排泄物等物质时，应戴手套；离开隔离病室前，接触污染物品后应摘除手套，洗手和/或手消毒；手上有伤口时应戴双层手套。②进入隔离病室，从事可能污染工作服的操作时，应穿隔离衣；离开病室前脱下隔离衣，按要求悬挂，每天更换清洗与消毒；或使用一次性隔离衣，用后按医疗废物管理要求进行处置。接触甲类传染病按要求穿脱防护服，离开病室前脱去防护服，防护服按医疗废物管理要求进行处置。

2. 空气传播的隔离与预防 接触经空气传播的疾病，如肺结核、水痘等，在标准预防的基础上还应采用空气传播的隔离与预防。

（1）患者的隔离：①无条件收治时，应尽快转送至有条件收治呼吸道传染病的医疗机构进行收治，并注意转运过程中医务人员的防护。②当病情允许时，应戴外科口罩，并定期更换，同时限制患者的活动范围。③严格空气消毒，有条件的尽量使用负压病室。

（2）医务人员的防护：①严格按照区域流程，在不同的区域，穿戴不同的防护用品，离开时按要求摘脱，并正确处理使用后物品。②进入确诊或可疑传染病患者房间时，应戴帽子和医用防护口罩。进行可能产生喷溅的诊疗操作时，应戴护目镜或防护面罩，穿防护服。接触患者及其血液、体液、分泌物、排泄物等物质时应戴手套。③按要求使用防护用品。

3. 飞沫传播的隔离与预防 接触经飞沫传播的疾病，如百日咳、白喉、流行性感冒、病毒性腮腺炎、流行性脑脊髓膜炎等，在标准预防的基础上还应采用飞沫传播的隔离与预防。

（1）患者的隔离：①遵循切断传播途径的隔离原则要求，对患者进行隔离与预防。②减少转运，需要转运时，医务人员应注意防护。③患者病情允许时，应戴外科口罩，并定期更换，同时限制患者的活动范围。④患者之间、患者与探视者之间相隔距离在1m以上，探视者应戴外科口罩。⑤加强通风，或进行空气消毒。

（2）医务人员的防护：①严格按照区域流程，在不同的区域穿戴不同的防护用品，离开时按要求摘脱，并正确处理使用后物品。②与患者近距离（1m以内）接触，应戴帽子、医用防护口罩。进行可能产生喷溅的诊疗操作时，应戴护目镜或防护面罩，穿防护服。当接触患者及其血液、体液、分泌物、排泄物等物质时应戴手套。③按要求使用防护用品。

（二）保护性隔离

保护性隔离又称反向隔离，是以保护易感人群而制定预防措施的隔离方式，适用于抵抗力低下或极易感染的患者，如器官移植和免疫缺陷、白血病、严重烧伤等患者。

1. 设专用隔离室　患者单间隔离，室外挂明显隔离标志。病室内空气保持正压通风，定时换气，室内所有物品严格消毒。

2. 进出隔离室要求　凡进入病室内人员应穿灭菌后的隔离衣，戴灭菌帽子、口罩和手套，穿隔离拖鞋；未经消毒处理的物品不可带入隔离区域；严格洗手。

3. 探视要求　凡患呼吸道疾病者或咽部带菌者，包括工作人员均应避免接触患者。原则上不予探视，确需探视者在进入时，应采取相应的隔离措施。

四、隔离技术基本操作

（一）口罩、帽子的使用

【目的】

1. 防止工作人员的头屑脱落、头发散落或被污染。
2. 防止有害物质吸入呼吸道，防止飞沫污染无菌物品或清洁物品或伤口。

【评估】

1. 患者的病情、治疗和护理措施，患者目前采取的隔离种类、隔离措施。
2. 患者对隔离措施的接受程度、合作程度和心理反应。
3. 患者及家属对所患疾病有关防治知识、消毒隔离知识的了解和认知程度。

【计划】

1. 护士准备　衣帽整洁，修剪指甲，洗手，戴口罩。
2. 用物准备　帽子、口罩。

【实施】

具体操作方法：
1. 戴帽子　选择大小合适的圆顶帽，帽子罩住全部头发。
2. 戴口罩　洗手，取出口罩，罩住口鼻，将上端两条带子分别越过左、右耳系于头后，下端带子系于头后，使口罩的下半部遮住下巴（图 9 – 17）。
3. 脱口罩　洗手，解开口罩带子，取下口罩，污染面向内折叠，放入胸前小口袋或小塑料袋内，不可挂于胸前，取下时手不可触及污染面。一次性口罩取下后弃于污物桶内。

【注意事项】

1. 戴、摘口罩前均应洗净双手；口罩应盖住口鼻，不可用污染的手触摸口罩。
2. 口罩暂时不用时应取下，不能挂在胸前。始终保持口罩的清洁干燥，一旦潮湿或被污染应立即更换；接触严密隔离的患者后应立即更换口罩。

3. 一次性口罩使用不超过 4 小时，纱布口罩 4～8 小时必须更换。

【评价】

操作中严格执行隔离消毒原则，消毒隔离观念强，操作者、环境、物品无污染。

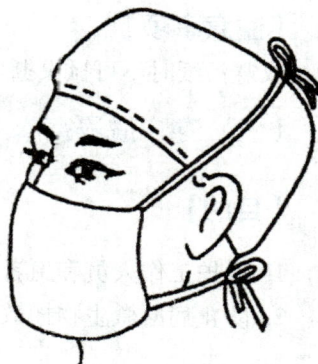

图 9－17　口罩、帽子使用法

（二）避污纸的使用

【目的】

用清洁的避污纸遮盖物品，进行简单操作，保护双手或物品不被污染。

【评估】

所取物品的大小和用途。

【计划】

1. 护士准备　衣帽整洁，修剪指甲，洗手，戴口罩。
2. 用物准备　避污纸、污物桶。

【实施】

具体操作方法：

1. 取纸　用清洁的手或污染的手从页面上抓取避污纸，不可掀页撕取（图 9－18）。

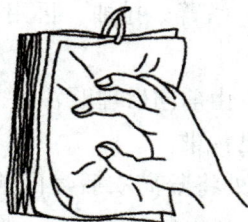　　　　　　　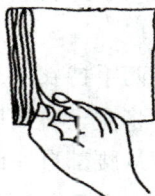

A.正确取法　　　　　　　　　　　　　　B.错误取法

图 9－18　取避污纸法

2. 使用　隔着避污纸去拿所需物品。
3. 处置　使用后将避污纸弃入医用污物桶内，集中焚烧处理。

【注意事项】

取避污纸时不可掀页撕取，以保护避污纸清洁。

（三）穿、脱隔离衣

【目的】

1. 保护工作人员和患者不受到病原微生物的威胁。
2. 防止病原微生物播散，避免交叉感染。

【评估】

1. 患者的病情、治疗和护理措施，患者目前采取的隔离种类、隔离措施。
2. 患者对隔离措施的接受程度、合作程度和心理反应。
3. 患者及家属对所患疾病有关防治知识、消毒隔离知识的了解、认知程度。

【计划】

1. 护士准备　穿好工作衣、裤，戴好口罩、帽子，取下手表，将衣袖卷至肘关节以上（冬天卷过前臂中段），修剪指甲，洗手。

2. 用物准备　隔离衣、挂衣架、手消毒设备、污物袋。

【实施】

具体操作方法：

1. 穿隔离衣（图 9 - 19）

（1）准备：护士着装整洁，洗手，戴帽子，取下手表，卷袖过肘。

（2）取隔离衣：手持衣领取下隔离衣（衣领和隔离衣内面为清洁面），将隔离衣污染面向外，衣领两端向外折齐，对齐肩缝，露出袖筒内口，使清洁面向着操作者。

（3）穿衣袖：一手持衣领，另一手伸入袖内，举臂、抖袖，再用另一只手持衣领，同法穿上另一衣袖。

（4）扣领口：两手持衣领，由衣领中部开始，由前向后理顺领边，扣上领扣。

（5）扣袖口：将左、右袖口扣上，此时，手已污染。

（6）系腰带：从腰部自一侧衣缝向下约 5cm 处将隔离衣后身向前拉，见到衣边则捏住，再依法将另一边捏住；两手在背后将边缘对齐，向一侧折叠，按住折叠处，将腰带在背后交叉，回到前面打一活结。

2. 脱隔离衣（图 9 - 20）

（1）解腰带：解开腰带，在前面打一活结。

（2）解袖口：解开袖口，将衣袖轻轻上拉，在肘部将部分衣袖塞入工作服袖下，露出双手。

（3）消毒双手：按刷手法消毒双手。

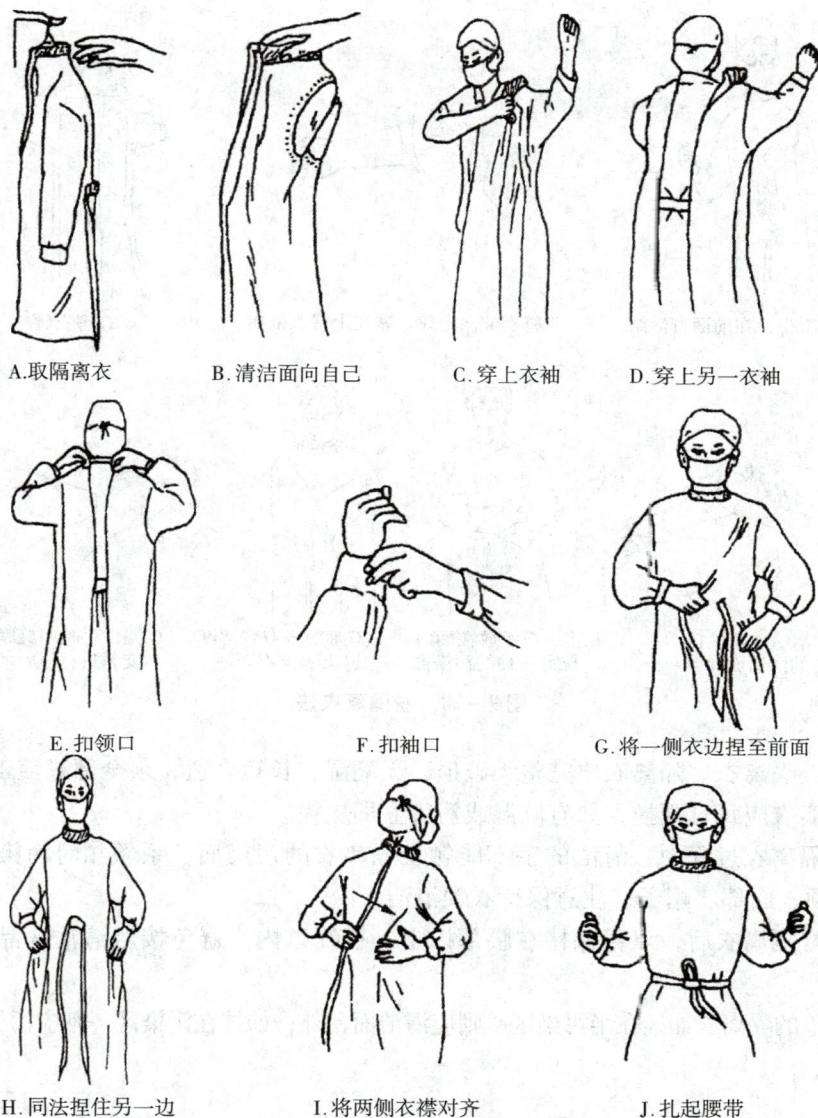

A.取隔离衣　　　B.清洁面向自己　　　C.穿上衣袖　　　D.穿上另一衣袖

E.扣领口　　　F.扣袖口　　　G.将一侧衣边捏至前面

H.同法捏住另一边　　　I.将两侧衣襟对齐　　　J.扎起腰带

图 9-19　穿隔离衣法

（4）解领扣：双手消毒后，解开领扣。

（5）脱衣袖：一手伸入另一侧袖口内，拉下衣袖过手（用清洁手拉袖口内的清洁面），再用衣袖遮住的手在外面拉下另一衣袖，并将腰带活结松开，两手在袖内使袖子对齐，双臂逐渐退出，脱去隔离衣。

（6）整理衣物：双手持衣领，将隔离衣两边对齐，挂在衣钩上（挂在污染区时污染面朝外，挂在半污染区时清洁面朝外）。不再穿的隔离衣，脱下后清洁面向外，卷好投入污物袋中。

【注意事项】

1. 穿隔离衣前，应准备好工作中所需的所有物品。

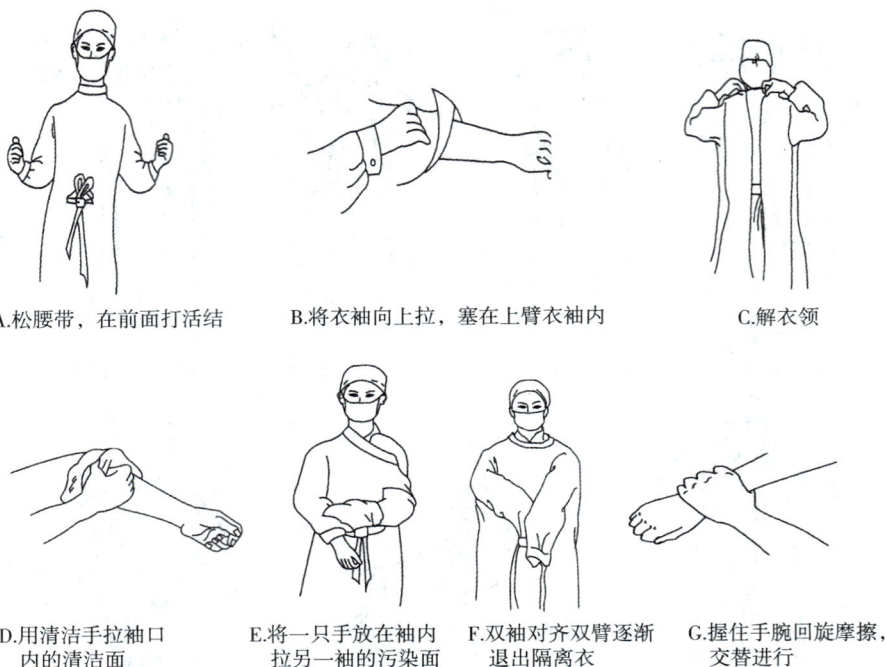

A.松腰带，在前面打活结　　　B.将衣袖向上拉，塞在上臂衣袖内　　　C.解衣领

D.用清洁手拉袖口　　E.将一只手放在袖内　　F.双袖对齐双臂逐渐　　G.握住手腕回旋摩擦，
　内的清洁面　　　　　拉另一袖的污染面　　　退出隔离衣　　　　　交替进行

图 9 - 20　脱隔离衣法

2. 检查隔离衣。隔离衣要完整无破损，无潮湿，长短合适，须全部遮盖工作服。

3. 隔离衣应每日更换，如有潮湿或污染立即更换。

4. 穿隔离衣过程中，清洁的手不能触及隔离衣的污染面，系领扣时污染的袖口不可触及衣领、面部、帽子；注意保持衣领清洁。

5. 穿好隔离衣后，双臂保持在腰部以上、视线以内，避免接触清洁物品，不得进入清洁区。

6. 脱下的隔离衣如挂在半污染区，则应清洁面朝外；如挂在污染区，则应污染面朝外。

【评价】

1. 操作中严格执行消毒隔离原则，消毒隔离观念强，操作者、环境、物品无污染。

2. 手的消毒方法正确、有效，隔离衣未被溅湿。

（四）卫生洗手

【目的】

清除医护人员手部皮肤上的污垢和大部分致病微生物，减少通过手部接触传播为途径的感染发生。

【评估】

1. 患者的病情、治疗、护理措施、目前状况。
2. 患者目前采取的隔离种类、隔离措施。

【计划】

1. 护士准备　衣帽整洁，修剪指甲，取下手表，卷袖过肘。
2. 用物准备　洗手池、洗手液（皂液）、干手物品。

【实施】

具体操作方法：

1. 准备，操作前洗手，取下手表及饰物，修剪指甲。打开水龙头，湿润双手。
2. 取洗手液或适量肥皂于手掌表面。
3. 按顺序揉搓双手（图 9-21）：掌心对掌心→手指交错，掌心对手背（交替）→手指交错，掌心对掌心→ 两手互握揉搓指背（交替）→拇指在掌中转动揉搓（交替）→ 指尖在掌心中揉搓（交替）→ 揉搓手腕、手臂（交替），揉搓双手，持续 15 秒，范围为双手至腕上 10cm。

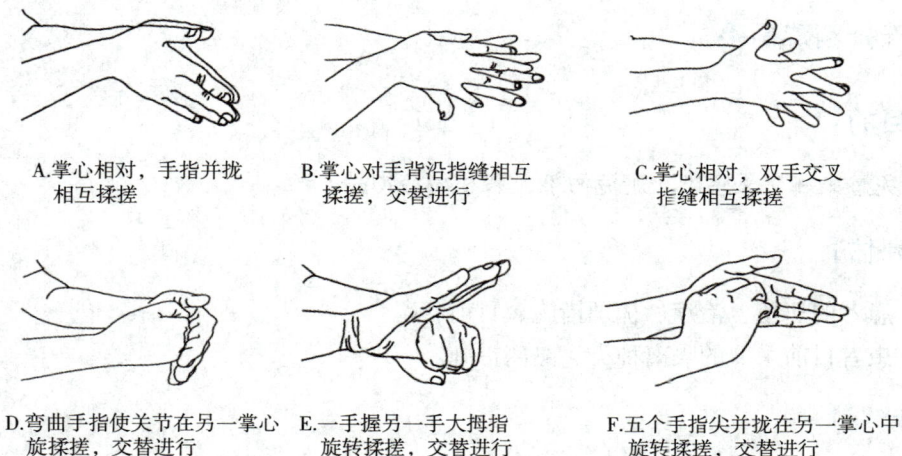

A.掌心相对，手指并拢
相互揉搓

B.掌心对手背沿指缝相互
揉搓，交替进行

C.掌心相对，双手交叉
指缝相互揉搓

D.弯曲手指使关节在另一掌心
旋揉搓，交替进行

E.一手握另一手大拇指
旋转揉搓，交替进行

F.五个手指尖并拢在另一掌心中
旋转揉搓，交替进行

图 9-21　揉搓洗手的步骤

4. 冲洗双手，打开水龙头，冲洗时污水应从前臂流向指尖，冲净双手。
5. 擦干双手，用纸巾、干净毛巾擦干双手，或用干手机烘干双手。

【注意事项】

1. 进行各种治疗、操作前后和接触下一位患者前，护士均应用流水洗手。为特殊患者检查、护理之前，应戴好一次性手套。每接触 1 位患者应更换 1 副手套，操作结束进行卫生洗手。

2. 连续治疗和操作时，每接触 1 位患者前均应洗手或消毒手。注意清洁指甲、指缝、指蹼、关节皱襞处等易污染的部位。

3. 污染的手接触水龙头开关时，应使用避污纸。

4. 注意保护自己的工作服，避免将衣服溅湿或接触水池。

【评价】

洗手方法正确、有效，隔离衣未被溅湿。

知识链接

全球洗手日

  2008 年是国际环境卫生年，国际知名健康组织——促进用肥皂洗手公私伙伴软件（PPPhW）、联合国儿童基金会、美国国际开发署、美国疾病防治中心等机构，共同倡议发起了"全球洗手日"活动。它的标志是一滴水、一块肥皂盒、一只手掌，号召各国从 2008 年起，每年 10 月 15 日开展用肥皂洗手活动。

（五）消毒刷手

【目的】

避免感染和交叉感染，避免污染无菌和清洁物品。

【评估】

1. 患者的病情、治疗、护理措施、目前状况。

2. 患者目前采取的隔离种类、隔离措施。

【计划】

1. 护士准备 取下手表，卷袖过肘。

2. 用物准备 洗手池、皂液，盛装消毒液的容器，盛装清洁手刷和用过手刷的容器各 1 个，避污纸，干手物品。

【实施】

具体操作方法：

1. 湿润双手：手指向下，用流水湿润双手。

2. 刷洗双手：手刷蘸消毒液，按前臂、腕部、手背、手掌、手指、指缝、指甲顺序彻底刷洗，每次 30 秒。同法换刷另一手，反复刷洗两次，共刷两分钟。

3. 流水冲洗，使污水从前臂流向指尖。

4. 擦干双手，用小毛巾自上而下擦干双手，或用烘干机吹干。

【注意事项】

1. 刷洗范围应该超过被污染的范围。流水洗手时腕部要低于肘部，使污水从前臂流向指尖。刷洗时间应达到要求的时间。

2. 操作中应注意保持水龙头的清洁。

3. 注意与外科手术人员手的清洁与消毒技术的区别。

4. 消毒手时防止污水溅到隔离衣上，隔离衣也不要接触水池。

【评价】

手的消毒方法正确、有效，隔离衣未被溅湿。

第五节　职业防护

一、职业危害因素

职业环境通常包括理化环境、生物环境、社会环境及职业习惯、行为方式等。护士的职业危害主要分为生物危害、化学危害、物理危害和心理危害 4 类。

1. 生物危害　主要指由细菌、病毒、真菌或寄生虫等引起的感染。如护士接触患者呼吸道分泌物、体液和排泄物，临床最常见的是针刺伤（含锐器伤）所致的血液传播疾病的感染。

2. 化学危害　化学危害主要来自抗肿瘤药物和消毒制剂。临床常用化学消毒制剂有一定的挥发性和刺激性，通过吸入或皮肤接触而产生职业中毒、职业性皮肤病、职业肿瘤等。

3. 物理危害　物理危害可分为运动功能性损伤和物理刺激。运动功能性损伤最典型的是腰背痛，其最基本的特点是疼痛和运动功能障碍。临床的物理刺激主要包括锐器伤和人体电磁波、射线暴露等。?

4. 心理危害　心理危害主要指工作压力，主要压力源是专业和工作本身，如护患关系等。高压力工作容易产生各种身体或心理疾病。

二、职业防护措施

（一）生物危害

WHO 提出的职业接触中特殊感染控制的预防措施：避免受到针头和其他锐利物体的损伤；避免接触开放的创口和黏膜；避免通过污染器械的传播；防止血液或其他液体外溢到身体表面；对废弃物做出妥善的处理；要求所有可能接触患者血液者培训期就接

受系列乙肝疫苗免疫注射。

1. 呼吸道飞沫传播

（1）注意病房与工作区域通风，保持环境整洁。

（2）护理人员在进行任何治疗和护理操作时必须戴口罩。

（3）吸痰时，戴口罩、手套，面部不要垂直于患者口鼻和气道切开处。

2. 针刺伤（锐器损伤）

（1）预防措施

1）注射、抽血、输液、输血时，一定要保证足够的光线，严格按照操作规程进行操作。

2）绝不可将针头帽套回针头，一定要套回时，运用单手套法。

3）针头或锐器使用后立即扔进耐刺的锐器收集箱，用钳子夹住针头拔，不要用手将其折断毁坏。

4）收集箱有牢固的盖子和箱体锁定装置，有明显的危险品警告标志。

5）手持无针头帽的注射器时，行动要特别小心，以免刺伤他人或自己。

6）操作后立即处理周围环境，如切开包、拆线包、穿刺包的整理。

7）严禁锐器和针头与普通垃圾混放。

（2）损伤后处理原则

1）立即从近心端向远心端挤压受伤部位，使部分鲜血排出，相对减少受污染的程度。

2）流动水和消毒肥皂液清洗伤口（如溅出，清水冲洗鼻、眼、嘴和皮肤等直接接触部位）。

3）用碘酒等皮肤消毒液涂搽伤口处。

4）确定感染源患者并记录在案，同时进行可靠的 HIV、乙肝、丙肝等化验检查。

5）24 小时内注射乙肝高效免疫球蛋白，接受医学观察 45 天。

3. 体液、排泄物等接触性传播

（1）当预料要接触患者血液、体液或分泌物时，必须戴手套进行操作。手套一旦破损必须及时更换。

（2）接触患者血液、体液、分泌物污染的医疗用品、器械、各种废弃的培养基及标本，以及使用一次性医疗用品后必须严格洗手。在不方便洗手的情况下，用快速手消毒液消毒双手。

（3）不戴首饰，不留长指甲。

（4）灌肠时应穿一次性隔离衣，戴手套。

（二）化学危害

1. 抗肿瘤药物

（1）采取适当的工程技术进行防护，如配备具有垂直层流装置的 Ⅱ 级生物安全柜。

（2）接触抗肿瘤药物的护士须戴好手套、口罩，穿好防护衣，口罩和手套要定时更换。

（3）抽取药液时以不超过注射容器的 3/4 为宜，并使用针腔较大的针头抽取药液，以防注射器内压力过大，药液外溢。使用后的物品应放于专用袋内集中封闭处理。

（4）操作中不慎将药液溅到皮肤或眼睛里，需立即用生理盐水彻底冲洗。如果溅到桌面，应先用纱布吸附药液，然后再用清水冲洗被污染表面。

（5）处理患者化疗后的尿液、粪便、呕吐物时必须戴手套。

2. 化学消毒剂

（1）使用挥发性、刺激性大的消毒剂时做好与接触抗肿瘤药物同样的个人防护和良好的通风环境。

（2）尽量选择对空气污染小的化学消毒剂。

（3）科学对待化学消毒剂的浓度。

（4）遵守医院或部门的剧毒、有害物质的保管规定：集中存放，容器密闭，有显著标志。

（5）使用中的化学消毒剂容器加盖。

（6）使用消毒剂集中的特殊部门，如手术室、供应室、内镜处理等须有良好的通风设施。

（7）提倡使用一次性医疗用品。

（三）物理危害

1. 运动功能性损伤

（1）确保所有体力处理操作在首次进行前就有关工作的安全和健康风险作初步评估。

（2）应用正确的方法搬抬患者和帮助翻身。

（3）尽量正确使用各种设备进行搬抬等工作。

（4）需要长时间弯腰进行操作时，首先考虑调节床体的高度。

2. 物理性刺激　电磁波和射线损伤防护参照放射科防护要求，如摄片时床旁所有人员尽可能远离摄片机 10m 以上，或用铅板屏风阻挡放射线。

（四）心理危害

1. 增强服务意识，建立良好的护患关系。

2. 加强法律意识的培养，规范护理行为。

3. 加强护士应对暴力能力的培训。

4. 医院环境和工作场所的设置中，护士站与医院保安部门之间有监控和报警系统。

护目镜、防护面罩的使用

1. 使用指征 进行诊疗操作，可能发生患者血液、体液、分泌物喷溅时；近距离接触飞沫传播的患者；进行引发气溶胶的操作，如吸痰、气管插管、心肺脑复苏、支气管镜检查、尸检和部分手术等。

2. 脱卸指征 污染后及时更换、清洁、消毒。

3. 穿戴方法 戴前先检查有无破损，所戴装置有无松懈；然后抓住护目镜/罩耳围戴上，调整舒适度。

4. 脱卸方法 用于固定护目镜的耳围、固定面罩的耳围/头围被认为是"清洁"的，前部被认为是污染的，抓住耳围摘掉护目镜，抓住面罩耳围/头围摘掉面罩，触摸正面，轻轻投入指定容器中。

第六节 消毒供应中心

一、消毒供应中心的作用

消毒供应中心是指医院内承担各科室所有诊疗器材、器具和物品的清洗、消毒、灭菌，以及无菌物品供应的部门。按照规定，医院所有可以重复消毒使用并需要清洗、消毒、灭菌的诊疗器材、器具、物品等，都必须集中由消毒供应中心处理。消毒供应中心在预防和控制医院感染方面具有举足轻重的作用，消毒供应中心人员只有掌握现代科学的消毒灭菌方法，严格执行消毒供应中心的各项规章制度，才能保证医疗器械的绝对无菌和各种治疗物品的齐全完好，保证全院急救、治疗、护理工作的顺利进行。

二、消毒供应中心的设置

消毒供应中心的设备和布局应根据医院的条件决定。一般要求靠近院部和门诊部之间，周围环境清洁、无污染源，为一个相对独立的区域。室内应有足够的照明、通风、净化和污水排放设施，墙面、地面应光滑，便于冲洗。消毒供应中心一般分为污染区、清洁区和无菌区。清洁、消毒物品的路线不可逆行，需做到物品流向从污→洁→无菌，空气流向从洁→污，人员流向有专用通道，采取强制性通过方式，不得交叉和逆行。

三、消毒供应中心的工作内容

消毒供应中心的主要任务是对全院的医用品、医疗器械进行回收、清洁、包装、灭菌、存放和供应，以及各种敷料的加工、物品的保养等。

（一）污染区

1. 回收室 负责回收各种用过的污染品，进行分类，并做好职业防护。

2. 洗涤室 负责清洗各种回收物品，清洗方法包括机械清洗和手工清洗。机械清洗适用于大部分常规机械的清洗。手工清洗适用于精密、复杂器械的清洗和有机物污染较重器械的初步处理。精密器械的清洗需遵循生产厂家提供的使用说明或指导手册。清洗步骤包括冲洗、洗涤、漂洗、终末漂洗。

（二）清洁区

1. 包装室 负责将已清洗的物品进行包装、封包、标明名称，送灭菌处理。器械与敷料需分室包装。灭菌包外设有灭菌化学指示胶带，并注明物品名称、数量、灭菌日期、包装者等。

2. 敷料室 负责加工各种敷料。

3. 贮藏室 贮藏各种器械和未加工的原料，如棉花、纱布等。

4. 装载、灭菌及卸载 根据物品的性质选择适宜有效的灭菌方法，根据不同的灭菌器要求装载灭菌包、放置方法等不同，核查、放置化学指示卡、明细卡。

（三）无菌区

1. 高压蒸汽灭菌室 单独设置，由专人负责将包装好的物品进行灭菌处理。

2. 发放室 负责给灭菌的物品标明失效期，存放已灭菌物品和分发各种无菌物品。仔细检查有无潮湿包、破损包、过期包，以及观察指示带变色情况。根据发放清单，按照先灭菌先发放、后灭菌后发放的原则准确发放。

【讨论与思考】

1. 名词解释：医院感染、感染连、内源性感染、外源性感染、清洁、消毒、灭菌、无菌技术、隔离、清洁区、污染区、半污染区、终末消毒处理。

2. 煮沸消毒的方法和注意事项？

3. 压力蒸汽灭菌的压力、温度和时间？如何检测灭菌效果？

4. 试述无菌操作原则？

5. 紫外线消毒物品、空气的有效距离和时间？

6. 患者李某，因急性黄疸性肝炎住院 1 个月，体温 36℃，脉搏 80 次 / 分，精神、食欲好，黄疸消退，复查肝功能正常，医嘱今日出院。

问题：

①患者出院时如何进行消毒？

②离院前应做哪些出院指导？

第十章 舒适与安全

学习目标

1. 掌握促进患者舒适的护理措施；能正确为患者安置和变换卧位；能够正确选择和使用保护具和辅助器。
2. 熟悉影响患者舒适的因素和护理原则；熟悉影响患者安全的因素。
3. 了解舒适卧位的基本要求。

马斯洛（Maslow）的人类需要层次理论将个体对舒适与安全的需要列为人类最基本的需要，舒适涉及的范围很广，包括生理、心理、社会、环境等各个方面。当个体处于最佳健康状态时，每个人都会进行自我调整来适应机体，满足自身舒适的需要。当个体患病时，其自身的调节能力下降或消失，需要依靠他人的帮助方能维持舒适与安全。因此，护理人员需具备分析影响患者舒适与安全因素的能力，为其提供恰当的护理措施，在满足患者生理需要的同时，满足其对舒适与安全的需要。

案例导入

王女士，28岁，剖腹产术后4个月出现右下腹疼痛，急诊入院。诊断为急性阑尾炎。立即进行硬膜外麻醉下阑尾切除术。术后患者主诉：口渴、躺卧姿势不舒适、伤口处疼痛感等。

问题：

1. 试分析该患者出现不舒适的主要原因有哪些？
2. 试为该患者拟定适合的护理措施。
3. 患者术后应取何种体位？

第一节 概　述

一、舒适的概念

（一）舒适

舒适是指个体在其环境中保持一种平静安宁的精神状态，是身心健康、没有疼痛、没有焦虑的轻松自在的感觉。舒适是自我满足的主观感觉，是患者最希望得到的基本需要之一。舒适与每个人的生理、心理、社会精神、文化特点和经历密切相关，不同个体对舒适的解释与体验不同。一般来说，最高水平的舒适是一种健康状态，可表现为心情舒畅、精力充沛、感到安全和放松，个体身心需要均能得到满足。从整体观来看，舒适与生理、心理、社会和环境四个方面密切相关。

1. 生理方面　指个体身体上的舒适感觉。

2. 心理方面　指信仰、信念、自尊、自我实现等内在的自我意识方面的精神需求满足。

3. 社会方面　指个体、家庭和社会的相互关系，包括人际间的关系、家庭与社会间的关系和谐等。

4. 环境方面　指围绕人体的外界事物，如外界的噪声、光线、颜色、温湿度和自然环境等对个体产生的舒适感觉。

这些因素相互联系，互为因果，其中任一因素出现问题，个体均会感到不舒适。

（二）不舒适

不舒适是指个体的身心不健全或有缺陷、周围环境具有不良刺激、对生活不满或身体出现病理改变，身心负荷过重的一种自我感觉。当患者基本生理需要不能全部满足、周围环境有不愉快的事件发生或身体某部分出现病理改变时，则会对舒适的感觉程度降低，不舒适最终代替舒适。不舒适一般表现为紧张烦躁、精神萎靡、失望消极、乏力、失眠、倦怠、不能入睡、身体疼痛等，严重者可使个体难以坚持正常的生活和工作。其中疼痛是不舒适中最为严重的表现。

舒适与不舒适之间没有明显界限，个体每时每刻都处在舒适与不舒适两者之间连线的某一点上，且呈动态变化。因此，在日常护理中，护理人员应了解与舒适相关的因素，密切观察患者的表情和行为，仔细倾听患者的陈述或家属提供的线索，科学收集并分析相关资料，正确评估患者的舒适或不舒适程度，恰当选择护理措施，以满足患者的舒适需要。

二、影响舒适的因素

护理的最终目标是满足患者舒适的需要，消除导致患者不舒适的原因，促使其获得最佳健康状态。影响患者舒适的常见因素包括生理、心理、社会和环境四个方面。

（一）生理方面

1. 疾病　疾病会导致发热、恶心、呕吐、眩晕、乏力、咳嗽、呼吸困难、腹痛、腹胀等身体上的不适。

2. 身体不洁　由于长期卧床、昏迷、身体虚弱等因素影响，个体日常活动受限，自理能力下降，卫生状况不佳，出现口臭、汗臭、皮肤污垢、瘙痒等，从而影响个体的舒适需要。

3. 姿势或体位不当　由于疾病、治疗、检查等需采取特殊的被动体位，如头低足高位、端坐位，或因局部长期受压导致麻木、疼痛等均可影响个体的舒适需要。

4. 活动受限　由于疾病限制不能随意翻身或使用过紧的绷带、石膏，使局部皮肤和肌肉受压，导致疼痛等从而影响个体的舒适满足。

（二）心理方面

1. 疾病带来的压力　患者会因疾病必须依赖他人照顾而感到焦虑，担忧疾病对家庭、经济、工作造成的影响，担心疾病带来的身体危害，惧怕死亡等，从而导致心理压力。

2. 自尊受损　患者感觉医护人员对自己关心不够，感到被疏忽、冷落，或操作时身体暴露过多、缺少遮挡等，从而产生不被尊重、自尊心受挫等心理。

（三）社会方面

1. 角色适应不良　因担心家庭、孩子或工作等出现角色适应不良，如角色行为冲突、角色行为紊乱等，使患者不能安心养病，从而影响康复。

2. 生活习惯改变　住院后患者生活习惯发生改变，如起居、饮食等生活作息时间的改变，通常会给患者带来一时适应不良。

3. 缺乏支持系统　患者住院后缺乏家人或朋友的关心，被亲朋好友忽视或缺乏经济支持都会使患者感觉被忽视。

（四）环境方面

1. 社会环境　新入院患者对医护人员和同室病友感到陌生，缺乏安全感。

2. 物理环境　患者对病室环境不熟悉，对病区的温度、湿度、色彩、光线、气味不适应等也可引起生理和心理上的不适。

3. 噪声的干扰　病室内探视者过多、同室重病友不断的呻吟和痛苦的表情，以及各种治疗仪器的噪声都会影响患者对舒适的需求。

三、满足患者舒适需要的原则

患者由于受到疾病、生理、心理、社会、外界环境等多方面因素的影响，经常处于不舒适的状态，而不舒适又常常会造成个体焦虑，从而影响健康。因此，护理人员要做到促进患者舒适，满足个体对舒适的需求。

（一）预防为主，促进舒适

护理人员应熟悉舒适的四个相关因素，从身心两方面对患者进行全面评估，做到预防为主，积极促进舒适，采取加强个体生活护理、采取舒适卧位、保持患者身体清洁、创建和谐病室环境等护理措施。同时，护理人员也应认识到自身言行对患者心理舒适的影响，进一步改善服务态度，使用亲切的语言、尊敬的称呼，耐心听取患者对治疗和护理的意见和建议，以促进其早日康复。

（二）加强观察，去除诱因

舒适属于自我感觉，客观评价比较困难。尤其是重症患者，在出现语言沟通障碍时较难表达自身感受，对此，护理人员应通过患者的非语言行为，如面部表情、手势、体态、姿势、活动或移动能力等进行观察、分析，找出影响患者舒适的因素，从而积极去除诱因，满足其舒适需要。

（三）采取措施，消除或减轻不适

对于患者明确的各种不舒适，护理人员应采取积极、有效的措施减轻其不适，如对于便秘患者，可进行饮食调节、按摩下腹部、必要时行不保留灌肠等措施，促进排便，消除不适。

（四）互相信任，给予心理支持

护理人员与患者及家属间建立相互信任的护患关系是进行心理护理的基础。为减少心理、社会因素引起的不舒适问题，护理人员需采用不作评判的倾听方式，取得患者的信任，使患者将内心的苦闷和压抑说出来，通过有效的沟通、正确的指导，帮助患者调节其情绪，并及时与其支持系统取得联系，共同满足患者的心理护理需求。

四、促进患者舒适的护理措施

（一）生理舒适

1. 皮肤的清洁　保持患者的皮肤清洁，使患者感到身体上的舒适，如在晨晚间护理中，为患者进行床上擦浴、更换清洁床单、被罩等。

2. 舒适的卧位　根据患者病情调整卧位，需要时护理人员可每 2 小时协助患者变换 1 次卧位，并进行必要的按摩，避免肌肉、关节、韧带过度屈曲或伸张，增强患者的舒适感。

3. 适当的活动　在患者身体条件允许的情况下，鼓励其进行适当的主动运动，如骨折术后恢复期不能行走的患者，可协助其坐在床边缓慢活动下肢，以锻炼腿部肌肉。

（二）心理舒适

护理人员需根据患者的家庭情况、个人经历、文化程度和社会背景等不同状况实施适合患者的个性化心理护理，以减轻患者的心理压力，消除疾病产生的焦虑和恐惧心理，增强患者战胜疾病的信心。

（三）社会舒适

帮助患者尽快适应新的角色，适应医院的治疗性环境，并获得家人与朋友情感上的支持。护理人员可协助患者与病友进行交流，营造舒适、和谐的病室氛围，满足患者社会舒适的需求。

（四）环境舒适

协助患者尽快适应医院环境和作息时间，减少和消除患者的陌生和不安情绪，努力营造温馨、舒适的周围环境。

第二节　卧位与舒适

卧位是指患者休息和适应医疗护理需要所采取的卧床姿势。不适当的卧位是引起身体不适的原因之一。护士需根据患者的病情和治疗需要为患者安置正确的卧位，维持正确的姿势，以满足患者的舒适需求。

一、舒适卧位的基本要求

舒适卧位是指患者卧床时感到轻松自在，身体各部位均处于合适的位置。维持舒适卧位的基本要求包括卧床姿势、身体活动、体位变换和保护隐私。

1. 卧床姿势　卧床姿势应尽量符合人体力学要求，体重均匀分布于身体各部位，保持各关节处于正常功能位置，各个脏器在体腔内拥有最大的空间。

2. 身体活动　在无禁忌证的情况下，患者身体各部位每天均应进行主动运动、被动运动和全范围关节运动练习。

3. 体位变换　对于不能自行变换卧位者，应定时协助变换体位，至少2小时1次，并加强受压部位的皮肤护理，预防压疮的发生。

4. 保护隐私　当患者卧床或接受各项护理操作需变换卧位时，应适当遮盖患者，注意保护患者的身体隐私，可用围帘遮挡病床，满足其身心舒适。

二、卧位的分类

（一）根据卧位的自主性分

根据卧位的自主性可分为主动卧位、被动卧位和被迫卧位。

1. 主动卧位　主动卧位是指患者根据自己的习惯和意愿采取的最舒适、最随意、最恰当的卧位，常见于轻症患者。通常患者身体活动自如，体位可随意改变。

2. 被动卧位　被动卧位是指患者自身无变换卧位的能力，躺在被安置的卧位，常见于极度衰弱、昏迷、瘫痪者。

3. 被迫卧位　被迫卧位是指患者意识清晰，也有变换卧位的能力，由于疾病的影响或治疗的需要被迫采取的卧位，如哮喘急性发作的患者由于呼吸极度困难而被迫采取端坐卧位。

（二）根据卧位的平衡稳定性分

根据卧位的平衡稳定性可分为稳定性卧位和不稳定性卧位。

1. 稳定性卧位　患者躺卧时感到舒适，支撑面大，重心低，平衡稳定，如平卧位。

2. 不稳定性卧位　患者躺卧时支撑面小，重心较高，难以平衡。为保持卧位会引起肌肉紧张、易疲劳、不舒适，如侧卧位时患者两腿并齐伸直。

（三）根据卧位时身体的姿势分

根据卧位时身体的姿势可分为仰卧位、侧卧位和俯卧位等。

三、常用卧位

（一）仰卧位

【适用范围】

仰卧位也称平卧位，是一种自然的休息姿势。基本姿势是患者取仰卧，头下置一软枕，两臂放在身体两侧，两腿自然放置。根据病情、检查或治疗的需要，仰卧位可分为去枕仰卧位、中凹卧位（休克卧位）和屈膝仰卧位3种类型。

1. 去枕仰卧位　昏迷或全身麻醉未清醒的患者，为防止呕吐物流入气管，引起窒息或肺部并发症；椎管内麻醉或脊髓腔穿刺后患者，预防颅内压减低而引起的头痛。

2. 中凹卧位（休克卧位）　休克患者。抬高头胸部，保持气道通畅，有利于通气，改善缺氧症状；抬高下肢，有利于静脉血回流，增加心输出量。

3. 屈膝仰卧位　腹部检查或接受导尿、会阴冲洗等。该卧位可使患者的腹部肌肉放松，便于检查或暴露操作部位。

【实施】

1. 去枕仰卧位　患者去枕仰卧，头偏向一侧，两臂放于身体两侧，两腿自然放平，枕头横立于床头（图10-1）。

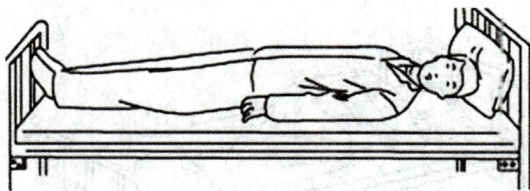

图10-1　去枕仰卧位

2. 中凹卧位（休克卧位）　患者仰卧抬高头胸部10°～20°，抬高下肢20°～30°（图10-2）。

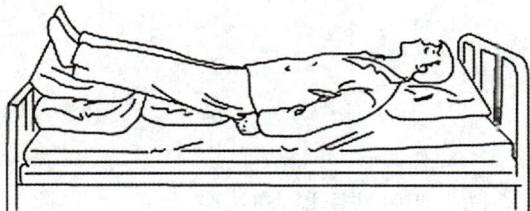

图10-2　中凹卧位

3. 屈膝仰卧位 患者仰卧，头下垫枕，两臂自然放于身体两侧，两膝屈起，并稍向外分开（图 10 - 3）。当进行检查和操作时注意为患者提供保暖和保护其隐私。

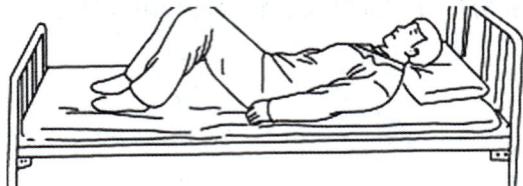

图 10 - 3 屈膝仰卧位

（二）侧卧位

【适用范围】

1. 臀部肌内注射、肛门检查、灌肠和配合胃镜检查等。
2. 预防压疮。一般采用侧卧位与仰卧位交替，避免局部组织长期受压，以便护理局部受压部位。
3. 对单侧肺部病变者，视病情采取患侧卧位或健侧卧位。

【实施】

患者侧卧，臀部稍后移，两臂屈肘，一手放于胸前，一手放于枕旁，下腿稍伸直，上腿弯曲（臀部肌内注射时，应下腿弯曲，上腿伸直，使被注射部位肌肉放松）。必要时在两膝之间、后背和胸腹部放置软枕，扩大支撑面，保证卧位的稳定，使患者感觉舒适（图 10 - 4）。

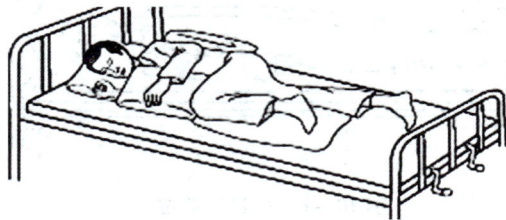

图 10 - 4 侧卧位

（三）俯卧位

【适用范围】

1. 腰背部检查或配合胰、胆管造影检查时。
2. 脊椎手术后或腰、背、臀部有伤口，不能仰卧或侧卧的患者。

3. 胃肠胀气所致的腹痛患者。因为俯卧位时，腹腔容积增大，可缓解胃肠胀气所致的腹痛。

【实施】

患者俯卧，头偏向一侧，两臂屈肘放于头的两侧，两腿伸直，胸下、髋部及踝部各放一软枕（图 10 – 5），酌情在腋下用小枕支托。如果患者进行臀部肌内注射，则俯卧位时应足尖相对，足跟分开，保持肌肉放松。

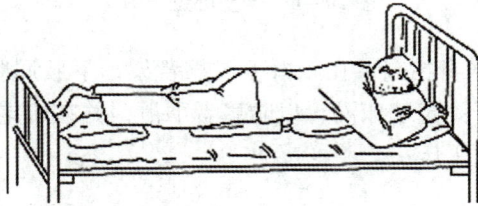

图 10 – 5　俯卧位

（四）半坐卧位

【适用范围】

1. 某些面部和颈部术后患者。采取半坐卧位可减少局部出血。

2. 胸腔疾病、胸部创伤和心肺疾病引起呼吸困难的患者。采取半坐卧位时，由于重力作用使膈肌位置下降，胸腔容量扩大。同时，腹腔脏器对心、肺的压力减轻，使呼吸困难得以改善。

3. 急性左心衰竭患者。采取半坐卧位可使部分血液滞留在下肢和盆腔脏器内，使回心血量减少，从而减轻肺部淤血和心脏负担；同时，有利于脓液、血液及渗出液的引流。

4. 腹腔、盆腔手术后或有炎症的患者。采取半坐卧位可使腹腔渗出液流入盆腔，便于引流。同时，由于盆腔腹膜抗感染性较强，而吸收性较弱，可减少炎症扩散和毒素吸收，促使感染局限化，并减轻中毒反应。此外，也可防止感染向上蔓延引起膈下脓肿。

5. 腹部手术后的患者。采取半坐卧位可松弛腹肌，减轻腹部切口缝合处的张力，缓解疼痛，增进舒适，有利于切口愈合。

6. 疾病恢复期体质虚弱的患者。采取半坐卧位可使患者逐渐适应体位改变，有利于向站立过渡。

【实施】

1. **摇床法**　患者仰卧，先摇起床头支架，使之呈 30°～50°，再摇高膝下支架 15°～20°，防止身体下滑，同时扩大身体支持面。必要时，床尾可放置一软枕，垫于患者的足底，防止足底触及床尾栏杆，增加患者舒适感。放平时，先摇平膝下支架，再摇平床头支架（图 10 – 6）。

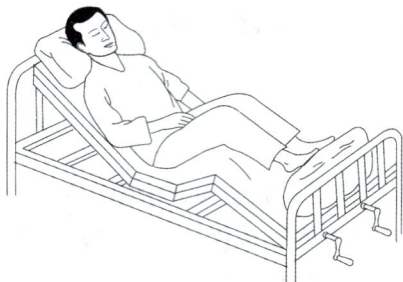

图 10 - 6 半坐卧位

2. 靠背架 将患者上半身抬高，在床褥下放靠背架，下肢屈膝，用中单包裹膝枕，垫于膝下，中单两端的带子固定于床沿，以防患者下滑，并在床尾足底垫软枕。将床放平时，应先放平下肢，再放平床头。

（五）端坐卧位

【适用范围】

心力衰竭、心包积液、支气管哮喘急性发作时的患者。由于呼吸极度困难，患者被迫日夜端坐以改善呼吸困难，其机制与半坐卧位减轻呼吸困难的机制相同。

【实施】

扶患者坐起，用床头支架或靠背架将床头抬高 70°~80°。患者身体稍向前倾，床上放一跨床小桌，桌上放一软枕，可供患者伏于小桌上休息（图 10 - 7）。背部放一软枕，使患者背部能向后依靠。同时，膝下支架抬高 15°~20° 防止身体下滑。必要时加床档，以保证患者安全。如为急性肺水肿患者可在病情允许情况下，将两腿向一侧床沿下垂，通过重力作用，减少下肢静脉回流，以减轻心脏负荷。

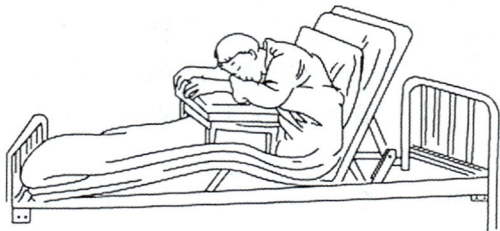

图 10 - 7 端坐卧位

（六）头低足高位

【适用范围】

1. 肺部分泌物引流，使痰液易于咳出。

2. 十二指肠引流，有利于胆汁引流。

3. 下肢骨折牵引时，利用人体重力作为反作用力。

4. 妊娠胎膜早破时，可防止脐带脱垂。当胎膜早破时，胎头尚未入盆，脐带因羊水的冲力滑入阴道内，导致脐带脱垂，将威胁胎儿生命。采取头低足高位，可提高宫口位置，减轻腹压，降低羊水的冲力，避免并发症的发生。

【实施】

患者仰卧，枕头横立于床头，以防撞伤头部。将床尾用支托物垫高 15 ～ 30cm（图 10 - 8）。这种体位易使患者感到不适，不宜长时间使用。对颅内高压患者禁用。

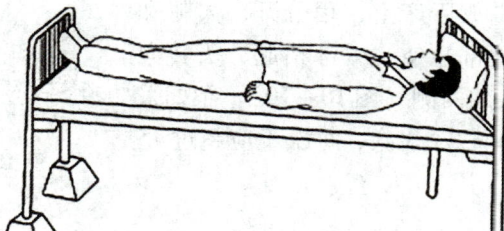

图 10 - 8　头低足高位

（七）头高足低位

【适用范围】

1. 颈椎骨折进行颅骨牵引时作为反牵引力。
2. 减低颅内压，预防脑水肿。
3. 颅脑手术后的患者。

【实施】

患者仰卧，床头用支托物垫高 15 ～ 30cm 或根据病情而定（图 10 - 9）。另用一枕横立于床尾。

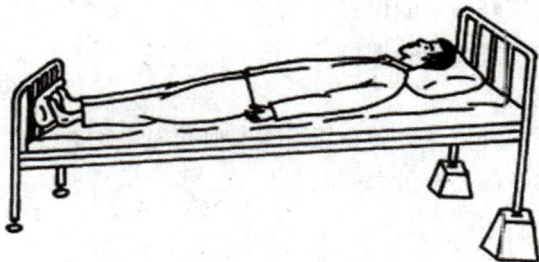

图 10 - 9　头高足低位

（八）膝胸卧位

【适用范围】

1. 肛门、直肠、乙状结肠镜检查及治疗。
2. 矫正子宫后倾或胎位不正。
3. 促进产后子宫复原。

【实施】

患者跪卧，两小腿平放于床上，稍分开，大腿和床面垂直，胸贴床面，腹部悬空，臀部抬起，头转向一侧，两臂屈肘，放于头的两侧（图10-10）。孕妇采取此卧位矫正胎位时，每日2～3次，每次不应超过15分钟。

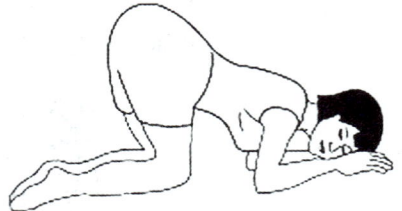

图10-10　膝胸卧位

（九）截石卧位

【适用范围】

1. 会阴、肛门部位的检查、治疗或手术，如膀胱镜检查、妇科检查、阴道灌洗等。
2. 产妇分娩。

【实施】

患者仰卧于检查台上，两腿分开，放在支腿架上（支腿架上放软垫），臀部齐台边，两手放在身体两侧或胸前（图10-11）。同时应保护患者隐私，做好解释工作，适当遮挡并注意保暖。

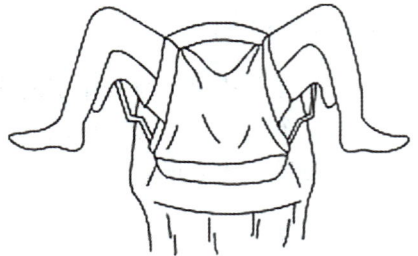

图10-11　截石卧位

【各种卧位实施评价】

1. 身体各部位维持良好的功能位置。
2. 体重需平均分配到身体的各部位。
3. 维持关节在功能位置。
4. 定时协助患者更换卧位，以防止压疮等与卧位有关的并发症发生。
5. 使体内脏器在体腔内拥有最大空间。

四、卧位的变换

患者由于疾病与治疗的限制，需长期卧床，无法自行翻身更换体位，易出现精神萎靡、消化不良、便秘、肌肉萎缩。长期卧床局部皮肤长期受压，血液循环障碍，呼吸道分泌物不易咳出，有些患者易出现压疮、坠积性肺炎、深静脉血栓等。因此，护理人员应定时为患者变换卧位，以促进舒适，预防并发症的发生。

（一）协助患者翻身侧卧法

【目的】

1. 协助长期卧床不能自行翻身的患者变换姿势，增进舒适感。
2. 预防压疮、坠积性肺炎等并发症的发生。
3. 适应治疗、护理的需要，如背部皮肤护理、肌内注射等。
4. 便于更换床单和整理床单位。

【评估】

1. 患者年龄、目前健康状况、需变换卧位的原因。
2. 患者神志状况、生命体征、躯体及四肢活动能力、局部皮肤受压情况、手术部位、伤口及引流情况等。
3. 患者及家属对变换卧位的作用和操作方法的了解程度、配合能力等。

【计划】

1. 用物准备　根据所取卧位准备好枕头等物品。
2. 患者准备　让患者及家属了解更换卧位的目的、过程，使之建立安全感，并取得配合。

【实施】

1. 核对患者床号、姓名，向患者及家属解释操作目的、过程、注意事项和配合要点，以取得患者配合。
2. 固定床脚轮，将各种导管及输液管等安置好，避免受压，必要时将盖被折叠至床尾或一侧。
3. 患者仰卧，两手放于腹部、两腿屈曲。
4. 协助翻身。
（1）**一人协助患者翻身侧卧法**：适用于体重较轻的患者（图10-12）。
①先将患者肩部、臀部移向护士侧的床沿，再将患者双下肢移近并屈膝。
②一手托肩，一手扶膝，轻轻将患者转向对侧，使患者背向护士。
（2）**两人协助患者翻身侧卧法**：适用于体重较重或病情较重的患者（图10-13）。
①两名护士站在床的同一侧，一人托住患者颈肩部和腰部，另一人托住患者臀部和腘窝部，两人同时将患者稍抬起移向近侧。
②分别托扶患者的肩、腰部和臀、膝部，轻轻将患者翻向对侧。
（3）**两人协助患者轴线翻身法**：适用于脊椎受损或脊椎手术后患者。

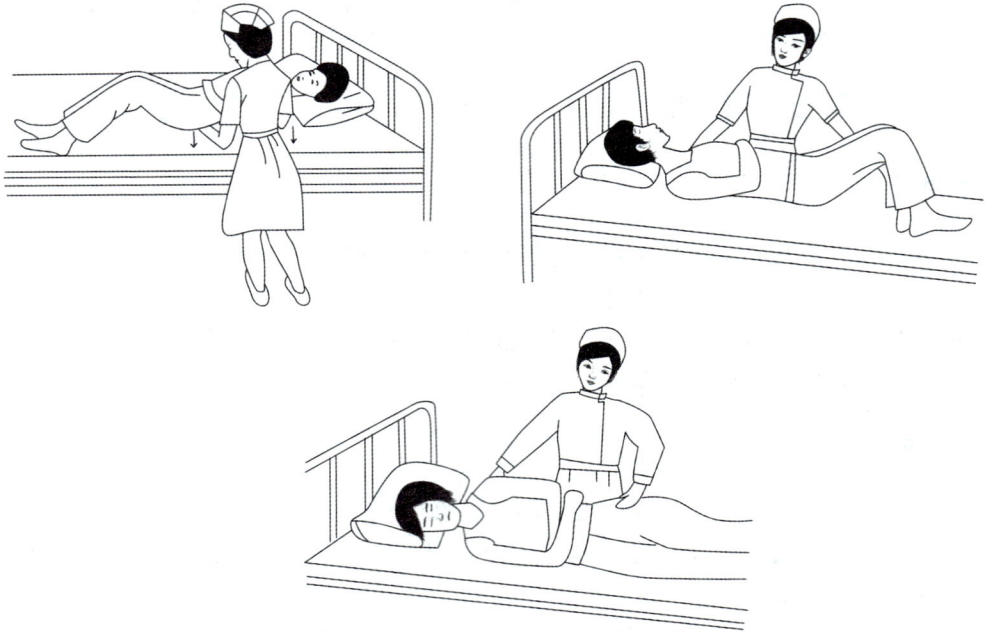

图 10 – 12　一人协助患者翻身侧卧

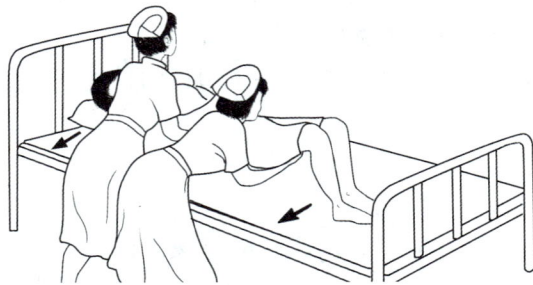

图 10 – 13　两人协助患者翻身侧卧

①患者去枕、仰卧,护士小心地将大单铺于患者身体下,两名护士站在床的同侧,分别抓紧患者肩、腰背、髋部、大腿等处大单。将患者拉至近侧,并放好床档。

②护士绕至床另一侧,将患者近侧手臂放在患者头侧,另一手臂放于患者胸前,两膝间放一软枕。

③护士双脚前后分开,双手分别抓紧患者肩、腰背、髋部、大腿等处远侧大单,由其中一人发口令,两人动作一致地将患者整个身体以圆滚轴式翻转至侧卧,使者面向护士。

（4）三人协助患者轴线翻身法:适用于颈椎损伤的患者。

①3 名护士完成。1 名护士固定患者头部,纵轴向上略加牵引,使头、颈随躯干一起慢慢移动,另 1 名护士将双手分别放于肩、背部,第 3 名护士将双手分别放于腰部、臀部,使患者头、颈、腰、髋部保持在同一水平线上,移至近侧。

②保持患者脊椎平直,翻转至侧卧位,翻转角度不超过 60°。

5. 按侧卧位要求，在患者的背部、胸前及两膝间垫上软枕，扩大支撑面，必要时使用床档，确保患者安全、舒适。

6. 检查并安置患者，使患者肢体各关节处于功能位置，身上置有多种导管时，保持各管道通畅。

7. 记录翻身时间和皮肤情况，做好交接班。

【注意事项】

1. 注意节力原则。如翻身时，应利用人体力学原理，扩大支撑面，降低重心，并尽量让患者靠近护士，使重力线通过支撑面来保持平衡，缩短重力臂而省力，防止护士发生职业性损伤。

2. 移动患者时不可拖、拉、推，以免擦伤皮肤，可将患者身体稍抬起，再行翻身；两人移动时应注意动作轻稳，协调一致。轴线翻身法翻转时，勿让患者身体屈曲，以免脊柱错位。

3. 翻身时注意为患者保暖，并防止患者坠床。

4. 更换卧位时，注意观察患者的病情和受压部位情况。翻身间隔时间根据病情和局部受压情况而定，做好交接班工作。

5. 为特殊情况的患者翻身时应注意以下要点：

（1）若患者身上置有多种管道，翻身时应先将导管安置妥当，注意翻身后检查各导管是否扭曲或连接处脱落，保持导管通畅。

（2）一般手术患者翻身前应先检查敷料是否脱落或潮湿，如敷料脱落或被分泌物浸湿，应先更换敷料再行翻身，翻身后注意伤口不可受压。

（3）颅脑术后的患者应取健侧卧位或平卧位，翻身时注意头部不可翻动过剧，以免引起脑疝。

（4）颈椎或颅骨牵引的患者，翻身时不可放松牵引，翻身后注意牵引位置、方向和牵引力是否正确。

（5）石膏固定或伤口较大的患者，翻身后应将患处置于适当位置，易于观察局部血运情况，注意防止受压。

【评价】

1. 操作时护士正确使用节力原则，动作轻稳。
2. 患者感觉舒适、安全。

（二）协助患者移向床头法

【目的】

协助滑向床尾而自己不能移动的患者移向床头，恢复正确而舒适的卧位。

【评估】

同协助患者翻身侧卧法评估内容。

【计划】

1. **用物准备**　根据所取卧位准备好枕头等物品。
2. **患者准备**　让患者及家属了解更换卧位的目的、过程，取得配合。

【实施】

1. 核对患者床号、姓名，向患者及家属解释操作目的、过程、注意事项和配合要点，以取得患者配合。

2. 固定床脚轮，将各种导管及输液装置等安置妥当，必要时将盖被折叠至床尾或床的一侧。根据病情放平靠背架，将枕头横立于床头。

3. 移动患者。

（1）**一人协助患者移向床头法**：适用于生活能部分自理或体重较轻的患者（图 10 - 14）。

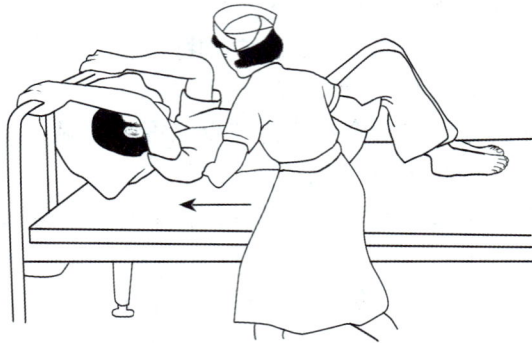

图 10 - 14　一人协助患者移向床头法

①嘱患者仰卧屈膝，双手握住床头栏杆，双脚蹬床面。

②护士靠近床一侧，两腿适当分开，一手托住患者肩背部，一手托住患者臀部，在护士抬起患者的同时，患者脚蹬床面，使身体上移。

（2）**两人协助患者移向床头法**：适用于生活不能自理或体重较重的患者。

①两名护士站于床的同侧，一人托住患者颈肩及腰部，另一人托住臀部及腘窝部。

②两人分别站于床的两侧，两人双手相接，手指相互交叉，托住患者颈肩部和臀部。

③两名护士同时用力，轻轻将患者抬起，移向床头。

4. 放回枕头，根据病情需要抬高床头，整理床单位。

【注意事项】

1. 护士能应用人体力学原理，操作轻稳、节力、安全，两人动作协调。
2. 移动患者时不可拖拉，以减少患者与床之间的摩擦，避免组织受伤。
3. 枕头横立于床头，保护患者头部。

【评价】

1. 操作时护士正确使用节力原则，动作轻稳。
2. 患者感觉舒适、安全。

知识链接

翻身床

　　翻身床是一种专门帮助患者翻身的床，通过翻身改变卧床姿势，使患者身体的不同部位皮肤与床接触，达到改善体内毛细血管微循环的目的。目前，临床上有手动翻身床和电动翻身床两种。手动翻身床需手摇，电动翻身床只需按下遥控器，而且电动翻身床还可定时翻身。其主要的功能有起背、防身体下滑、侧滑，进行整体左右翻身、定时翻身、下腿、抬腿，方便输液、就餐、洗头、洗脚、按摩、大小便等。

第三节　满足患者安全的需要

　　按照人类的需要层次理论，安全的需要是个体生理需要满足后最迫切的第二层次的需要。安全的健康照顾和社区环境是个体生存的基本条件。对患者来说，由于疾病影响和个体虚弱，日常生活中特别容易发生意外伤害，如跌倒、自伤等。因此，护士必须掌握影响个体和环境安全的知识，能够识别和判断不安全因素，并积极、主动地提供保护性护理措施，以促进患者健康。

一、影响安全的因素

　　影响患者安全的因素主要有物理性损伤、化学性损伤、生物性损伤、心理性损伤和医源性损伤。

（一）物理性损伤

　　物理性损伤又可分为机械性损伤、温度性损伤、压力性损伤和放射性损伤。

1. 机械性损伤　　最常见的机械性损伤是跌倒、撞伤等。为防止患者发生机械性损伤，护理人员需随时对威胁患者安全的环境保持警觉，并及时给予妥善处理。

（1）躁动不安、意识不清及婴幼儿易发生坠床等意外，应根据患者情况使用床档或其他保护具加以保护。

（2）年老虚弱、偏瘫或长期卧床患者初次下床时应给予协助，可用辅助器具或扶助行走，以保持患者身体的平衡稳定。

（3）患者常用物品应放于容易获取处，以防取放物品时失去平衡而跌倒。

（4）为防止行走时跌倒，地面应保持整洁、干燥，移开暂时不需要的器械，减少障碍物。通道和楼梯等进出口处应避免堆放杂物，防止发生撞伤、跌倒。

（5）病室的走廊、浴室、厕所应设置扶手，供患者行走不便时扶持。

（6）浴室和厕所应设置呼叫系统，以利于患者需要时寻求援助。

（7）精神科病房应注意将剪刀等尖锐器械放置妥当，避免患者接触发生危险。

就医护人员而言，最容易造成机械性损伤的是废弃碎玻璃和锐利器具造成的锐器伤。因此，应将危险物品与其他物品分类放置，以减少医护人员因锐器伤而导致血液疾病感染的发生，可设专有容器装碎玻璃和锐利器具，如钢针、刀片等。

知识链接

锐器伤的紧急处理方法

发生锐器伤时护理人员应做到：①立即从近心端向远心端挤血。②用肥皂水清洗伤口，并用流动水冲洗 5 分钟。③用 2% 碘酊、75% 乙醇消毒伤口。④向主管部门汇报，并填写锐器伤登记表。⑤请相关专家对护理人员血液中所含病毒的多少和伤口的深度、暴露时间、范围等进行评估，做出判断处理。

2. 温度性损伤　引起意外事故的温度包括热和冷。常见的热伤害主要来自于火，或有关热的装置和电路故障，如热水袋、热水瓶所致的烫伤，各种电器如烤灯、高频电刀等所致的灼伤，易燃、易爆品如氧气、乙醚等液化气体所致的各种烧伤。加强危险教育和易燃、易爆物品管理是预防危险事故和保证患者安全的有效措施。

医院发生的冷伤害多见于为患者进行冷疗时，如冰袋、制冷袋等所致的冻伤。操作时应加以注意，防止发生不安全问题（内容见第十三章）。

温度性损伤的主要防范措施有：①护士在应用冷、热疗法时，应严格按操作规程进行，注意听取患者的主诉，观察局部皮肤的变化，如有不适及时处理。②对于易燃、易爆品应强化管理，并加强防火教育，制定防火措施，护士应熟练掌握各类灭火器的使用方法。③定期对医院内的电路和各种电器设备进行检查维修。患者自带的电器设备，如收音机、电剃须刀等，使用前应加强安全检查，并对患者进行安全用电教育。

3. 压力性损伤　患者影响最大的是长期受压所致的压疮（内容见第十一章）。

4. 放射性损伤　主要因放射性诊断和治疗中处理不当所致，可导致放射性皮炎、皮肤溃疡、坏死、皮肤癌，严重者可致死亡；也包括护理人员在用紫外线定期消毒病室时，造成的皮肤红斑、紫外线眼炎等。

（二）化学性损伤

化学性损伤通常因药物使用不当或错用引起。护理人员应具备一定的药理知识，严格执行药物管理制度。进行药疗时，严格执行"三查七对"，注意药物的配伍禁忌，观察患者用药后的反应，并向患者及家属讲解安全用药有关知识（内容见第十六章）。同时，在医院中患者经常会接触各种化学消毒剂，使自身受到不同程度的污染，如甲醛、过氧乙酸、含氯消毒剂、戊二醛等，或者治疗时接触化疗药物，对机体造成一定程度的损伤。这种微量接触可刺激皮肤、眼、呼吸道，引起皮肤过敏、流泪、恶心、气喘等。如经常接触此类化学物品可引起眼结膜灼伤、上呼吸道炎症、喉头水肿及痉挛、化学性气管炎、肺炎，长期接触可造成肝脏损害，也可损害中枢神经系统，表现为头痛、记忆力衰退和肺纤维化等。

（三）生物性损伤

生物性损伤包括微生物和昆虫对人体的伤害。病原微生物侵入人体后会诱发各种疾病，直接威胁患者安全。常见的微生物包括细菌和病毒。

1. 细菌　常见的细菌有葡萄球菌、链球菌、肺炎球菌和大肠杆菌等。其广泛存在于患者的分泌物、排泄物、病室的空气、医疗器械，以及衣物、用具中，通过密切接触，可经呼吸道、血液、皮肤、消化道、医疗器械等途径进行传染。

2. 病毒　常见的有乙型肝炎病毒、甲型肝炎病毒、冠状病毒、艾滋病病毒等，经呼吸道、血液传播较多。其中，危害最大、最常见的是艾滋病病毒（HIV）、乙型肝炎病毒（HBV）、丙型肝炎病毒（HCV）。

3. 其他　昆虫叮咬不仅严重影响患者休息，也可致过敏性损伤，引起疾病传播。

（四）心理性损伤

患者对疾病的认识和态度，以及医护人员对患者的行为和态度等均可影响患者的心理，严重的会导致患者心理性损伤的发生。

（五）医源性损伤

医源性损伤是指由于医护人员言谈或行为的不慎而造成患者心理或生理上的损伤。如个别医护人员因在语言或行为上对患者不够尊重，缺乏耐心，导致患者对疾病、治疗等产生误解而情绪波动，从而加重病情。个别医护人员因责任心不强、工作粗心，导致医疗或护理差错，给患者心理和生理带来伤害，严重者甚至危及生命；或因工作方法不当，造成医院感染等。

二、保护患者安全的措施

护士应根据患者及家属的生理、心理和社会等方面的需求综合分析潜在的安全隐患，采取必要的安全措施为患者进行全面健康维护，满足其治疗需求。

（一）保护具的应用

保护具是用来限制患者身体或某一部位的活动，以达到维护患者安全、舒适和疾病治疗效果的各种器具。

【目的】

为了防止小儿、高热、谵妄、昏迷、躁动和危重患者因意识不清或其他原因而发生坠床、撞伤、抓伤等意外，确保患者安全，保证治疗和护理工作的顺利进行。

【适用范围】

1. 儿科患者，特别是未满 6 岁的患儿，由于认知和自我保护能力尚不完善，易发生坠床、撞伤、抓伤等意外或不配合治疗等行为。
2. 坠床发生率高的患者，如麻醉后未清醒、意识不清、躁动不安、失明、痉挛或年老者。
3. 施行了某些手术的患者，如白内障摘除术后患者。
4. 长期卧床、极度消瘦、虚弱及其他压疮易发者。
5. 精神病患者，如躁狂症患者、抑郁而自我伤害者。
6. 皮肤瘙痒者，如全身或局部瘙痒难忍的患者。

【使用原则】

1. 知情同意原则　使用前应向患者及家属解释所需保护具的使用原因、目的、种类和方法，取得患者及家属的同意和配合。

2. 短期使用原则　保护具应在确保患者安全的前提下短期使用。

3. 随时评价原则　应随时对保护具的使用情况进行评价。评价内容：

（1）患者及家属了解保护具的使用的目的，能够接受并积极配合。

（2）能满足患者的基本需要，使患者感到安全、舒适，无血液循环障碍、皮肤破损、坠床、撞伤等并发症或意外的发生。

（3）能促进各项检查、治疗和护理措施的顺利进行。

【评估】

1. 患者的病情、年龄、意识、肢体活动能力、生命体征等。
2. 患者及家属了解保护具的使用目的和方法，能配合使用。

【计划】

1. 用物准备　根据需要准备床档、约束带和支被架等。

（1）床档：医院常用的床档有多种，如多功能床档、半自动床档、木杆床档、儿科床配备的高位床档等，可根据需求进行选用。

（2）**约束带**：根据使用部位不同，可分为宽绷带、肩部约束带、膝部约束带、尼龙搭扣约束带等。

（3）**支被架**：用于肢体瘫痪、极度衰弱或烧伤患者。

2. 患者准备 患者及家属了解使用保护具的安全性和重要性，并能配合。

【实施】

常见保护具的使用方法：

1. 床档 床档也称床栏，主要用于预防患者坠床。

（1）**多功能床档**（图10-15）：使用时插入两边床沿，不用时插入床尾，必要时还可垫于患者背部，作胸外心脏按压。

（2）**半自动床档**（图10-16）：可按需升降。

（3）**木杆床档**（图10-17）：使用时可按需稳妥固定床两边，床档中间为活动门，操作时可将门打开，平时将门关闭。

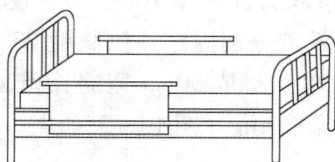

图10-15 多功能床档 　　图10-16 半自动床档 　　图10-17 木杆床档

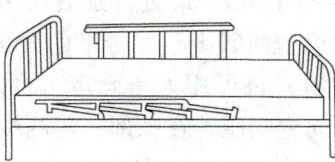

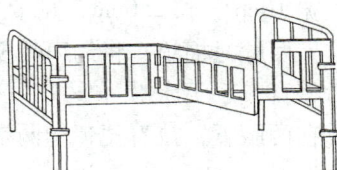

2. 约束带 约束带是一种保护患者安全的装置，主要用于躁动的患者，约束失控的肢体，防止患者自伤、伤人、坠床等，或治疗时需要固定身体某一部位限制身体及肢体的活动。根据使用部位不同，可分为宽绷带、肩部约束带、膝部约束带、尼龙搭扣约束带等。

（1）**宽绷带约束**（图10-18）：一般用于固定手腕和踝部。使用时，先用棉垫包裹手腕或踝部，再用宽绷带打成双套结（图10-19），套在棉垫外，稍拉紧，使之不脱出，以不影响肢体血液循环为宜，然后将绷带系于床沿。

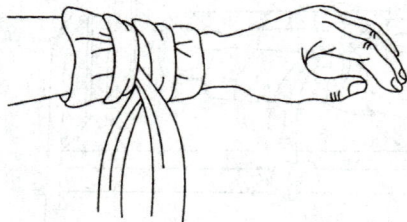

图10-18 宽绷带约束 　　　　图10-19 双套结

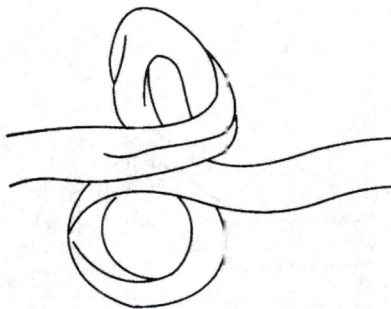

（2）**肩部约束带**：用于固定肩部，限制患者坐起。专用肩部约束带用宽布制成，宽8cm，长120cm，一端制成袖筒（图10-20）。使用时，患者两侧肩部套上袖筒，腋

窝下衬棉垫，两袖筒上的细带在胸前打结固定，把两条宽的长带尾端系于床头（图10－21），必要时将枕头横立于床头。也可用大单斜折成长条作肩部约束，使用时，将枕头横立于床头，斜折成长条的大单放在患者的肩背部下，将带的两端由腋下经肩前绕至肩后，从横在肩下的单子上穿出，再将两端系于床头横栏上（图10－22）。

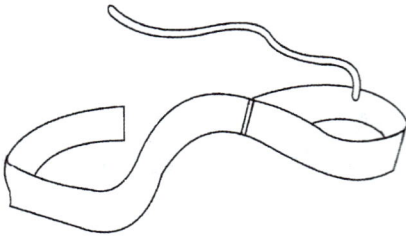

图 10－20　肩部约束带

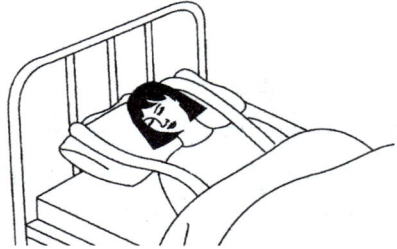

图 10－21　肩部约束法

（3）膝部约束带：用于固定膝部，限制患者下肢活动。专用膝部约束带用宽布制成，宽10cm，长250cm，宽带中部相距15cm处分别缝制两条双头带（图10－23）。使用时，两膝衬棉垫，将约束带横放于两膝上，宽带下的两头系带分别固定一侧膝关节，然后将宽带系于床沿（图10－24）；也可用大单固定，将大单斜折成30cm宽的长条，横放在两膝下，拉着宽带的两端向内侧压盖在膝部，将两端系于床沿（图10－25）。

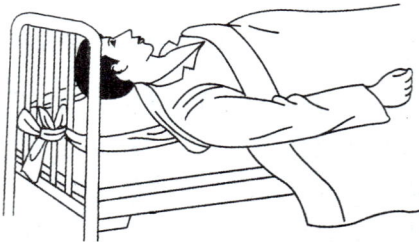

图 10－22　膝部约束带

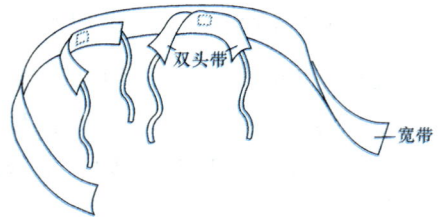

图 10－23　膝部约束法

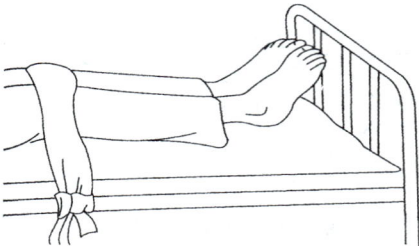

图 10－24　肩部大单固定

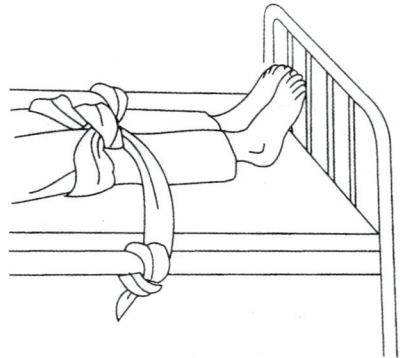

图 10－25　膝部大单固定

（4）尼龙搭扣约束带：操作简便、安全，可用于固定手腕、上臂、膝部、踝部。约束带由宽布和尼龙搭扣制成（图10-26）。使用时，将约束带置于关节处，被约束部位衬好棉垫，对合约束带上的尼龙搭扣，使之松紧度适宜，然后将带子系于床沿。

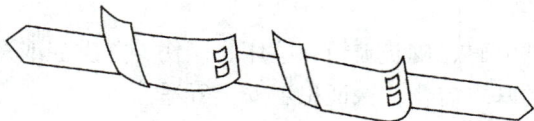

图 10-26　尼龙搭扣约束带

3. 支被架　支被架主要用于肢体瘫痪或极度衰弱的患者，防止盖被压迫肢体而造成足下垂、足尖压疮和不适等，导致永久性伤害；也可用于烧伤患者暴露疗法而需要保暖时。使用时，将架子罩于防止受压的部位，盖好被盖（图10-27）。

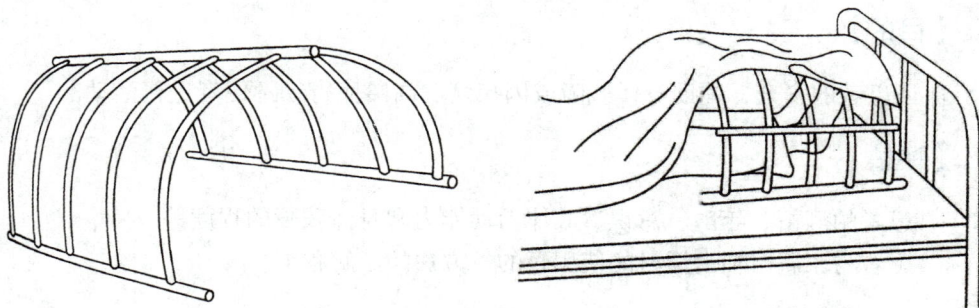

图 10-27　支被架法

【注意事项】

1. 严格掌握保护具应用的适应证，维护患者自尊。使用保护具前应向患者及家属说明使用保护具的原因、目的和方法，取得同意和配合；使用时做好心理护理。

2. 保护具只能在病情需要时短期使用，使用时应保证肢体各关节处于功能位置，使患者安全、舒适。病情稳定或治疗结束后应及时解除约束。

3. 使用约束带时，应垫内衬垫；固定时松紧适宜，以能伸入1~2个手指为宜。同时观察受约束部位的血液循环，每15分钟观察1次；定时松解，每2小时放松1次。若发现肢体苍白、麻木、冰冷，应立即放松约束带，及时协助患者翻身或进行皮肤护理，促进血液循环。

4. 保证患者安全。确定患者可随时与医护人员联系，可将床头呼叫器放在患者手能触及之处，或陪护人员监测其约束情况。

5. 记录使用保护具的原因、时间、部位、每次观察结果、相应的护理措施和解除约束的时间。

【评价】

1. 患者及家属能理解使用保护具的原因、目的、种类和方法，并取得患者及家属的同意与配合。

2. 患者无血液循环障碍、皮肤破损、坠床、撞伤等并发症或意外发生。

3. 能够满足患者的基本需要，保证患者安全舒适。

4. 各项检查、治疗和护理措施能顺利完成。

（二）辅助器

辅助器的使用是为患者提供保持身体平衡与身体支持物的器材，是维护患者安全的护理措施之一。

【目的】

保证患者的安全，辅助身体残障或因疾病、高龄而行动不便者进行活动。

【评估】

1. 患者的病情、年龄、意识、肢体活动能力和身体残障的程度等。

2. 患者与家属对辅助器材的使用目的、方法的了解程度。

【计划】

1. 用物准备 根据需要准备拐杖、手杖或助行器。

2. 患者准备 患者与家属能了解辅助器材的使用方法，并能熟练应用。

【实施】

常用辅助器的使用方法：

1. 拐杖 拐杖是提供给短期或长期残障者离床时使用的一种支持性辅助用具（图10-28）。使用拐杖时最重要的是长度合适、安全稳妥。拐杖的长度包括腋垫和杖底橡胶垫，其长度的简易计算方法为：使用者身高减去40cm。使用时，使用者双肩放松，身体挺直站立，腋窝与拐杖顶垫间相距2~3cm，拐杖底端应侧离足跟15~20cm，握紧把手时手肘应可以弯曲。拐杖底面应较宽并有较深的凹槽，且具有弹性。

患者使用拐杖走路的方法：①两点式：走路顺序为总是先出左脚或右脚。②三点式：两拐杖和患肢同时伸出，再伸出健肢。③四点式：为最安全的步法，先出右拐杖，而后左脚跟上，接着出左拐杖，右脚再跟上，始终为三点着地。④跳跃法：常为永久性残疾者使用，方法为先将两侧拐杖向前，再将身体跳跃至两拐杖中间处。

2. 手杖 手杖是一种手握式的辅助用具（图10-29），常用于不能完全负重的残障者或老年人。手杖应由健侧手臂用力握住。手杖长度的选择应符合以下原则：①肘部在负重时能稍微弯曲。②手柄适于抓握，弯曲部与髋部同高，手握手柄时感觉舒适。

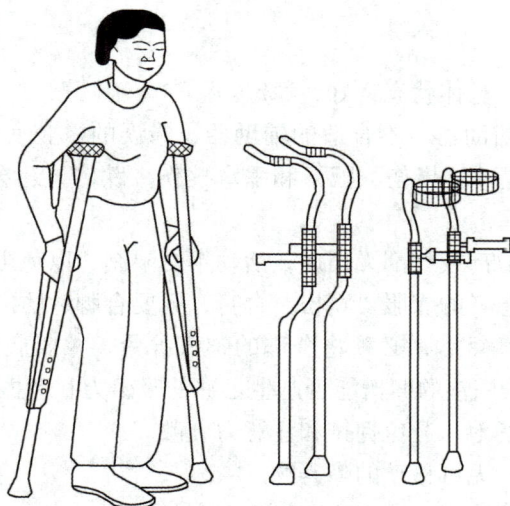

图 10 – 28　拐杖

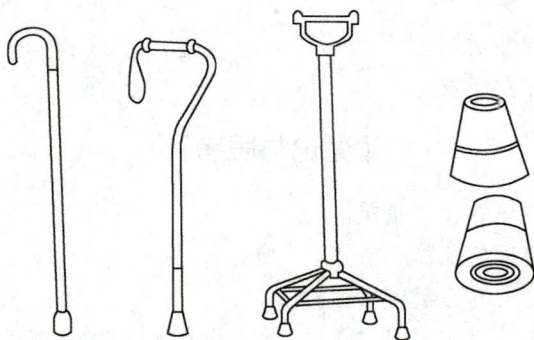

图 10 – 29　各种手杖

　　手杖为木制或金属制。木制手杖长短是固定的，不能调整。金属制手杖可依身高进行调整。手杖的底端为单脚型或四脚型。四脚型拐杖比单脚型的支持力和支撑面要大得多，因而也较稳定，常用于步态极为不稳或地面较不平的情况。手杖底端的橡胶底垫应有吸力，弹性好，宽面，有凹槽，以加强手杖或拐杖的摩擦力和稳定性，避免跌倒。

　　3. 助行器　助行器一般由铝合金材料制成。四边形的金属框架可将患者保护其中，有的带脚轮。由于支撑面积大，稳定性好，适用于上肢健康、下肢活动能力较差的患者，分为步行式助行器和轮式助行器两种。

　　（1）步行式助行器：适用于下肢功能轻度损害的患者。无轮脚，可调高度，稳定性好。使用者双手提起两侧扶手，同时向前将其放于地面，再双脚迈步跟上。

　　（2）轮式助行器：适用于上、下肢功能均较差的患者。有轮脚，易于推行移动。使用时不用将助行器提起、放下，行走步态自然，且用力下压可自动刹车。

【注意事项】

1. 使用者意识清楚，身体状态良好、稳定。

2. 选择适合自身的辅助器。不合适的辅助器、错误的橡胶底垫、不正确的使用姿势均可导致腋下受压造成神经损伤、腋下和手掌挫伤、跌倒，还会引起背部肌肉劳损、酸痛。

3. 使用者的手臂、肩部或背部无伤痛，活动不受限制，以免影响手臂的支撑力。

4. 使用辅助器时，患者的衣服要宽松、合身，鞋要合脚、防滑。

5. 调整拐杖和手杖长短后，必须将全部的螺钉拧紧，橡胶底垫靠牢拐杖与手杖底端，并经常检查确定橡胶底垫的凹槽能否产生足够的吸引力和摩擦力。

6. 选择较大的练习场地，避免拥挤和注意力分散。

7. 地面应保持干燥，无可移动的障碍物。

8. 必要时备一椅子，供患者练习疲劳时休息。

【评价】

1. 患者行动时稳定性增加。

2. 安全方便，无并发症发生。

【讨论与思考】

1. 列出促进患者舒适的护理措施。

2. 简述半坐卧位的适应范围和机制。

3. 简述影响患者安全的因素有哪些?

4. 陈某，男，45岁，躁狂症患者。护理人员为保证治疗的顺利进行：①应为该患者提供哪种保护具? ②使用保护具时应注意哪些事项? ③使用前应对患者家属做哪些解释工作?

第十一章　患者的清洁护理

学习目标

1. 掌握特殊口腔护理、床上洗发和床上擦浴的护理技术；压疮的预防和护理技术。

2. 熟悉淋浴、盆浴和晨晚间护理技术。

3. 了解口腔卫生指导和皮肤护理指导。

清洁是人类的基本生理需要之一，是维持和获得健康的重要保证。清洁不但可以清除患者体表的污垢和微生物，使其感到舒适，维持良好的自我形象，还可预防感染和并发症的发生，促进血液循环，增进康复。

健康人具有自我清洁的能力。然而，由于疾病的原因，患者自我照顾能力下降，无法满足自身的清洁需要，这对患者的生理和心理均会产生影响。此时对清洁的需要更为迫切，护士应该帮助患者处于接受治疗和护理的最佳身心状态，那么护士应如何为患者实施清洁护理技术呢？

案例导入

患者，女，55岁，因高热7天，拟大叶性肺炎急诊入院。给予大量抗生素治疗后，感染得到控制，体温下降，病情好转。近日，患者主诉进食时感觉口腔刺痛，护士观察其口腔情况，发现上唇内侧黏膜充血、破溃，疮面附着白色膜状物。

问题：

1. 该患者口腔病变的原因是什么？

2. 护士如何为该患者实施口腔护理？

3. 护士应选用哪种漱口液？

4. 口腔护理时应注意哪些事项？

5. 患者有可能出现什么样的心理问题，应如何对待？

第一节　口腔护理

口腔具有咀嚼、消化、味觉、语言、辅助呼吸等功能，是病原微生物侵入人体的主要途径之一。良好的口腔卫生可以促进机体的健康和舒适。正常人的口腔内存在大量的致病菌和非致病菌。当机体处于健康状态时，抵抗力强，通过进食、饮水、漱口、刷牙等活动能减少或清除微生物，通常不会出现口腔健康问题。但是当患病时，机体抵抗力下降，进食、饮水等活动减少，口腔内的微生物大量繁殖，常可引起口臭、龋齿、炎症、溃疡，甚至继发腮腺炎、中耳炎等并发症，从而影响食欲和消化功能，影响患者的自我形象和人际交往。因此，保持口腔清洁十分重要。

一、一般患者的口腔卫生指导

护士应了解患者的口腔卫生习惯，向患者及家属宣传保持口腔卫生的重要性，定期检查患者的口腔卫生情况，介绍维护口腔健康的相关知识和方法，并督导实施，使患者及家属能自觉并有效地维护口腔卫生，预防口腔疾患。

（一）清洁用具的选择

根据患者的情况选择合适的口腔清洁用具，包括牙刷、牙膏、牙线等。应选用外形较小、表面平滑、质地柔软的牙刷，因为外形小的牙刷可保证刷牙时能刷到牙齿的各个部位，柔软的牙刷可以刺激牙龈组织，而且不会损伤牙龈。不可使用硬毛或已磨损的牙刷，因其清洁效果欠佳，还容易导致牙齿磨损和牙龈损伤。牙刷每 3 个月需更换 1 次。牙刷在使用间隔时应保持清洁、干燥，用后要洗净，刷头朝上，置于干燥通风处。不能与他人共用牙刷。牙膏应无腐蚀性，避免损伤牙齿。药物牙膏可以抑制细菌生长，达到预防龋齿和治疗牙齿过敏的作用，含氟牙膏有抗菌和保护牙齿的作用。可根据需要选择牙膏，如药物牙膏、含氟牙膏、脱敏牙膏、含水果香型牙膏等，牙刷不宜常用 1 种，应轮换使用。

（二）正确的刷牙方法

1. 环形颤动刷牙法（图 11－1A）　　将牙刷的毛面轻放于牙齿和牙龈沟上，刷毛与牙齿呈 45°角，快速环形来回震颤刷。每次只刷 2~3 颗牙齿，刷完一个部位再刷相邻部位。牙齿的内面可用牙刷毛面的顶部以环形方式刷洗，再将刷毛与牙齿平行，来回刷牙齿的咬合面，之后刷舌面，最后漱口，使口腔完全清洁。注意牙刷不要触及咽部，以免引起恶心。每次刷牙时间以 3 分钟为宜。

2. 上下竖式刷牙法（图 11－1B）　　沿牙齿纵向刷，上牙自上向下刷，下牙自下向上刷。牙齿的内、外、咬合面都应刷到位。

舌上的污垢（舌苔）应使用海绵牙刷或柔软的牙刷进行清除。正确的方法是将海绵牙刷旋转着由里到外横向清扫。之后嘱患者彻底漱口。这对清除口腔内的食物碎屑和残余牙膏十分重要，必要时可重复刷洗和漱口，直到口腔完全清洁为止。

（三）牙线剔牙法

牙线可选用尼龙线、丝线、涤纶线等材质的。取一段约 40cm 长的牙线，先在中间预留约 15cm，用双手的拇指和食指夹住牙线，将牙线压入牙缝，再将牙线以拉锯式动

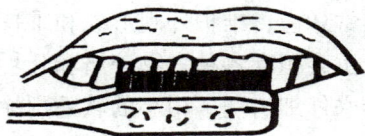

图 11 –1A　环形颤动刷牙法　　　图 11 –1B　上下竖式刷牙法

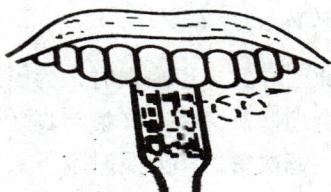

作轻轻穿过牙缝的接触面，上下移动，将食物残渣剔出，每个牙缝反复数次，之后漱口。应在餐后及时用牙线剔牙，不宜用牙签剔牙，以免损伤牙龈（图 11 –2）。

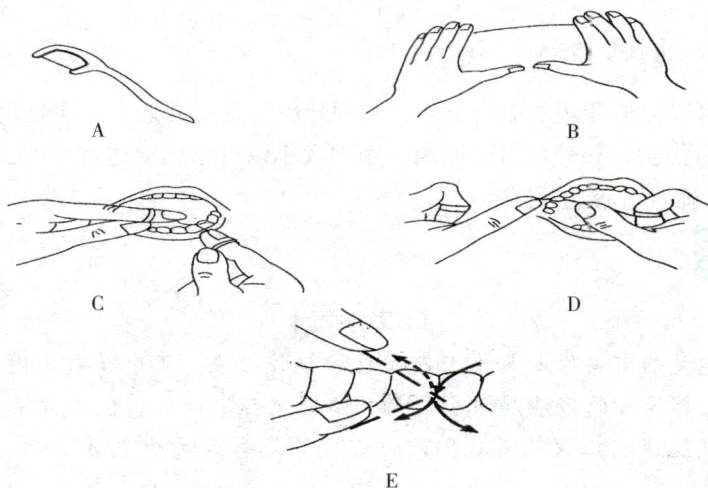

图 11 – 2　牙线剔牙法

知识链接

全口义齿卸下法

1. 戴上橡胶手套。

2. 先卸上腭义齿，后卸下腭义齿。

（1）卸上腭义齿时，应将双手的食指放在前面，将拇指伸进内侧，用拇指往里一推，上腭义齿就卸下来了。

（2）卸下腭义齿时，用食指和拇指夹住义齿，用食指将义齿向外推着卸，这样下腭义齿就可卸下来。

（3）告知患者在操作过程中的配合事项，指导患者正确的漱口方法，以免呛咳或者误吸。

（四）义齿的清洁护理

当各种原因导致牙齿缺损时，为了保护正常牙齿，维护外观形象和维持正常的口腔功能，可以合理摘戴义齿。义齿与真牙一样，也会积存各种食物碎屑和牙垢，所以需做好清洁护理。每次餐后都要及时取下义齿用冷水仔细清洗，用小的软毛刷涂牙膏或用义齿清洗液轻轻刷洗义齿各面。义齿应白天戴，以利于食物咀嚼，便于交谈，保持良好的个人外观和口腔外形。晚上取下义齿，使牙龈得到充分休息。义齿取下后，需将义齿刷洗干净，然后放在固定的贴有标签的冷水杯中，每天换水1次。不可用热水或乙醇浸泡、刷洗，以免变色、变形和老化。若昏迷患者有义齿，应及时取出，待清醒后方可戴上。

（五）牙龈的保健按摩护理

按摩牙龈可以促进牙龈的血液循环，坚固牙齿，延缓衰老。方法是用一只手的（除拇指外）四个手指尖，轻轻敲口部四周，用力大小以自己感觉适宜为度，再用食指蘸盐按摩牙根，先上后下，从左到右。

知识链接

口臭的原因

发生口臭的首要原因是口腔内疾患和口腔污染。其中多数是因为牙齿疾患和龋齿，以及食物残渣腐败引起的厌氧菌增殖。此时，使用牙刷进行认真刷牙，症状能得到很大改善。因此，重要的是每天至少刷牙1次，并认真、仔细地刷牙。

有时候全身性疾患也会产生口臭，尤其是出现酸臭、血腥臭和脓腥臭时，常提示消化系统癌症、糖尿病、耳鼻咽喉系统疾患，应引起注意。

二、特殊口腔护理

特殊口腔护理是指根据患者病情和口腔情况，选用恰当的清洁液，运用特殊的护理工具，为患者清洁口腔的方法，适用于高热、昏迷、危重、禁食、鼻饲、口腔疾病、术后、生活不能自理的患者。每日进行2次或3次。如果病情需要，可酌情增加次数。

【目的】

1. 保持口腔清洁、湿润，预防口腔感染。
2. 清除口腔异味，清除口垢，增进食欲。
3. 观察口腔黏膜、舌苔的变化，观察有无特殊气味，为诊断和治疗疾病提供依据。

【评估】

1. 患者的意识状况、病情和生活自理能力。

2. 患者口腔基本状况：包括口唇的色泽、湿润度，有无干裂、出血；口腔有无异味；口腔黏膜的颜色、有无出血、溃疡、疱疹；牙齿是否齐全，有无义齿、龋齿、牙垢；牙龈颜色是否正常，有无溃疡、肿胀、萎缩或出血；舌和腭部的颜色，有无肿胀、舌面积垢等。可采用表 11 - 1 的方法评估口腔情况。

3. 患者的心理状态和合作程度。

4. 患者口腔卫生习惯和对口腔卫生知识的了解及重视程度。

表 11 - 1　口腔护理评估表

部位/分值	1	2	3
唇	滑润，质软，无裂口	干燥，有少量痂皮，有裂口	干燥，有大量痂皮，有裂口，有分泌物，易出血
黏膜	湿润，完整	干燥，完整	干燥，黏膜擦破或有溃疡面
牙龈	无出血及萎缩	轻微萎缩，出血	有萎缩，容易出血、肿胀
牙/义齿	无龋齿，义齿合适	无龋齿，义齿不合适	有许多空洞，有裂缝，义齿不合适，齿间流脓液
牙垢/牙石	无牙垢或有少许牙石	有少量至中量牙垢或中量牙石	大量牙垢或牙石
舌	湿润，少量舌苔	干燥，有中量舌苔	干燥，有大量舌苔或覆盖黄色舌苔
腭	湿润，无或有少量碎屑	干燥，有少量或中量碎屑	干燥，有大量碎屑
唾液	中量，透明	少量或过多量	半透明或黏稠
气味	无味或有味	有难闻气味	有刺鼻气味
损伤	无	唇有损伤	口腔内有损伤
自理能力	全部自理	需部分帮助	需全部帮助
健康知识	大部分知识来自于实践，刷牙有效，使用牙线清洁牙齿	有些错误观念，刷牙有效，未使用牙线清洁牙齿	有许多错误观念，很少清洁口腔，刷牙无效，未使用牙线清洁牙齿

注：表内分值 1 表示好，2 表示一般，3 表示差。分值越高，表明越需要加强口腔的卫生护理。

【计划】

1. 用物准备　依据评估资料，选择合适的漱口溶液、用物。

(1) 治疗盘内：治疗碗 1 个（盛漱口溶液浸湿的无菌棉球不少于 16 个，弯止血钳 1 把，镊子 1 把）、弯盘 1 个、压舌板 1 个、纱布块（或面巾纸）、治疗巾（以上物品可用一次性口腔护理包，漱口液临时倒取）、杯子、吸水管（昏迷患者的口腔护理无需准备）、手电筒、棉签，必要时备张口器。

（2）**常用外用药**：液状石蜡、冰硼散、新霉素、锡类散、西瓜霜、金霉素甘油、制霉菌素甘油等。

（3）**常用漱口溶液**：见表11 - 2。

表11 - 2　常用漱口溶液

溶液名称	浓度（%）	作用	适用的口腔 pH
生理盐水		清洁口腔，预防感染	中性
朵贝尔溶液（复方硼砂溶液）		除臭，轻微抑菌	中性
呋喃西林溶液	0.02	清洁口腔，广谱抗菌	中性
过氧化氢溶液	1 ~ 3	遇有机物放出新生氧，抗菌除臭	偏酸性
碳酸氢钠溶液	1 ~ 4	为碱性溶液，用于真菌感染	偏酸性
硼酸溶液	2 ~ 3	为酸性防腐剂，抑菌	偏碱性
醋酸溶液	0.1	用于铜绿假单胞菌（绿脓杆菌）感染	偏碱性
甲硝唑溶液	0.08	用于厌氧菌感染	偏碱性

2. 患者准备　了解口腔护理的目的、方法，并愿意配合。

【实施】

具体操作方法：

1. 核对、解释　携用物至患者床旁，核对患者姓名，解释操作目的和告知注意事项，消除顾虑，取得患者配合。

2. 安置体位　协助患者侧卧或仰卧、头侧向护士，便于操作，防止误吸。

3. 铺巾、润唇　铺治疗巾于颌下、胸前，置弯盘于口角旁，用棉球湿润口唇。

4. 漱口　协助清醒患者用温开水漱口（昏迷患者禁忌漱口），将漱口水吐入弯盘内，擦去口角处水渍。

5. 观察口腔　嘱患者张口（若昏迷、牙关紧闭、无法自行张口的患者，可用张口器协助），护士一手持手电筒，一手用压舌板轻轻撑开颊部，观察口腔黏膜有无炎症、出血、溃疡和特殊气味等。若患者有义齿，应先取下义齿，刷洗后放冷水中浸泡。

6. 擦洗　清点棉球的数量，用弯血管钳夹取含有漱口液的棉球按一定的顺序擦洗，每次1个棉球（拧至不滴水为度），不可重复使用。

（1）**牙外侧面**：嘱患者咬合上下牙齿，用压舌板撑开一侧颊部，从白齿至门齿纵向擦洗牙齿的外侧面，同法擦洗另一侧。

（2）**牙内面和牙咬合面**：嘱患者张口，依次擦洗牙齿的上内侧面、上咬合面、下内侧面、下咬合面，同法擦洗另一侧。

（3）**颊部**：弧形擦洗，同法擦洗另一侧。

（4）**腭舌部**：由内向外擦洗硬腭、舌面、舌下（勿触及软腭、咽部，以免引起恶心）。擦拭完毕，清点棉球数量，避免遗留棉球。

7. 再漱口　协助清醒患者用温开水漱口，将漱口水吐入弯盘内，擦去口角处水渍。

8. 观察与用药　再次检查口腔情况，是否擦洗干净，有无异常情况等，酌情使用外用药。必要时协助清醒患者佩戴义齿，口唇干裂者可涂液状石蜡或涂润唇膏。

9. 整理、记录　撤去弯盘、治疗巾，整理床单位，安置患者，将呼叫器置于易取处。按要求分类处理用物。洗手，取下口罩，记录口腔护理时间和效果。

知识链接

让患者顺利吐出漱口液的方法

如果不事先教会患者如何吐出漱口液，任由患者跟平时一样使劲往外吐，口内漱口液很容易越过托盘，弄湿被褥。为了避免这种情况发生，护士应让患者将脸转向护士一侧，让患者努努嘴，使水从嘴角淌出来。这时应将托盘紧紧靠在患者嘴角处，防止水淌到颌下。采取仰卧位进行漱口时，应将枕头向护士相反侧挪一挪，为患者将脸转向护士侧留出空间，以利于患者排出口内漱口液。

【注意事项】

1. 选择合适的漱口溶液　根据病情准备适合患者的漱口溶液。

2. 保证患者安全舒适　护士动作要轻柔，避免损伤患者的口腔黏膜和牙龈。对凝血功能障碍的患者尤其要谨慎，防止出血。擦洗口腔前、后要清点棉球数量，每次只夹取 1 个棉球，防止棉球遗留口腔。

3. 确保昏迷患者安全　昏迷者禁止漱口；擦拭棉球不可过湿，防止误吸；需要用张口器时，应从臼齿（又称磨牙）处放入，不可使用暴力助其张口。

4. 警惕口腔异常情况　长期使用抗生素者，注意口腔黏膜有无真菌感染；为肝功能不全患者做特殊口腔护理时发现有肝臭味，提示肝昏迷前兆。

5. 正确处理操作用物　进行口腔护理操作时，避免清洁用物与污染用物的交叉。传染病患者的用物按隔离消毒原则处理。

【评价】

1. 患者口唇润泽，感到清洁、舒适，口腔疾患得到治疗。
2. 患者及家属获得了口腔卫生保健的相关知识和技能。
3. 护士操作规范，无操作性损伤。

第二节　头发护理

头部是人体皮脂腺分布最多的部位，皮脂、汗液伴灰尘常黏附在头发、头皮上，形成污垢，散发难闻的气味，还可引起脱发和头皮疾患。头发清洁是人们日常清洁卫生的一项重要内容，可以减少头皮刺激，预防感染，增强自信。因此，当患者日常生活自理能力下降、无法进行头发护理时，护士应予以协助。

知识链接

你了解头发吗

头发是皮肤的附属器官，但却不像皮肤那样能经常引起人们的注意，反而往往被忽视。其实人的头发是非常微妙的，具有十分重要的生理功能。

1. 机械保护作用。头发可以保护头皮和脑部，防止外力对头部的不良影响，缓冲外界对头颅的伤害，减少外界环境所引起的损伤。临床上由于头发的存在，头皮不易直接接触外物，因而接触性皮炎比其他部位少见，这都归功于头发机械保护作用。

2. 防日晒、御寒。覆盖于头皮部含有黑色素的头发，具有一种屏障作用，可以保护深部组织免受辐射损伤，对减少日光中紫外线的过度照射有积极作用。厚厚的头发还可帮助抵御寒冷空气对头部的侵袭。另外，毛干中心的毛髓质充满空气间隙，对缓和日晒和寒冷有一定的帮助。

3. 美容作用。

4. 排泄作用。人体内的有害重金属元素如汞，非金属元素如砷，都可以从头发中排泄到体外。

5. 判断疾病。通过测定头发中的锌、铜等微量元素含量的多少，为诊断某些疾病提供依据。

一、床上梳发

【目的】

1. 去除头皮屑和污物，使患者清洁、舒适，减少感染机会。
2. 按摩头皮，促进头部血液循环，促进头发的生长和代谢。
3. 维持良好的形象，增强自尊和自信。

【评估】

1. 患者的意识状况、病情和生活自理能力。
2. 患者的心理状态和合作程度。
3. 患者的个人卫生习惯、头发的生长状态和有无虱、虮等。

【计划】

1. 用物准备　治疗盘内备梳子、治疗巾、30%乙醇、纸袋，必要时备橡皮圈、发夹。
2. 患者准备　了解梳发的目的、方法，并愿意配合。

【实施】

具体操作方法：
1. 核对、解释　携用物至患者床旁，核对患者姓名，解释操作目的，取得患者配合。

2. 安置体位 协助患者坐位，铺治疗巾于肩上，若患者不能坐起，可平卧，头偏向一侧，铺治疗巾于枕头上。

3. 梳理头发 操作中不可强行梳理，以免过度牵拉，造成疼痛。短发者，可直接从发根梳至发梢；长发或头发打结者，可从发梢、发根分段慢慢梳理；若头发黏结成团，可用30%乙醇湿润后再小心梳理。根据患者的需要，将长发编辫或扎成束，发型尽量符合患者的要求。

4. 整理用物 将脱落的头发置于纸袋内（有头虱的要焚烧脱落的头发），撤去治疗巾，协助患者取舒适体位，整理床单位，清理用物。

【注意事项】

1. 梳发时避免强行牵拉，以免引起疼痛和不适。
2. 梳发过程中注意观察患者的反应，做好心理护理。
3. 尊重患者的习惯，尽量满足个人喜好。

【评价】

1. 患者舒适，外观形象好，心情愉快。
2. 护士动作轻柔，未造成疼痛。

二、床上洗发

【目的】

1. 去除头皮屑和污物，减少感染的机会。
2. 按摩头皮，促进头部血液循环，促进头发的生长和代谢。
3. 使患者清洁、舒适，维持良好的形象，增强自尊和自信。

知识链接

如何指导患者护理头发

1. 梳发最好选择圆钝齿的梳子，以免损伤头发。卷发或发质较粗者，应选用齿间距较宽的梳子。正确梳理头发，可以促进头部血液循环和头发的生长代谢，维持良好的个人外观，改善患者的心理状态，使其保持乐观情绪。

2. 洗头时选用温和的洗发剂，宜用温水洗发。淋湿头发前先梳理好头发，避免将洗发水直接倒在头发上。应先将洗发水倒在手中，适当稀释过后再涂在头发上，并适当按摩头皮。洗后尽量自然风干，少用吹风机。

3. 合理膳食：多吃含硫蛋白质，如鸡蛋、牛奶、瘦肉、豆类、鱼类。多吃蔬菜、水果。多摄入维生素B、维生素E，可预防头发变白，促进头发生长，如花生、香蕉、蜂蜜、酵母等，保证足够的主食摄入量，主食摄入不足容易导致气血亏虚、肾气不足。

4. 减轻精神压力：压力会造成内分泌失调，使皮脂腺分泌增加而导致脱发。

【评估】

1. 患者的意识状况、病情、治疗情况和生活自理能力。
2. 患者的心理状态和合作程度。
3. 患者的个人卫生习惯、头皮清洁度、皮脂分泌情况、头发的生长状态和有无虱、蚴等。

【计划】

1. 用物准备

（1）治疗盘内备小橡胶单、毛巾、浴巾、洗发液、眼罩或纱布、别针、棉球2个、纸袋、水温计、梳子、小镜子、冲洗壶或水杯、电吹风。

（2）水壶（内盛40℃～45℃热水）、污水桶。

（3）备马蹄形垫（图11-3）或自制马蹄形卷（图11-4），或洗头盆，有条件的可用洗头车。

（4）扣杯法洗发（图11-5）：备脸盆、搪瓷杯各1只，手巾2条，橡胶管1根。

2. 患者准备 了解洗发的目的和方法，并愿意配合。

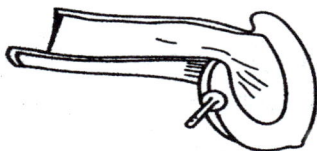

图11-3 马蹄形垫

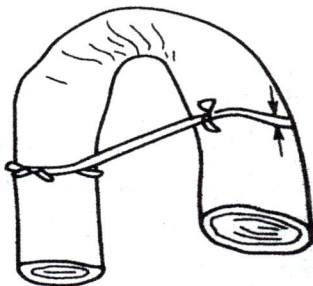

图11-4 自制马蹄形卷

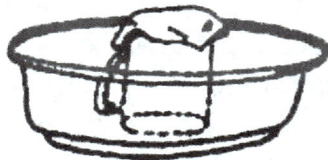

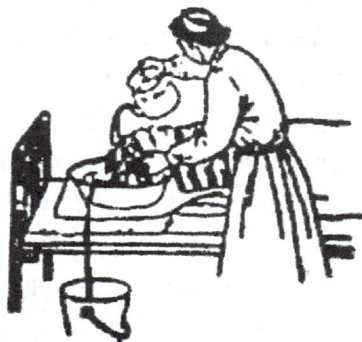

图11-5 扣杯法洗发

【实施】

具体操作方法：

1. 核对、解释　携用物至患者床旁，核对患者姓名，解释操作目的，取得患者配合。必要时关门窗，调节室温 22℃ ~ 26℃。

2. 移桌椅，放用物　移开桌椅，放平床头，用物摆放在方便取用之处。

3. 安置体位　垫小橡胶单和浴巾于枕上，松开患者衣领并向内反折，将干毛巾围在颈部，用别针固定。

（1）**马蹄形垫（或自制马蹄形卷）、洗头盘洗发**：协助患者斜角仰卧位，移枕于肩下，头置于马蹄形垫（或自制马蹄形卷）或洗头盘内，嘱患者屈膝，可膝下垫软枕，使患者舒适。将开口处连接污水桶。

（2）**洗头车洗发**：将洗头车推至床旁，协助患者斜角仰卧，头枕于洗头车的头托上或将接水盘放在患者头下。

（3）**扣杯法洗发**：移枕于肩下，放脸盆于头下，盆底放 1 块毛巾，其上倒扣 1 个搪瓷杯，杯上垫毛巾，将患者头部枕于毛巾上。

4. 保护眼耳　用棉球塞两耳，再用眼罩或纱布遮盖双眼，以免水流入眼睛和耳内。

5. 洗发

（1）**湿发**：确定水温合适后，用水壶或水杯先倒少许热水在患者头上，询问患者感受，然后再充分湿润头发。

（2）**揉搓**：在头发上均匀涂抹洗发液，用指腹揉搓头发和按摩头皮，方向是由发际向头顶部至枕后。

（3）**净发**：用热水冲洗干净头发，将脱落的头发放入纸袋中。

6. 撤用物　解下颈部的毛巾包住头发，一手托起头部，一手撤去马蹄形垫（或洗头盘、接水盘或移开洗头车、脸盆）。协助患者仰卧于床正中，将枕头、橡胶单、浴巾一起由肩下移至头部，除去耳内棉球、眼罩或纱布，擦干面部，酌情使用护肤品。

7. 擦干、梳发　用毛巾、浴巾将头发擦干，或用电吹风吹干。根据患者的要求，梳理头发。

8. 整理、记录　撤去用物，安置患者舒适体位，将呼叫器置于易取处。整理床单位，移回桌椅。按要求分类处理用物。洗手，取下口罩，记录。

【注意事项】

1. 病情危重、身体虚弱的患者不宜洗发。

2. 操作中注意与患者交流，观察病情变化，若出现面色、呼吸、脉搏等异常时应立即停止操作，报告医生，给予相应处理。

3. 注意室温、水温要适当，以免患者着凉或烫伤。

4. 操作时动作要轻柔，不可用指甲抓洗，不可过度牵拉头发，以免引起患者头皮被抓伤或疼痛。

5. 洗发时注意保护患者，防止污水流入眼和耳内；洗后要及时擦干头发，防止着凉。

6. 运用人体力学原理，操作时身体尽量靠近床边，减少疲劳。

【评价】

1. 患者感觉清洁、舒适，外观形象好。
2. 护士运用节力原则，操作正确，动作轻柔。

知识链接

灭头虱、虮法

1. 药液

（1）30%含酸百部酊，取百部30g加50%乙醇100 mL，纯乙酸1 mL，盖严浸泡48小时。

（2）30%百部含酸煎剂，百部30g加水500 mL，煮30分钟，过滤，挤出药液，药渣再加水500mL，煮30分钟，过滤，挤出药液，两次药液合并煎至100 mL，冷却后，加入纯乙酸1mL。

2. 要点 剪短患者头发，蘸百部酊分层擦拭10分钟，戴帽包裹24小时，脱落头发用纸包裹焚烧，患者的衣物要灭菌处理。

3. 注意事项 防止药液溅入患者的眼部，观察患者的局部反应和全身反应。

第三节 皮肤护理

皮肤是人体的身体面积最大的器官，由表皮、真皮、皮下组织组成，具有保护机体、调节体温、吸收、分泌、排泄和感觉等功能。皮肤新陈代谢迅速，其代谢的产物，比如皮脂、汗液和表皮碎屑等，能与外界细菌和尘埃结合形成污垢，黏附在皮肤表面，刺激皮肤，降低皮肤的抵抗力，引起各种感染和其他并发症。因此，对长期卧床、生活不能自理的患者，需要加强皮肤护理。

一、淋浴或盆浴

适用于全身情况良好、能自行完成沐浴过程的患者，护士根据其自理能力给予帮助。

【目的】

1. 保持皮肤清洁，使患者舒适。
2. 促进皮肤血液循环，预防皮肤感染、压疮等并发症。

3. 观察皮肤情况，为临床诊治提供依据。

4. 放松肌肉，保持良好的精神状态。

【评估】

1. 患者的意识状况、病情和生活自理能力。

2. 患者的心理状态和合作程度。

3. 患者的个人卫生习惯和对皮肤保健知识的了解程度。

4. 患者的皮肤清洁度，有无异常情况，有无局部受压状况，有无存在皮肤损伤的危险因素。

【计划】

1. 用物准备　毛巾 2 条、浴巾、沐浴露或浴皂、清洁衣裤、防滑拖鞋。

2. 患者准备　了解淋浴或盆浴的目的、方法，并愿意配合。

【实施】

具体操作方法：

1. 核对、解释　携用物至患者床旁，核对患者姓名，解释操作目的，取得患者配合。

2. 洗浴　关门窗，调节室温 22℃ ~26℃，水温 40℃ ~45℃。妥善保管贵重物品。

（1）淋浴：携带用物，护送患者入浴室，交代不可用湿手接触电源开关，不插门闩，在门外挂牌示意，告知信号铃的使用方法。

（2）盆浴：协助患者进出浴盆，防止滑倒，必要时协助洗浴。浴盆水位不可超过心脏水平，以免引起胸闷。浸泡时间可不超过 20 分钟，以免引起意外。

3. 观察　随时观察患者的情况，若入浴时间过久，应予询问，防止意外发生。若患者出现晕厥、滑倒、烫伤等情况，应迅速救治，给予相应处理。

4. 整理、记录　协助患者取舒适体位，整理床单位，清理用物。必要时做好记录。

【注意事项】

1. 饭后 1 小时才可进行沐浴，以免影响消化。

2. 身体衰弱、创伤、患心脏病需卧床休息的患者不宜选择淋浴或盆浴。妊娠 7 个月以上的孕妇禁止盆浴。

3. 浴室不应插门，可在门外挂牌示意，沐浴中防止受凉、烫伤、晕厥等意外情况发生。

4. 传染病患者应根据病情、病种按隔离原则，进行洗浴。

【评价】

1. 患者清洁、舒适，心情愉快。

2. 过程安全，无意外发生。

二、床上擦浴

适用于卧床、活动受限、病情较重、生活不能自理的患者。

【目的】

1. 同淋浴或盆浴 1 ~ 4。
2. 帮助患者活动肢体，防止肌肉挛缩和关节僵硬等并发症。

【评估】

同淋浴或盆浴。

【计划】

1. 用物准备 治疗盘内放毛巾 2 条、小橡胶单、浴巾、沐浴露或浴皂、水温计、梳子、指甲钳、50%乙醇、润滑剂、清洁衣裤、清洁被服。另外，备脸盆、足盆各 1 只，水桶两只（1 个桶盛 50℃ ~52℃热水，1 个桶盛接污水），屏风。必要时备便器及便器巾。

2. 患者准备 了解床上擦浴的目的、方法，并愿意配合。患者病情稳定，全身皮肤情况较好。

【实施】

具体操作方法：

1. 核对、解释 携用物至患者床旁，核对患者姓名，解释操作目的，取得患者配合。

2. 调节室温 关门窗，调节室温22℃ ~26℃，用屏风或床帘遮挡患者，按需给予便器。

3. 松开盖被 根据病情放平床头和床尾支架，松开床尾盖被，患者平卧，身体靠近床边。

4. 调节水温 将脸盆放在床旁椅上，倒入热水 2/3 满，调试水温 50℃ ~52℃。

5. 擦洗 将微湿的小毛巾包在手上呈手套状（图 11 -6），一般用热水擦净皮肤，干毛巾擦干即可。若皮肤较多污垢，可先用小毛巾湿润皮肤，然后涂浴皂（眼部除外），再用湿毛巾拭净皂液，最后用干毛巾擦干皮肤，即一湿二皂三净四干。在擦浴的部位下垫浴巾，防止床单位污染，并同时盖好盖被，防止受凉。酌情更换盆、水、毛巾。

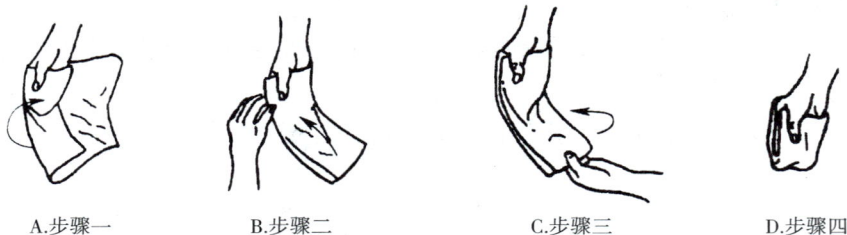

A.步骤一　　B.步骤二　　C.步骤三　　D.步骤四

图 11 –6　包毛巾法

（1）**清洗面部**：先洗眼，由内眦向外眦擦洗。再洗脸、鼻、颈部，用小毛巾以"3"字形手法擦洗，依次擦洗额部、颊部、鼻翼、人中、耳后、下颌、颈部。用较干毛巾再依次擦洗1遍。

（2）**擦洗上肢**：脱去患者的上衣，先脱近侧后脱对侧（如肢体有外伤，先脱健侧，再脱患侧），暴露一侧上肢，将浴巾铺垫在一侧上肢下，由远心端向近心端擦洗。同法擦洗另一侧。

（3）**泡洗双手**：协助患者翻身面向护士，将患者双手泡于脸盆内热水中，洗净，擦干。

（4）**擦洗胸腹部**：协助患者平卧，将浴巾铺于患者的胸腹部，一手略掀开浴巾，一手依次擦洗胸部和腹部（注意拭净腋窝、脐部、女性患者乳房下的皱襞处）。

（5）**擦洗背部**：协助患者翻身侧卧，背向护士，铺浴巾于背侧下，依次擦洗后颈部、背部、臀部，擦洗后再根据情况用50%乙醇按摩受压部位（图11-7）。协助患者穿上清洁上衣，先穿对侧后穿近侧（如肢体有外伤，先穿患侧，再穿健侧）。

（6）**擦洗下肢**：安置患者平卧。脱去患者裤子，浴巾一半铺在一侧腿下，另一半盖在腿上。依次擦洗髋部、大腿、小腿，并用浴巾擦干。同法擦洗另一侧。

（7）**泡洗双足**：铺小橡胶单和浴巾于足下，足盆放在小橡胶单上，将患者双足放在足盆中浸泡，洗净，擦干。

（8）**清洗会阴**：从上到下清洁会阴，协助患者穿好清洁裤子。

6. 整理、记录 协助患者取舒适体位，用50%乙醇按摩骨隆突处（足跟、内外踝），根据需要给患者梳发，修剪指（趾）甲，整理床单位（或更换被服），开门窗通风，清理用物。洗手，脱口罩，必要时做好记录。

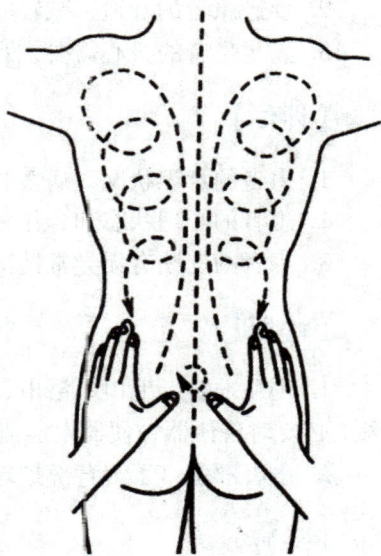

图11-7 背部按摩

【注意事项】

1. 动作要轻柔、敏捷，维护患者自尊，关心、体贴患者，减少翻动次数和暴露患者，防止着凉，注意保护患者的隐私。

2. 操作中密切观察病情，若患者出现面色苍白、寒战等病情变化时，立即停止操作，给予相应的处理。

3. 遵循节力原则，站立时，两脚稍分开，重心在身体的中央或稍低处，操作时应使患者尽量靠近自己。

【评价】

1. 患者清洁、舒适，心情愉快。
2. 过程安全，无意外发生。
3. 护患沟通有效。

三、背部护理

【目的】

1. 促进背部血液循环，预防压疮等并发症的发生。
2. 促进患者的舒适，减轻疲劳。
3. 满足患者的身心需要，观察患者的一般情况。

【评估】

1. 患者的意识状况、病情和生活自理能力。
2. 患者的心理状态和合作程度。
3. 患者的皮肤有无异常情况，有无局部受压状况，有无存在皮肤损伤的危险因素。

【计划】

1. 用物准备 毛巾、浴巾、脸盆（内盛50℃~52℃热水）、50%乙醇、润滑剂、屏风。必要时备便器、便器巾、清洁衣裤。

2. 患者准备 了解背部护理的目的、方法，并愿意配合。

【实施】

具体操作方法：

1. 核对、解释 携用物至患者床旁，核对患者姓名，解释操作目的，取得患者配合。

2. 调节室温 关门窗，调节室温22℃~26℃，用屏风或床帘遮挡患者，按需给予便器。

3. 翻身观察 根据病情放平床头和床尾支架，松开床尾盖被，协助患者翻身侧卧或俯卧，身体靠近床边。

4. 调节水温 将脸盆放在床旁椅上，倒入热水2/3满，调试水温50℃~52℃。

5. 擦洗 铺浴巾于背部，将浸湿的毛巾拧成半干包在手上，掀起浴巾，依次擦洗后颈部、肩部、背部、臀部。

6. 按摩背部 擦洗后用50%乙醇或润滑剂以按摩法、叩击法、揉捏法等方法促进皮肤血液循环。

（1）按摩法（图11-7）：护士站在患者右侧，双手掌蘸少许50%乙醇或润滑剂，从骶尾部开始，沿脊柱两侧向上按摩至肩部，再以环形动作向下按摩至腰部、骶尾部，如此反复，然后用拇指指腹由骶尾部开始沿脊柱向上按摩至第七颈椎处。

（2）**叩击法**：用两手掌小指侧，轻轻叩敲臀部、背部、肩部。

（3）**揉捏法**：用大拇指和其余四指一连抓起或捏起大块肌肉，采取有节律地抓起或压缩动作，先揉捏一侧背部和上臂，由臀部往上至肩部。

7. 整理、记录　撤去浴巾，协助患者穿好衣服，取舒适体位，整理床单位（或更换被服），开门窗通风，清理用物。洗手，脱口罩，必要时做好记录。

【注意事项】

1. 操作过程中，护士要注意监测患者的心率、血压和呼吸情况，如果有异常情况应立即停止操作。

2. 护士进行操作时，应符合人体力学原则，注意做到省时省力。

【评价】

1. 患者清洁、舒适，心情愉快。

2. 护士动作轻柔，操作正确，无意外发生。

第四节　压疮的预防与护理

压疮是指身体局部组织长期受压，血液循环障碍，局部组织持续缺血、缺氧，营养缺乏，致使皮肤失去正常功能，引起组织破溃和坏死。2007NPUAP（美国国家压疮咨询委员会）压疮的新定义：指皮肤或皮下组织由于压力，或复合有剪切力或摩擦力作用而发生在骨隆突处的局限性损伤。

压疮本身不是原发疾病，大多是因其他原发病未得到很妆的护理而引起的并发症，是卧床患者皮肤出现的严重问题，一旦发生，将会给患者带来痛苦，加重病情，影响康复，严重时还会继发感染引起败血症，甚至危及生命。因此，护士必须加强卧床患者的皮肤护理，并对家属进行指导，有效预防压疮的发生。

一、压疮发生的原因

压疮发生的原因有许多，主要原因有局部组织长期受压、潮湿的刺激、全身营养不良或水肿等。

（一）局部组织长期受压

1. 患者长期卧床，长时间不改变体位，局部组织受压过久，出现血液循环障碍。引起压疮的力学因素有压力、剪切力和摩擦力（图11-8）。

（1）**压力**：垂直压力是引起压疮的最主要原因。由于局部组织持续受压，导致局部长时间承受超过正常毛细血管压的压迫，组织就会出现缺血、坏死，从而引起压疮。

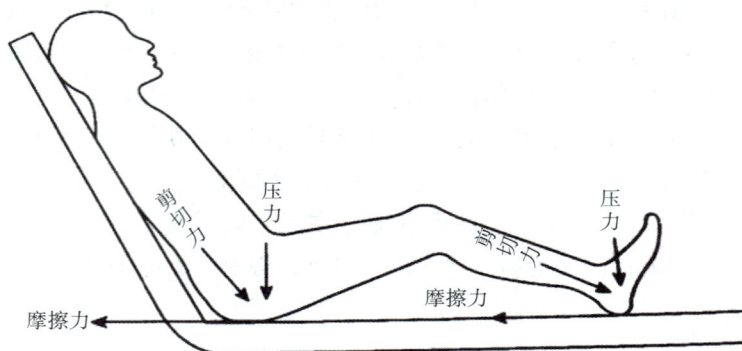

图 11 - 8　压力、剪切力和摩擦力

一般情况下，当毛细血管压超过 16mmHg 时，即可阻断毛细血管对组织的灌注，当压力超过 30 ~ 35mmHg，持续 2 小时以上，就可引起组织不可逆的损害，发生压疮。

（2）剪切力：两层组织相邻表面间的滑行，产生进行性的相对移位而引起，是由摩擦力和压力相加而成的。剪切力与体位有密切关系，当患者取半坐卧位时，身体下滑，皮肤与床之间出现平行的摩擦力，加上皮肤垂直方向的重力，皮肤和表层组织仍停留在原位，两层组织产生相对性移位，导致剪切力的发生，引起局部皮肤血液循环障碍而发生压疮。有实验证明，剪切力只要持续存在 30 分钟以上，即可造成深部组织的不可逆损害。如果将受压部位的血管比喻为水管的话，压力是将水管挤扁，剪切力则是将水管折弯，所以剪切力更易阻断血流。

（3）摩擦力：患者长期卧床，在搬运和移动患者时，皮肤可受到床单、衣服表面的逆行阻力摩擦。摩擦力作用于皮肤，易损害皮肤的角质层，增加皮肤的敏感性，从而发生压疮。摩擦力大小可因皮肤的潮湿程度而改变，少量出汗的摩擦力比干燥皮肤大，大量出汗则可降低摩擦力。

2. 使用石膏、绷带、夹板、牵引或使用矫形器时，方法不当，如衬垫不当、松紧不适宜等，可导致局部血液循环不良。

（二）潮湿对皮肤的刺激

大小便失禁、大量出汗、各种渗出液、引流液经常刺激皮肤，会引起皮肤酸碱度的改变，导致皮肤角质层的抵抗力下降，皮肤组织破损，从而继发感染，发生压疮。

（三）全身营养不良或水肿

全身营养缺乏时（如极度消瘦、年老体弱、昏迷、长期发热的患者），蛋白质合成减少，皮下脂肪少，肌肉萎缩，受压处缺乏保护；水肿患者的皮肤变薄，抵抗力减弱，受力后容易破溃。

（四）其他因素

老年人、高热、糖尿病等因素。

二、压疮的好发部位

压疮好发于受压和缺乏脂肪组织保护，无肌肉包裹或肌肉较薄的骨骼隆突处。患者卧位不同，受压点和好发部位也不一样（图 11 -9）。

1. 仰卧位　好发于枕骨粗隆、肩胛部、肘部、脊椎体隆突处、骶尾部、足跟部。

2. 侧卧位　好发于耳郭、肩峰部、肘部、髋部、膝关节的内外侧、内外踝处。

3. 俯卧位　好发于耳郭、面颊部、肩部、女性乳房、男性生殖器、髂嵴、膝部、足趾处。

4. 坐位　好发于坐骨结节。

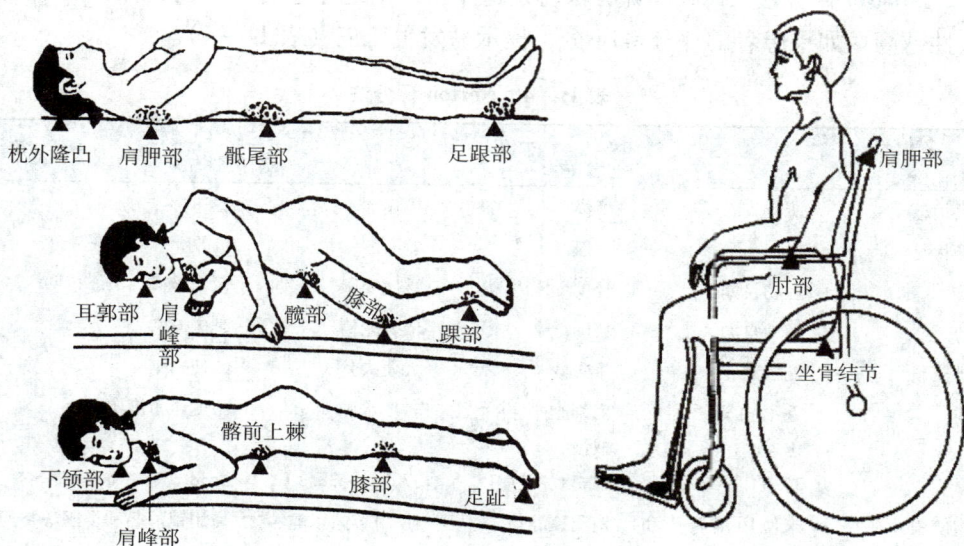

图 11 -9　压疮好发的部位

三、压疮的预防

绝大多数压疮是可以预防的，关键在于消除其发生的原因。护士应针对患者的不同情况，给予精心、科学的护理，将压疮的发生率降至最低程度。护士在交班时要严格交接局部皮肤情况和护理措施的执行情况。

（一）危险因素

护士可通过评分方式对患者发生压疮的危险性进行评估，目前常用的有 Braden 评分法和 Norton 评分法。

1. Braden 评分法　Braden 评分法是目前国内外用来预测压疮发生最常用的方法之一。其分值越低，发生压疮的危险性越高。轻度危险 15 ~ 18 分，中度危险 13 ~ 14 分，高度危险 10 ~ 12 分，极度危险为 9 分以下（表 11 -3）。

表 11 – 3　Braden 评分法

分值 项目	4	3	2	1
活动：身体活动程度	经常步行	偶尔步行	局限于床上	卧床不起
活动能力：改变和控制体位能力	不受限	轻度受限	严重受限	完全不能
感觉：对压迫有关的不适感受能力	未受损害	轻度丧失	严重丧失	完全丧失
潮湿：皮肤暴露于潮湿的程度	很少发生	偶尔发生	非常潮湿	持久潮湿
营养：通常摄食状况	良好	适当	不足	恶劣
摩擦力和剪切力	无	无明显问题	有潜在危险	有

2. Norton 评分法　Norton 评分法特别适用于评估老年患者，分值越低，发生压疮的危险性越高。如果患者的评分≤14 分，提示易发生压疮（表 11 – 4）。

表 11 – 4　Norton 评分法

分值 项目	4	3	2	1
意识状态	清醒	淡漠	模糊	昏迷
营养状况	好	一般	差	极差
运动	运动自如	轻度受限	重度受限	运动障碍
活动	活动自如	扶助行走	依赖轮椅	卧床不起
排泄控制	能控制	尿失禁	大便失禁	二便失禁
循环	毛细血管再灌注迅速	毛细血管再灌注减慢	轻度水肿	中度至重度水肿
体温	36.6℃～37.2℃	37.2℃～37.7℃	37.7℃～38.3℃	≥38.3℃
药物使用	未使用镇静药和类固醇类药物	使用镇静药	使用类固醇类药物	使用镇静药和类固醇类药物

（二）预防措施

预防压疮发生被认为是最经济的压疮护理手段。压疮是医学领域的一个难题，临床护士需明确如何预防和早期发现压疮，并进行有效的处理。

1. 避免局部组织长期受压

（1）定时翻身：鼓励和协助患者经常翻身，更换卧位。间歇性解除压力是有效预防压疮的关键。翻身的间隔时间应根据病情和局部受压情况而定，一般每 2 小时翻身 1 次，必要时每 1 小时翻身 1 次。协助患者翻身时，要先将患者的身体抬起，再挪动位置，避免拖、拉、推等动作，以免擦伤皮肤；并建立床头翻身记录卡，记录翻身的时间、体位和皮肤情况，严格交接班。

（2）保护骨隆突处，支持身体空隙处：将患者体位安置妥当后，可在身体空隙处垫软枕或海绵垫，以利于皮肤血液循环；也可使用气垫、水褥垫等，使支持体重的面积增大，降低骨隆突处皮肤所受的压强。此外，还可使用电动翻转床、压力轮床垫、蛋形床垫等分散患者的体重，以避免局部组织持续受压。不宜使用可引起溃疡的圈状垫，如橡胶气圈、棉圈。对高危人群，如老年人极度衰弱者、大手术后卧床时间长的患者，可给予气垫床、透明贴保护好易发部位。

（3）正确使用石膏、绷带、夹板、牵引、矫形器：衬垫应平整，松紧要适宜，密切观察局部状况和指（趾）端的皮肤颜色、温度、运动及感觉。并认真听取患者反应，适当给予调节。如果发现石膏或绷带凹凸不平或过紧时，应立即报告医生，及时处理。

2. 避免潮湿刺激

（1）对于出汗、分泌物多、大小便失禁患者，应及时清理，用温水擦洗干净，保持皮肤清洁干燥。小儿要勤换尿布。

（2）床单位要经常整理，及时更换被服，保持清洁、干燥、平整、无碎屑，不能让患者直接躺卧在橡胶单或塑料布上。

3. 避免摩擦力和剪切力

（1）协助患者翻身、更换衣服及床单时，一定要抬高患者的身体，避免拖、拉、推等动作；使用便器时应抬高臀部，不可硬塞、硬拉，必要时在便器边缘垫以软纸、布垫等，严禁使用破损的便盆，以免擦伤皮肤。

（2）平卧时，一般头不要高于30°；半卧位时，床头抬高不要超过45°，并支起膝下支架，在腘窝下垫软枕；坐轮椅时，也要注意防止身体下滑。

4. 促进局部血液循环　经常查看受压部位，对于长期卧床者，应协助患者每天进行全范围的关节运动，促进肢体的血液循环，维持关节的活动性和肌肉的张力，并可使用压疮透明贴，改善局部供血供氧。

5. 加强营养的摄入　良好的营养是创面愈合的重要条件。在病情允许的情况下，可给予高热量、高蛋白、高维生素膳食，增强机体抵抗力和组织修复能力。适当补充矿物质，如口服硫酸锌，以促进慢性溃疡愈合。不能正常进食者，可用肠胃营养或静脉营养。

四、压疮的分期与临床表现

（一）2007NPUAP压疮新分期

1. 可疑深部组织损伤。
2. Ⅰ期压疮（淤血红润期）。
3. Ⅱ期压疮（炎性浸润期）。
4. Ⅲ期压疮（浅度溃疡期）。
5. Ⅳ期压疮（深度溃疡期）。
6. 不可分期的压疮。

（二）压疮各期的临床表现

1. 可疑深部组织损伤

（1）临床表现：皮下软组织受到压力或剪切力的损害，局部皮肤完整但可出现颜色改变，如紫色或褐红色，或导致充血的水疱。

（2）特点：与周围组织比较，这些受损区域的软组织可能有疼痛、硬块、有黏糊状的渗出、潮湿、发热或冰冷。在肤色较深的部位，深部组织损伤可能难以检测出。厚壁水疱覆盖下的组织损伤可能更重，可能进一步发展，形成薄的焦痂覆盖。这时即使给予最适合的治疗，病变也仍会迅速发展，暴露多层皮下组织。可疑深部的组织损伤必须在完成清创后才能准确分期。

2. I期压疮（淤血红润期）

（1）临床表现：在骨隆突处，皮肤出现压之不退色的局限性红斑，但皮肤完整。深色皮肤可能没有明显的苍白改变，但其颜色可能与周围的皮肤不同。

（2）特点：发红部位有疼痛、变硬、表面变软，与周围的组织相比，皮肤温度发热或冰凉。对于肤色较深的个体，I期压疮可能难以鉴别，但提示个体处于压疮发生的危险中。连续受压后当压力解除时，局部会出现反应性毛细血管充血而发红，在解除压力15分钟后，发红区会退色恢复正常。

3. II期压疮（炎性浸润期）

（1）临床表现：表皮和真皮缺失，在临床可表现为粉红色的擦伤，完整的或开放/破裂的充血性水疱，或者表浅的溃疡。

（2）特点：表浅溃疡可表现为干燥或因充血、水肿而呈现发亮，但无组织脱落，无腐肉。如出现局部组织淤血、肿胀，需考虑可能有深部组织损伤。

4. III期压疮（浅度溃疡期）

（1）临床表现：全层伤口，失去全层皮肤组织，除了骨、肌腱或肌肉尚未暴露外，可见皮下组织。有坏死组织脱落，但坏死组织的深度不太明确，可能有潜行和窦道。

（2）特点：III期压疮的深度随解剖位置的不同而变化。鼻梁、耳朵、枕骨部和踝部没有皮下组织，因此这些部位的III期压疮可能是表浅的。相比之下，在脂肪明显过多的区域，则III期压疮可能非常深，但未见或不能触及骨和肌腱。足跟、耳后等部位皮下组织少或无皮下组织，III期压疮也可能表现为表浅溃疡；坏死组织或腐肉覆盖会影响对分期的准确判断，需在清创后再进行分期。

5. IV期压疮（深度溃疡期）

（1）临床表现：全层伤口，失去全层皮肤组织，伴骨、肌腱或肌肉外露，局部可出现坏死组织脱落或焦痂。通常有潜行和窦道。

（2）特点：IV期压疮的深度随解剖位置的不同而变化。鼻梁、耳朵、枕骨部和踝部没有皮下组织，所以溃疡比较表浅。IV期溃疡可延伸至肌肉和/或支撑结构，例如筋膜、肌腱或关节囊，可导致骨髓炎；可以看见或直接触摸到外露的骨或肌腱。足跟、足部等皮下组织缺乏，即使溃疡表浅也会累及肌肉和肌腱，应评估为IV期压疮。

6. 不可分期的压疮

（1）临床表现：全层伤口，失去全层皮肤组织，溃疡的底部被腐痂（包括黄色、黄褐色、灰色、绿色和褐色）和/或痂皮（黄褐色、褐色或黑色）覆盖。

（2）特点：只有充分去除腐痂或痂皮，才能确定真正的深度和分期。如果踝部或足部的焦痂是稳定的（干燥、黏附牢固、完整且无发红或波动），可以作为身体自然的（或生物学的）屏障，不应祛除。

五、压疮的治疗与护理

压疮发生后，应在积极治疗原发疾病的同时，实施全身治疗，增加营养摄入，增强机体抵抗力，同时加强局部治疗与护理（表 11–5）。当创面加深或加大、创面上渗液变多、伤口在 2~4 周内没有明显改变迹象、伤口出现感染迹象、治疗方案执行有困难时，应当更换治疗方案。

表 11–5　压疮的治疗与护理

分期	护理原则	护理措施
可疑深部组织损伤	保护皮肤，加强护理	当变换体位时，抬高而不是拖拽患者；避免将患者直接置于医疗设备上；避免患者红斑的骨隆突处受压，不得按摩骨突压红部位，不得使用气圈类装置，维持足够的水分摄入，避免皮肤干燥
Ⅰ期（淤血红润期）	去除致病因素，加强护理，防止压疮继续发展	增加翻身次数，防止局部组织继续受压；局部皮肤避免潮湿、摩擦的刺激；改善全身营养状况
Ⅱ期（炎性浸润期）	保护皮肤，预防感染	对未破的小水疱，要减少摩擦，防止破裂感染，可喷洒溃疡粉，使用皮肤保护膜；对较大的水疱，消毒后用无菌注射器抽出液体（不要剪去表皮），用溃疡粉加渗液吸收贴或溃疡贴保护皮肤
Ⅲ期（浅度溃疡期）	清洁创面，保持湿性环境以促进愈合	用无菌等渗盐水清洗皮肤，将溃疡粉、溃疡糊和氧化锌软膏混合制成糊剂，涂抹在皮肤破溃处
Ⅳ期（深度溃疡期）	彻底清创，去除坏死组织	清除坏死组织，用清创胶加渗液吸收贴等保湿外敷料。渗出液多时，用藻酸盐填充条；渗出液少时，用溃疡糊；两者均外敷渗液吸收贴敷料
不可分期的压疮	清创，防止感染	有坏死组织/腐肉、硬痂者予以清创，去除坏死组织，减少感染。足跟部稳定的干痂予以保留

知识链接

治疗压疮新主张

一、湿性疗法

1. 压疮湿性换药　避免双氧水、络合碘的刺激，无需完全无菌。用生理盐水或林格液清洗干净创面，创造一个湿性自然的环境，让细胞自由生长。实践证明，湿性环境较干性环境更利于细胞的生长，可促使创面早日愈合。

2. 压疮湿性环境生长　湿润的环境渗出物不结痂，坏死组织液化快、生肌快，表皮细胞的迁移快。创面覆盖敷料，表皮在真皮上迁移。表皮层厚，表皮与真皮间连接轮廓清楚，胶原排列良好。不足之处在于创面湿疹概率增高。

二、自溶性清创

1. 自溶性清创即用封闭敷料封闭伤口，截住伤口渗液，使坏死组织软化，同时伤口渗液中释放并激活多种酶以及酶的活化因子，特别是蛋白酶和尿激酶，这些酶能促进纤维蛋白和坏死组织溶解。渗液中含有吞噬细胞和中性粒细胞，其自身产生溶解素，能特别有效地溶解失活组织。溶解的坏死组织随每次更换敷料时被清除出伤口，有效地发挥了清创作用。

2. 现代敷料中水凝胶可加速自溶性清创。

第五节　晨、晚间护理

晨、晚间护理是指护士为生活不能自理的患者（如昏迷、瘫痪、高热、大手术后、危重、年老体弱的患者），根据患者的需要和生活习惯，在晨间、晚间满足患者日常清洁的需要所进行的生活护理。如果是病情较轻的患者，可在护士的指导下进行。

一、晨间护理

清晨，是一天的开始，经过了一个长夜之后，患者很需要护士帮助他们做各种清洁护理，以维护其身心舒适，使患者能以愉快的心情迎接新的一天。晨间护理一般在清晨诊疗工作前完成。

【目的】

1. 保持病床及病室整洁、美观。

2. 使患者清洁舒适，促进身体受压部位的血液循环，预防压疮、肺部感染等并发症。

3. 观察和了解病情，为诊断、治疗和护理计划的制定提供依据。

4. 增进护患沟通，满足患者身心需要。

【护理内容】

1. 对于病情较轻、生活能自理的患者，鼓励其自行洗漱，包括刷牙、漱口、洗脸、梳头等。通过完成这些活动，促进患者离床活动，使全身的肌肉、关节得到运动，还可增强其康复疾病的信心。护士可用扫床刷套上一次性扫床巾进行湿式扫床，根据清洁程度，更换床单、被套，并整理好床单位。

2. 对于病情较重、生活不能自理的患者，如危重、昏迷、瘫痪、高热、大手术后或年老体弱患者，护士需协助其完成晨间护理。

（1）问候患者。

（2）协助排便，必要时留取标本，更换引流瓶（或引流袋）。

（3）协助刷牙、漱口，必要时给予特殊口腔护理；洗脸、洗手、梳头。

（4）协助翻身，检查皮肤受压情况，必要时协助和指导患者进行有效咳嗽和排痰。

（5）整理床单位，按需要更换衣服，以及床单、被套和枕套。

（6）注意观察病情变化，并了解晚间患者睡眠情况，进行心理护理和健康教育。

（7）保持病室空气清新，酌情开窗通风。

二、晚间护理

疾病所造成的痛苦和焦虑不安，以及外界的噪声、强光、污浊空气等刺激都会干扰患者的睡眠。为了给患者提供良好的睡眠环境，保持病室安静、整洁，护士需在晚饭后给患者做晚间护理。

【目的】

1. 保持病室安静，空气清新。
2. 使患者清洁舒适，易于入睡。
3. 观察和了解病情，清除影响睡眠的因素，满足患者身心需要。

【护理内容】

对于病情较重，生活不能自理的患者，护士应协助其完成晚间护理。

1. 协助刷牙、漱口，必要时给予特殊口腔护理；洗脸、洗手。

2. 协助翻身，检查皮肤受压情况，用湿热毛巾擦洗背部、臀部；用热水泡脚；女患者应清洗会阴部。

3. 协助排便。

4. 整理床单位，按需要更换衣服，以及床单、被套和枕套，必要时添加盖被或毛毯。

5. 创造安静、舒适的睡眠环境，消除噪音，调节室温和光线，通风换气后酌情关门窗。

6. 指导患者养成良好的睡眠习惯，如晚餐不宜过饱；睡前不宜多饮水，不喝浓茶、咖啡；按时就寝等。

7. 加强巡视，了解患者睡眠，并酌情处理。

放置便盆的方法

1. 平卧位放便盆法（图11-10） 护士一手托起患者臀部，同时嘱患者抬臀，另一手将便盆放于患者臀下，注意便盆宽边向头端，避免便盆倒放割伤患者皮肤，或由两人同时完成操作。

2. 侧卧位放便盆法（图11-11） 如患者不能抬高臀部，先帮助其侧卧，将便盆对着患者臀部，护士一手紧按便盆，另一手帮助患者转身至便盆上。

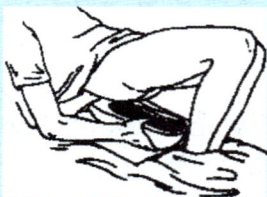

图11-10　平卧位放便盆法　　　　图11-11　侧卧位放便盆法

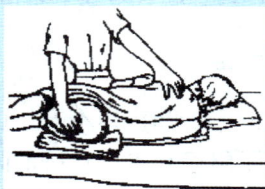

【讨论与思考】

1. 哪些患者需要进行口腔护理？为昏迷患者进行口腔护理时，应注意什么？

2. 为患者床上擦浴时应注意什么？

3. 压疮好发于哪些部位？如何预防？

4. 患者，李某，男，75岁，4周前因脑出血导致左侧肢体瘫痪，大小便失禁。护士在为其做晨间护理时发现，患者骶尾部皮肤呈紫红色，有3个小水疱，皮下可触及硬结。

问题：

①该患者皮肤出现了什么情况？

②如何进行护理？

第十二章　生命体征的观察与护理

学习目标

　　1. 掌握体温、脉搏、呼吸、血压正常范围及其测量方法；体温过高患者的护理措施；体温单的绘制。

　　2. 熟悉稽留热、弛张热、间歇热、不规则热、发热、体温过低、脉搏短绌、间歇脉、呼吸困难的概念；异常呼吸、脉搏、血压评估及相应护理措施。

　　3. 了解体温、脉搏、呼吸和血压的生理变化；血压计的种类和构造。

　　生命体征是体温、脉搏、呼吸和血压的总称。生命体征受大脑皮质的控制，正常状态下应该维持在一定的范围且相互之间有一定的关系和影响。护理人员通过认真仔细地观察生命体征，可了解机体重要脏器的功能活动，对疾病的发生、发展及转归进行判断。因此，掌握生命体征的观察和护理是临床护理重要内容之一。

案例导入

　　陈某，男，49岁，因淋雨后持续发热1周，体温持续在39℃～40.5℃之间，自行用药无好转，来院就诊。拟诊断"发热待查"于上午8时收入院。查体：患者神志清楚，面色潮红，口唇干裂，口角痉挛，体质消瘦，全身无力卧床不起，食欲差，体温40.3℃，脉搏110次/分，呼吸45次/分，血压116/80mmHg。患者上午8：20给予退热药后，体温降至38.9℃，大量出汗，口干，下午2：00体温又升至39.8℃。

　　问题：

　　1. 陈某发热为何种热型？

　　2. 判断患者入院时的发热程度？

　　3. 试根据患者情况提出护理措施？

第一节　体温的观察与护理

　　体温一般是指身体深部（胸腔、腹腔、脏器和脑）的平均温度。体温是身体内产热与散热平衡的结果，是保持机体新陈代谢和正常生命活动的重要条件。当机体受到致热原（如细菌、病毒等）的作用或体温中枢的功能发生障碍时，体温可发生变化。

一、正常体温与生理性变化

（一）体温的产生

体温是由三大营养物质糖、脂肪、蛋白质氧化分解而产生，三大营养物质在体内通过氧化所释放热量的50%以上转化为热能维持体温，并不断散发到体外，其余的能量贮存于三磷酸腺苷（ATP）内，供机体使用，最终仍转化为热能散发到体外。机体的主要产热器官是肝脏和骨骼肌。体温调节中枢位于下丘脑。

（二）热的散失

机体以物理方式散热，其主要的散热器官是皮肤，呼吸、排泄也会散发部分热能。人体的散热方式主要有辐射、传导、对流和蒸发4种。

1. 辐射 辐射是人体以热射线的形式将体热传给外界较冷物质的一种散热方式。人体在安静状态下处于气温较低环境中，约有60%的热量是通过辐射方式散发的。辐射散热量的多少主要取决于皮肤与周围环境之间的温度差。当皮肤温度高于环境温度时，温度差越大，散热量就越多；反之，若环境温度高于皮肤温度，则机体不仅不能散热，反将吸收周围环境中的热量。此外，辐射散热量还取决于机体的有效散热面积，有效散热面积越大，散热就越多，如四肢的表面积较大，在辐射散热中起重要作用。

2. 传导 传导指机体的热量直接传给与之接触的温度较低的物体的一种散热方式。经这种方式散发的热量取决于皮肤温度与接触物体之间的温度差、接触面积和接触物体的导热性能等。由于水的比热较大、导热性能较好，故临床治疗中常利用水的传导作用进行局部加温处理或高热患者降温。

3. 对流 对流是指通过气体或液体的流动进行热量交换的一种散热方式。对流散热量受空气或液体流动速度的影响。临床中常通过使用棉、毛织品来减少对流，抵御寒冷。

4. 蒸发 蒸发是水分从体表汽化时吸收热量而散发体热的一种方式。每1.0g水蒸发可带走热量2.44KJ。当外界环境温度高于机体温度时，蒸发是唯一的散热途径。

（三）正常体温

温度以摄氏温度（℃）和华氏温度（℉）来表示。我国常用摄氏温度（℃）表示体温的数值。℃与℉的换算公式为：

$$℃ = （℉ - 32） × 5/9$$
$$℉ = ℃ × 9/5 + 32$$

机体深部的体温较为恒定和均匀，称深部体温；体表的温度受多种因素影响，变化和差异较大，称表层温度。临床上所指的体温是指平均深部温度。临床上以口腔、直肠和腋窝等处的温度来代表体温，其中直肠温度最接近深部体温。正常体温不是一个具体的温度点，而是在一定温度范围内有波动，正常成人安静状态下体温的范围见表12-1。

表 12 - 1　成人正常体温平均值与波动范围

部位	正常范围	
	摄氏温度（℃）	平均温度（℃）
腋温	36.0～37.0	36.5
口温	36.3～37.2	37.0
肛温	36.5～37.7	37.5

（四）生理性变化

体温虽然保持相对恒定，但并不是固定不变的，可随年龄、性别、昼夜、运动和情绪等因素的变化而有所波动，但这种波动很小，常在正常范围内。

1. 年龄因素　不同年龄由于基础代谢水平不同，体温也不同。新生儿因为体温调节功能不完善，其体温易受环境温度的影响而发生波动。儿童基础代谢率高，体温可略高于成人。老年人由于基础代谢率低，故体温偏低。

2. 性别因素　女性一般较男性体温稍高。女性在月经前期和妊娠早期，体温可轻度升高，因为排卵后形成黄体，黄体分泌的黄体酮有升高体温的作用。

3. 昼夜因素　体温随昼夜变化出现有规律的波动，一般清晨 2～6 时体温最低，下午 2～8 时体温最高，但变化范围不大，一般不超过 0.5℃～1℃。

4. 其他　日常生活中运动、沐浴、进食、情绪激动、精神紧张等因素均可使体温出现一时性增高。安静、睡眠、饥饿或服用镇静药后可使体温下降。

二、异常体温的观察与护理

（一）体温过高

体温过高又称发热，由于致热源直接作用于体温调节中枢，使体温中枢功能紊乱，或各种原因引起的产热过多或散热过少所致。

1. 发热的程度　以口腔温度为标准，发热的程度分为低热（37.5℃～37.9℃）、中等热（38.0℃～38.9℃）、高热（39.0℃～40.9℃）和超高热（41℃以上）。

2. 发热的过程

（1）体温上升期：其特点为产热大于散热。患者畏寒、无汗、皮肤苍白。体温上升的方式有骤升和渐升。体温数小时内升至高峰称为骤升，见于肺炎链球菌肺炎；体温在数小时内逐渐上升称为渐升，见于伤寒。

（2）高热持续期：其特点为产热和散热在高水平上趋于平衡。患者颜面潮红，皮肤灼热，口唇干燥，呼吸和脉搏加快，尿量少。此期可持续数小时、数天甚至数周。

（3）体温下降期：其特点为散热增加产热趋于正常，体温恢复至正常的调节水平。患者大量出汗、皮肤温度下降。退热的方式有骤退和渐退两种。骤退见于肺炎链球菌肺炎；渐退见于伤寒。

3. 热型 将所有体温数值绘制在体温单上，各点相互连接，构成了体温曲线的形态，称为热型。某些疾病的热型具有独特性，对协助疾病诊断和了解疾病转归具有重要意义。根据患者的体温变化特点，常见的热型有稽留热、弛张热、间歇热和不规则热（图 12－1）。

（1）稽留热：体温持续在 39.0℃~40.0℃左右，达数日或数周，24 小时波动范围不超过 1.0℃。常见于急性传染病，如伤寒、肺炎等。

（2）弛张热：体温在 39.0℃以上，但波动幅度大，24 小时体温相差在 1.0℃以上，且最低体温仍高于正常水平。常见于败血症、风湿热、化脓性疾病等。

（3）间歇热：高热与正常体温交替有规律地反复出现，间歇数小时或数天不等。常见于疟疾、成人肺结核、肾盂肾炎等。

（4）不规则热：体温在 24 小时中变化不规则，持续时间不定。常见于流行性感冒、肿瘤性发热等。

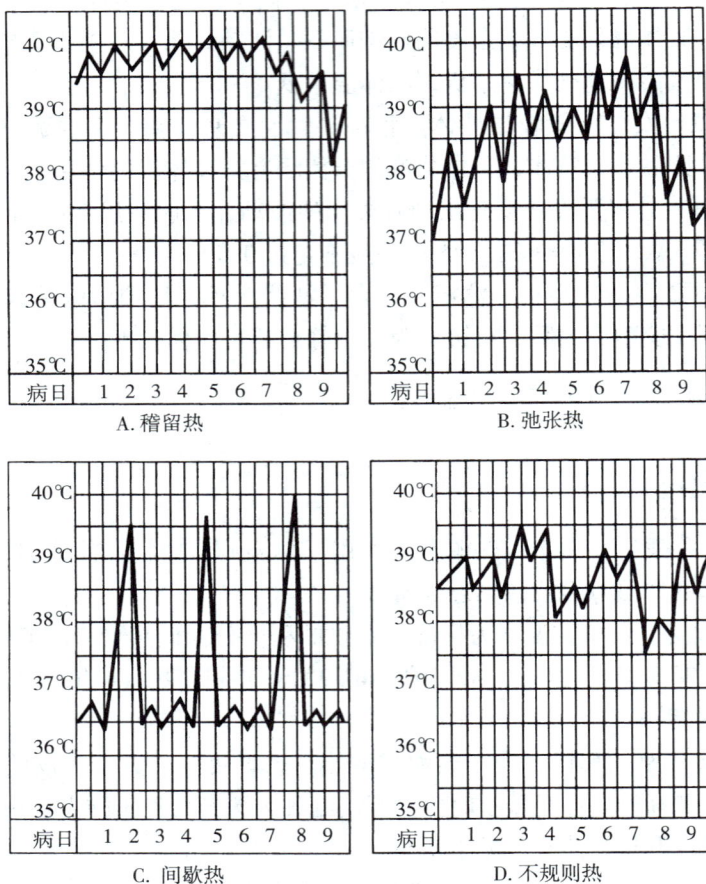

图 12－1　常见热型

4. 体温过高的护理措施

（1）降低体温：可根据患者情况采用物理降温或药物降温方法。物理降温有局部冷疗和全身冷疗两种方法。当体温超过 39.0℃时可采用局部冷疗法，如用冰袋冷敷头部。当体温超过 39.5℃ 时应选用全身冷疗法，给予温水拭浴或乙醇拭浴降温（具体方法见第十三章冷、热疗技术）；也可按照医嘱给予药物，通过机体的蒸发散热进行降温。物理降温或药物降温 30 分钟后应复测体温，并做好记录和交班。

（2）加强病情观察：定时测量体温，一般每日测量 4 次，高热时应每 4 小时测量 1 次，体温恢复正常 3 天后改为每日 2 次。同时，注意观察发热的程度、热型、过程，以及呼吸、脉搏和血压的变化。

（3）补充营养和水分：给予高热量、高蛋白、高维生素、易消化的流质或半流质食物。注意食物的色、香、味，应少量多餐，提高机体的抵抗力。鼓励患者多饮水，每日 3000mL 为宜，以补充高热消耗的大量水分，并加速毒素和代谢产物排出体外。

（4）促进患者舒适：①休息：高热患者应卧床休息，减少活动。患者发热早期出现畏寒，应注意保暖，给适量温开水。②口腔护理：发热时由于唾液的分泌减少，口腔黏膜干燥，且抵抗力下降，有利于病原体生长、繁殖，易出现口腔感染。应在晨起、餐后、睡前协助患者漱口或用棉球擦拭口腔，以保持清洁。③皮肤护理：对大量出汗者，应随时擦干汗液，更换潮湿衣服和床单，防止受凉。对长期持续高热者，应协助其改变体位，防止压疮、肺炎等并发症发生。

（5）心理护理：高热时患者易发生焦虑和恐惧心理，护士应经常探视患者，对体温变化及伴随症状给予合理的解释，以缓解其紧张情绪。

（二）体温过低

体温低于正常范围称为体温过低。若体温低于 35.0℃ 以下称为体温不升。常见于全身衰竭的危重患者、长时间暴露在低温环境中的新生儿尤其是早产儿、某些休克、下丘脑受伤、重度营养不良等患者。

1. 临床表现　体温过低患者常常出现体温不升、皮肤苍白、四肢冰冷、心悸、呼吸频率减慢、脉搏细弱、血压降低、躁动、嗜睡，甚至昏迷。

2. 体温过低的临床分度　以口腔温度为例（表 12-2）。

表 12-2　体温过低的临床分度（口腔温度）

分度	温度（℃）
轻度	32.0～35.0
中度	30.0～32.0
重度	<30.0
致死温度	23.0～25.0

3. 体温过低的护理措施

（1）保暖：采用局部保暖措施，如给予毛毯、棉被、电热毯、热水袋、给予热饮等方法，提高机体温度。

（2）提高室温：保证病室内温度在 24℃～26℃ 左右。

（3）**密切观察病情**：监测生命体征的变化，至少每小时测量体温1次，直至体温恢复至正常且稳定。同时，注意呼吸、脉搏、血压的变化，做好抢救准备工作。

（4）**做好心理护理**：应经常巡视患者，尽量满足患者的需要，给予精神安慰。

三、体温的测量

（一）体温计的种类、检查和消毒法

1. 体温计的种类

（1）**玻璃汞柱式体温计**：玻璃汞柱式体温计是国内目前最常用的体温计。玻璃汞柱式体温计是一种外标刻度的真空毛细玻璃管。玻璃管末端为贮汞槽。当贮汞槽受热后，汞膨胀沿毛细管上行，其上行高度与受热程度呈正比，毛细管和贮汞槽之间的凹陷处可使汞柱遇冷时不致下降，以便检视温度。

玻璃汞柱式体温计根据刻度和测量部分的不同分为不同的种类。

①根据体温计刻度的不同分为摄氏表和华氏表。摄氏表刻度35.0℃~42.0℃，每一度之间分成10个小格，每小格0.1℃，在0.5℃~1.0℃处用较粗长的线标记；37.0℃处以红线标记。华氏表刻度为92℉~108℉，每小格0.2℉（图12-2）。

②根据测量部分的不同可将体温计分为口表、肛表和腋表3种。口表的水银端呈圆柱形，较细长。肛表的水银端呈梨形，较粗短，适合插入肛门。腋表的水银端呈扁平鸭嘴形（图12-3）。临床上口表可代替腋表使用。

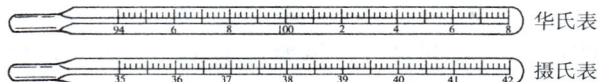

图12-2 华氏表、摄氏表构造

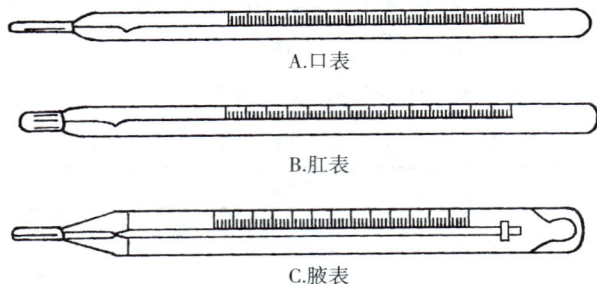

图12-3 玻璃汞柱式体温计的种类

（2）**电子体温计**：电子体温计采用电子感温探头来测量体温，温度值由数字显示器显示，直观读数，准确且灵敏度高，方便使用，适合家庭或个人卫生保健。常见的有集体用电子体温计和个人用电子体温计两种（图12-4）。

（3）**可弃式体温计**：可弃式体温计是一次性使用的体温计，用后弃去。体温计内有若干化学指示点薄片。该薄片可随体热改变而由颜色显示出体温，在45秒内能按特

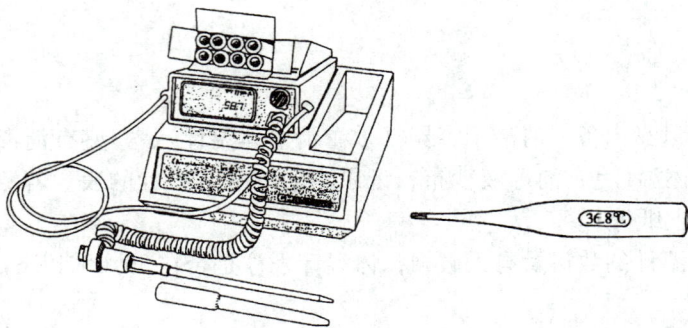

A.集体用电子体温计　　　　　　　　B.个人用电子体温计

图 12 - 4　电子体温计的种类

定的温度改变体温计上点状颜色。当颜色从白色变成墨绿色或蓝色时，即为所测得的体温。

（4）感温胶片：感温胶片为对温度敏感的胶片，可贴在前额或腹部，并根据胶片颜色改变而知体温的变化，不能显示具体的温度数值，只能用于判断体温是否在正常范围。适用于正常的新生儿和幼儿。

2. 体温计的检查和消毒法

（1）体温计的检查：在使用新体温计前或定期消毒体温计后，应对体温计进行检查，保证其准确性。方法是：将全部体温计的水银柱甩至 35℃ 以下，于同一时间放入已测好的 40℃ 以下的水中浸泡 3 分钟，凡误差在 0.2℃ 以上、玻璃管有裂痕或水银柱自行下降的体温计弃用。合格体温计用纱布擦干，放入清洁容器内备用。

（2）体温计的消毒：先消毒再清洗，使用后的体温计即浸泡于消毒液中，5 分钟后取出，用冷开水冲洗后再放入另一消毒容器中浸泡 30 分钟，用冷开水冲洗干净，擦干备用。消毒液每天更换。切忌用 40℃ 以上的热水浸泡体温计。

（二）测量体温的方法

【目的】

1. 判断体温是否正常。
2. 动态监测体温变化，分析热型和伴随症状。
3. 协助诊断，为预防、治疗、康复和护理提供依据。

【评估】

1. 患者的病情、意识状态和合作程度。
2. 测温部位皮肤黏膜状况（如口腔、腋下或肛门处）。
3. 30 分钟内患者有无进食、活动、坐浴、冷热敷、情绪波动等影响体温的生理因素存在。

【计划】

1. 用物准备

（1）体温测量盘内备一清洁干容器（放置清洁体温计）、一盛有消毒液的容器（用于回收使用后的体温计）、消毒液纱布、记录本、笔和有秒针的表。若测肛温，另备润滑油、棉签、卫生纸等。

（2）检查体温计的数目及有无破损，体温计汞柱是否在35.0℃以下。

2. 患者准备

（1）了解测量体温的目的、方法、配合要点和注意事项。

（2）情绪稳定，体位舒适。

（3）测体温前20～30分钟无运动、进食、冷热饮、冷热敷、洗澡、坐浴、灌肠等影响体温的因素。

【实施】

1. 评估、核对患者的姓名、床号和腕带，向患者解释测量的目的。
2. 洗手，戴口罩，备齐用物携至床旁。
3. 测体温

（1）口温测量法

①将体温计汞端斜放入舌下热窝，指导患者闭唇含住口表（图12－5），用鼻呼吸，必要时用手托住体温计。

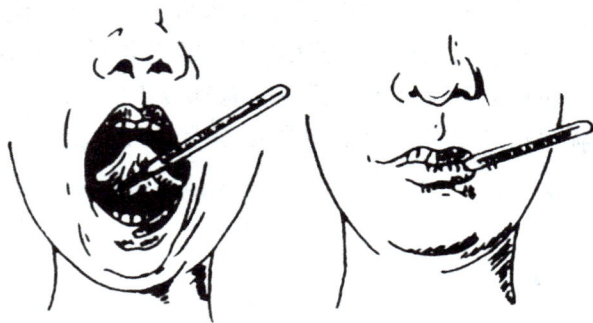

图12－5 口温测量法

②测量3分钟。

（2）腋温测量法

①协助患者取舒适卧位并暴露腋下，如果腋下有汗液，用干毛巾轻轻擦拭。

②将体温计汞端放于腋窝深处并贴紧皮肤，指导患者屈臂过胸夹紧体温计（图12－6）。

③测量10分钟。

（3）肛温测量法

①助患者取侧卧、俯卧或屈膝仰卧位，露出臀部，用润滑剂润滑肛表汞端，将体温计汞端轻轻插入肛门 3 ~ 4cm（图 12 - 7）。

②测量 3 分钟。

③取出肛表后，用纸巾擦拭肛门处遗留的润滑剂等。

4. 取出体温计，用消毒纱布擦拭。

5. 读取数值后，将体温计汞柱甩至 35℃ 以下，放在弯盘内。

6. 将体温值记录在记录本上。

7. 协助患者穿好衣裤，取舒适体位，整理床单位。

8. 体温计全部回收后口表和肛表分别进行消毒处理。

9. 洗手，将所测得的体温值绘制在体温单上。

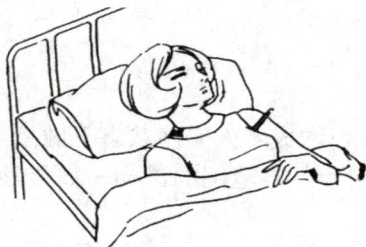

图 12 - 6　腋下测量法　　　　　图 12 - 7　直肠测量法

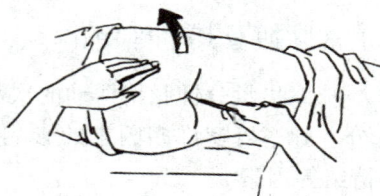

【注意事项】

1. 测量体温前后，清点体温计数目，甩体温计时，勿触及他物，以防破碎。

2. 精神异常、昏迷、婴幼儿、口鼻腔手术或呼吸困难不能合作者，不宜采用口腔测温；刚进食或面颌部热敷后，应间隔 30 分钟后方可测量。

3. 如体温计不慎被咬碎，应立即清除玻璃碎屑，以免损伤唇、舌、口腔、食管和胃肠道的黏膜，然后口服蛋清液或牛奶以延缓汞的吸收。病情允许者可服用膳食纤维丰富的食物，以促进汞的排泄。

4. 消瘦不能夹紧体温计、腋下出汗多、腋下有炎症、创伤或手术患者，不宜腋下测温。

5. 腹泻、直肠或肛门手术、心肌梗死患者不宜直肠测温。

6. 发现体温与病情不相符合时，应在患者床旁监测，必要时进行肛温和口温对照复查。

【评价】

1. 患者理解测量体温的目的，能够主动配合。

2. 指导患者正确地测量体温，并学会自测体温。

3. 测量体温的方法正确。

第二节　脉搏的观察与护理

在每个心动周期中，动脉管壁随着心脏的收缩与舒张，而出现周期性的起伏搏动，称为动脉脉搏，简称脉搏。

一、正常脉搏与生理性变化

（一）脉搏的形成

脉搏的产生主要是由于心脏的收缩和动脉管壁的弹性两个因素作用。当心脏收缩时，左心室将血射入主动脉，主动脉内压力骤然升高，动脉管壁随之扩张；当心脏舒张时，无血液射出，动脉管壁弹性回缩。搏动沿动脉系统传播，呈波浪式前行，可以用手指在人体表面触及浅表动脉的搏动。

（二）正常脉搏及其生理变化

1. 脉率　脉率指每分钟脉搏搏动的次数。正常成年人安静状态下脉率与心率一致，60～100 次/分。脉率可随许多因素的影响而发生一定范围的波动，如年龄、性别、体型、活动和情绪等因素。

（1）年龄：新生儿、幼儿的脉率比成人快，一般随年龄的增长而逐渐减低。

（2）性别：同龄女性较男性稍快，通常每分钟约快 5 次。

（3）体型：身材细高的人常比矮胖的人脉率慢。

（4）情绪：情绪变动可影响脉率。兴奋、紧张可使脉率增快；忧郁、镇静可使脉率减慢。

（5）活动：进食、运动后脉率会增快；休息、睡眠则使脉率减慢。

（6）其他：气温骤升或骤降可使脉率加快。某些特殊的生理状况如怀孕期也可使脉率加快。

2. 脉律　脉律指脉搏的节律性。正常的脉搏搏动是规则均匀的，间隔的时间相等。但部分成年人和正常的青少年中可出现脉律随吸气时增快，呼气时减慢，临床上将其称为窦性心律不齐，一般无意义。

3. 脉搏的强度　它是触诊时血流冲击血管壁的力量强度。正常情况下，脉搏的强度是相同的。脉搏的强度取决于心搏输出量、脉压和外周血管阻力，还与大动脉管壁的弹性有关。

4. 动脉壁的情况　正常的动脉管壁光滑、柔软，有一定弹性。

二、异常脉搏的观察与护理

（一）异常脉搏的观察

1. 频率异常

（1）速脉：又称心动过速，指成人在安静状态下脉率超过 100 次/分，常见于休克、高热、大出血、疼痛等患者。

（2）缓脉：又称心动过缓，指成人在安静状态下脉率低于60次/分，常见于颅内压增高、血钾过高、房室传导阻滞及服用某些药物（地高辛、普萘洛尔）等患者。

2. 节律异常　脉搏的搏动不规则，间隔时间长短不一，称为脉律异常。

（1）间歇脉：在一系列均匀正常的脉搏中出现1次提前而较弱的脉搏，其后有一较正常延长的间歇（即代偿性间歇），也称过早搏动、期前收缩。如每隔一个或两个正常搏动后出现1次过早搏动，前者称二联律，后者称三联律。常见于各种器质性心脏病或洋地黄中毒的患者，正常人在过度疲劳、精神兴奋、体位改变时也偶尔出现间歇脉。

（2）脉搏短绌：又称细脉，指同一单位时间内脉率少于心率，脉搏细速、极不规则。听诊时心律完全不规则，心率快慢不一，心音强弱不等。常见于心房纤维颤动的患者。对于持续出现心房纤维颤动的患者必须密切观察病情变化，并根据医嘱采取相应的措施。

3. 脉搏强弱异常

（1）洪脉：脉搏搏动强大而有力，称为洪脉，极易触诊。正常人运动后或情绪激动时常可触诊到洪脉，常见于高热、甲亢、主动脉瓣关闭不全等患者。

（2）丝脉：脉搏搏动细弱无力，扪之如细丝称为丝脉，极难触诊，又称为细脉。多见于大出血、休克、主动脉瓣狭窄和全身衰竭等患者。

（3）交替脉：指节律正常但出现强弱交替的脉搏，称为交替脉。主要是心肌损害的一种表现，是左心衰的重要体征，常见于高血压性心脏病、心肌梗死、主动脉瓣关闭不全等患者。

（4）水冲脉：由于周围血管扩张或存在分流、反流所致脉搏骤起骤降，急促有力，称为水冲脉，触诊时感到急促有力的冲击，常见于甲亢、动静脉瘘、主动脉瓣关闭不全等患者。

（5）奇脉：在平静状态下吸气时脉搏明显减弱或消失称为奇脉，常见于心包积液、缩窄性心包炎等患者，是心包填塞的重要体征之一。

4. 动脉壁的异常　正常动脉用手指压迫时，其远端动脉管不能触及，若仍可以触及提示动脉硬化，动脉硬化的动脉管壁失去弹性，呈迂曲状，诊脉时有紧张条索感，如按在琴弦上，常见于动脉硬化的患者。

（二）异常脉搏的护理

1. 病情观察　密切观察患者的病情变化，评估引起脉搏异常的相关问题，指导患者按时服药，并观察药物疗效和不良反应。

2. 心理护理　给予必要的心理护理，缓解患者紧张、恐惧情绪。

3. 休息与活动　嘱患者适当活动，如活动后出现不适感应立即卧床休息，减少心肌耗氧，并根据病情给予吸氧。

4. 健康教育　指导患者控制情绪，戒烟限酒，清淡饮食易消化，勿用力排便，自我观察药物的不良反应，掌握简单的急救技巧等。

三、脉搏的测量

【目的】

1. 判断患者的脉搏有无异常。
2. 动态监测脉搏变化，间接了解心脏情况。
3. 协助诊断，为预防、治疗、康复和护理提供依据。

【部位】

凡是靠近骨骼的表浅大动脉均可作为测量脉搏的部位，如颞浅动脉、颈动脉、肱动脉、桡动脉、股动脉、腘动脉、足背动脉、胫骨后动脉（图 12 - 8）。临床上最常选择的诊脉部位是桡动脉。

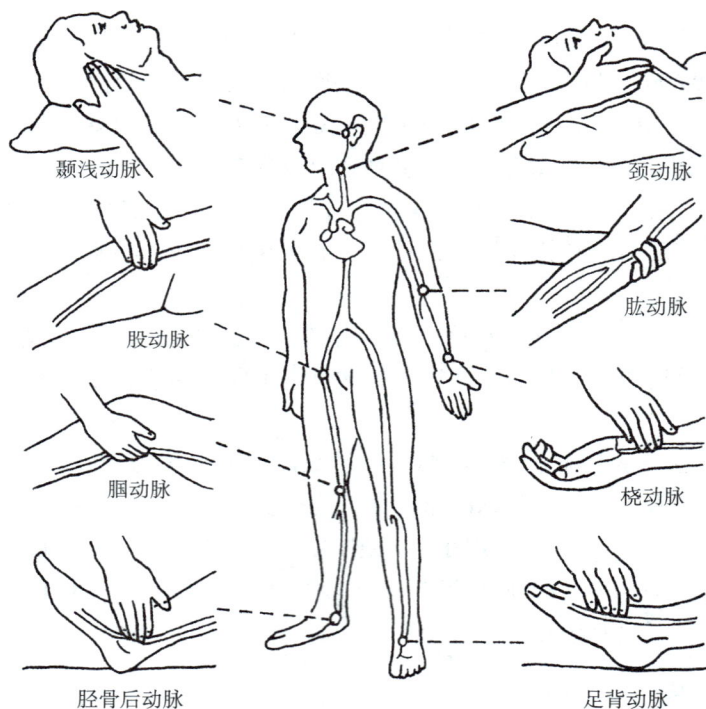

图 12 - 8 常用测量脉搏的部位

【评估】

1. 患者的年龄、病情、意识、诊断、合作程度和治疗情况。
2. 测脉搏部位的肢体活动度和皮肤完整性。
3. 患者测量脉搏前 30 分钟有无剧烈活动、情绪波动等影响脉搏的生理因素存在。

【计划】

1. 用物准备　有秒针的表、记录本、笔，按需备听诊器。

2. 患者准备　嘱患者安静休息 15～30 分钟，视病情取合适体位。

【实施】

1. 洗手，备齐用物。

2. 携用物至患者床旁，核对患者姓名、床号、手腕带，向其解释，并了解操作前 30 分钟的活动情况。

3. 测量脉搏

（1）协助患者取仰卧位或坐位，手臂放于舒适位置，腕部伸展。

（2）将食指、中指、无名指的指端按压在桡动脉表面，压力大小以能清楚地触及脉搏搏动为宜。

（3）计数：正常脉搏测 30 秒，将所测脉搏数乘以 2 即为脉搏。

（4）若发现患者脉搏短绌，应由两名护士同时测量，一人听心率，一人测脉率；由听心率者发出"始"或"停"口令，计时 1 分钟。将听诊器放在患者左锁骨中线第五肋间处。记录方式为心率/脉率。如心率 180 次，脉率为 60 次，则应写成 180/60 次/分。

4. 记录测量数值。

【注意事项】

1. 不可用拇指诊脉，因拇指小动脉搏动较强，易与患者的脉搏相混淆。

2. 偏瘫患者测脉搏，需选择健侧肢体。

3. 如脉搏细弱而触摸不清时，可用听诊器测心率 1 分钟。

4. 异常脉搏、危重患者应测 1 分钟。

5. 教会患者自我护理技巧，提高患者对异常脉搏的判断能力。

【评价】

1. 患者明白测量脉搏的目的，并主动配合。

2. 患者了解脉搏测量过程中的注意事项。

3. 护士测量方法正确，测量结果准确。

第三节　呼吸的观察与护理

机体为了生存不断地从外界环境中摄取氧气，并将自身产生的二氧化碳排出体外，这种机体与环境之间进行气体交换的过程，称为呼吸。呼吸是维持机体内环境稳态和其他功能活动所必需的基本生理过程之一，呼吸一旦停止，生命活动也将终结。

一、正常呼吸与生理性变化

（一）正常呼吸

安静状态下正常成人的呼吸 16～20 次/分，节律规则，呼吸均匀。通常女性以胸式呼吸为主，男性和儿童多用腹式呼吸。正常呼吸与脉搏的比为 1：4～1：5。

（二）生理性变化

呼吸运动受很多生理因素的影响，并在一定范围内波动。

1. 年龄与性别　年龄越小，呼吸频率越快。如新生儿呼吸频率为 30～60 次/分，一般幼儿比成人快，老年人稍慢。同龄女性呼吸较男性稍快。

2. 体温与血压　机体体温升高时，呼吸频率加快；体温下降时，呼吸变深变慢。血压升高，呼吸减慢变弱；血压降低则呼吸加快加深。

3. 运动与情绪　肌肉的活动可使机体代谢增高，使呼吸加快，肺活量增大，适应机体的代谢需要。在休息和睡眠时，呼吸减慢。强烈的情绪变化，如害怕、恐惧、愤怒、紧张等会刺激呼吸中枢，导致屏气或呼吸加快。

4. 其他　如甲亢、胸腔积液、出血、急性感染等疾病可使呼吸频率加快；环境温度升高或海拔增加会使呼吸加深加快。

二、异常呼吸的观察与护理

（一）异常呼吸的评估

1. 频率异常

（1）呼吸过速：又称呼吸增快，指呼吸频率增快，安静状态下成人呼吸超过 24 次/分。常见于高热、贫血、甲亢、疼痛及心功能不全的患者。一般体温每升高 1℃，呼吸频率增加 3～4 次/分。

（2）呼吸过缓：又称呼吸减慢，指呼吸频率缓慢，安静状态下成人呼吸少于 10 次/分。常见于呼吸中枢抑制，如颅内压增高、麻醉药或镇静剂过量、脑肿瘤等呼吸中枢受抑制的患者。

2. 节律异常

（1）潮式呼吸：又称陈-施呼吸，是一种呼吸由浅慢逐渐加快加深，达高潮后又逐渐变浅变慢的周期性呼吸异常，周期为 0.5～2 分钟。特点是呼吸暂停数秒（有时长达 30～40 秒）之后，又出现上述状态的呼吸，如此周而复始，呼吸呈潮水般涨落。为呼吸中枢兴奋性减弱或高度缺氧的表现，常见于中枢神经系统疾病，如脑炎、脑膜炎、颅内压增高、巴比妥中毒及濒死的患者。有些老年人在深睡时也可出现潮式呼吸，是脑动脉硬化的表现。

（2）间断呼吸：又称毕奥，表现为有规律的呼吸几次后突然停止呼吸，间隔一个短时间后又开始呼吸，如此反复交替。为呼吸中枢兴奋性显著降低的表现，常在呼吸停止前出现，常见于颅内病变或呼吸中枢衰竭患者。

（3）**点头呼吸**：又称胸锁乳突性呼吸。呼吸时头随呼吸上下移动，患者已处于昏迷状态，是呼吸中枢衰竭的表现。

（4）**叹气式呼吸**：间断一段时间后作 1 次大呼吸，伴叹气声。偶然的 1 次叹气是正常的，可以扩张小肺泡，常见于精神紧张、神经衰弱的患者。反复发作叹气式呼吸是临终前的表现。

3. 深度异常

（1）**深度呼吸**：又称库斯莫呼吸，是一种深长而规则的呼吸，可伴有鼾声。常见于尿毒症、糖尿病酮症酸中毒等患者。

（2）**浅快呼吸**：是一种浅表而不规则的呼吸。常见于呼吸肌麻痹、严重腹胀、腹水，以及肺部、胸膜胸壁疾病，如肺炎、胸膜炎、胸腔积液、气胸、肋骨骨折等患者。有时呈叹息样，见于濒死的患者。

（3）**深快呼吸**：由于情绪激动、剧烈运动或过度紧张导致的过度通气，可引起呼吸性碱中毒。

4. 音响异常

（1）**蝉鸣样呼吸**：即吸气时有一种高音调的音响，多因声带附近有异物或是细支气管、小支气管阻塞，使空气进入发生困难所致。见于喉头水肿、喉头异物、支气管哮喘等患者。

（2）**鼾声呼吸**：指气管或支气管内有较多的分泌物蓄积，使呼气时发生粗糙的鼾声。见于深昏迷或一些神经系统疾病的患者。

5. 呼吸困难　呼吸困难是指由于各种原因导致通气需要量增加而引起的呼吸费力，并有呼吸频率、节律和深浅度的异常，以及呼吸肌加强收缩的表现，是临床上常见的症状和体征。患者由于气体交换不足，机体缺氧，使其呼吸频率、节律和深浅度均发生异常。患者自感空气不足、胸闷，呼吸费力，不能平卧。表现为烦躁、张口耸肩、口唇、指（趾）甲发绀，鼻翼扇动等。引起呼吸困难最常见的原因是肺扩张受限、气道阻塞、肺实变、肺不张和心力衰竭等。根据临床表现又可分为吸气性、呼气性和混合性呼吸困难。

（1）**呼气性呼吸困难**：下呼吸道部分梗阻导致气流呼出不畅，致使患者呼气费力，呼气时间明显延长，显著长于吸气。多见于支气管哮喘、阻塞性肺气肿等患者。

（2）**吸气性呼吸困难**：上呼吸道部分梗阻使气流进入肺部不畅，导致肺内负压极度增高，患者吸气费力，吸气时间明显延长，大于呼气，各辅助呼吸机收缩增强，致使三凹征（胸骨上窝、锁骨上窝和肋间隙）出现。常见于喉头水肿、喉头异物的患者。

（3）**混合性呼吸困难**：广泛的肺部病变，导致患者吸气和呼气均感费力，呼吸表浅、频率增加。常见于肺部感染、胸腔积液、积气等患者。

（二）异常呼吸的护理措施

1. 病情观察　密切观察病情变化，观察呼吸的节律、频率、声音等有无异常，有无咳嗽、咳痰、咯血和呼吸困难等症状和体征，发现异常，及时报告医生处理。

2. 心理护理　采取有效的针对性的心理护理，消除患者的紧张、恐惧心理，主动配合治疗和护理。

3. 休息与活动　根据病情适当活动，必要时卧床休息，取舒适体位，减少耗氧量。活动时注意患者的耐受度，以能耐受而不感疲劳为度。

4. 保持呼吸道通畅　及时清除呼吸道分泌物，必要时给予吸痰，根据医嘱用药，并根据患者病情给予氧气吸入，或使用呼吸机辅助通气。

5. 温度与湿度　调节室内温度和湿度，保持空气清新，禁止吸烟。

6. 改善呼吸功能

(1) 有效咳嗽：咳嗽是一种防御性反射，可排出呼吸道内的异物和分泌物，具有清洁、保护和维持呼吸道通畅的作用。根据咳嗽时是否伴有痰液排出，可将咳嗽分为干咳和咳痰。患者咳嗽时，护士需指导患者取坐位或半卧位，屈膝，上身前倾，双手抱膝或在胸部和膝关节上置一枕头用两肋夹紧，深吸气后屏气3秒（有伤口者，护士应将双手压在切口的两侧），然后协助患者腹肌用力及两手抓紧支持物（脚和枕），用力做爆破性咳嗽，将痰咳出。痰液黏稠不易咳出时，可给予雾化吸入、祛痰药等。护士须评估患者咳嗽的频率和程度，以及痰液的量、颜色、气味和黏稠度、是否有脓血或血液，必要时留取痰标本。

(2) 叩击：用手叩击胸背部，借助振动，使呼吸道分泌物松脱而易于排出体外。叩击的手法是：患者取坐位或侧卧位，操作者将手固定成背隆掌空状态，即手背隆起，手掌中空，手指弯曲，拇指紧靠食指，操作者放松腕、肘和肩部，有节奏地自下而上，由背外侧向脊柱侧轻轻叩打。边叩边鼓励患者咳嗽。注意不可在裸露的皮肤、肋骨上下、脊柱、乳房等部位叩打。每日叩击数次，每次30~60秒，边叩击边鼓励患者咳嗽。

(3) 体位引流：是将患者置于特殊体位，借助重力作用将肺与支气管所存积的分泌物流入大气管并咳出体外的过程。引流的部位不同，采取的卧位也不同。主要适用于支气管扩张、肺脓肿等有大量脓痰者，也可起到重要的治疗作用。高血压、心力衰竭、高龄、极度衰弱等患者禁用。体位引流前叩击，有利于分泌物松脱，方便引流。

7. 健康教育　戒烟限酒，养成规律的生活习惯；教会患者有效咳嗽和排痰的方法。

三、呼吸的测量

【目的】

1. 测量患者每分钟呼吸次数，判断呼吸是否正常。
2. 动态监测呼吸变化，了解患者呼吸状况。
3. 协助诊断，为预防、治疗、康复和护理提供依据。

【评估】

1. 患者的年龄、性别、病情、诊断、治疗和合作程度。

2. 患者的呼吸状况（如频率、节律、呼吸困难症状等）。

3. 患者 30 分钟内有无剧烈活动、情绪波动等影响呼吸的生理因素存在。

【计划】

1. 用物准备　治疗盘内备：记录本、笔、表（有秒针）。必要时备棉花。

2. 患者准备

（1）了解测量呼吸的目的、方法、配合要点和注意事项。

（2）情绪稳定，体位舒适。

（3）了解患者测量脉搏前的状态，若有剧烈运动、紧张、恐惧等，应休息 30 分钟后再测量。

【实施】

1. 洗手、戴口罩，备齐用物携至患者床旁，核对患者姓名、床号、手腕带，确认患者。

2. 协助患者取舒适体位并使其放松，观察患者的表情、口唇颜色（尤其注意有无发绀）和胸腹部起伏状况。

3. 测量脉搏后，护士仍需保持诊脉姿势，观察患者胸部或腹部的起伏，或在测量心率后，将听诊器的胸件继续放于患者胸部，接着观察呼吸。

4. 观察患者胸部的起伏，以一起一伏为 1 次，一般情况测 30 秒，将所测数值乘以 2 为呼吸频率。

5. 如患者呼吸微弱不易观察时，可用少许棉花置于患者鼻孔前，观察棉花纤维被吹动的次数，计数 1 分钟。

6. 测量呼吸频率的同时观察呼吸的深度、节律、有无异常声音等。

7. 记录测量结果。

8. 洗手、脱口罩，将所测数值绘制在体温单上。

【注意事项】

1. 测呼吸时使患者处于自然呼吸状态，尽量避免影响呼吸的生理因素，以保证测量的准确性。

2. 由于呼吸受意识控制，计数呼吸时应避免被患者发现。

3. 婴幼儿因为测量肛温时会哭闹，从而影响呼吸形态，宜先测呼吸，再测其他生命体征。

4. 观察呼吸时，应注意观察女性患者胸部的起伏，男性患者和儿童应观察腹部的起伏。

5. 呼吸不规则者和婴儿应测量 1 分钟。

【评价】

1. 患者掌握有效咳嗽的技巧，并能主动配合。

2. 患者了解呼吸测量过程中需要注意的事项。

3. 护士测量方法正确，动作熟练轻柔，与患者沟通良好。

第四节　血压的观察与护理

血压是指血管内流动的血液对血管壁的侧压力。一般所说的血压是指体循环的动脉血压。在一个心动周期中，动脉血压随着心室的收缩和舒张而发生规律性的波动。心室收缩时，动脉血压上升达到最高值称为收缩压。心室舒张末期，动脉血压下降达到最低值称舒张压。收缩压与舒张压之差称为脉压。在一个心动周期中，动脉血压的平均值称为平均动脉压，约等于舒张压 +1/3 脉压或 1/3 收缩压 +2/3 舒张压。

一、正常血压与生理性变化

(一) 正常血压

正常成人的血压比较稳定，测量时以肱动脉为标准。安静状态下的血压，正常范围：收缩压为 90 ~ 140mmHg（12 ~ 18.6kPa），舒张压为 60 ~ 90mmHg（8 ~ 12kPa），脉压为 30 ~ 40mmHg（4 ~ 5.3kPa）。

换算公式：$kPa \times 7.5 = mmHg$

$mmHg \times 0.13 = kPa$

(二) 生理性变化

1. 年龄和性别　血压随年龄的增长而增高，收缩压增高较舒张压显著；小儿血压比成人低，新生儿的血压最低。青春期前男女之间血压差异不大，中年以上女性血压略低于男性，更年期以后差别较小。

2. 昼夜和睡眠　血压在清晨最低，白天逐渐升高，通常黄昏血压最高。这种周期性的变化每天发生，有一定生理节律。当过度劳累或睡眠不佳时，血压稍增高。

3. 环境　在寒冷环境中，血管遇冷收缩，血压可上升；高温环境中，血管遇热则扩张，血压可略下降。所以血压在冬天高于夏天。

4. 体位　不同的体位，人体的血压可有一定范围的变化。一般卧位小于坐位，坐位小于立位。其与重力代偿机制有关。对于长期卧床或应用某些降压药物后，由卧位改变为立位时，可能会出现体位性低血压，表现为血压下降、头晕等。

5. 部位　正常情况下，健康人双上肢血压可不相等，右上肢高于左上侧 10 ~ 20mmHg。左右下肢的血压基本相等，下肢血压要比上肢高 20 ~ 40mmHg，原因是股动脉的管径大于肱动脉，血流量也较多。当双上肢血压相差 20mmHg 以上时，见于多发性动脉炎、先天性动脉畸形和血栓闭塞性脉管炎等。若上肢血压等于或高于下肢血压，应考虑主动脉缩窄等。

6. 疼痛　疼痛可以使血压升高，但剧烈疼痛可使机体大量出汗，致血压下降。

7. 其他　紧张、恐惧、兴奋均可导致收缩压升高，舒张压一般无变化。劳动、饮食、吸烟和饮酒也可影响血压值。体型高大、肥胖者血压较矮小、消瘦者高。

二、异常血压的观察与护理

（一）异常血压的评估

异常血压是指超过正常范围以外的血压，可分为高血压、低血压和脉压异常（包括脉压增大和脉压减小）3 种类型（表 12 - 3）。

表 12 - 3　异常血压与常见原因

异常血压	定义	常见原因
高血压 hypertension	指未服抗高血压药的情况下，成人收缩压 ≥140mmHg 和（或）舒张压≥90mmHg	见于心血管疾病患者（如动脉硬化、颅内压增高等）
低血压 hypotension	指血压低于正常范围且有明显的血容量不足的表现，收缩压常低于 90mmHg，舒张压低于 60mmHg	见于休克、大出血、心肌梗死等
脉压增大	脉压 > 40mmHg	见于主动脉瓣关闭不全、主动脉硬化等
脉压减小	脉压 < 30mmHg	见于心包积液、主动脉瓣狭窄、缩窄性心包炎等

（二）异常血压的护理措施

1. 病情观察　密切观察患者的病情变化，如患者血压较高应让其卧床休息，按医嘱给予降压药物，并观察药物的不良反应，注意有无潜在并发症。如患者血压过低，应迅速安置患者平卧位，及时与医生联系，并协助处理。

2. 密切监测血压　测得患者血压异常时，护士应保持神态镇静，与患者的基础血压值对照后，给予合理的解释和劝慰。测量血压时应做到"四定"：定时间、定部位、定体位和定血压计。

3. 心理护理　给予有效的心理护理，以消除患者的紧张、恐惧心理，使其主动配合治疗与护理。

4. 休息与活动　注意休息，适当活动，保证充足的睡眠。指导患者参加力所能及的体力劳动和适当的体育运动，以改善血液循环，增强心血管功能。

5. 饮食与环境　根据血压的高低限制盐的摄入，给予易消化、低脂、低胆固醇、高维生素、富含纤维素食物，避免刺激辛辣食物。病室宜整洁，通风良好，温湿度适宜，安静舒适。

6. 健康教育　指导高血压患者采取合理的生活方式，科学饮食，积极治疗，教会患者测量血压和紧急情况的处理方法等。帮助患者消除影响血压变化的不良生活行为，如戒烟、酒，保持大便通畅，养成良好的生活方式等。

三、血压的测量

(一) 血压测量的历史

1733 年，英国牧师 Stephen Hales 揭开了人类历史上血压测量的首页。他将尾端接有金属管的玻璃管插入马的颈动脉，血液进入玻璃管内，经测量高达 270cm，并随着马的心跳而变化。1828 年，法国生理学家 Jean – Louis – Marie Poiseuill 采用 U 形水银柱替代长铜管测量动脉血压。1856 年，法国外科医生 Faivre 首次应用直接测定法测量人的动脉血压。随着社会的发展，至今血压的测定从设备、方法上都得到了完善。

(二) 血压计的种类和构造

1. 血压计的种类 常用的血压计有汞柱式血压计（包括台式和立式血压计）、表式血压计和电子血压计 3 种。

2. 血压计的构造 血压计主要由 3 部分组成。

(1) 输气球和调节空气压力的阀门。

(2) 袖带：为长方形扁平的橡胶袋，长 24cm，宽 12cm，外层布套长 48cm（下肢袖带长约 135cm，比上肢袖带宽 2cm；小儿袖带宽度是上臂长度的 1/2 ~ 2/3，通常情况下用于测量新生儿血压的袖带长 5 ~ 10cm，宽 2.5 ~ 4cm；用于婴儿的血压计袖带长 12 ~ 13.5cm，宽 6 ~ 8cm；用于儿童的血压计袖带长 17 ~ 22.5cm，宽 9 ~ 10cm），袋上有两根橡胶管，其中一根连输气球，另一根与压力表相接。

3. 测压表

(1) 水银血压计（图 12 – 9A）：又称汞柱式血压计，由玻璃管、标尺和水银槽 3 部分组成。血压计盒盖内面固定一根玻璃管，管面上标有双刻度 0 ~ 300mmHg，最小分度值为 2mmHg。玻璃管上端盖以金属帽和大气相通，其下端和汞槽相通，汞槽内装有 60g 汞，分为台式和立式两种。其优点是测得数值准确可靠；缺点是笨重，且玻璃管部分易破裂。

(2) 弹簧表式（图 12 – 9B）：又称表式血压计、压力表式血压计或无液式血压计。外形似表，呈圆盘状，正面盘上标有刻度和读数，盘中央有一指针，以指示血压数值。此种血压计携带方便，但欠准确，需要定期校验。

(3) 电子血压计（图 12 – 9C）：袖带内有一换能器，具有自动采样、微电脑控制数

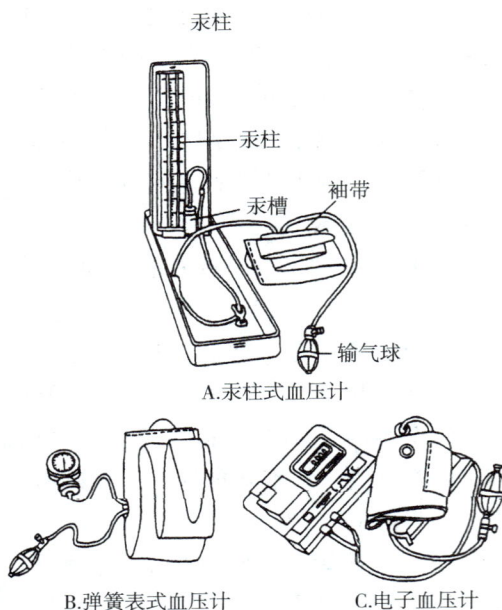

A.汞柱式血压计

B.弹簧表式血压计　　C.电子血压计

图 12 – 9　血压计的种类

字运算、自动放气程序，显示屏上直接显示收缩压、舒张压、脉搏的数值，清晰直观，使用方便。此种血压计操作无需听诊器，但欠准确。对于严重心律不齐或心力衰竭、处于急救或手术后的重症监护者、手臂过细或过短的婴幼儿不适用。

（4）自动血压计监测器：采用振动法原理，由计算机控制，自动测量收缩压、舒张压、平均动脉压和心率。可根据被检测者的病情需要，设定自动检测间隔时间，测量结果由四组三位高亮度数码管显示，并在下次测量结果来到之前一直保持，适用于各种场合的血压测量，尤其适合手术、危重患者的血压监测。

（三）血压的测量

【目的】

1. 测量血压，判断其是否正常。
2. 动态监测血压变化，了解患者循环系统的功能状况。
3. 协助诊断，为预防、治疗、康复和护理提供依据。

【评估】

1. 患者的年龄、病情、诊断、治疗情况和基础血压值。
2. 测量血压肢体功能和测量部位皮肤状况。
3. 患者的心理反应和合作程度。
4. 测量前 30 分钟内患者有无吸烟、活动、情绪波动等影响血压的生理因素存在。

【计划】

1. 用物准备　血压计、听诊器、记录单。检查血压计（检查方法：关闭气门充气，如汞柱不升或有裂隙，表示血压计漏气或汞量不足）。

2. 患者准备

（1）患者理解测量血压的目的、方法、配合要点和注意事项；情绪稳定，体位舒适。

（2）测量血压前患者应禁止饮酒、喝咖啡和浓茶，若有吸烟、运动、情绪变化等，应休息 30 分钟后再测量。

【实施】

1. **核对解释**　携带用物至床旁，核对患者询问活动情况，并解释测量血压的目的和方法。
2. 选择血压测量部位，测血压。

（1）肱动脉

①协助患者取坐位或仰卧位，被测肢体应和心脏处于同一水平，坐位时平第四肋软骨，卧位时平腋中线。卷起衣袖充分暴露一侧上臂。

②缠袖带：放平血压计于被测上肢旁。开启汞槽开关，驱尽袖带内空气，平整地缠于上臂中部，松紧以能放入一指为宜，袖带下缘距肘窝 2～3cm。

③戴好听诊器，先触及肱动脉搏动，再将胸件贴于肱动脉搏动最强处；用一只手稍加固定，另一只手握住输气球，关闭气门，充气至肱动脉搏动音消失，在升高20～30mmHg。

④以每秒4mmHg速度放气，使汞柱缓慢下降，同时双眼平视注意动脉搏动变化时汞柱所指刻度。

⑤在听诊器听到第一声搏动音时，汞柱所指刻度为收缩压；当听到声音突然减弱或消失，此时水银柱所指刻度为舒张压。

（2）腘动脉

①患者取仰卧、俯卧或侧卧位，暴露大腿部。

②将下肢袖带缠于大腿下部，其下缘距离腘窝 3～5cm，将听诊器胸件置于腘动脉搏动处。

③其余操作同肱动脉测量法。

3. 测量后，排尽袖带内余气，关闭气门，整理袖带放入盒内，将血压计盒盖右倾45o，使汞液回流槽内，关闭汞槽开关，妥善整理。

4. 记录：以分数式表式，收缩压/舒张压 mmHg，如 120/70mmHg。

5. 协助患者取舒适卧位，整理床单位。

6. 将用物携回护理站，并洗手。

7. 将测得血压值记录在患者体温单的血压栏内。

【注意事项】

1. 测量前检查血压计，汞柱有无破裂或是否保持在"0"点处；橡胶管和输气球连接是否紧密，防止漏气；玻璃管上端是否与大气压相通，确保测得血压值准确可靠。

2. 为保证测量血压的准确性，应做到四定：定时间、定部位、定体位、定血压计。

3. 为偏瘫、肢体外伤或手术的患者测血压时应选择健侧肢体。勿选择静脉输液一侧肢体，以免影响液体输入。

4. 测量血压前要求患者安静休息 5～10 分钟，若其运动、洗澡、进食、情绪激动、紧张等，须休息30分钟后行血压测量，避免测得的血压值偏高。

5. 选择合适的血压计袖带，防止误差的产生。

（1）导致测得的血压值偏低的因素：①袖带过宽：因袖带过宽使大段血管受压，以致搏动音在到达袖带下缘之前已消失。②袖带缠得过紧：因袖带过紧使血管在未充气前已受压。③水银不足。

（2）导致测得的血压值偏高的因素：①袖带过窄：因袖带太窄使有效的测量面积变窄。②袖带缠得过松：使橡胶袋呈球状，使有效的测量面积变窄。

6. 充气不可过快，以免水银溢出和患者不适。同样，放气时也不能过快或过慢，放气过快导致听不到正确的血压读数；放气太慢，可引起静脉充血，导致舒张压测得值偏高。

7. 读数时，双眼应平视，如视线低于汞柱，可使血压读数偏高；视线高于汞柱，血压读数偏低。

8. 当发现血压听不清或异常时，应重复测量。测量时先将袖带内气体驱尽，使汞柱降至"0"点，稍等片刻再行第二次测量，必要时行双侧对照。

9. 舒张压的变音和消失音之间有差异时，可记录两个读数，即变音/消失音数值。

【评价】

1. 患者了解测量血压的目的，并主动配合。
2. 测量血压的体位、部位、时间、血压计准确，记录正确。
3. 操作有序，动作熟练。
4. 关爱患者，沟通有效。

第五节　体温单绘制

体温单记录患者的体温、脉搏、呼吸、血压以及其他重要情况，如入院、转科、手术、分娩、出院、死亡时间，大便、小便、出入液量、血压、体重、住院周数等。由护士填写，住院期间体温单排列在住院病历的首页。

一、眉栏填写

使用蓝色、蓝黑色或黑色笔填写患者的姓名、科别、病室、床号、入院日期和住院号等项目。在填写"日期"栏时，首页第一日填写年、月、日，中间用"－"相连，其余 6 天不填年月，只填日。如在 6 天中遇有新的月份或年度开始时，则应填写月、日或年、月、日。在"住院日数"栏内自入院日起连续写至出院日止。

如遇患者手术分娩，应在"手术（分娩）后日数"栏内用红色签字笔写手术或分娩后日数，以手术（或分娩）的次日为术后（或分娩后）的第 1 日，依次填写至第 14 日止。如在术后 14 日内做第 2 次手术，则用分数式表示，以第 1 次手术后的日数做分母，第 2 次手术后的日数做分子，记录到第 2 次手术后 14 日止。如 2/6，其分母 6 代表第 1 次手术后第 6 日，分子 2 代表第 2 次手术后 2 日。若在第 1 次手术 14 日后行第 2 次手术，则记作 1/2、2/2……以此类推，填写到 14 日为止。

二、40℃～42℃横线之间填写

在 40℃～42℃之间，用红色签字笔纵行填写入院、出院、手术、分娩、转入、死亡等时间，时间应用 24 小时制，汉字占一个小格，竖线占两个小格，统一使用中文，要与医师记录一致。转入时间由转入病区填写。手术不写具体手术名称和具体手术时间。如"入院－九时二十分"。

当时间与体温单上的整点时间不相等时，填写在靠近侧的时间栏内，如"十一时入院"，则填写在"十"内，下午"十五时"入院，则填写在"十四"栏内。

三、体温、脉搏、呼吸曲线的绘制

（一）体温曲线的绘制

1. 体温符号：口温以蓝色"●"、腋温以蓝色"×"表示，肛温以蓝色"○"表示。

2. 每一小格为0.2℃，将实际测量的度数，用蓝笔绘制于体温35℃～42℃的相应时间格内，相邻温度用蓝线相连，相同两次体温间可不连线。

3. 物理或药物降温30分钟后，应重测体温，测量的体温以红色"○"表示，画在物理降温前温度的同一纵格内，并用红虚线与降温前的温度相连，下次测的温度用蓝线与降温前温度相连。

4. 体温低于35℃时，于35℃横线处画一蓝色"●"，并在蓝点处向下画一箭头，长度不超过两小格，并与相邻的温度相连。

5. 若患者因拒测、外出进行诊疗活动或请假等原因未能测量体温时，则在体温单40℃～42℃横线之间用红色笔在相应的时间纵格内填写"拒测""外出"或"请假"等，并且前后两次体温断开不相连。

（二）脉搏（心率）曲线的绘制

1. 脉搏符号为红点"●"，心率符号为红色"○"。

2. 脉搏从20次/分钟～180次/分钟，每一小格为4次/分，将实际测量的脉率或心率，用红笔绘制于体温单相应时间格内，相邻脉率或心率以红线相连，相同两次脉率或心率间可不连线。

3. 在脉搏80次/分钟处与体温37℃重叠，以红横线明显标出。当脉搏与体温重叠时，先画体温符号，再用红笔在外画红色"○"。如系肛温，则以蓝色"○"表示体温，以红点"●"表示脉搏。

4. 脉搏短绌时相邻脉率或心率用红线相连，在脉率与心率之间用红笔画线填满。

（三）呼吸曲线的绘制

1. 符号记录法 呼吸为蓝色"●"，将实际测量的呼吸次数，每小格为2次/分，根据实际测量的呼吸次数，用蓝笔绘制在相应的时间栏内，相邻的呼吸用蓝线相连。若相邻的呼吸相同可不连线。

2. 数字记录法 呼吸次数用阿拉伯数字表示，免写计量单位，用蓝钢笔填写在相应的呼吸栏内，相邻的两次呼吸上下错开记录，每页首记呼吸从下开始写。

四、底栏填写

底栏的内容包括血压、入量、尿量、大便次数、体重、身高及其他等。用蓝色笔填写，阿拉伯数字记录，免写计量单位。

1. 血压　以 mmHg（kPa）为单位填入。新入院患者应记录血压，住院患者应每周记录体重 1 次，或根据患者病情及医嘱测量记录。

（1）记录方式：收缩压/舒张压。

（2）1 日内连续测量血压时，上午血压写在前半格内，下午血压写在后半格内；术前血压写在前面，术后血压写在后面。

（3）若为下肢血压应当标注。

2. 入量　以 mL 为单位，记前 1 日 24 小时的总入量在相应的日期栏内记录 1 次，也有的体温单中入量和出量合在一栏内记录，则将前 1 日 24 小时出入总量填写在相应的日期栏内，分子为出量，分母为入量。

3. 尿量　以 mL 为单位，记前 1 日 24 小时的尿液总量，每天记录 1 次。导尿以"C"表示。记录导尿尿量用 mL/C 表示。尿失禁同样用"※"符号表示。

4. 大便次数　每 24 小时记录 1 次，记前 1 日的大便次数，如未排大便记"0"；排大便 1 次记"1"。大便失禁或人工肛门者用"※"符号表示。灌肠用符号"E"表示，如 1/E 表示患者灌肠 1 次后排便 1 次；0/E 表示灌肠 1 次后患者无大便排出；1/E，表示患者自行排便 1 次，灌肠 1 次后又排便 1 次；3/2E，表示灌肠 2 次后大便 3 次。

5. 体重　以 kg 计算填写。一般新入院患者应测量体重 1 次并记录，以后每周记录 1 次或遵医嘱进行测量。病情危重或卧床患者不能测量者，应在体重栏内注明"卧床"两字。

6. 身高　以 cm 为单位填入。一般新入院患者当日应测量身高并记录。

7. 其他　作为机动，根据病情需要记录相关项目，如特别用药、腹围、药物过敏试验等。

8. 页数　用蓝色笔逐页填写阿拉伯数字。

【讨论与思考】

1. 王某，女，27 岁，因淋雨后突然体温升高至 39.9℃，并出现抽搐，患者很害怕。

问题：作为值班护士，你应如何为其提供护理措施？

2. 刘某，男，57 岁，以房颤急诊入院。患者主诉心悸、头晕、胸闷、四肢乏力，护士为其诊脉时发现脉搏细速，不规则，测心率 140 次/分，脉率 90 次/分，听诊心率快慢不一，心律完全不规则，心音强弱不等。

问题：作为护士，你应如何为该患者测量脉搏？如何记录？

3. 吴某，女，70 岁，因车祸伤致颅内出血，病情危重，呈昏迷状态。护士为其测量呼吸时，发现其呼吸微弱，胸腹起伏不易观察。

问题：作为护士，你应该怎样为患者测量呼吸？

4. 何某，男，44 岁，因车祸致脾脏破裂大出血急诊入院，入院时患者出血较多，病情危重。

问题：作为急诊护士，你应重点观察患者哪项生命体征？该患者的血压可能如何变化？

第十三章　冷、热疗技术

学习目标

1. 掌握冷、热疗法的目的与禁忌证；乙醇拭浴和冷、热湿敷技术。
2. 熟悉影响冷、热疗效果的因素。

冷、热疗技术是利用低于或高于人体温度的物质作用于人体的局部或全身，通过神经传导引起皮肤和内脏器官血管的收缩或舒张，改变机体各系统体液循环和新陈代谢等活动，从而达到消炎、止血、止痛、维持正常体温、促进舒适的目的。冷、热疗技术是临床常用的物理治疗方法，护士应及时、有效地评估患者的身体状况，正确应用冷、热疗技术，防止不良反应发生，保证患者安全，满足患者的身心需要。冷、热疗技术操作简单、易行，应用安全，不但适宜在医院治疗，也适合于家庭治疗。

案例导入

廖女士，50 岁，发热、头痛 2 天，门诊拟"发热待查"收入院。体格检查：神志清楚，面色潮红，体温 39.8℃，脉搏 110 次/分钟，呼吸 24 次/分钟，血压 100/70mmHg。咽部充血，两肺呼吸音稍粗糙，未闻及啰音，心律齐，腹软，肝脾未触及。医嘱给予：物理降温。

问题：

1. 护士应为该患者选用何种物理降温措施？
2. 降温过程中应注意哪些问题？

第一节　概　述

一、冷、热疗的目的

（一）冷疗的目的

1. 控制炎症扩散　冷疗可以使局部血管收缩，血流量减少，血流速度减慢，降低细胞的新陈代谢和细菌的活力，从而控制炎症的扩散，适用于炎症早期。

2. 减轻疼痛　冷疗可以抑制细胞活动，减慢神经冲动的传导，降低神经末梢的敏感性，从而减轻疼痛；同时，用冷后血管收缩，血管壁的通透性降低，渗出减少，从而可减轻由于局部组织充血、肿胀、压迫神经末梢而引起的疼痛。适用于急性软组织损伤初期、牙痛、烫伤，如踝关节扭伤 48 小时内，冷疗可以减轻踝关节软组织的出血和疼痛。

3. 减轻局部充血或出血　冷疗可以使局部毛细血管收缩，血流减少，减轻局部组织充血；冷疗还可以使血流速度减慢，血液黏稠度增加，促进血液凝固，从而控制出血。适用于鼻出血、扁桃体摘除术后、局部软组织损伤早期。

4. 降温　冷与皮肤直接接触，可通过传导、蒸发的物理作用，使体温降低，适用于高热、中暑患者的降温；头部或全身使用冷疗，可降低脑细胞的代谢，提高脑组织对缺氧的耐受性，减少脑细胞的损害，有利于脑细胞功能的恢复，适用于脑外伤、脑缺氧的患者。

（二）热疗的目的

1. 促进炎症的消散和局限　热可以使局部血管扩张，促进血液循环，使血流速度加快，增强细胞的新陈代谢和白细胞的吞噬功能。炎症早期用热，可以促进炎性渗出物吸收消散；炎症后期用热疗，可以促进白细胞释放蛋白质溶解酶，溶解坏死组织，有利于坏死组织的清除和组织修复，从而使炎症局限。如踝关节扭伤 48 小时后，用热疗可以促进踝关节软组织淤血的吸收和消散。

2. 减轻疼痛　热可以降低痛觉神经的兴奋性，改善血液循环，加速组织胺等致痛物质排出；热可以减轻炎性水肿，解除对神经末梢的压力；还可以使肌肉、肌腱和韧带松弛，增强肌肉组织的伸展性，增加关节的活动范围，减少肌肉痉挛和关节强直，从而解除或减轻疼痛。适用于肾绞痛、腰肌劳损、胃肠痉挛等患者。

3. 减轻深部组织充血　热可以使局部皮肤血管扩张，血流量增加，使平时大量呈闭锁状态的动静脉吻合支开放，全身循环血量重新分布，深部组织血流量减少，从而减轻深部组织的充血。

4. 保暖　热可以使局部血管扩张，促进血液循环，使患者感到温暖舒适。适用于年老体弱、早产儿、危重、末梢循环不良患者的保暖。

二、冷、热疗的效应与影响因素

（一）冷、热疗的效应

1. 生理效应　皮肤血管是由小动脉和小静脉交织而成的，受交感神经支配（冷可引起收缩，热可引起扩张）。当皮肤受到不同的温度刺激后可产生不同的生理效应（表 13 - 1）。

2. 继发效应　用冷或用热超过一定时间，产生与生理效应相反的作用，这种现象称为继发效应。如热疗可使血管扩张，但持续用热 30～45 分钟，则血管收缩。同样，用冷 30～60 分钟后，则血管扩张。这是机体避免长时间用冷和用热对组织的伤害而引起的防御反应。因此，冷热疗应有适当的时间，以 20 ~ 30 分钟为宜。如需反复使用，中间应间隔 1 小时，防止继发效应发生。

表 13 – 1　冷疗和热疗的效应

项目	冷疗效应	热疗效应
血管	收缩	扩张
血流	减慢	增快
代谢	减慢	增快
体温	下降	上升
需氧量	减少	增加
淋巴流量	减少	增加
肌纤维收缩性	增加	减少
神经传导速度	减慢	加快

（二）冷疗与热疗的影响因素

冷疗与热疗的影响因素可概括为方式、时间、温度、面积、部位和个体差异 6 个方面（表 13 – 2）。

表 13 – 2　影响冷疗与热疗的因素

影响因素	冷疗	热疗
方式	分为湿冷法和干冷法。湿冷的效果优于干冷。因为水是良好的导体，其传导能力和渗透力均比空气强。使用湿冷法时，温度应高于干冷法，效果会更好	分为湿热法和干热法。湿热的效果优于干热。使用湿热法时，温度应低于干热法，注意防止烫伤
时间	冷疗需要有一定的时间才能产生效应，在一定的时间内，冷疗效应随着时间的延长逐渐增强。冷疗时间一般为 20 ~ 30 分钟。如果用冷时间过长会产生继发效应，甚至还会引起不良反应，如皮肤苍白、冻伤等	热疗需要一定的时间才能产生效应，在一定的时间内，热疗效应随着时间的延长逐渐增强。热疗时间一般为 20 ~ 30 分钟。如果持续用热时间过长，机体对热的耐受性增强，敏感性降低，甚至还会引起不良反应
温度	冷疗的温度与体表的温度相差越大，机体对冷刺激的反应越强；反之，则反应越小。环境温度也会影响冷效应，如室温过低，冷效应增加；室温过高，冷效应降低	热疗的温度与体表的温度相差越大，机体对热刺激的反应越强；反之，则反应越小。环境温度也影响热效应，如室温越低，散热越快，热效应越弱；室温越高，散热越慢，热效应越强
面积	冷疗效果与用冷面积呈正比。即冷疗面积越大，机体反应越强；反之，则弱。但要注意用冷的面积越大，患者的耐受性越差，大面积用冷会引起全身反应	热疗效果与用热面积成正比。即热疗面积越大，产生的效应越强；反之，则弱。但要注意用热的面积越大，患者的耐受性越差，大面积的用热会引起全身反应

续表

影响因素	冷疗	热疗
部位	用冷部位不同，产生的效应也不同。较薄的部位或不经常暴露的部位对冷敏感性强，冷疗效果好。同时，血液循环好的部位可增强冷疗效果。如为高热患者降温时可将冰袋、冰囊放置在体表大血管通过处，以达到物理降温目的	用热部位不同，产生的效应也不同。较薄的部位或不经常暴露的部位对热敏感性强，热疗效果好。如四肢对热的耐受力强，用热效果较差；躯体对热的敏感性强，用热的效果较好。同时，血液循环好的部位可增强热疗效果
个体差异	年龄、性别、身体状况等差异会影响冷疗的效果。如婴幼儿体温调节中枢未发育完全，对冷的适应能力有限；老年人体温调节功能减退，对冷刺激反应的敏感性降低；女性对冷刺激较男性敏感；昏迷、感觉迟钝、血液循环障碍的患者，对冷的敏感性降低，故用冷时要慎重	年龄、性别、身体状况等差异会影响热疗的效果。同一强度的热刺激，因个体不同，产生的效应也不同。如婴幼儿对热的适应能力有限，对热敏感；老年人反应较迟钝；女性对热刺激较男性敏感；昏迷、感觉迟钝、血液循环障碍的患者，对热的敏感性降低，故用热时应慎重

三、冷、热疗禁忌

（一）冷疗禁忌证

1. 血液循环障碍　冷疗可使局部血管收缩，进一步加重血液循环障碍，导致组织缺血缺氧而变性坏死。因此，休克、全身微循环障碍、周围血管病变、动脉硬化、糖尿病、神经病变、水肿等患者不宜用冷疗。

2. 慢性炎症或深部化脓病灶　冷疗可使局部血流量减少，影响炎症的吸收。

3. 对冷过敏者　使用冷疗后出现红斑、荨麻疹、关节疼痛、肌肉痉挛等过敏症状的患者，不宜用冷疗。

4. 组织损伤　冷疗可使局部毛细血管收缩，血流量减少，组织营养不良，影响伤口愈合，因此，大面积组织损伤患者禁止用冷疗。

5. 禁忌冷疗的部位

（1）枕后、耳郭、阴囊处：用冷疗易引起冻伤。

（2）心前区：用冷疗易引起反射性的心率减慢、心房或心室纤颤、房室传导阻滞等。

（3）腹部：用冷疗易引起腹痛、腹泻。

（4）足底：用冷疗易引起反射性末梢血管收缩而影响散热或引起一过性的冠状动脉收缩。

（二）热疗禁忌证

1. 未明确诊断的急腹症　用热可减轻疼痛，从而掩盖病情真相，同时可促进炎症发展过程，有引起腹膜炎的危险。

2. 面部危险三角区感染 此处血管丰富又无静脉瓣，与颅内海绵窦相通，用热能使血管扩张，细菌和毒素进入血液循环，使炎症扩散，造成颅内感染和败血症。故面部危险三角区化脓感染时禁忌作热疗。

3. 各种脏器内出血 用热可扩张血管，增强脏器的血流量和血管的通透性，从而加重出血。

4. 软组织损伤或扭伤早期（48 小时内） 用热后可促进血液循环，加重皮下出血、肿胀、疼痛。

5. 其他

（1）心、肝、肾功能不全者：大面积用热可使皮肤血管扩张，减少内脏器官的血液供应，从而加重病情。

（2）急性炎症：用热可使局部温度升高，有利于细菌繁殖和分泌物增多，加重病情，如中耳炎、牙龈炎。

（3）皮肤湿疹：用热可加重皮肤受损。

（4）孕妇：用热可影响胎儿的生长。

（5）恶性肿瘤：热疗可使癌细胞加速新陈代谢而加重病情，并可使肿瘤扩散转移。

（6）麻痹、感觉异常者：慎用。

（7）金属移植物部位：因为金属是热的良好导体，热疗容易导致烫伤。

第二节　冷疗技术

根据冷疗的面积、部位和方式，常用的冷疗方法分为局部冷疗和全身冷疗。局部冷疗有冰袋、冰囊、化学冰袋、冰帽、冰槽、冷湿敷等；全身冷疗有乙醇拭浴、温水拭浴等。

一、局部冷疗

（一）冰袋、冰囊的使用

【目的】

降温，止血，镇痛，局部消肿，抑制炎症扩散。

【评估】

1. 患者的病情、意识状况。
2. 患者的局部组织状况，如颜色、温度、有无硬结、淤血、感觉障碍等。
3. 患者活动能力，对冷疗的心理反应和合作程度。

【计划】

1. 用物准备　冰袋或冰囊（图 13－1），以及布套、冰块、帆布袋、木槌、脸盆、冷水、勺、毛巾。

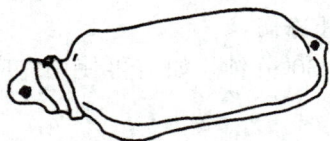

A. 冰袋

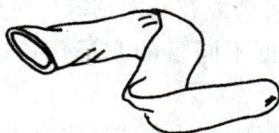

B. 冰囊

图 13－1　冰袋、冰囊

2. 患者准备　患者了解冷疗的目的、部位、注意事项，并愿意配合。

【实施】

具体操作方法：

1. 备冰、装袋　将冰装入帆布袋，用木槌敲碎成小块，放入盆中用水冲去棱角。然后将小冰块装入冰袋内 1/2～2/3 满，驱尽空气，夹紧袋口，擦干，倒提检查无漏水，再套上布套。

2. 核对、解释　携用物至患者床旁，核对患者，向患者或家属解释，取得配合。

3. 安置卧位　患者取舒适体位。

4. 放置冰袋（或冰囊）（图 13－2）　将冰袋或冰囊放置在所需部位。如高热患者降温时可将冰袋置于前额、头顶，将冰囊置于体表大血管分布处，如颈部两侧、腋窝、腹股沟等部位；扁桃体摘除术后可将冰囊置于颈前颌下；鼻部冷敷时可将冰囊吊在支架上，使其底部接触鼻根，以减轻压力。

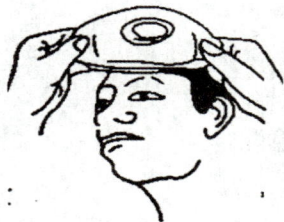
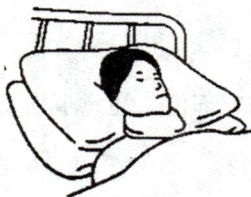
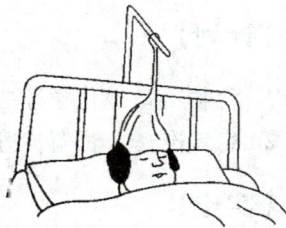

图 13－2　冰袋、冰囊的放置

5. 观察效果　冷疗期间询问患者感觉，观察局部皮肤颜色和冰袋（或冰囊）的情况。

6. 撤去冰袋（或冰囊）　用冷 30 分钟后，取下冰袋（或冰囊）。

7. 整理、记录　安置患者舒适体位，整理床单位，交代注意事项，将呼叫器置于患者易取处。将冰水倒净，倒挂晾干，吹气夹紧袋口存放在阴凉处，布套送洗消毒后晾干备用。洗手，取下口罩，记录用冷部位、时间、效果及反应。降温后 30 分钟体温应记录在体温单上。

【注意事项】

1. 注意倾听患者主诉，观察用冷部位血液循环的状况，严格交接班，如果出现皮肤苍白、青紫或有麻木感等，应立即停止用冷，防止冻伤。

2. 根据不同目的掌握用冷时间，最长不超过 30 分钟。如需再使用，应间隔 60 分钟。

3. 随时观察冰袋或冰囊有无漏水，布套是否潮湿，冰块是否融化，应及时更换。

4. 冷疗用于降温时，30 分钟后应测量体温，当体温降至 39℃ 以下时，应取下冰袋或冰囊，并做好记录。

【评价】

1. 患者用冷效果好，无不良反应。
2. 护士操作娴熟，正确使用冰袋或冰囊。

（二）化学冰袋的使用

化学冰袋是一种无毒、无味的冰袋，内装凝胶或其他的冰冻介质。

【目的】

降温，止血，镇痛。

【评估】

同冰袋、冰囊的使用。

【计划】

1. 用物准备　化学冰袋和包布。
2. 患者准备　了解冷疗的目的、部位、注意事项，并愿意配合。

【实施】

具体操作方法：
1. 准备冰袋　将冰袋从冰箱中取出，检查冰袋是否已冰冻成固体，检查冰袋有无漏液现象，然后套好包布。
2. 核对、解释　携用物至患者床旁，核对患者信息，向患者或家属解释，取得配合。
3. 安置体位　患者取舒适体位。
4. 放置冰袋　将化学冰袋放置在所需部位。
5. 观察效果　冷疗期间询问患者的感觉，观察局部皮肤的颜色和化学冰袋的情况。

6. 撤去冰袋　冷疗后取下冰袋。

7. 整理、记录　安置患者舒适体位，整理床单位，交代注意事项，将呼叫器置于易取处。取下包布送洗消毒后晾干备用；化学冰袋外壁用消毒液擦拭之后，再放进冰箱内保存备用。洗手，取下口罩，记录用冷部位、时间、效果和反应。降温后体温应记录在体温单上。

【注意事项】

1. 使用前需要将化学冰袋放入冰箱内吸冷 4 小时，使其由凝胶状态变成固体状态。每次使用维持 2 小时。使用过程中，每 10～15 分钟更换 1 次冷敷部位，防止冻伤。

2. 根据不同目的掌握冷疗时间，注意倾听患者的主诉，观察冷疗部位血液循环的状况，严格交接班。

3. 如为一次性化学冰袋，应注意检查化学冰袋有无漏液现象，一旦闻到有氨味，应及时更换。如果药液外渗，皮肤受到刺激，可以给予食醋外敷。

【评价】

1. 患者用冷效果好，无不良反应。
2. 护士操作娴熟，正确使用化学冰袋。

（三）冰帽、冰槽的使用

【目的】

降低头部温度，预防脑水肿，降低脑细胞代谢，减少耗氧量，提高脑细胞对缺氧的耐受性。

【评估】

1. 患者的病情、意识状况。
2. 患者的局部皮肤状况。
3. 患者活动能力、对冷疗的心理反应和合作程度。

【计划】

1. 用物准备　冰帽或冰槽（图 13-3）、冰、帆布袋、木槌、脸盆、冷水、勺、水桶、肛表、海绵垫、不脱脂棉球、凡士林纱布。

2. 患者准备　了解冰帽或冰槽的使用目的、部位、注意事项，并愿意配合。

【实施】

具体操作方法：

1. 准备冰帽或冰槽　将冰装入帆布袋，用木槌敲碎成小块，放入盆中用水冲去棱角，然后将小冰块装入冰帽或冰槽，擦干外层的水。

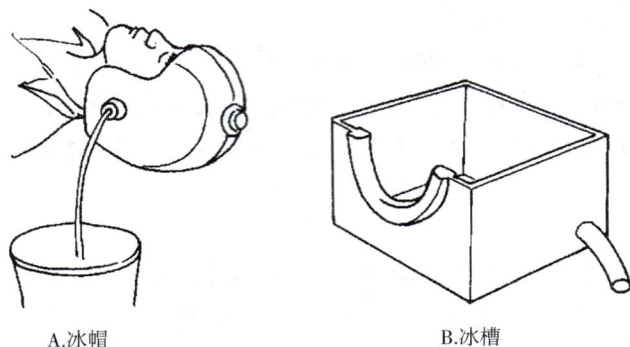

A.冰帽   B.冰槽

图 13 - 3　冰帽、冰槽

2. 核对、解释　携用物至患者床旁，核对患者信息，向患者或家属解释，取得配合。

3. 安置体位　患者取舒适体位。

4. 放置冰帽或冰槽　将患者的头部放置于冰帽中，后颈部、双耳郭垫海绵垫，将排水管放置于水桶中。若使用冰槽时，双耳塞上不脱脂棉球，防止冰水流入耳内；双眼覆盖凡士林纱布，保护角膜。

5. 观察效果　用冷期间询问患者的感觉，观察局部血液循环和体温、心率、心律的变化。

6. 撤去冰袋或冰槽　用冷后，取下冰帽或冰槽。

7. 整理、记录　安置患者舒适体位，整理床单位，交代注意事项，将呼叫器置于易取处。冰帽处理同冰袋，将冰槽内的水倒空备用。洗手，取下口罩，记录用冷时间、效果及反应。降温后体温应记录在体温单上。

【注意事项】

1. 注意观察患者头、面部皮肤的变化，防止耳郭发生青紫、麻木及冻伤。

2. 注意监测患者的体温、心率及心律，每30分钟测量生命体征1次，维持肛温在33℃左右，不宜低于30℃，防止发生心房、心室纤颤和房室传导阻滞等并发症。

3. 注意检查冰帽有无破损、漏水，冰帽或冰槽内的冰块融化后，应及时更换或添加。

【评价】

1. 患者感觉舒适、安全，无不良反应。

2. 护士操作方法正确，护患沟通有效。

（四）冷湿敷的使用

【目的】

降温，止痛，止血，消炎，消肿。

【评估】

1. 患者的意识状况、病情和治疗情况。
2. 患者的局部皮肤状况。
3. 患者活动能力、对冷疗的心理反应和合作程度。

【计划】

1. 用物准备　治疗盘内放弯盘、纱布、敷布 2 块、长钳子 2 把、橡胶单、治疗巾、毛巾、凡士林、棉签；治疗盘外放盛冰水的容器；若患者有伤口，需要另备换药用物。

2. 患者准备　了解冷湿敷的目的、部位、注意事项，并愿意配合。

【实施】

具体操作方法：

1. 核对、解释　携用物至患者床旁，核对患者信息，向患者或家属解释，取得配合。

2. 安置体位　患者取舒适体位。

3. 湿敷患处　暴露患处，在湿敷部位下垫橡胶单及治疗巾，并在湿敷部位涂上凡士林，然后盖一层纱布。将敷布浸泡在冰水中，用长钳将浸在冰水中的敷布拧至半干（不滴水为宜，图 13－4），再抖开敷于患处。每 3～5 分钟更换 1 次敷布，一般冷湿敷时间为 15～20 分钟。若为高热患者，应敷在前额，冷湿敷 30 分钟后测量体温，体温降至 39℃以下时停用。

4. 观察效果　冷湿敷期间询问患者的感觉，观察局部皮肤、体温的变化。

5. 整理、记录　撤去敷布和纱布，擦去凡士林，安置患者舒适体位，整理床单位，交代注意事项，将呼叫器置于易取处。洗手，取下口罩，记录用冷时间、部位、效果和反应。降温后体温应记录在体温单上。

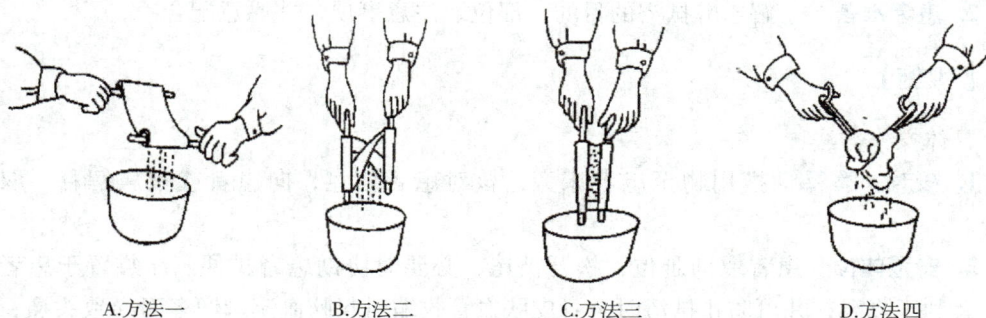

A.方法一　　　　B.方法二　　　　C.方法三　　　　D.方法四

图 13－4　拧敷布的方法

【注意事项】

1. 注意观察局部皮肤、体温的变化和患者的全身反应。
2. 冷湿敷过程中，需及时更换敷布。
3. 如果冷湿敷部位是开放性伤口，按无菌技术处理伤口。

【评价】

1. 患者感觉舒适、安全，无不良反应。
2. 护士操作方法正确，护患沟通有效。

二、全身冷疗

（一）乙醇拭浴法

【目的】

高热患者降温。

【评估】

1. 患者的年龄、病情、体温、意识状况和治疗情况，有无乙醇过敏史。
2. 患者的局部皮肤状况，如颜色、温度、有无硬结、淤血、感觉障碍等。
3. 患者活动能力，对冷疗的心理反应和合作程度。

【计划】

1. 用物准备 25%～35%乙醇200～300mL，温度为32℃～34℃，小毛巾2块、大毛巾、热水袋及套、冰袋及套、清洁衣裤，必要时备便器、床单、被套。

2. 患者准备 了解乙醇拭浴的目的、部位、注意事项，并愿意配合。

【实施】

具体操作方法：

1. 核对、解释 携用物至患者床旁，核对患者信息，向患者或家属解释，取得配合。

2. 安置体位 患者取仰卧位，松开被尾，必要时协助患者排便。冰袋置于患者头部，有利于降温，并可防止拭浴时全身皮肤血管收缩引起脑血流量增多而导致头痛；热水袋置于足底，可促进下肢血管扩张，有利于散热，还可以减轻头部充血，使患者感到舒适。协助患者脱去上衣，松解裤带。

3. 垫巾拭浴 将大毛巾垫在拭浴部位下，将乙醇浸湿的小毛巾拧至半干，缠在手上成手套状，以离心方向拍拭，然后用大毛巾擦干皮肤。每侧拍拭3分钟，拭浴全过程不宜超过 20 分钟。

①双上肢：颈外侧→肩→上臂外侧→前臂外侧→手背；侧胸→腋窝→上臂内侧→肘窝→前臂内侧→掌心。同法拍拭另一侧，先近侧，后对侧。

②背部：协助患者侧卧→拍拭背部→腰部→臀部。协助患者仰卧，穿衣。

③双下肢：协助患者脱裤→拍拭髋部→下肢外侧→足背；腹股沟→下肢内侧→内踝；股下→腘窝→足跟。同法拍拭另一侧，先近侧，后对侧。协助患者穿裤。

4. 撤热水袋　拍拭完后，将热水袋撤去。

5. 整理、记录　安置患者舒适体位，整理床单位，交代注意事项，将呼叫器置于易取处。洗手，记录拭浴时间、效果和反应。拭浴 30 分钟后测量体温，并绘制在体温单上，体温降至 39℃ 以下时取下冰袋。

【注意事项】

1. 注意与患者沟通，倾听患者的主诉，观察患者的反应。如果出现皮肤苍白、寒战、呼吸异常等情况，应立即停止拭浴，通知医生，配合做好相应的处理。

2. 拭浴过程中，在体表大血管分布处，如腋窝、肘窝、掌心、腹股沟、腘窝等处，拍拭时应稍用力并延长时间，以促进散热。

3. 新生儿、血液病患者、乙醇过敏者禁用乙醇拭浴。

4. 胸前区、腹部、后颈部、足底部禁止拍拭，以免引起不良反应。

【评价】

1. 患者无寒战、面色苍白、脉搏和呼吸异常，皮肤表面无发红、出血点等情况。

2. 拭浴 30 分钟后测量患者体温，体温有所下降。

（二）温水拭浴法

用 32℃ ~34℃ 的温水进行拭浴，主要通过传导散热，常用于小儿、老人及体质虚弱患者的降温。其目的、准备、计划、实施和注意事项与乙醇拭浴相同。

知识链接

冰毯

医用冰毯全身降温仪（简称冰毯），是利用半导体制冷原理，将水箱内蒸馏水冷却，然后通过主机工作与冰毯内的水进行循环交换，促使毯面接触皮肤进行散热，达到降温目的。

冰毯全身降温法分为单纯降温法和亚低温治疗法两种。单纯降温法适用于高热和其他降温效果不佳的患者，主要用于神经外科、神经内科、ICU、手术室、急诊科和儿科等，对于顽固性高热患者有显著疗效。亚低温治疗适用于重型颅脑损伤患者。对脑外伤患者的救治，亚低温治疗即冬眠疗法，是有效的辅助治疗手段。

使用冰毯进行全身降温时，要随时观察患者的生命体征，尤其是呼吸情况，注意观察颅内压情况，条件允许时应放置颅内压监护装置，动态观察颅内压变化，防止脑灌流不足，观察记录降温的时间、温度，观察降温仪的工作情况，保持降温仪处于正常运转状态。

第三节 热疗技术

热疗的常用方法有干热法和湿热法两种。干热疗法有热水袋、烤灯等。湿热疗法有热湿敷、热水坐浴、温水浸泡等。

一、干热疗法

（一）热水袋的使用

【目的】

保暖，舒适，解痉，镇痛。

【评估】

1. 患者的年龄、病情、意识状况和治疗情况。
2. 患者的局部皮肤状况，如颜色、温度、有无硬结、淤血、感觉障碍等。
3. 患者活动能力，对热疗的心理反应和合作程度。

【计划】

1. 用物准备　热水袋和布套、水温计、水壶或量杯、热水（水温60℃~70℃）、毛巾。
2. 患者准备　了解热疗的目的、部位、注意事项，并愿意配合。

【实施】

具体操作方法：

1. 备热水袋　先检查热水袋有无破损，塞子是否配套。调节所需水温，将热水袋放平，去塞，一手提热水袋的袋口边缘，另一手提水壶或量杯，边灌水边提高热水袋（图13-5），灌入热水袋1/2~2/3满。再将热水袋慢慢放平，驱尽空气，旋紧塞子，擦干，倒提检查无漏水，再套上布套，系紧带子。

2. 核对、解释　携用物至患者床旁，核对患者信息，向患者或家属解释，取得配合。

3. 安置体位　患者取舒适体位。

4. 放置热水袋　将热水袋放置在所需部位，袋口朝向身体外侧。用于治疗一般不超过 30 分钟，用于保暖可持续使用，热水袋内水温降低后应及时更换。

5. 观察效果　用热水袋期间询问患者的感觉，观察局部皮肤颜色和热水袋的情况。

6. 撤去热水袋　用后，取下热水袋。

7. 整理、记录　安置患者舒适体位，整理床单位，交代注意事项，将呼叫器置于易取处。将水倒净，倒挂晾干，向袋内吹气旋紧塞子，存放在阴凉处，布套送洗消毒后晾干备用。洗手，记录用热部位、时间、效果和反应。

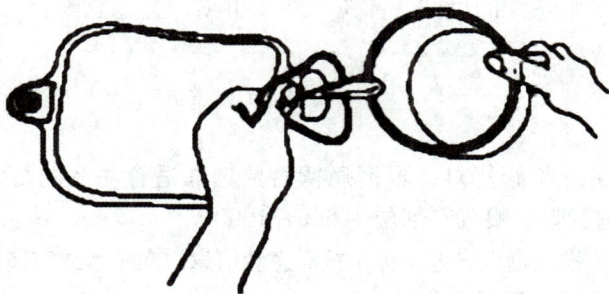

图 13 – 5　灌热水袋法

【注意事项】

1. 注意经常巡视，倾听患者的主诉，观察用热部位皮肤的情况，严格执行交接班制度，如果出现潮红、疼痛等反应，应立即停止使用，并在局部涂凡士林，以保护皮肤。

2. 清醒合作者水温调至 60℃～70℃；意识不清、感觉障碍、末梢循环不良、老年、婴幼儿、麻醉未醒者水温调节在 50℃ 以内，并在热水袋布套外再加一块大毛巾包裹，定时检查局部皮肤情况，防止烫伤。

3. 持续使用热水袋时，要严格交接班，袋内水温下降时应及时更换热水。

4. 用热时间不超过 3 分钟。长时间使用者，需间隔 1 小时后再重复使用，以免产生继发效应。

【评价】

1. 患者感觉舒适，能正确配合治疗，未发生烫伤。
2. 护士操作方法正确，能进行有效的护患沟通。

（二）烤灯的使用

临床上常用的烤灯有鹅颈灯、红外线灯、特定电磁波治疗器等。主要是利用红外线、可见光线、电磁波等的辐射热产生热效应，从而起到治疗作用。

【目的】

消炎，消肿，解痉，镇痛，促进创面干燥结痂和肉芽组织生长，以利伤口愈合。

【评估】

1. 患者的年龄、病情、意识状况和治疗情况。
2. 患者的局部皮肤状况，如颜色、温度、有无硬结、淤血、感觉障碍等。
3. 患者活动能力，对热疗的心理反应和合作程度。

【计划】

1. **用物准备**　鹅颈灯、红外线灯，必要时备纱布或有色眼镜。
2. **患者准备**　了解热疗的目的、部位、注意事项，并愿意配合。

【实施】

具体操作方法：

1. **备烤灯**　准备并检查烤灯，根据病情需要选择适合功率的灯泡，手、足等小部位用250W为宜，胸、腹、腰背等部位用500～1000W。

2. **核对、解释**　携用物至患者床旁，核对患者信息，向患者或家属解释，取得配合。

3. **安置体位**　患者取舒适体位。

4. **照射患处**　将烤灯连接电源，打开电源开关，暴露治疗部位，将烤灯头移至治疗部位的斜上方或侧方，调节灯距，一般30～50cm，以患者感到温热为宜（图13－6）。照射面颈部和前胸部时，用纱布遮盖患者的眼睛或给患者戴上有色眼镜。每次照射时间为20～30分钟。

5. **观察效果**　使用烤灯期间询问患者的感觉，观察局部皮肤颜色情况。

6. **撤去烤灯**　照射完毕后，关闭电源开关，撤去烤灯。

7. **整理、记录**　安置患者舒适体位，整理床单位，交代注意事项，将呼叫器置于易取处。洗手，记录照射部位、时间、效果和反应。

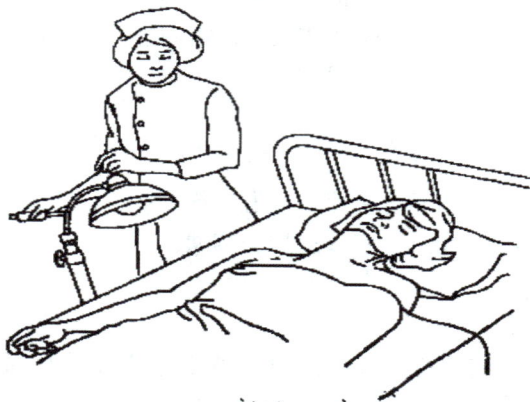

图13－6　烤灯的使用

【注意事项】

1. 注意经常巡视，倾听患者的主诉，观察用热部位皮肤情况，以皮肤出现桃红色为宜；如果出现紫红色，应立即停止使用，并在局部涂凡士林，以保护皮肤。
2. 照射完毕，要嘱咐患者休息 15 分钟后，才能外出，防止感冒。

【评价】

1. 患者感觉舒适，能正确配合治疗，达到热疗目的，未发生烫伤。
2. 护士操作方法正确，能进行有效的护患沟通。

二、湿热疗法

（一）热湿敷法

【目的】

消炎，消肿，解痉，镇痛。

【评估】

1. 患者的年龄、意识状况、病情和治疗情况。
2. 患者的局部皮肤状况。
3. 患者活动能力、对热疗的心理反应和合作程度。

【计划】

1. 用物准备 治疗盘内：小盆内盛热水（50℃~60℃）、弯盘、纱布、敷布 2 块、长钳子 2 把、橡胶单、治疗巾、大毛巾、凡士林、棉签、水温计、塑料纸、棉垫，酌情备热水袋、热源；若患者有伤口，需要另备换药用物。
2. 患者准备 了解热湿敷的目的、部位、注意事项，并愿意配合。

【实施】

具体操作方法：
1. 核对、解释 携用物至患者床旁，核对患者信息，向患者或家属解释，取得配合。
2. 安置体位 患者取舒适体位。
3. 湿敷患处 暴露患处，在热湿敷部位下垫橡胶单及治疗巾，并在热湿敷部位涂上凡士林，然后盖一层纱布。将敷布浸泡在热水中，用长钳将浸在热水中的敷布拧至半干（不滴水为宜），再抖开，用手腕掌侧试温，以不烫手为宜，敷于患处，上面盖塑料纸和棉垫，或用大毛巾包裹。如果病情需要，且患处不忌压时，可将热水袋放在棉垫上，再用大毛巾包裹，以维持温度。每 3~5 分钟更换 1 次敷布，一般热湿敷时间为 15~20 分钟。

4. 观察效果　用热湿敷期间询问患者的感觉，观察局部皮肤的颜色和全身状况。如患者感觉过热时，可以揭开敷布一角散热。

5. 整理、记录　撤去敷布和纱布，擦去凡士林，安置患者舒适体位，整理床单位，交代注意事项，将呼叫器置于易取处。洗手，记录热湿敷时间、部位、效果和反应。

【注意事项】

1. 注意观察局部皮肤的变化和患者的全身反应。

2. 注意调节水温，水温过高易烫伤患者，过低则达不到治疗效果。

3. 如果热湿敷部位是开放性伤口，应按无菌技术操作，热湿敷后再按外科换药法处理伤口。

4. 面部热湿敷 30 分钟后才能外出，防止感冒。

【评价】

1. 患者感觉舒适、安全，达到治疗目的，未发生烫伤。

2. 护士操作方法正确，护患沟通有效。

（二）热水坐浴法

【目的】

减轻盆腔、直肠器官的充血，有消炎、消肿、止痛的作用。适用于会阴、肛门、外生殖器疾病和手术前后的患者。

【评估】

1. 患者的年龄、意识状况、病情和治疗情况。

2. 患者的局部皮肤状况。

3. 患者活动能力、对热疗的心理反应和合作程度。

【计划】

1. 用物准备　消毒坐浴盆或坐浴椅（图 13 - 7）、热水（水温 40℃ ~ 45℃）、药液（遵医嘱，常用 1：5000 高锰酸钾溶液）、水温计、毛巾、无菌纱布等；若患者有伤口，需要另备换药用物。

2. 患者准备　了解热水坐浴的目的、部位、注意事项，并愿意配合。

【实施】

具体操作方法：

1. 核对、解释　携用物至患者床旁，核对患者信息，向患者或家属解释，取得配合。

2. 协助坐浴　测量并调节水温，将热水倒入坐浴盆内 1/2 满，再倒入药液，搅匀。

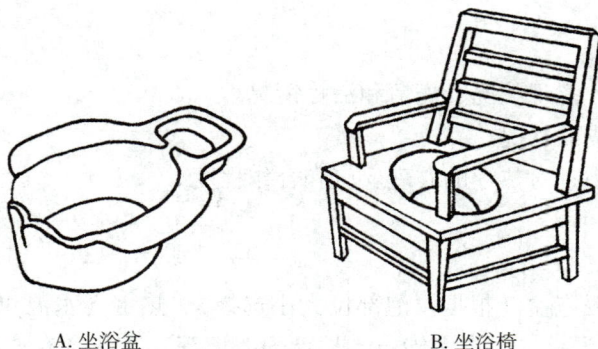

A. 坐浴盆　　　　　　　　　　B. 坐浴椅

图 13 – 7　坐浴盆和坐浴椅

协助患者脱裤至膝部，先用纱布蘸试水温，使臀部皮肤适应水温后再坐入浴盆中，使臀部完全浸泡，必要时用大毛巾遮盖腿部。坐浴时间一般 15～20 分钟。

3. 观察效果　坐浴期间询问患者的感觉，观察局部皮肤的颜色和全身状况。随时调节水温，添加热水时嘱患者偏离浴盆，以免烫伤。

4. 整理、记录　坐浴完毕，用毛巾擦干坐浴部位，撤去用物，协助患者穿好衣裤，安置患者舒适体位，整理床单位，交代注意事项，将呼叫器置于易取处。洗手，记录坐浴时间、部位、效果及反应。

【注意事项】

1. 注意观察局部皮肤的变化及患者的全身反应，如果出现乏力、头晕、心慌等不适时，应立即停止坐浴，扶患者上床休息。

2. 女患者阴道出血、妊娠后期、产后两周内、女性月经期和盆腔急性炎症者，均不宜坐浴，以免引起或加重感染。

3. 如坐浴部位是开放性伤口，按无菌技术操作，准备无菌坐浴盆和药液，坐浴后再按外科换药法处理伤口。

【评价】

1. 患者感觉舒适、安全，尊重患者隐私，满足患者的身心需要。
2. 护士操作方法正确，护患沟通有效，无不良反应发生。

（三）温水浸泡法

【目的】

消炎，镇痛，清洁和消毒伤口。适用于手、足、前臂和小腿等部位感染的患者。

【评估】

1. 患者的年龄、意识状况、病情和治疗情况。
2. 患者的局部皮肤状况。
3. 患者活动能力、对热疗的心理反应和合作程度。

【计划】

1. 用物准备　浸泡盆（根据浸泡部位大小选择）、热水（水温40℃～45℃）、浸泡药液（遵医嘱）、水温计、毛巾、纱布、长镊子1把等；若患者有伤口，需要另备换药用物。

2. 患者准备　了解热水坐浴的目的、部位、注意事项，并愿意配合。

【实施】

具体操作方法：

1. 核对、解释　携用物至患者床旁，核对患者信息，向患者或家属解释，取得配合。

2. 安置体位　患者取舒适体位。

3. 协助浸泡　测量并调节水温，将热水倒入浸泡盆内1/2满。暴露浸泡部位，将患者需要浸泡的部位浸入盆中，必要时用长镊子夹取纱布反复轻擦创面，使之清洁（图13－8）。随时调节水温，添加热水时嘱患者肢体移出盆外，以免烫伤。浸泡时间一般15～20分钟。

4. 观察效果　浸泡期间询问患者的感觉，观察局部皮肤的颜色和全身状况，有无疼痛等。

5. 整理、记录　浸泡完毕，用手巾擦干浸泡部位，撤去用物。安置患者舒适体位，整理床单位，交代注意事项，将呼叫器置于易取处。洗手，记录浸泡时间、部位、效果及反应。

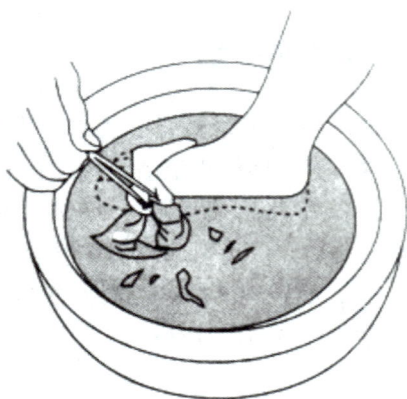

图13－8　温水浸泡

【注意事项】

1. 注意观察局部皮肤的变化，如出现皮肤发红、疼痛等反应时，应立即停止浸泡并给予相应处理。

2. 如果浸泡部位是开放性伤口，按无菌技术操作，准备无菌用物，浸泡后再按外科换药法处理伤口。

【评价】

1. 患者感觉舒适、安全，达到治疗目的，未发生烫伤。
2. 护士操作方法正确，护患沟通有效。

【讨论与思考】

1. 简述冷疗和热疗的目的与禁忌证。
2. 为患者进行酒精擦浴时应注意什么？
3. 简述使用热水袋的注意事项。
4. 林某，女，16 岁，上体育课跳绳时不慎将踝部扭伤。

问题：

应立即如何处理？为什么？

第十四章　饮食与营养

1. 掌握医院饮食的类别、饮食原则和用法；患者进食时的护理措施；鼻饲法的操作方法及注意事项。
2. 熟悉营养与健康的关系，影响饮食与营养的因素。
3. 了解基本的营养指导，要素饮食的目的和注意事项。

饮食与营养是维持机体正常生长发育和各种生理功能、促进组织修复、提高机体免疫力等生命活动的基本条件。均衡的饮食和充足的营养是促进患者康复的有效手段，同时也可达到治疗和辅助治疗的目的。因此，护理人员必须掌握有关饮食和营养方面的知识，能正确评估护理对象的营养状态，制定、实施有效的饮食护理措施，以满足护理对象对饮食的要求和营养的需要。

案例导入

王某，女，70岁，因脑血管意外而昏迷数日入院。目前血压185/115mmHg，伴下肢轻度水肿。

问题：

1. 作为责任护士，应为该患者选择何种治疗饮食？
2. 为了满足机体的营养需要，应选择何种方法进食？
3. 该患者需要插胃管时，护士应如何操作？

第一节　概　述

一、营养对人体健康的意义

人类为了生存并保证生长发育和活动的能力，维持生命和保持健康，每天必须通过饮食摄取足够的营养物质。食物中含有可被人体消化、吸收和利用的营养成分，并有一定的生理调节功能者被称为营养素。人体需要的营养素有六大类，即蛋白质、脂肪、碳水化合物、矿物质和微量元素、维生素和水。这六大营养素在胃肠道经消化吸收后进入人体，供给热能，构成和修补组织，维持体温，满足生理活动的需要，增强机体的免疫力。

1. 蛋白质是生命和机体的重要物质基础 机体的所有重要组成部分都需要蛋白质参与。

（1）构成蛋白质的 20 余种氨基酸可分为两类：必需氨基酸和非必需氨基酸。

（2）一般成人所需蛋白质正常量男性为 90g/d，女性为 80g/d。

（3）蛋白质不足，可引起营养不良，表现为体重下降、皮下脂肪消失、抵抗力降低，儿童可出现生长停滞。

2. 脂肪是构成人体组织的主要成分之一 脂肪主要供给热能，分为脂肪和类脂，可促进脂溶性维生素的吸收与利用。类脂是构成细胞的必需成分，一般成人需要量约为 50g/d。

3. 碳水化合物是人们饮食中热量的主要来源 最主要的 3 种碳水化合物是单糖类、双糖类和多糖类。碳水化合物的生理功能是节约蛋白质和抗生酮。碳水化合物需要量约为 120g/d。过多可导致龋齿、动脉硬化、心脏病和肥胖病；过少可导致低血糖。

4. 矿物质是一组无机元素 矿物质在体内具有能量制造、身体建造及修复等的作用。人体矿物质一般分为常量矿物质和微量矿物质两类。常量矿物质包括钙、镁、钠、钾等，微量矿物质包括铁、铜、碘等。

5. 维生素是人体代谢中必不可少的有机化合物 维生素是维护人体健康、促进生长发育和调节生理功能所必需的一类有机化合物，但大部分在体内不能合成或合成量不足，需从食物中摄取。维生素种类很多，根据溶解性，通常将维生素分为脂溶性和水溶性两大类。

6. 水是人类生存的必需物质 水是人体组织不可缺少的成分，可促进血液流动，调节体温，促进营养物质消化吸收和废物的排出。

二、饮食与营养指导

适用于 6 岁以上的一般人群营养指导。

（一）食物多样，谷类为主，粗细搭配

1. 谷类食物是中国传统膳食的主体，是人体能量的主要来源。

2. 谷类包括米、面、杂粮，主要提供碳水化合物、蛋白质、膳食纤维和 B 族维生素。

3. 人体需每天摄入适量的谷类食物，一般成年人每天 250～400g 为宜。同时，应注意粗细搭配，经常吃一些粗粮、杂粮和全谷类食物。

（二）多吃蔬菜、水果和薯类

1. 蔬菜、水果能量低，是维生素、矿物质、膳食纤维和植物化学物质的重要来源。

2. 薯类含有丰富的淀粉、膳食纤维，以及多种维生素和矿物质。

3. 富含蔬菜、水果和薯类的膳食对保持身体健康十分重要，可保持肠道正常功能，提高免疫力，降低患肥胖、糖尿病、高血压等慢性疾病发生的风险。成年人每天需吃蔬菜 300~500g，水果 200~400g，并注意增加薯类的摄入。

（三）每天摄入奶类、大豆或其制品

奶类营养成分齐全，组成比例适宜，容易消化吸收。奶类除含丰富的优质蛋白质和维生素外，含钙量较高，且利用率也很高，是膳食钙质的极好来源。各年龄人群适当多饮奶有利于骨骼健康，建议每人每天平均饮奶 300mL。

大豆含丰富的优质蛋白质、必需脂肪酸、多种维生素和膳食纤维，且含有磷脂、低聚糖，以及异黄酮、植物固醇等多种植物化学物质。每人每天应摄入 30~50g 大豆或相当量的豆制品。

（四）常食适量的鱼、禽、蛋和瘦肉

鱼、禽、蛋和瘦肉均属于动物性食物，是人类优质蛋白、脂类、脂溶性维生素、B 族维生素和矿物质的良好来源。

瘦畜肉铁含量高，且利用率好。鱼类脂肪含量一般较低，且含有较多的多不饱和脂肪酸；禽类脂肪含量也较低，且不饱和脂肪酸含量较高；蛋类富含优质蛋白质，各种营养成分比较齐全，是很经济的优质蛋白质来源。人体每天宜食用 125~200g（鱼虾类 50g，畜、禽肉 50~100g，蛋类 25~50g）。

（五）减少烹调油用量，宜清淡少盐膳食

脂肪是人体能量的重要来源之一，可以提供人体必需脂肪酸，有利于脂溶性维生素的消化吸收，但是脂肪摄入过多是引起肥胖、高血脂、动脉粥样硬化等多种慢性疾病的危险因素之一。每天烹调油摄入量不宜超过 30g。

膳食盐的摄入量过高与高血压的患病率密切相关。WHO 建议每人每日食盐用量不超过 6g。建议我国居民养成清淡、少盐的膳食习惯，不要太油腻，不要太咸，不要摄入过多的动物性食物和油炸、烟熏、腌制食物。

第二节　医院饮食

为适应患者不同病情的需要，医院饮食通常分为基本饮食、治疗饮食和试验饮食三大类。

一、基本饮食

基本饮食适用于一般患者的饮食需要，是对营养素的种类、摄入量不做限定性调整的一种饮食。医院中常用的基本饮食有 4 种，即普通饮食、软质饮食、半流质饮食和流质饮食（表 14-1）。

表14-1　基本饮食的种类与适用范围

种类	适用范围	饮食原则	用法与热量
普通饮食	病情较轻或疾病恢复期，消化功能正常者	易消化，无刺激性食物	每日进餐 3 次 蛋白质 70~90g/d 总热量 9.5~11MJ/d
软质饮食	老、幼患者，口腔疾患或术后恢复期患者	以软烂、无刺激性、易消化食物为主，如面条、软饭，菜和肉要切碎、煮烂	每日进餐 3~4 次 蛋白质约70g/d 总热量8.5~9.5MJ/d
半流质饮食	低热、体弱、消化道疾患、咀嚼不便、手术后患者	少食多餐无刺激性、易于咀嚼及吞咽的食物。纤维含量少，营养丰富，食物呈半流质状态，如粥、馄饨、蒸鸡蛋、肉末、豆腐、碎嫩菜叶等	每日进餐 5~6 次，每次300mL 蛋白质约60g/d 总热量6.5~8.5MJ/d
流质饮食	高热、口腔疾患、各类大手术后、急性消化道疾患、危重或全身衰竭者	食物呈液体状，如奶类、豆浆、米汤、稀藕粉、肉汁、菜汁、果汁等。此类饮食所含热量和营养不足，只能短期使用	每日进餐 6~7 次，每次200~300mL 蛋白质约40g/d 总热量3.5~5.0MJ/d

二、治疗饮食

针对营养失调及疾病的状况，在基本饮食的基础上调整某一种或几种营养素的摄入量，以达到治疗的要求，称治疗饮食（表14-2）。

表14-2　治疗饮食的种类与适用范围

种类	适用范围	饮食原则
高热量饮食	甲状腺功能亢进、高热、烧伤、产妇、肝炎，胆道疾病等患者	在基本饮食的基础上加餐2次，普食者三餐之间可加牛奶、豆浆、鸡蛋、藕粉、蛋糕等；半流质或流质饮食者可加浓缩食品，如奶油、巧克力等。每日供给热量约12.5MJ
高蛋白质饮食	长期消耗性疾病（如癌症、结核），严重贫血，烧伤，肾病综合征，大手术后等患者及孕妇、哺乳期	增加蛋白质的摄入量，按体重计每日供给 1.5~2g/kg，成人每日蛋白质摄入总量为90~120g。饮食中增加含蛋白质丰富的食物，如肉类、鱼类、蛋类、乳类、豆类等
低蛋白质饮食	急性肾炎、尿毒症、肝昏迷等患者	成人蛋白质摄入总量不超过 40g/d，视病情需要可 20~30g/d，多给蔬菜和含糖量较高的食物，以维持热量
低脂肪饮食	冠心病、高脂血症，肝、胆、胰疾患，肥胖、腹泻等患者	成人脂肪摄入量在50g/d以下，患胆、胰疾患的患者可少于40g/d，尤其要限制动物脂肪的摄入，少用油，禁食肥肉、蛋黄、动物的脑等食物
低盐饮食	急、慢性肾炎，心脏病，肝硬化伴腹水，重度高血压等所致钠水潴留的患者	成人食盐入量不超过2g/d（含钠0.8g，不包括食物内自然存在的含钠量），忌用一切腌制食品，如香肠肉、皮蛋、火腿等

续表

种类	适用范围	饮食原则
无盐低钠饮食	适用范围同低盐饮食，但水肿较重者	无盐饮食，除食物内自然含钠量外，不放食盐烹调；低钠饮食，除无盐外，还应控制摄入食物中自然存在的钠含量（控制在0.5g/d以下）。对于无盐低钠者，还应禁用含钠食物和药物，如含碱食品（馒头、油条、挂面、汽水）和碳酸氢钠等药物
少渣饮食	用于伤寒、痢疾、肛门疾病、腹泻、肠炎、食管胃底静脉曲张、咽喉部及消化道手术后的患者等	少用含纤维素多的食物，如粗粮、竹笋、芹菜等，不用强刺激性调味品和坚硬的食物，肠道疾患少用油
高纤维素饮食	用于便秘、肥胖、高脂血症、糖尿病等患者	选择含纤维素多的食物，如韭菜、芹菜、菠菜、竹笋、粗粮、香蕉等，成人食物纤维量 >30g/d

三、试验饮食

试验饮食也称诊断饮食，指在特定的时间内，通过调整饮食而协助疾病的诊断和提高实验检查的正确性的一种饮食（表14-3）。

表14-3　试验饮食的种类与适用范围

种类	适用范围	饮食方法
胆囊造影饮食	需要用X线进行胆囊、胆管检查的患者	检查前1日中午进高脂肪饮食，使胆囊收缩和排空，便于造影剂进入胆囊。晚餐进无脂肪、低蛋白、高糖的清淡饮食，晚饭后口服造影剂并禁食、禁饮至次日上午。检查当日晨禁早餐，第1次摄X线片后，如胆囊显影良好，可进食高脂肪餐（脂肪量25~50g），30分钟后进行第2次摄片
隐血试验饮食	在大便隐血试验期内用，试验期为3~5天	试验前3天进食易造成潜血试验假阳性的食物，如绿色蔬菜、肉类、动物肝脏、动物血、含铁食物和药物；可进食牛奶、豆制品、白菜、土豆、冬瓜、粉丝等食物，第4天起连续留取3天粪便做潜血检查
甲状腺^{131}I 试验饮食	用于协助检查甲状腺功能	试验期为2周，试验期间禁用含碘食物及其他一切影响甲状腺功能的药物和食物，如海带、海蜇、紫菜、海参、虾、鱼、加碘食盐等，禁用碘做局部消毒，两周后做^{131}I功能测定

第三节　饮食护理

对患者进行科学、合理的饮食护理，是满足患者最基本的生理需要之一。护士通过对患者饮食与营养的全面评估，确认患者在营养方面存在的健康问题，并采取适宜的护理措施，帮助患者维持或恢复良好的营养状态，以促进患者早日康复。

一、饮食与营养的评估

饮食与营养的评估是人体健康评估中的重要组成部分。通过营养评估可了解患者的营养状态，如营养不足或营养过剩，进而根据患者的营养状况采取针对性的饮食护理，使患者尽快恢复健康。营养评估包括饮食评估、身体评估、人体测量和生化评估四个方面。

(一) 饮食评估

饮食评估包括饮食是否有规律，每日进餐的时间和用餐方式，摄入食物的种类和量，有无特殊饮食嗜好，有无食物过敏史，以及有无影响食物摄入的因素，如口腔疾患、咀嚼不便等。

(二) 身体评估

身体评估可以从身高、体重、毛发、皮肤、骨骼和肌肉等方面评估患者的营养状况。通过身体评估，收集反映患者营养状况的资料，以助于发现患者营养不良的线索，为诊断提供依据（表 14 – 4）。

表 14 – 4　营养状况的身体征象

评价项目	营养良好	营养不良
体重	体重正常	肥胖或低于正常体重
毛发	浓密，有光泽	干燥，稀疏，无光泽
皮肤	皮肤光滑、有弹性、颜色正常	皮肤无光泽、干燥、弹性差，肤色过淡或过深
黏膜	黏膜红润	黏膜苍白、干燥
指甲	粉色，坚实，有光泽	粗糙，反甲，易断裂，无光泽
肌肉和骨骼	肌肉结实，肌张力正常，皮下脂肪丰满而有弹性	肌肉松弛无力，皮下脂肪菲薄，肋间隙、锁骨窝凹陷，肩胛骨和髂骨嵴峋突出

(三) 人体测量

人体测量是指运用一定的测量工具和方法测得反映人体营养状况的数据，将测得的数值与正常值进行比较，以帮助识别患者是否存在营养问题。测量的项目包括身高、体重、皮褶厚度、上臂围和上臂肌围等。

(四) 生化评估

通过各种生化检验，测定人体内各种营养素水平。其是评价人体营养状况的客观指标。将实验室检查结果与正常值进行比较，从而判断患者的营养状况。

二、一般饮食护理

（一）进食前护理

1. 饮食指导　护士应根据患者所需的饮食种类进行解释和指导，饮食指导时应尽量符合患者的饮食习惯，用一些患者容易接受的食物代替限制的食物，使患者适应饮食习惯的改变，保证患者的饮食计划顺利执行。

2. 环境准备　患者进食的环境应以清洁、整齐、空气清新、安静、气氛轻松为原则。

（1）整理床单位，饭前半小时开窗通风，移去便器。

（2）进食前暂停非紧急治疗、检查和护理操作。

（3）同病室有危重患者应以屏风遮挡，病情允许可安排在餐厅进餐。集体进餐可促进食欲，病友间可相互交流，使患者在和谐环境中愉快进食。

3. 患者准备　进食前，护士应协助患者做相应的准备工作。

（1）减少或去除不舒适的因素：疼痛者给予适时的止痛；高热者及时降温；因特定卧位引起疲劳时，应帮助患者更换卧位或进行相应部位的按摩等。

（2）清洁护理：督促并协助患者洗手、漱口，病情严重者给予口腔护理，以增进食欲。

（3）协助患者采取舒适的进食姿势：若病情允许，可协助患者下床进食；不能下床进食者，协助其取坐位或半坐位，放好跨床桌，并擦拭干净；卧床患者协助取侧卧位或仰卧位（头转向一侧），并给予适当支托。经患者同意，将治疗巾或餐巾围于患者胸前，以保持衣服和被单的清洁，并使患者做好进食准备。

（二）进食时护理

1. 分发食物　护士洗净双手，衣帽整洁。根据饮食单上的饮食要求，督促并协助配餐员及时将饭菜准确、无误地分发给每位患者。

2. 鼓励进食　患者进食期间，护士应巡视观察患者进餐情况，同时鼓励或协助患者进餐。

（1）检查治疗饮食和试验饮食的实施情况，适时给予督促。来访者带来的食物，需经护士检查，符合治疗护理原则的方可食用。

（2）对于不能自行进食的患者，护士应予喂食。应根据患者的进食习惯耐心喂食；进流质饮食者，也可使用吸管。

（3）双目失明或双眼被遮盖的患者，除遵守上述喂食要求外，还应在喂食前告之食物名称以增加兴趣，促进消化液分泌。如患者要求自己进食，可设置时钟平面图放置食物，告知方法和食物名称，以便按顺序摄取。如 6 点处放主食，12 点处放汤，9 点处和 3 点处放菜（图 14－1）。

（4）对禁食或限量饮食者，应告知其原因，以取得合作。同时在床尾卡上标记，

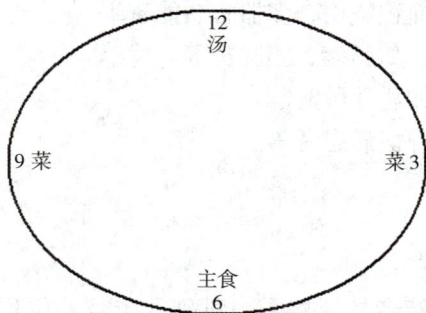

图 14 - 1　时钟平面图

并做好交接班。

（5）对于需要增加饮水量者，应向患者解释大量饮水的重要性。对限制饮水量者，应向患者及家属说明限水的目的和限水量，以取得合作，并且患者床边应有限水标记。

3. 健康教育　进食期间是进行健康教育的最佳时机，适时讲述和解答患者的饮食方面的问题，进行健康宣教，帮助患者纠正不良饮食习惯和违反医疗原则的饮食行为。

（三）进食后护理

1. 清洁护理　及时撤去餐具，清理食物残渣，整理床单。督促协助患者洗手、漱口或做口腔护理。

2. 做好记录　包括进食种类、量、患者进食时和进食后的反应等，以了解患者的进食是否满足营养需求。

3. 特殊患者　对暂需禁食或延迟进食的患者应做好交接班。

三、特殊饮食护理

对于病情危重、消化功能障碍、不能经口或不愿经口进食的患者，为保证其营养素的摄取、消化、吸收，维持细胞的代谢，保持组织器官的结构与功能，调节免疫、内分泌等功能并修复组织，促进康复，临床上常根据患者的情况采用不同的特殊饮食护理。

（一）鼻饲法

鼻饲法是将导管经鼻腔插入胃内，从管内注入流质食物、营养液、水分和药物的方法。

【目的】

为保证患者摄入足够的热能和蛋白质等多种营养素，满足其对营养的需要，以利早日康复。适用于以下各种患者：

1. 不能经口进食者，如昏迷等。
2. 吞咽和咀嚼困难，气管切开，如食道癌术后等。

3. 高分解代谢，如大面积烧伤、多器官功能衰竭。

4. 消化道疾病稳定期，如肠瘘、胰腺炎等。

5. 慢性消耗性疾病，如恶性肿瘤。

6. 拒绝进食者，如精神疾病患者等。

7. 其他，如早产儿等。

【评估】

1. 患者身份，意识不清者核对腕带、科别、床号、住院号、姓名、性别、年龄和诊断。

2. 病情、测量目的、意识状态、心理反应、合作程度。

3. 患者鼻腔状况，包括鼻腔黏膜有无肿胀、炎症，鼻中隔有无偏曲、息肉等，既往有无鼻部疾患。

【计划】

1. 用物准备

（1）插管用物：①鼻饲包内放镊子、压舌板、纱布、液状石蜡及胃管（一次性胃管另备）。②治疗盘内放治疗巾、治疗碗、弯盘、50mL 注射器、温度计、量杯、温开水、棉签、胶布、夹子或橡皮圈、别针、听诊器、保温杯（盛流质饮食 200mL，38℃ ~ 40℃）、手消毒液，必要时备手套。

（2）拔管用物：治疗盘内有治疗碗（内备纱布）、松节油或汽油、酒精、棉签、手套等。

2. 患者准备 患者了解鼻饲的目的、注意事项，以取得合作。

【实施】

1. 操作方法

（1）插管方法

1）备齐用物、携至患者床边。

2）核对床号、姓名并解释。

3）根据病情，协助患者取半坐位或坐位，无法坐起者取右侧卧位，取下患者义齿。

4）将治疗巾围于患者颌下，弯盘置于床头易取处，观察选择鼻腔，用棉签清洁鼻腔（图 14 - 2）。

5）测量胃管插入长度，并做一标记，插管长度为前额发际至剑突，或鼻尖到耳垂至剑突的距离，成人 45 ~ 55cm，婴幼儿 14 ~ 18cm。

图 14 - 2　清洁鼻腔

6）打开鼻饲包，戴上手套，取出胃管（一次性胃管另备），检查是否通畅，测量长度并做标记（图 14 - 3），插管长度为鼻尖到耳垂至剑突，或前额发际至剑突的距离，成人 45 ~ 55cm。将液状石蜡油倒少许在纱布上，以润滑胃管前段。左手持纱布托住胃

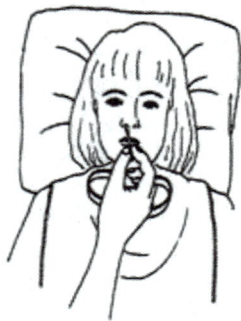

管，右手用镊子夹住胃管前端，沿选定侧鼻孔轻轻插入。

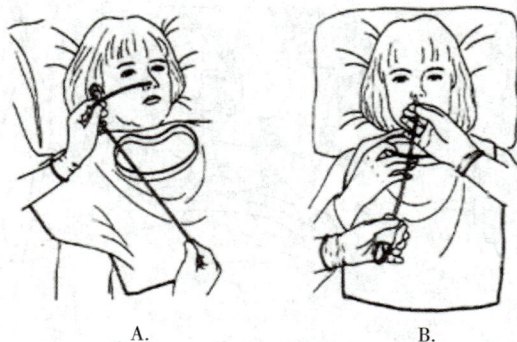

A.   B.

图 14 - 3   测量插管长度

7) 插入 10 ~ 15cm（咽喉部）时，嘱患者做吞咽动作，同时顺势将胃管向前推进，直至预定长度。

8) 为昏迷患者插管：插管前先为患者去枕，头向后仰，当胃管插入 14 ~ 16cm 时，左手将患者头部托起，使下颌靠近胸骨柄，缓缓插入胃管至预定长度（图 14 - 4）。

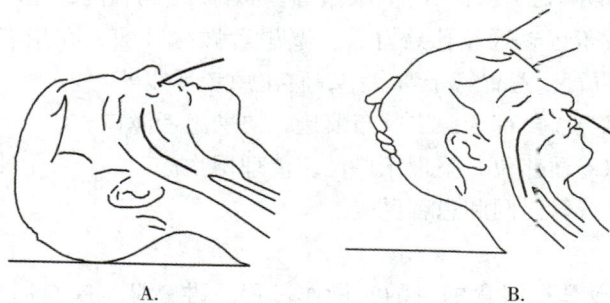

A.   B.

图 14 - 4   A B 昏迷患者插管方法

9) 确认胃管是否在胃内通过 3 种方法：①接注射器于胃管末端回抽，能抽出胃液（图 14 - 5）。②将听诊器放至胃部，用注射器快速注入 10mL 空气，同时能听到气过水声（图 14 - 6）。②将胃管末端置于盛水的治疗碗内，无气泡逸出。

10) 证实胃管在胃内后，用胶布固定胃管于鼻翼及颊部。

(2) 灌注饮食

1) 先注入少量温开水。

2) 缓慢灌注鼻饲液或药液，注入完毕后，再次注入少量温开水冲净胃管。

3) 将胃管末端反折，用纱布包好，橡皮圈系紧或用夹子夹紧，用别针固定于大单、枕旁或患者衣领处（图 14 - 7）。

4) 协助患者清洁口腔、鼻腔，整理床单位，嘱患者维持原卧位 20 ~ 30 分钟。

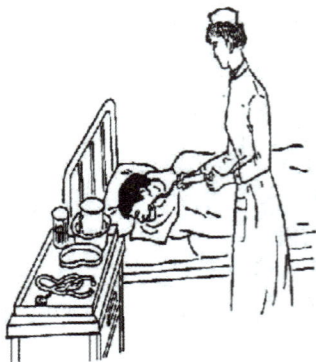

图 14－5　抽出胃液法　　　　图 14－6　听气过水声法　　　　图 14－7　固定稳妥

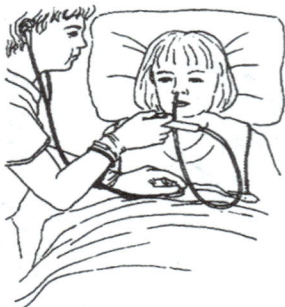

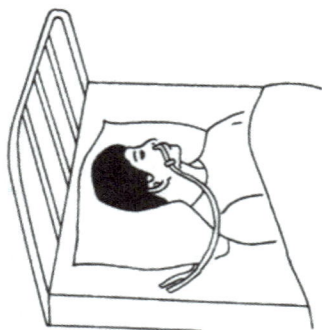

5）洗净鼻饲用的注射器，放于治疗盘内，用纱布盖好备用。

6）记录鼻饲液的种类、量、患者的反应等。

（3）拔管方法

1）携用物至床边，核对解释。

2）铺治疗巾，置弯盘于患者颌下，夹紧胃管末端放于弯盘内，轻轻揭去固定的胶布。

3）戴手套用纱布包裹近鼻孔处胃管，嘱患者做深呼吸，在患者呼气时快速拔管，边拔管边用纱布擦胃管，置胃管于弯盘中，移出患者视线外。

4）清洁患者口鼻、面部，擦去胶布痕迹，协助患者漱口。

5）协助患者取舒适体位，整理床单位，清理用物。

6）洗手、记录拔管时间和患者反应。

2. 健康教育

（1）向患者讲授鼻饲喂食的目的、操作过程。讲解鼻饲喂食时应注意的事项，食物的温度、量、胃管的冲洗、卧位等。

（2）介绍胃管更换的知识、鼻饲后有无不适反应和喂食的时间等。

【注意事项】

1. 插胃管前　护患之间应有沟通，向患者解释鼻饲的目的和配合方法，以取得患者及家属的理解与配合。

2. 插胃管中　患者出现呛咳、呼吸困难、发绀等，表示误入气管，应立即拔出，休息片刻重插。动作轻稳，防止损伤鼻腔和食管黏膜或误入气管。

3. 灌食前　每次应先检查胃管是否在胃内，证实胃管确实在胃内，再灌食。

4. 灌食中　每次鼻饲量不超过200mL，间隔时间不少于2小时。须用药物时应将药片研碎溶解后再灌入，新鲜果汁和奶液应分别注入防止产生凝块。

5. 灌食后　不要立即翻动患者，以免引起呕吐，或呕吐物逆流入气管。

6. 长期鼻饲者　应每日进行口腔护理1～2次，每周更换1次胃管，于晚间末次喂食后拔管，翌晨从另一侧鼻腔插入。

7. 禁忌证　食管及胃底静脉曲张、食管狭窄和梗阻者禁用。

【评价】

1. 操作方法正确，动作轻柔，无黏膜损伤出血及其他并发症。
2. 患者理解插管意义，并能主动配合。
3. 胃管无脱出。

（二）要素饮食

要素饮食是一种化学精制食物，含有全部人体所需的易于吸收的营养成分，包括游离氨基酸、单糖、必需脂肪酸、维生素、无机盐类和微量元素，主要特点是不含纤维素，无需经过消化过程，可直接被肠道吸收，且营养价值高，营养全面。

【目的】

用于临床营养治疗，可提高危重患者或胃肠道疾病、严重感染、重度烧伤和肿瘤等患者的营养水平，促进伤口愈合，改善患者的营养状况，增加体重，纠正负氮平衡以维持正常生理功能，提高患者对热能和氨基酸等营养素的摄入，以达到治疗和辅助治疗的目的。

【评估】

1. 患者年龄，意识不清者核对腕带、科别、床号、住院号、姓名、性别、年龄和诊断。
2. 患者病情、测量目的、意识状态、心理反应、合作程度。
3. 患者造瘘处皮肤情况、身体状况、既往健康史。

【计划】

1. 用物准备
（1）治疗盘内放碘伏、无菌持物钳、无菌棉签、液状石蜡、棉签、弯盘、适量温开水、等渗盐水或蒸馏水、治疗碗（内盛纱布）、橡胶圈、别针、70% 乙醇和手消毒液等。
（2）滴入器具，包括无菌有盖吊瓶、输液器、瘘管等，以及输液泵、输液架、热水瓶、夹子等。
（3）根据医嘱准备饮食，如要素饮食或大分子聚合物等。
2. 患者准备　患者了解要素饮食的目的、注意事项，以取得配合。

【实施】

根据患者的病情需要，供给患者适宜浓度和剂量的要素饮食。可通过口服、鼻饲、经胃或空肠造瘘口滴入的方式摄入。具体操作方法：
1. 分次注入　将配制好的要素饮食或现成制品用注射器通过鼻胃管注入胃内，每日4～6 次，每次250～400mL。主要用于非危重患者、经鼻胃管或造瘘管行胃内喂食者。优点是操作方便，费用低廉。缺点是较易引起恶心、呕吐、腹胀、腹泻等胃肠症状。

2. 间歇滴注 将配制好的要素饮食或现成制品放入有盖吊瓶内，经输注管缓慢滴入，每日用4~6次，每次400~500mL，每次滴注持续时间30~60分钟，多数患者可耐受。

3. 连续滴注 装置与间歇滴注同，在12~24小时内持续滴入，或用输液泵保持恒定滴速，多用于经空肠喂食的危重患者。

【注意事项】

1. 配制要素饮食时，严格执行无菌操作原则，所有配制用具均需消毒灭菌后使用。

2. 要素饮食的使用原则是由浓度低、用量少、速度慢开始，逐步增加，待患者耐受后，再稳定配餐标准。

3. 要素饮食的口服温度为37℃左右。滴注要素饮食时，应保持液温在41℃~42℃，防止患者因摄入冷溶液而产生腹痛、腹胀、腹泻等。

4. 要素饮食滴注前后均需用温开水或生理盐水冲净管腔，以防食物积滞管腔而腐败变质，引起胃肠道疾患。

5. 滴注过程中应经常巡视患者，如出现恶心、呕吐、腹胀、腹泻等症状，应及时查明原因，按需要调整速度、温度。反应严重者可暂停滴入。

6. 应用要素饮食期间应定期检查血糖、尿糖、血尿素氮、电解质、肝功能等指标，观察尿量，大便次数及性状，并记录体重，做好营养评估，监测治疗效果和并发症。

7. 要素饮食停用时应逐渐减量，骤停易引起低血糖反应。

知识链接

全胃肠外营养

全胃肠外营养（TPN total parenteral nutrition）由美国Dudrick和Wilmore在1967年提出，也称全静脉营养（TEN），是指通过胃肠外途径提供机体代谢过程所需全部营养的营养支持方法。目前采用的主要途径是经静脉内输给，故又称静脉营养。其可使患者在不进食的状况下维持良好的营养状况，增加体重，促进创伤愈合，幼儿可以继续生长、发育。

【评价】

1. 操作方法正确，患者未出现胃肠道反应。
2. 保证患者基本营养、水分的摄取。

【讨论与思考】

1. 肝硬化患者应采用何种饮食？其每日蛋白质摄入量应是多少？
2. 作为护士，你应如何协助双目失明患者进食？
3. 胃管插入过程中患者出现恶心或呛咳时，护士应如何处理？
4. 胃管插入胃内的方法有哪些？

第十五章 排泄护理

学习目标

1. 掌握多尿、少尿、无尿、膀胱刺激征的概念；排便、排尿异常的评估及尿失禁、尿潴留患者的护理措施；男、女患者导尿术及大量不保留灌肠术的操作方法。
2. 熟悉正常排便、正常排尿的评估。
3. 了解与排尿、排便有关的解剖生理。

排泄是机体将新陈代谢的产物排出体外的生理过程，是人体重要的生理需要之一，也是维持生命基本的必要条件。人体排泄的途径主要有消化道（排便）、泌尿道（排尿）、皮肤（排汗）、呼吸道（排出二氧化碳和水）等，其中消化道和泌尿道是主要的排泄途径。很多因素都会影响排泄功能而导致机体出现健康问题，如患者因疾病丧失自理能力或因缺乏有关的保健知识，不能正常进行排便、排尿活动时，护士应运用与排泄有关的护理知识和技能，帮助和指导人们维持正常的排泄功能，满足其排泄的需要，使之获得最佳的健康和舒适状态。

案例导入

张某，女，53 岁，因患脑梗死 5 个月，意识模糊，左侧肢体肌力 3 级，体温 40.5℃，脉搏 125 次/分，呼吸 22 次/分，颜面潮红，烦躁不安。患者感觉下腹部胀痛难忍，不能自行排尿。查体可见耻骨上膨隆，扣及囊样包块，叩诊呈实音，有压痛。

问题：
1. 该患者目前主要的健康问题是什么？
2. 发生该健康问题的主要原因是什么？
3. 制定针对该患者的主要护理计划。

第一节 排便的护理

食物经口腔进入胃和小肠消化吸收后，残渣贮存于大肠内，经细菌发酵和腐败作用后形成粪便，粪便的性状可以反映消化系统的功能。护理人员立通过对患者排便活动和粪便的评估，及时发现和鉴别消化系统的疾患，以帮助诊断、治疗和制定相应的护理计划。

一、与排便有关的解剖生理

（一）排便器官

大肠是人体消化系统的重要组成部分，为消化道的下段，大便主要在大肠形成，因此，大肠是人体的主要排便器官。成人大肠全长约 1.5m，起自回肠，包括盲肠、升结肠、横结肠、降结肠、乙状结肠和直肠 6 个部分。全程似方框形，围绕在空肠、回肠的周围。大肠口径较粗，肠壁较薄，盲肠和结肠还具有 3 种特征性的结构。一是在肠道的表面，沿着其纵轴有结肠带，由肠壁纵行肌增厚而形成；二是由肠壁上的横沟隔成囊状的结肠袋；三是在结肠带附近由于浆膜下脂肪聚集，形成许多大小不等的脂肪凸起，称为肠脂垂。

（二）大肠的生理功能

大肠的主要功能是进一步吸收粪便中的水分、电解质和其他物质（如氨、胆汁酸等），形成、贮存和排泄粪便。同时大肠还有一定的分泌功能，如杯状细胞分泌黏液中的黏液蛋白，有保护黏膜和润滑粪便的功能，使粪便易于下行，保护肠壁防止机械损伤，免遭细菌的侵蚀。另外，大肠能吸收少量的水、无机盐和部分维生素。

（三）排便的生理

食物通过消化道的胃和小肠消化吸收后，剩余残渣贮存于大肠内，一部分水分被大肠吸收，其余成分经细菌发酵腐败作用后形成粪便排出体外。正常情况下粪便主要储存于结肠下部，当肠蠕动推动粪便进入直肠后，粪便刺激直肠壁内的感受器，引起冲动，经盆神经和腹下神经传到脊髓腰骶段的初级排便中枢，并上传到大脑皮层，引起便意。排便活动受大脑皮层的控制，在条件允许的情况下，大脑皮层对脊髓排便中枢的抑制解除，通过盆神经的传出冲动使降结肠、乙状结肠和直肠收缩，肛门内括约肌舒张，同时阴部神经传出冲动减少，提肛肌收缩，肛门外括约肌舒张，使粪便排出体外。另外，腹肌和膈肌收缩，使腹内压增加，促进排便过程。如果条件不允许，大脑皮层发出传出冲动，抑制脊髓排便中枢的活动，使排便受到抑制。

知识链接

大肠概况

大肠全长 1.5m，分为盲肠、结肠、直肠和肛管四部分。直肠长约 16cm，有两个弯曲，即骶曲和会阴曲。肛管长约 4cm，为内外括约肌所包围，内括约肌为平滑肌，有协助排便的作用，外括约为骨骼肌，是控制排便的重要肌束。

二、排便的评估

正常情况下，人的排便活动受意识控制，是一个自然、无痛苦、无障碍的过程。但很多因素会影响到排便活动。个体如果缺乏规律的排便习惯，容易导致排便异常。护士通过对患者排便活动的观察，可及早发现排便异常，为诊断、治疗和护理提供依据。

（一）排便影响因素的评估

影响排便的因素很多，主要包括生理、心理、饮食、活动、疾病、药物、治疗和检查，以及文化教育等。

1. 生理因素

（1）年龄：婴幼儿由于神经肌肉系统发育不完善，不能有效地控制排便；老年人随着年龄增加，腹肌张力逐渐下降、胃肠蠕动减慢、肛门括约肌松弛、活动减少等原因，导致肠道控制能力下降而易出现便秘或排便失禁。

（2）个人排泄习惯：日常生活中，大多数人都有固定的排便习惯和时间；如使用固定的便器（如坐便器或蹲便器），固定的排便时间（如晨起或晚上临睡前排便），排便时从事某些固定活动（如阅读、听音乐）等。当排便姿势、环境等发生改变时会影响正常排便，如住院后环境和生活习惯的改变，患者可能出现便秘。

2. 心理因素　排便受意识的控制，故心理因素严重影响个人的排便。如精神抑郁时，身体活动量减少，胃肠蠕动减慢，可导致便秘；情绪紧张、焦虑时，可导致迷走神经兴奋，肠蠕动增加，造成胃肠道吸收不良、腹泻等情况发生。

3. 饮食　食物是影响排便的主要因素，均衡的饮食、充足的液体摄入是维持正常排便的重要条件。如进食富含纤维素的食物和充足的液体摄入量可增加粪便容积，液化肠道内容物，加快胃肠蠕动，减少水分在大肠内的再吸收，防止便秘的发生；当膳食中缺乏粗纤维食物、饮水量不足、饮食量摄入过少时，粪便容积减小，食糜通过肠道速度减慢、时间延长，水分再吸收增加，导致粪便变干结、排便次数减少而发生便秘。

4. 活动　活动可维持和促进肌肉的张力，刺激肠蠕动，有助于维持正常的排便功能。如长期卧床、活动功能受限时，因肌张力减退而造成排便困难或便秘。

5. 疾病　肠道疾患或身体其他系统的病变均可影响到正常排便。如大肠癌、结肠炎可使排便次数增加、形状改变、颜色异常；脊髓损伤、颅脑病变等神经系统疾患可致排便失禁；精神抑郁症、腹部和会阴部的伤口疼痛患者会出现便秘等。

6. 药物　某些药物能影响排便形态而导致腹泻或便秘。如长期大量使用抗生素后发生二重感染而导致腹泻；麻醉剂或止痛药使肠道蠕动功能减弱而导致便秘。有些药物可以治疗或预防腹泻和便秘，如缓泻药可刺激肠蠕动，减少肠道水分吸收，促进排便，治疗便秘；但如果滥用缓泻剂，则可能因肠道依赖而导致便秘。

7. 治疗和检查　某些治疗和检查会影响个体的排便活动。如长期使用抗生素干扰肠内正常菌群的功能可造成腹泻；大剂量使用镇静剂可导致便秘；腹部、肛门手术时，因肠道平滑肌暂时麻痹或伤口疼痛而造成排便困难；胃肠道 X 线检查时常需灌肠或服用造影剂，影响排便。

8. 文化教育因素　社会文化教育影响个人的排便观念和习惯。排便是个人的隐私，当个体因排便异常而需要医务人员帮助时，常因不愿暴露隐私而抑制排便，加重病情。

（二）排便活动的评估

大便的性状可反映消化系统的功能状况，排便活动可从以下方面进行评估。

1. 次数　一般成人每天排便 1~3 次，婴幼儿每天排便 3~5 次。如成人排便次数每天超过 3 次或每周少于 3 次，为排便异常。

2. 量　排便量与膳食种类、数量、摄入液体量、消化器官功能等因素有关。正常成人每天排便量 100~300g。如进食膳食纤维含量少、高蛋白精细食物多时粪便量少而细腻；进食高纤维素食物、水果及大量饮水者粪便量多，排便通畅。另外，消化器官功能紊乱时也会影响排便量。

3. 颜色　正常成人的粪便呈黄褐色或棕黄色，婴儿的粪便呈黄色或金黄色。粪便颜色与摄入食物或药物种类有关。如摄入大量绿叶蔬菜，粪便可呈暗绿色；摄入动物血或含铁制剂，粪便可呈无光样黑色。病理情况下，大便的颜色常可出现以下变化：

（1）柏油样便：呈黑色或黑褐色，质软而富有光泽，犹如柏油，提示上消化道出血，由于红细胞被胃肠消化液破坏而形成。

（2）暗红色血便：粪便颜色暗红、均匀，提示下消化道出血。

（3）陶土色便：粪便颜色灰白，是由于胆汁不能进入肠道导致粪便胆红素含量减少所致，常见于阻塞性黄疸。

（4）果酱样便：粪便呈棕红色，犹如果酱，是由于坏死的肠黏膜组织随粪便排出所致，常见于肠套叠、阿米巴痢疾。

（5）鲜血便：粪便表面有鲜血或便后滴血，常见于直肠息肉、痔疮、肛裂等。

（6）米泔水便：粪便呈白色"米泔水"样，见于霍乱、副霍乱。

（7）黏液脓血便：粪便中混有黏液和脓血，常见于痢疾、溃疡性结肠炎、局限性肠炎、结肠或直肠癌等。

4. 形状及坚硬度　大便坚硬度有硬、软、稀和水样 4 种，形状可有成形或不成形两种。正常成人粪便柔软、成形，排出通畅。病理情况下，大便的形状和坚硬度可出现以下变化。

（1）糊状或水样便：粪便稀薄甚至呈水样。如消化不良、急性肠炎时，大便稀薄或呈水样便，系肠蠕动功能亢进或分泌增多引起；伪膜性肠炎时，大便呈黄绿色稀汁样便并含膜状物；艾滋病患者伴发肠道隐孢子虫感染时，可排出大量稀水样便。

（2）栗子样便：粪便干结坚硬、难以排出，呈栗子样。常见于因饮水量过少、膳食纤维摄入量少、无规律排便、肠麻痹等原因引起的便秘。

（3）细扁条状便：粪便呈细条形或扁条状，常见于部分肠梗阻、直肠或肛门狭窄，如直肠癌患者。

5. 内容物　正常粪便主要为食物残渣、少量的黏液、脱落的肠上皮细胞、细菌及代谢废物，如胆色素衍生物、钙、镁、汞等。如粪便中混有大量黏液和血液，提示消化道感染或出血；肠道寄生虫感染患者的粪便中可见蛔虫、蛲虫、绦虫节片等；消化不良患者的粪便中可见大量的脂肪滴。

6. 气味　正常粪便有氨臭味，因食物残渣与结肠中的细菌发酵而产生。大便气味受食物种类、肠道疾病的影响，如食肉者味重，食素者味轻。严重腹泻患者的粪便呈碱性反应，气味恶臭（含未消化的蛋白质及腐败菌的作用）；消化不良及乳儿的粪便呈酸性反应，气味酸臭（糖类未充分消化或吸收脂肪酸产生气体）；下消化道溃疡、恶性肿瘤患者的粪便呈腐败臭味；消化道出血患者的粪便呈腥臭味。

三、排便异常的护理

常见的排便异常情况有便秘、粪便嵌塞、腹泻、排便失禁等。

（一）便秘

便秘是指正常排便形态改变，排便次数减少（超过 3 天排便 1 次或每周排便少于 3 次），粪便干结，排便困难，常伴有腹痛、腹胀、消化不良、乏力、食欲不振等全身症状。

1. 常见原因

（1）饮食结构不合理：如膳食中缺乏高纤维素，饮水量过少。

（2）排便习惯不良：如成人因工作或生活紧张、儿童因贪玩忽略了正常排便。

（3）中枢神经系统功能障碍：如截瘫患者因神经传导功能障碍而影响正常的排便。

（4）排便时间受限或活动量减少：如排便时间不充裕、长期卧床患者活动量减少。

（5）精神因素：如强烈的情绪反应导致的精神紧张。

（6）不合理用药：如长期滥用缓泻剂、铁剂或钙剂等。

（7）直肠肛门手术后：由于伤口疼痛，患者不敢排便而导致便秘。

（8）某些器质性病变：如肠梗阻患者。

2. 症状和体征　粪便干结，触诊腹部硬实而紧张，可触及包块，肛诊可触及粪块。常伴有消化不良、食欲不佳、头痛、腹痛、腹胀、乏力、舌苔变厚、嗜睡等全身症状。

3. 护理措施

（1）心理护理：便秘给患者带来很大的痛苦和压力，导致情绪焦躁不安。护士应了解患者的排便状况和心理动态，安慰患者，耐心解释便秘的原因，消除患者紧张焦虑情绪。鼓励患者积极调整和应对，不随意使用缓泻剂及灌肠等方法来帮助排便。

（2）建立良好的生活习惯：长期便秘会给患者身心造成严重的影响，如高血压患者用力排便可诱发脑血管意外，心脏病患者可诱发心绞痛和心肌梗死。因此，确定患者属于非器质性便秘后，应指导其采取有效的预防、治疗及护理措施。

①合理的膳食结构：多吃蔬菜、水果和高纤维素食物，多饮水。可于晨起、餐前饮温开水、柠檬汁等，病情允许时每日摄入液体量不少于 2000mL。高纤维素食物、新鲜水果能使粪便体积增大、滑肠通便而促进排便。

②安排合理的排便时间：指导患者按时排便；可利用胃－结肠反射的原理指导习惯性便秘患者早餐后 1 小时左右排便，促进其排便功能；生活不能自理的患者，合理安排各种治疗，及时给予便器，保证充裕的排便时间。

③创造适宜的排便环境：保护患者隐私，消除其紧张情绪，安心排便。

④适量运动：鼓励患者适当运动，拟订符合病情需要的规律的活动计划，如散步、打太极拳、做操等。卧床患者可进行床上活动或被动运动。指导患者进行腹肌和盆底肌的运动，以增加肠蠕动和肌张力，促进排便。

（3）体位和姿势：根据患者病情和习惯采取合适的排便体位和姿势。卧床患者协助床上排便，如病情允许，可采取坐位、半坐卧位或抬高床头，以促进排便。能自理的患者可到卫生间排便。择期手术患者，手术前有计划的训练床上使用便器。

（4）腹部按摩：协助或指导患者用手自右沿结肠解剖位置向左做腹部环行按摩，可在晨起、临睡前做，以促使降结肠的内容物向下移动，增加腹内压，刺激肠蠕动，促进排便。

（5）口服缓泻剂：如上述措施效果不佳时，遵医嘱口服缓泻剂，如番泻叶、蓖麻油、酚酞（果导）、大黄、硫酸镁等，以增加粪便中的水分含量，刺激肠蠕动，发挥导泻功能。缓泻剂应根据患者的病情和特点选用，不能长期使用或滥用，以免造成胃肠道对缓泻剂的依赖性，导致慢性便秘。

（6）使用简易通便剂：常用的简易通便剂有开塞露、甘油栓等。可润滑肠壁，软化粪便，刺激肠蠕动而促进排便。护士应指导患者或家属学会正确使用简易通便剂。

①开塞露：是一种常用的通便剂，由 50% 甘油或小量山梨醇制成，装在密封塑料壳内，成人用量 20mL，小儿用量 10mL。用时剪去封口，挤出少量液体润滑开口处，患者取左侧卧位，嘱其放松后轻轻插入直肠，将药液全部挤入肠道后退出，嘱患者忍耐 5 ~ 10 分钟再排便。

②甘油栓：用甘油和明胶制成的栓剂，适用于小儿及年老体弱的便秘患者。使用时手垫纱布或戴指套，捏住栓剂底部，嘱患者张口呼吸，经肛门轻轻插入直肠，用纱布轻揉，嘱患者忍耐 5 ~ 10 分钟后再排便。

（7）健康教育：指导患者及家属认识维持正常排便习惯的重要意义，使其获得有关排便的健康知识。

（8）灌肠：使用以上方法无效时，遵医嘱给予灌肠术。

（二）粪便嵌塞

粪便嵌塞是指粪便持久滞留堆积在直肠内，水分持续被吸收，粪便干结坚硬而不能排出，系慢性便秘持续发展所致。

1. 常见原因　便秘未及时解除，粪便持续滞留在直肠内，水分不断被吸收。加之自乙状结肠推进的粪便又不断加入，使粪块变得过大过硬无法排出，导致粪便嵌塞。

2. 症状和体征　患者有排便欲，腹部胀痛，直肠肛门疼痛，肛门处可有少量液化的粪便渗出，但不能排出粪便。

3. 护理措施

（1）**早期解除便秘**：可使用口服缓泻剂、简易通便剂等协助患者排便。

（2）**灌肠**：必要时用油剂行保留灌肠，2～3小时后再行清洁灌肠。可每日2次，至排出粪便。

（3）**人工取便**：对于灌肠无效者，遵医嘱行人工取便。操作者戴手套或指套，食指涂润滑剂后自肠壁缓慢插入直肠，触及粪块时评估其大小及硬度，行机械破碎后慢慢分块取出。注意动作要轻柔，避免损伤直肠黏膜。心脏病、脊髓损伤患者应慎用，操作中如患者出现心悸、头昏等症状时须立刻停止操作，以免因刺激迷走神经而发生意外。

（三）腹泻

腹泻是指正常排便形态改变，排便次数增多，粪便松散稀薄或呈水样便。常伴有腹痛、恶心、呕吐、食欲不振、乏力等全身症状。轻微的腹泻有利于排除体内的毒素，对机体有保护作用；严重腹泻可导致水、电解质及酸碱平衡紊乱。

1. 常见原因

（1）**饮食不当**：如饮食不洁或饮食过量。

（2）**使用导泻剂不当**：如过量使用缓泻剂。

（3）**情绪紧张、焦虑**：使肠蠕动加快导致水分不能有效吸收。

（4）**消化系统发育不良**：如消化道畸形、婴幼儿消化系统功能发育不成熟。

（5）**消化道疾患**：如消化道炎症、溃疡、肿瘤、瘘等。

（6）**消化道外疾患**：如甲亢、严重感染等。

（7）**滥用抗生素**：如长期、大量使用抗生素后，可使肠道内正常菌群被杀灭而导致二重感染的发生，出现腹泻等症状。

2. 症状和体征　排便次数增加，大便稀薄不成形后呈水样便，伴疲乏、胃肠痉挛、腹痛、恶心、呕吐、肠鸣音亢进、急于排便难以控制。肛周皮肤因受排泄物刺激可出现红肿或产生疼痛感。严重腹泻可致大量体液丢失而发生水、电解质及酸碱平衡紊乱。

3. 护理措施

（1）**心理护理**：腹泻患者常感到紧张、焦虑、恐惧、痛苦、烦躁不安等心理反应，护士应主动关心和帮助患者，耐心给予心理支持和安慰，消除其焦虑不安的情绪，提高患者的自信心，以免因心理因素而加重腹泻。

（2）**去除病因**：消除腹泻的原因，停止进食已被污染或怀疑污染的饮食；遵医嘱给予抗生素治疗肠道感染性疾病。

（3）**卧床休息**：卧床休息能减少肠蠕动而缓解腹泻，并能降低体力的消耗。对不能自理的患者及时给予便盆，保证其充分休息。

（4）**饮食护理**：轻度腹泻患者，鼓励其多饮水，根据病情给予清淡的流质或半流质饮食，避免食用油腻、辛辣和富含纤维素的食物；严重腹泻患者须暂禁食。

（5）**皮肤护理**：频繁腹泻患者，肛周皮肤受粪便刺激易出现红肿、疼痛，应在便后用软纸轻擦肛门后再用温水清洗，并涂油膏保护，以保持肛周皮肤清洁，减少刺激，尤为婴幼儿、老年人和身体衰弱者；保持床单位清洁干燥，避免损伤皮肤。

（6）**补充水、电解质**：遵医嘱给予止泻剂、口服补盐液或静脉输液，以补充体内的水和电解质，维持水、电解质和酸碱平衡。

（7）**密切观察病情**：观察和记录患者排便的次数、量，粪便的性质、颜色及生命体征等变化；必要时留取粪便标本送检；防止出现水、电解质和酸碱平衡紊乱；疑似传染病患者实施肠道隔离。

（8）**健康教育**：向患者讲解引起腹泻的原因和相关知识；指导患者养成良好的饮食习惯，饮食宜卫生、清淡并多饮水，不吃生冷、不洁饮食；注意防蝇灭蟑；指导患者观察排便情况，出现异常及时就医。

（四）排便失禁

排便失禁是指肛门括约肌不受意识控制，粪便不自主地排出。

1. 常见原因

（1）**生理因素**：如神经肌肉的病变或损伤（如瘫痪），胃肠道疾患（如严重腹泻）等。

（2）**心理因素**：如精神障碍、情绪失调等。

2. 症状和体征　患者排便不受意识控制，粪便不由自主地排出。肛周皮肤因受排泄物刺激后出现红肿、疼痛，严重者糜烂，易发生压疮。

3. 护理措施

（1）**心理护理**：患者因排便失禁，出现紧张、窘迫、自卑和忧郁等心理反应，期望得到帮助和理解。护理人员应及时给予安慰与心理支持，尊重和理解患者，帮助其树立战胜疾病的信心，积极配合治疗与护理。

（2）**皮肤护理**：床上铺橡胶单、中单或一次性尿布，保持床单位的清洁、干燥、平整，每次排便后用温水洗净肛周及臀部皮肤，保持皮肤的清洁干燥。必要时肛周涂软膏保护，避免皮肤破损感染。密切观察骶尾部皮肤变化，定时翻身按摩，发现异常及时处理，预防压疮的发生。

（3）**帮助患者重建控制排便的能力**：①建立规律的排便习惯。定时给予便器，如病情允许可教会患者使用便盆，以促使其自行排便。②进行肛门括约肌和盆底肌功能锻炼。指导患者取立位、坐位或卧位，试作排便动作，先慢慢收缩肌肉，再慢慢放松，每次做 10 秒左右，连续 10 次，每次 20～30 分钟，每日数次，以患者感觉不疲乏为宜。

（4）**饮食与活动**：如无禁忌证，应保证患者摄入足量的液体；适当增加膳食纤维的含量；适当运动。

（5）**保持室内空气清新**：定时开窗通风换气，保持床单位、衣服清洁，及时更换污湿的被单衣裤，以去除不良气味，使患者舒适。

（6）**观察患者排便反应**：了解患者排便时间、规律，观察排便的表现，如患者因进食刺激肠蠕动会引起排便，则应在饭后及时给予便器；如患者排便无规律，则应酌情给患者使用便器，以试行排便，帮助患者重建排便的控制能力。

（7）健康教育：向患者及家属讲解排便失禁的原因和护理方法；指导患者及家属的饮食卫生知识；教会患者进行肛门括约肌及盆底肌肉收缩锻炼的方法。

四、与排便有关的护理技术

灌肠法是将一定量的溶液通过肛管，由肛门经直肠灌入结肠，以帮助患者排出粪便、清洁肠道、解除肠胀气及肠道给药，达到缓解症状、协助诊断、治疗疾病的目的的方法。

根据灌肠目的可分为保留灌肠和不保留灌肠。根据灌入的液体量又可将不保留灌肠分为大量不保留灌肠和小量不保留灌肠。如为了达到清洁肠道的目的，反复进行的大量不保留灌肠，则为清洁灌肠。

（一）大量不保留灌肠

【目的】

1. 刺激肠蠕动，软化和清除粪便；解除肠胀气，减轻腹胀。
2. 清洁肠道，为肠道手术、检查或分娩做准备。
3. 稀释并清除肠道内的有害物质，减轻中毒。
4. 为高热患者降温。

【评估】

1. 患者的身心状况：患者的年龄、病情、意识、治疗、生命体征、心理状况和排便情况等。
2. 患者的局部状况：患者肛周皮肤、黏膜情况。
3. 患者的合作程度、对灌肠的理解程度、自理能力等，灌肠的目的。

【计划】

1. 用物准备

（1）治疗盘内：灌肠筒一套（橡胶管全长约120cm、玻璃接管，筒内盛灌肠溶液），或一次性灌肠装置、肛管、血管钳（或液体调节开关）、润滑剂、棉签、手套。

（2）治疗盘外：卫生纸、橡胶单及治疗巾（或一次性中单）、弯盘、水温计。

（3）其他：输液架（或输液吊挂）、便盆及便盆巾、屏风（或床帘）。

（4）常用灌肠溶液：0.1%～0.2%的肥皂液，0.9%氯化钠溶液。成人每次用量为500～1000mL，儿童200～500mL。温度一般为39℃～41℃，降温时用28℃～32℃，中暑者用4℃的0.9%氯化钠溶液。

2. 患者准备　患者和家属理解灌肠的目的，并能积极配合，学会深呼吸和取合适的卧位，嘱患者排空膀胱。

【实施】

具体操作方法：

1. 护士准备　着装规范，洗手，戴口罩，备齐用物携至患者床旁，核对患者姓名、床号、灌肠治疗单。解释灌肠目的、配合方法和注意事项，消除顾虑，取得患者配合。

2. 安置体位　协助患者取左侧卧位，双膝屈曲，脱裤至膝部，将臀部移至床沿，垫橡胶单和治疗巾于臀下，弯盘置于臀边。不能自我控制排便的患者可取仰卧位，臀下垫便盆。

3. 保暖挂筒　盖好被子，暴露臀部。灌肠筒挂于输液架或输液吊挂上，使筒内液面高于肛门 40~60cm。

4. 润滑、排气、插管　戴手套，连接肛管并润滑前段，排尽管内气体，关闭开关或夹紧肛管。左手取卫生纸分开肛门，暴露肛门口，嘱患者深呼吸，右手将肛管轻轻插入直肠 7~10cm（儿童插管 4~7cm），固定肛管，打开开关，使液体缓缓流入（图 15-1）。

5. 观察　密切观察灌肠筒内液面下降情况和患者的情况。如液面下降过慢或停止，多因肛管前端孔道被阻塞，可移动或挤捏肛管，使粪块脱落。如患者出现脉速、面色苍白、出冷汗、剧烈腹痛、心悸、气促等，患者可能发生肠道痉挛或出血，应立即停止灌肠并通知医生。

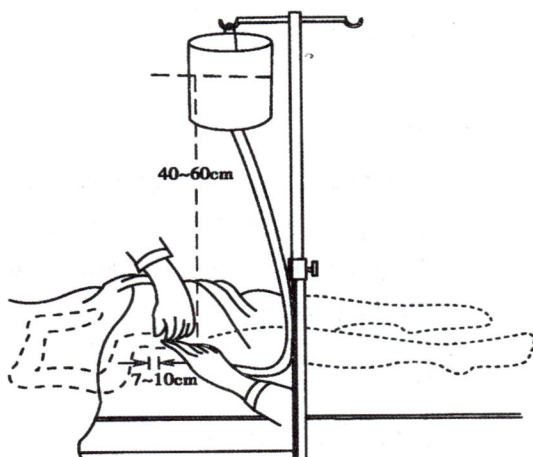

图 15-1　大量不保留灌肠法

6. 拔管和保留　待灌肠液即将流尽时，夹管，用卫生纸包裹肛管轻轻拔出肛管，放入弯盘内，擦净肛门。脱下手套，协助患者取舒适卧位，让患者尽量保留 5~10 分钟后再排便，以利粪便充分软化易于排出。对不能下床者给予便器，将卫生纸和呼叫器放于易取处。

7. 整理、记录、用物处理　排便后及时取出便器，擦净肛门，协助患者穿裤，整理床单位，开窗通风。必要时留取粪便标本送检。洗手，在体温单上记录灌肠结果。整理用物，按医疗垃圾分类处理，防止交叉感染。

【注意事项】

1. 掌握灌肠的适应证和禁忌证，消化道出血、妊娠、急腹症、严重心血管疾病等患者禁忌灌肠。肝昏迷患者禁用肥皂水灌肠，以减少氨的产生和吸收；充血性心力衰竭和水钠潴留患者禁用 0.9% 氯化钠溶液灌肠。

2. 掌握灌肠液的温度、浓度、流速、压力和量，如为伤寒患者灌肠时，液量要少，不得超过 500mL；压力要低，液面距肛门的高度不得高于 30cm；液体流速要慢；为高热和中暑者灌肠时温度要低。

3. 密切观察病情，灌肠时患者如有腹胀或便意时，嘱其做深呼吸，以减轻不适。灌肠过程中如患者出现脉速、面色苍白、出冷汗、剧烈腹痛、心慌、气促时，应立即停止灌肠并及时通知医生，采取急救措施。

4. 降温灌肠者需保留 30 分钟，排便后 30 分钟测量体温并记录。

【评价】

1. 操作方法正确、熟练。
2. 患者不适症状消失，感觉舒适。
3. 护患沟通有效，患者能配合操作。

（二）清洁灌肠

【目的】

彻底清除肠道内粪便，为消化道检查和手术做肠道准备。如结肠镜检查、直肠癌手术等。

【评估】
同大量不保留灌肠。

【计划】
同大量不保留灌肠。

【实施】

具体操作方法：

1. 反复多次进行大量不保留灌肠　首次用肥皂水，以后用生理盐水灌肠，直到排出液无粪质为止。要求注意灌肠时压力要低，液面距离肛门的高度不超过 40cm。

2. 口服高渗溶液　高渗溶液在肠道内形成高渗环境，使肠道内水分增加，从而软化粪便，刺激肠蠕动，促进排便，达到清洁肠道的目的。适用于直肠、结肠检查和手术前肠道准备。常用的方法有甘露醇法和硫酸镁法两种。

（1）甘露醇法：患者术前 3 天进半流质饮食，术前 1 天进流质饮食，并从下午 14：00～16：00 口服甘露醇溶液 1500mL（20% 甘露醇 500mL＋5% 葡萄糖 1000mL 混匀）。一般服后 15～20 分钟即反复自行排便。

（2）硫酸镁法：患者术前 3 天进半流质饮食，每晚口服 50% 硫酸镁 10～30mL。术前 1 天进流质饮食，自下午 14：00～16：00 口服 25% 硫酸镁 200mL（50% 硫酸镁 100mL＋5% 葡萄糖盐水 100mL）后，再口服温开水 1000mL。一般服后 15～30 分钟，即反复自行排便，2～3 小时内可排便 2～5 次。

【注意事项】

1. 每次灌肠后注意灌肠患者的反应，避免虚脱。禁忌用清水反复灌洗，防止水、电解质紊乱。

2. 在实施口服高渗溶液清洁肠道的过程中，服药速度不宜过快，以免导致恶心呕吐。

3. 护士应观察患者的一般情况，排便次数、排便量及粪便性质并记录，如排出水样便、澄清无粪渣，即达到清洁肠道的目的。

【评价】

1. 操作方法正确、熟练。

2. 患者排出液澄清无粪渣，达到治疗目的。

3. 护患沟通有效，患者能配合操作。

（三）小量不保留灌肠

【目的】

1. 解除便秘　为年老体弱、幼儿、腹部或盆腔手术后的患者灌入油剂溶液，润滑肠道，软化粪便，解除便秘。

2. 解除肠胀气　排除肠道内的气体，减轻腹胀。

【评估】

1. 患者的全身情况：包括诊断、病情、意识、生命体征、心理状况和排便情况。

2. 患者的局部状况：肛门皮肤、黏膜的情况。

3. 患者的合作理解程度、自理能力，灌肠目的。

【计划】

1. 用物准备

（1）治疗盘内：注洗器（或小容量灌肠筒）、量杯、肛管、灌肠液（遵医嘱）、止血钳、润滑剂、棉签、弯盘、手套。

（2）治疗盘外：卫生纸、橡胶单及治疗巾（或一次性中单）、弯盘、水温计。

（3）其他：便盆及便盆巾、屏风（或床帘），必要时备输液架（或输液吊挂）。

（4）常用灌肠液："1、2、3"溶液（即50%硫酸镁30mL、甘油60mL、温开水90mL）；甘油50mL加等量温开水；各种植物油120~180mL。溶液温度为38℃。

2. 患者准备

（1）家属理解灌肠的目的、操作程序和配合要点，学会深呼吸并取合适的卧位。

（2）患者能配合灌肠，能说出配合要点和保留时间。

【实施】

具体操作方法：

1. 护士准备　着装规范，洗手，戴口罩，携用物至患者床旁，核对患者姓名、床号。解释目的，消除顾虑，取得患者配合。

2. 保护患者　关闭门窗，屏风遮挡患者，请其他无关人员回避，请患者排便。

3. 安置体位　协助患者取左侧卧位，双膝屈曲，脱裤至膝部，移臀至床沿，臀下垫橡胶单和治疗巾（或一次性中单），臀边置弯盘。不能自我控制排便的患者可取仰卧位，臀下垫便盆，盖好被子保暖，暴露臀部。

4. 润滑、排气、插管　戴手套，用注洗器抽吸灌肠液，连接肛管，润滑肛管前段，减少插管时的阻力和对黏膜的刺激。排空气。左手取卫生纸分开臀裂，暴露肛门，嘱患者深呼吸，右手将肛管轻轻插入直肠 7～10cm。

5. 注液　固定肛管，松开血管钳，缓缓注入溶液。注毕夹管，取下注洗器再吸取溶液，松夹后再行灌注。如此反复直至灌肠溶液全部注入完毕（图 15-2），如用小容量灌肠筒，液面距肛门的高度不能超过 30cm。

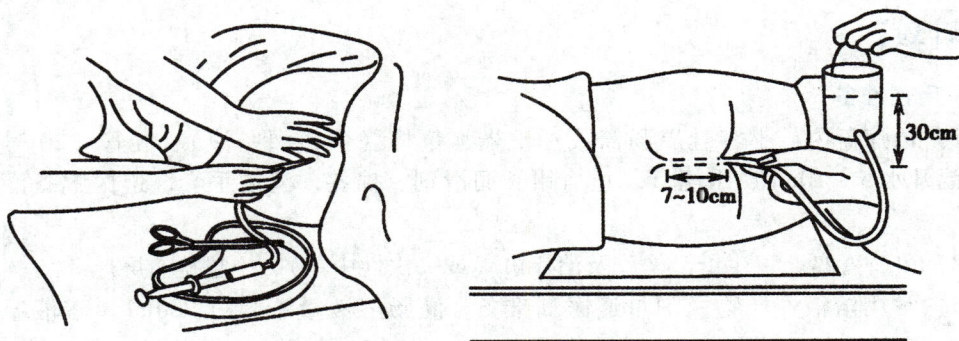

图 15-2　小量不保留灌肠法

6. 拔管、保留　注完溶液，用血管钳夹闭或反折肛管末端，用卫生纸包住肛管轻轻拔出，放入弯盘内。擦净肛门，脱下手套，协助患者取舒适卧位。请患者尽量保留溶液 10～20 分钟再排便。

7. 协助排便　扶助患者下床排便或给予便器，将卫生纸、呼叫器放于易取处。

8. 整理、记录　整理床单位，用物按医疗垃圾分类处理。观察患者反应。洗手、记录。

【注意事项】

1. 遵医嘱准备灌肠溶液，掌握好溶液的温度、浓度、压力及量。灌肠时压力宜低，液量宜少，速度宜慢。

2. 每次抽吸灌肠液时应反折肛管末段，防止空气进入肠道，引起腹胀。

【评价】

1. 护士操作方法正确、熟练。

2. 患者顺利排便，不适症状消失，感觉舒适。

3. 护患沟通有效，患者能正确配合操作。

（四）保留灌肠

【目的】

保留灌肠是指经肛门将药液灌入到直肠或结肠内，通过肠黏膜吸收达到治疗疾病的目的的方法。常用于镇静、催眠及治疗肠道感染性疾病。

【评估】

1. 患者的全身情况：包括诊断、病情、意识、生命体征、心理状况和排便情况等。
2. 患者的局部状况：肛门皮肤、黏膜的情况。
3. 患者的合作程度，对灌肠的理解程度、自理能力，灌肠目的。

【计划】

1. 用物准备

（1）治疗盘内：小容量灌肠筒或注洗器、量杯（内盛灌肠液）、肛管（20号以下）、温开水5~10mL、水温计、止血钳、润滑剂、棉签、清洁手套，遵医嘱备灌肠药物。

（2）另备弯盘、卫生纸、橡胶及治疗巾（或一次性中单）、小垫枕、屏风。

（3）常用溶液：药物及剂量遵医嘱准备，灌肠溶液量不超过200mL。溶液温度38℃。①镇静、催眠药：常用10%水合氯醛。②抗肠道感染药：常用2%小檗碱、0.5%~1%新霉素或其他抗生素溶液。

2. 患者准备 同小量不保留灌肠。

【实施】

具体操作方法：

1. 护士准备 着装规范，洗手，戴口罩，备齐用物携至患者床旁，核对患者姓名、床号、医嘱。解释目的，消除顾虑，取得患者配合。

2. 保护患者 关闭门窗，屏风或床帘遮挡患者，请其他无关人员回避，请患者排便。

3. 安置体位 根据病情协助患者取合适卧位，双膝屈曲，脱裤至膝部，移臀至床沿，臀下铺橡胶单和治疗巾，用小垫枕抬高臀部约10cm，防止药液溢出，盖好被子保暖，暴露臀部。

4. 润滑、排气、插管 戴手套，用注洗器抽吸灌肠液，连接肛管，润滑肛管前段，排尽空气、夹管。一手取卫生纸分开臀裂，暴露肛门，嘱患者深呼吸，另一手将肛管轻轻插入直肠15~20cm。

5. 注药 固定肛管，松开血管钳，缓缓注入药液。如药液未注完，夹管，取下注洗器再吸取溶液，松夹后再行灌注。药液注入完毕，再注入温开水5~10mL，并抬高肛管末端，使管内溶液全部流完。

6. 拔管、嘱咐 用卫生纸包住肛管轻轻拔出并将其置于弯盘内，擦净肛门，脱下手套，协助患者取舒适卧位。嘱患者尽量保留溶液 1 小时以上。

7. 整理、记录 整理床单位，用物按医疗垃圾分类处理，观察患者反应。洗手，并做好记录。

【注意事项】

1. 灌肠前充分了解灌肠的目的和病变部位，以确定患者的卧位和插入肛管的深度，慢性细菌性痢疾取左侧卧位（因病变部位多在直肠或乙状结肠），阿米巴痢疾取右侧卧位（因病变多在回盲部）。保留灌肠前请患者排便，有利于药液吸收。

2. 保留灌肠时肛管选择要细，插入要深，液量要少，压力要低，灌入速度宜慢，保留时间要长，以减少刺激。液面距肛门不超过 30cm，观察患者的反应，如有便意，嘱其深呼吸。

3. 肛门、直肠、结肠手术后及大便失禁的患者均不宜做保留灌肠。

【评价】

1. 护士操作方法和步骤熟练、正确。

2. 灌肠液的选择、液面距肛门的高度、肛管插入的深度、注入药液的速度及保留的时间正确。

3. 护患沟通有效，患者能配合操作，达到治疗效果。

（五）简易通便法

【目的】

利用简便、经济而有效的措施，帮助患者解除便秘。适用于年老体弱和久病卧床的便秘者。

【评估】

1. 患者的身心状况：包括临床诊断、病情、意识、生命体征、心理状况及排便情况。

2. 患者的理解与合作能力，以及自理能力。

【计划】

1. 用物准备 通便剂、卫生纸、剪刀、清洁手套。

2. 患者准备

（1）患者了解简易通便的目的。

（2）患者能主动配合简易通便的操作，并能说出应注意的事项。

【实施】

1. 开塞露法　开塞露为 20mL 或 10mL 塑料容器装，由甘油或山梨醇制成。使用时戴上手套，剪去封口端（开口端应光滑圆润），先挤出少许液体润滑开口处，患者取左侧卧位，作排便动作，放松肛门外括约肌，将开塞露的前端轻轻插入肛门后将药液全部挤入直肠内，保留 5~10 分钟后排便（图 15-3）。

2. 甘油栓法　甘油栓是由甘油和明胶制成的栓剂。使用时戴手套，一手捏住甘油栓底部轻轻插入肛门至直肠内，抵住肛门处轻轻按摩，保留 5~10 分钟后排便（图 15-4）。

3. 肥皂栓法　将普通肥皂削成圆锥形（底部直径约 1cm、长 3~4cm）。使用时戴手套，将肥皂栓蘸热水后轻轻插入肛门。如有肛门黏膜溃疡、肛裂及肛门剧烈疼痛者，不宜使用肥皂栓通便。

【评价】

1. 护士能正确选择通便剂，操作方法和步骤正确、熟练。
2. 维护患者自尊。
3. 护患沟通有效，患者能配合操作，达到排便目的。

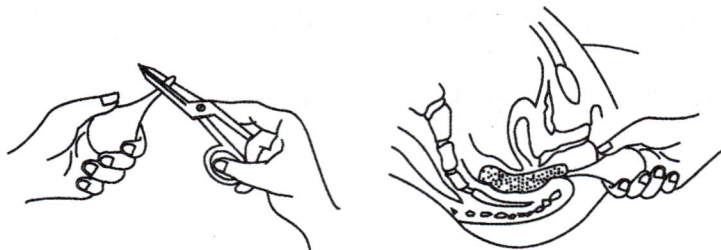

图 15-3　开塞露简易通便法

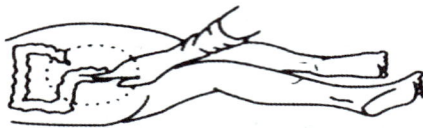

图 15-4　甘油栓简易通便法

五、肠胀气的护理

肠胀气是指胃肠道内有过多的气体积聚而不能排出，引起腹胀、腹痛等不适症状。一般情况下，胃肠道内的气体只有 150mL 左右，胃内的气体可通过口腔排出。肠道内的气体一部分在小肠被吸收，其余气体可经肛门排出，不会导致不适感。

（一）肠胀气患者的护理

1. 引起肠胀气的原因

（1）胃肠功能异常，肠蠕动减少。

（2）手术麻醉剂的作用。

（3）饮食不当，如进食过多产气食物。

（4）吸入大量气体，如人工呼吸机使用不当。

（5）肠梗阻及肠道手术后。

2. 症状和体征　腹部胀痛不适（阵发性痉挛性疼痛）；体检可见腹部膨隆，叩诊呈鼓音、有呃逆、腹胀、痉挛性疼痛、肛门排气过多。当肠胀气压迫膈肌和胸腔时，可出现气促和呼吸困难。

3. 护理措施

（1）**心理护理**：耐心向患者解释肠胀气的原因、治疗及护理措施，缓解患者紧张情绪。

（2）**饮食护理**：少吃或不吃产气食物如豆类、糖类、碳酸饮料等；指导患者养成细嚼慢咽的良好饮食习惯。

（3）**适当活动**：鼓励并协助患者适当运动。卧床患者可经常变换体位和做床上活动，以促进肠蠕动，减轻肠胀气。

（4）**病因治疗**：去除引起肠胀气的原因，积极治疗肠道疾患等。

（5）**减轻肠胀气**：轻度胀气时，可行腹部热敷、腹部按摩、针刺疗法；严重胀气时，可遵医嘱给予药物治疗或行肛管排气。

（6）**健康教育**：如肠胀气与饮食有关，应为患者制定营养合理、易消化的饮食，少食或勿食豆类、糖类等产气食品，嘱患者少饮碳酸饮料，进食速度不宜过快。指导患者腹部热敷或按摩。

（二）肛管排气法

【目的】

帮助患者排出肠腔积气，减轻腹胀。

【评估】

1. 患者的身心状况：包括临床诊断、意识状态、生命体征、腹胀情况、心理状况。
2. 患者的合作与理解程度、配合能力及自理能力。

【计划】

1. 用物准备　肛管，玻璃接头，橡胶管，玻璃瓶（内盛水约3/4满，瓶口系带），润滑油、棉签，胶布（1cm×15cm），清洁手套。

2. 患者准备

（1）患者了解肛管排气的目的，能说出肛管排气的方法。

（2）患者能配合实施肛管排气，并能说出配合要点。

【实施】

具体操作方法：

1. 护士准备 着装规范，洗手，戴口罩，携用物至患者床旁，核对患者姓名、床号。解释目的，消除顾虑，取得患者配合。

2. 保护患者 关闭门窗，遮挡患者，请其他无关人员回避。

3. 安置体位 协助患者取左侧卧位，双膝屈曲，脱裤至膝部，盖好被子，暴露臀部。

4. 连接好排气管 将玻璃瓶系于床边，橡胶管一端插入玻璃瓶液面下，另一端与肛管相连观察气体排出量的情况。

5. 润滑、插管 戴手套，润滑肛管前段，夹管。左手取卫生纸分开臀裂，暴露肛门，嘱患者深呼吸，右手将肛管轻轻插入直肠 15~18cm。

6. 固定肛管 松开血管钳，用胶布将肛管固定于臀部，留出足够长度用别针将管固定在大单上（图15－5）。

7. 观察和记录 如排气不畅，帮助患者更换体位或按摩腹部。若有气体排出，可见瓶内液面下有气泡溢出。

8. 拔管 保留肛管不超过20分钟，拔出肛管，清洁肛门，取下手套。

9. 整理、记录 协助患者取舒适体位，询问患者腹胀有无减轻，整理床单位，清理用物，观察患者反应，并做好记录。

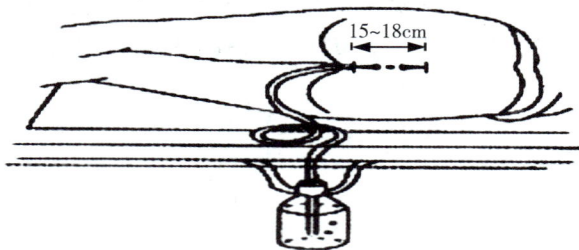

图15－5 肛管排气法

【注意事项】

1. 插管动作轻稳，防止损伤肠黏膜。

2. 插管的深度要适宜，保留肛管的时间不能超过20分钟，时间过长易导致肛门括约肌永久性松弛，必要时间隔2~3小时再行插管排气。

3. 排气不畅时，应帮助患者更换卧位，按摩腹部，以促进排气，及时记录患者的反应及排气时间。

【评价】

1. 护士操作方法和步骤正确、熟练。肛管插入的深度合适，留置时间正确。
2. 患者舒适，无过多暴露患者。
3. 注重人文关怀，护患沟通有效，患者能主动配合。

第二节　排尿的护理

人体产生的代谢产物多数经肾脏排泄，随尿液排出体外。尿中的代谢产物有尿素、尿酸、肌酐、肌酸等含氮物质及水、电解质和某些有害物质等。排尿活动不仅能排出体内的代谢产物、过剩盐类，还能调节水、电解质和酸碱平衡，维持机体内环境的稳定，保持正常的新陈代谢。但很多因素会影响排尿，导致排尿形态的异常。护理人员在护理患者的过程中，应密切观察患者现存的或潜在的健康问题，用熟练的护理技术，减轻患者的痛苦，协助其维持正常的排尿功能。

一、与排尿有关的解剖生理

（一）排尿器官

排尿功能主要由泌尿系统完成，泌尿系统包括肾脏、输尿管、膀胱和尿道四大器官。其功能是将人体代谢过程中产生的废物和毒物通过尿液排出体外，维持机体内环境的相对稳定。

（二）泌尿系统的生理功能

1. 肾脏　肾脏是生成尿液的重要器官，除可排出体内的代谢废物和毒素外，还能调节体内水、电解质和酸碱平衡。另外，肾脏还具有内分泌作用，可分泌重要的激素，如肾素、促红细胞生成素、前列腺素、1，25－二羟胆钙化醇，参与调节血压，促进红细胞的生成和钙的吸收。

2. 输尿管　输尿管上接肾盂，下连膀胱，是一对细长的管道，呈扁圆柱状。输尿管的主要功能是将肾脏所排泄的尿液利用滤过压及肾盂、输尿管平滑肌收缩的作用引入膀胱。

3. 膀胱　膀胱的主要功能是贮存和排出尿液，贮尿和排尿的动作除正常神经支配外，还需由膀胱、尿道和骨盆底部的肌肉协调完成。

4. 尿道　尿道是从膀胱通向体外的管道。男性尿道细长，长 18～20cm，起自膀胱的尿道内口，止于尿道外口。有 3 个狭窄（即尿道内口、膜部、尿道外口）、两个弯曲（即耻骨下弯和耻骨前弯）。行程中通过前列腺部、膜部和阴茎海绵体部。男性尿道兼有排尿和排精的功能。女性尿道粗而短，长 3～5cm，起于尿道内口，经阴道前方，开口于阴道前庭。男、女尿道有括约肌环绕，排尿受意识的控制。

（三）排尿的生理

正常人的排尿动作是一个复杂的过程，它是一种受意识控制的神经反射活动。肾脏产生的尿液，通过输尿管运送到膀胱储存，当膀胱内尿液储存到一定量时（400～500 mL），刺激膀胱壁的牵张感受器，兴奋冲动沿盆神经传入脊髓的排尿中枢，同时上传到达大脑排尿反射高级中枢，产生排尿欲。如果条件允许，排尿反射进行，尿液通过尿道排出体外。如果条件不允许，排尿反射就会受到抑制。由于小儿大脑发育尚未完善，对排尿的控制能力较弱，故排尿次数多，易发生遗尿等现象。

二、排尿的评估

机体通过排尿活动可将代谢的终末产物、有毒物质和药物等排出体外，调节水、电解质和酸碱平衡，维持人体内环境的相对稳定。护理人员在工作中应密切观察患者的排尿活动，了解其身心需要，提供恰当的护理措施，解决患者存在的排尿问题，促进患者身心健康。

（一）排尿影响因素的评估

1. 年龄和性别　婴幼儿因大脑发育不完善，排尿不受意识支配，2～3 岁后才能自我控制；老年人因膀胱肌肉张力减弱，易出现尿频或尿失禁；老年男性因前列腺增生压迫尿道易导致排尿困难；妇女在妊娠期和月经周期中排尿形态也会发生改变。

2. 饮食与气候　食物中含水量多、大量饮水可增加尿量；饮用咖啡、浓茶和酒类饮料可利尿；食用含钠量多的食物可导致机体水钠潴留。气温高时，由于大量出汗，使尿量减少。

3. 治疗与检查　手术中使用麻醉剂会导致尿潴留；某些诊断性检查要求患者暂时禁食禁水，因体液减少而影响尿量；泌尿道的某些检查可能造成水肿、损伤或不适，导致排尿形态的改变。

4. 疾病　泌尿系统的结石、肿瘤或狭窄均可导致泌尿道阻塞，出现尿潴留；泌尿系统感染引起尿频、尿急、尿痛；神经系统的损伤或病变会导致尿失禁或尿潴留。

5. 排尿习惯、时间、环境、姿势会影响排尿活动。

6. 心理因素　情绪紧张、焦虑、恐惧可引起尿频、尿急，也可抑制排尿出现尿潴留。排尿受心理暗示的影响，如听觉、视觉或身体其他感觉的刺激可诱导排尿。

（二）排尿活动的评估

正常情况下，排尿活动受意识控制，无痛苦，无障碍，可自主随意地进行。

1. 尿量　尿量是反映肾脏功能的重要指标之一。正常情况下每次尿量 200～400mL，24 小时尿量 1000～2000mL，平均约 1500mL。常见的尿量异常有：

（1）多尿：是指 24 小时尿量超过 2500mL。常见原因有正常情况下饮用大量液体、妊娠；病理情况下多由内分泌代谢障碍或肾小管浓缩功能不全引起，如糖尿病、尿崩症、肾功能衰竭等患者。

（2）少尿：是指 24 小时尿量少于 400mL 或每小时尿量少于 17mL。常见原因有发热、液体摄入过少、休克等导致患者体内血液循环量不足；某些疾病也可发生少尿，如心脏、肾脏及肝脏功能衰竭等患者。

（3）无尿或尿闭：是指 24 小时尿量少于 100mL 或 12 小时内完全无尿。常见原因有严重血液循环量不足、肾小球滤过率明显降低。如严重休克，急、慢性肾功能衰竭，药物中毒等患者。

2. 排尿次数　一般成人白天排尿 3~5 次，夜间 0~1 次。排尿次数异常常见于膀胱刺激征，主要表现为尿频、尿急、尿痛。尿频是指单位时间内排尿次数增多，主要由于膀胱、尿道炎症或机械性刺激引起。尿急是指患者突然有强烈尿意，不能控制即立即排出尿液，主要由于膀胱三角或后尿道的刺激，产生强烈的排尿反射活动所致。尿痛是指排尿时膀胱区及尿道口产生烧灼感或刺痛，主要是由于病损黏膜受到刺激所致。

膀胱刺激征常见于膀胱及尿道感染、输尿管结石（特别是输尿管膀胱壁段结石）、尿道综合征（与精神因素有关）、膀胱肿瘤（血尿为主）、间质性膀胱炎（常见于系统性红斑狼疮）、出血性膀胱炎（常见于使用抗肿瘤药物环磷酰胺等患者）。

3. 颜色　正常新鲜尿液因含有尿胆原和尿色素而呈淡黄色或深黄色。尿液浓缩时，可见尿量少而色深。尿液的颜色还受某些食物、药物的影响，如进食大量胡萝卜或服用核黄素后尿液呈深黄色；服用利福平后尿液呈红色等。病理情况下，尿液颜色可出现以下变化：

（1）血尿：尿液呈红色或洗肉水色样，系尿中含有红细胞所致，且血尿颜色的深浅与尿中红细胞量的多少有关。常见于急性肾小球肾炎、泌尿系统肿瘤、输尿管结石、结核和感染等。

（2）血红蛋白尿：尿液呈浓红茶色或酱油色，系大量红细胞在血管内破坏，血红蛋白经肾脏排出而形成。常见于溶血、恶性疟疾和阵发性睡眠性血红蛋白尿。

（3）胆红素尿：尿液呈深黄色或黄褐色，振荡后尿中泡沫也呈黄色，系尿液中含有胆红素所致。常见于阻塞性黄疸和肝细胞性黄疸。

（4）乳糜尿：尿液呈乳白色，系尿液中含有淋巴液所致。常见于丝虫病。

4. 透明度　正常新鲜尿液澄清透明，放置后可出现微量絮状沉淀物，因黏蛋白、核蛋白、盐类和上皮细胞凝结而成。蛋白尿振荡时可产生较多且不易消失的泡沫，但不影响尿液的透明度。如新鲜尿液即有混浊的现象，可能的原因有：

（1）正常情况：因尿液中含有大量尿盐，尿液冷却后出现微量絮状沉淀物使尿液混浊，但经加热、加酸或加碱后，尿盐溶解，尿液可澄清。

（2）异常情况：因泌尿系统感染，尿液中含有大量脓细胞、红细胞、上皮细胞、细菌或炎性渗出物所致，排出的新鲜尿液即呈白色絮状混浊，经加热、加酸或加碱后，混浊度不变。

5. 气味　正常尿液有轻微的酸味，来自尿中的挥发性酸；尿液久置后，可有氨臭味，因尿素分解产生氨所致。如新鲜尿液有氨臭味，常见于泌尿道感染；若尿液有烂苹果味，常见于糖尿病酮症酸中毒（尿中含丙酮所致）。

6. 比重　正常成人尿比重的正常值波动于 1.015~1.025 之间，晨尿的比重大于

1.020，新生儿尿比重为 1.002～1.004。尿比重的高低主要取决于肾脏的浓缩功能，一般尿比重与尿量成反比。大量饮水后，尿液被稀释，颜色变浅，比重降低；尿量少时，尿液浓缩，颜色变深，比重升高。少尿时尿比重低于 1.014 或尿比重经常为 1.010 左右，说明肾浓缩功能受损，为肾功能不全的表现。

7. 酸碱性 正常尿液呈弱酸性，pH 值 4.5～7.5，平均为 6。饮食的种类可影响尿液的酸碱性，如进食大量蔬菜时，尿呈碱性，进食大量肉类时，尿呈酸性。酸中毒患者的尿液可呈强酸性，严重呕吐患者的尿液可呈强碱性。

三、排尿异常的护理

常见的排尿异常主要有尿失禁、尿潴留。

（一）尿失禁

尿失禁是指因膀胱括约肌损伤或神经功能障碍而丧失排尿的控制能力，使尿液不自主地流出或排出。尿失禁按照症状可分为完全性尿失禁（真性尿失禁）、充溢性尿失禁（假性尿失禁）、压力性尿失禁和急迫性尿失禁 4 类。

1. 常见原因

（1）**完全性尿失禁**：又称真性尿失禁，是指膀胱完全不能贮尿，尿液连续从膀胱经尿道不自主地流出，膀胱处于空虚状态。

常见原因：①脊髓初级排尿中枢与大脑皮层之间联系受损，如昏迷、截瘫，因排尿反射活动失去大脑皮层的控制，膀胱逼尿肌出现无抑制性收缩。②外伤、手术、分娩或先天性疾病引起的膀胱颈和尿道括约肌损伤或支配括约肌的神经损伤。③女性尿道口异位、膀胱阴道瘘等。

（2）**充溢性尿失禁**：又称假性尿失禁，是指膀胱功能完全失代偿，膀胱过度充盈而导致内压增高，尿液不由自主地溢出或流出。当膀胱内压力降低时，排尿即停止，但膀胱仍呈胀满状态，尿液不能排空。

常见原因：①脊髓初级排尿中枢活动受抑制，膀胱充满尿液，内压增高，迫使少量尿液流出。②下尿路有较严重的机械性或功能性梗阻（如前列腺增生）引起慢性尿潴留，当膀胱内压上升到一定程度并超过尿道阻力时，尿液不断地自尿道滴出。

（3）**压力性尿失禁**：又称不完全性尿失禁，是指当腹压增加（如咳嗽、打喷嚏、上楼梯或跑步）时即有尿液自尿道流出。

常见原因：膀胱和尿道括约肌张力减低、骨盆底部肌肉和韧带松弛。多见于女性，如中老年肥胖的女性，多次分娩或产伤者，偶见于尚未生育的女子。

（4）**急迫性尿失禁**：是指患者有强烈尿液，并迫不及待地排出尿液。

常见原因：因膀胱容积减少、膀胱扩张感受器痉挛所致。如部分上运动神经元病变或急性膀胱炎等强烈的局部刺激，导致逼尿肌无抑制性收缩而发生尿失禁。患者有严重的尿频、尿急症状。

2. 症状和体征 因膀胱括约肌损伤或神经功能障碍，丧失排尿的控制能力，使尿液不自主地流出或排出。

3. 护理措施

（1）心理护理：尿失禁给患者很多不便，造成心理压力，甚至失去信心，造成精神苦闷、自卑，期望得到他人的帮助和理解。护士应尊重理解患者，给予安慰、鼓励和开导，热情地提供必要的帮助，争取家属和患者的支持帮助，使患者树立恢复健康的信心，积极配合治疗和护理。

（2）皮肤护理：尿失禁患者易发生压疮，皮肤护理尤其重要。保持皮肤的清洁、干燥。床上加铺橡胶单和中单、一次性中单或尿垫者，应经常用温水清洗会阴部皮肤，勤换被服，保持局部皮肤清洁干燥，减少异味。密切观察皮肤情况，按摩受压部位，防止压疮的发生。

（3）外部引流：用接尿装置引流尿液。女患者可用女式尿壶紧贴外阴接取尿液或穿纸尿裤；男患者可用尿壶接尿，或用男性集尿袋接取尿液（此法不宜长时间使用），每天定时取下阴茎套和尿壶，清洗会阴部、阴茎和尿道口。

（4）保持室内环境的清新无异味：经常开窗通风、换气，勤换衣被，清洁皮肤，去除不良气味，使患者感觉舒适。

（5）帮助患者重建正常的排尿功能

①适量的液体摄入：宣教、解释，解除畏惧饮食的心理，鼓励患者多饮水。如病情允许，保证每日液体摄入量 2000～3000mL，以增加尿量，促进排尿反射的恢复，还可预防泌尿系统的感染。为减少夜间尿量，入睡前限制饮水，以免影响患者休息。但肾功能衰竭、心肺疾患者应限制液体摄入量。

②训练膀胱功能：向患者及家属解释训练膀胱的目的，讲解训练方法和所需时间，以取得患者和家属的配合。合理安排排尿时间，定时使用便器，建立规律的排尿习惯。使用便器时，可用手掌以适当柔力自膀胱区向尿道方向按摩，以促进排尿功能的恢复。

③锻炼盆底肌功能：盆底肌功能锻炼可增强患者控制排尿的能力。患者取立、坐或卧位，试作排尿（排便）动作，先慢慢收紧盆底肌肉，再缓缓放松，每次 10 秒左右，连续 10 遍，每日进行数次，以患者不感觉疲乏为宜。病情允许时，可做抬腿运动或下床走动，增强腹部肌肉的力量。

（6）留置导尿管引流尿液：对长期尿失禁的患者，可行留置导尿术，避免尿液浸渍和刺激皮肤，导致皮肤破溃，发生压疮。留置导尿者应定时放尿，以锻炼膀胱平滑肌张力。

（二）尿潴留

尿潴留是指膀胱内积有大量尿液而不能自主排出。正常情况下当膀胱内贮尿达 300～400mL 时，可刺激排尿中枢产生尿意而引起反射性的排尿动作。尿潴留时，膀胱容积可增至 3000～4000mL，膀胱高度膨胀，可至脐部。患者诉下腹胀痛、不能排尿。体检可见耻骨上膨隆，扪及囊样包块，叩诊呈实音，有压痛。

1. 常见原因

（1）机械性梗阻：膀胱颈部或尿道有梗阻性病变，如前列腺炎症、肥大或肿瘤压迫尿道，尿道损伤、狭窄或尿路结石等造成排尿受阻。

（2）**动力性梗阻**：排尿功能障碍而膀胱、尿道无器质性梗阻病变，如外伤、疾病、手术或使用麻醉剂导致脊髓初级排尿中枢活动发生障碍或受到抑制，不能形成排尿反射。

（3）**其他**：如肌源性因素，尿液存留过多导致膀胱过度充盈（如麻醉，饮酒过量），膀胱收缩无力，造成尿潴留；不能用力排尿或不习惯卧床排尿，包括某些心理因素，如焦虑、窘迫导致不能及时排尿。

2. 症状和体征　患者主诉下腹胀痛不适而不能排尿。体检可见耻骨上膨隆，扪及囊样包块，叩诊呈实音，有压痛。

3. 护理措施

（1）**营造适宜的排尿环境**：营造适宜安全的排尿环境，关闭门窗，拉好围帘或用屏风遮挡，请无关人员回避以保护患者隐私，使患者安心排尿；适当调整治疗和护理时间，避免排尿时的干扰因素。

（2）**选择合适的排尿体位和姿势**：根据病情尽量采取患者习惯的排尿体位和姿势。如酌情协助卧床患者略抬高上半身或坐起；有计划地指导和训练择期手术患者进行床上排尿；指导尿潴留的高危患者早期排尿。

（3）**心理护理**：针对患者的病情及心理状态给予安慰和解释，消除患者的焦虑和紧张情绪，使患者心情放松，解除排尿的干扰因素。

（4）**诱导排尿**：利用条件反射诱导患者排尿，如让患者听流水声，用温水冲洗会阴等；亦可针刺中极、曲骨、三阴交穴或艾灸关元、中极穴等方法刺激排尿。

（5）**热敷与按摩**：热敷、按摩可缓解尿道括约肌痉挛，增强膀胱逼尿肌功能，促进患者自行排尿。如果患者病情允许，可用手掌自膀胱底部向尿道方向推移按压，逐渐加力，协助排尿（不可强力按压，以防造成膀胱破裂）。

（6）**药物治疗、针灸**：必要时根据医嘱肌内注射卡巴胆碱等。采用针灸治疗，常用中极、三阴交、曲骨穴等刺激排尿；必要时遵医嘱用药。

（7）**健康教育**：指导患者多饮水，养成定时排尿的习惯，教会患者提供隐蔽的排尿环境，安排充裕的排尿时间，以达到排尿时的自我放松，保证排尿的正常进行。

（8）**导尿**：经上述处理仍不能解除尿潴留时，可在无菌技术操作下采用导尿术引流尿液。

四、与排尿有关的护理技术

（一）导尿术

导尿术是指在严格无菌技术操作下，将无菌导尿管经尿道插入膀胱以引流尿液的方法。导尿过程中若操作或护理不当，易造成膀胱、尿道黏膜的损伤或细菌的侵入，导致泌尿系统的感染（医源性感染）。因此，只有在不得已的情况下才实施导尿技术，在护理及操作过程中，必须严格执行无菌技术操作。

【目的】

1. 为尿潴留患者引流尿液以减轻痛苦。

2. 协助临床诊断　如取未被污染的尿液作细菌培养；测量膀胱容量、压力及检查残余尿；行尿道或膀胱造影等检查。

3. 为膀胱肿瘤患者行膀胱化疗。

4. 为盆腔手术前做准备。

【评估】

1. 患者的临床诊断、病情及导尿目的。

2. 患者的生命体征、意识及心理状况。

3. 患者的合作程度与自理能力。

4. 患者的膀胱充盈度、会阴部皮肤黏膜情况和体位。

【计划】

1. 用物准备　外阴初步消毒用物、无菌导尿包或一次性导尿包。

（1）*外阴初步消毒用物*：治疗碗 1 个（内盛消毒液棉球 10 余个、弯血管钳 1 把）、弯盘 1 个、手套 1 只或指套 2 只，男患者需准备清洁纱布 1 块。

（2）*无菌导尿包*：内有弯盘 2 个、导尿管粗细各 1 根、小药杯 1 个内盛 4 个棉球、血管钳 2 把、润滑油棉签或棉球瓶 1 个、标本瓶 1 个、洞巾 1 块、纱布 1 块，外包治疗巾 1 块、包布 1 块。导尿包可为一次性的。

（3）*其他*：无菌持物钳和容器 1 套、无菌手套 1 双、外阴消毒溶液、治疗车 1 辆、小橡胶单和治疗巾 1 套（或一次性治疗巾 1 块）、大毛巾 1 块、便盆及便盆巾、屏风。

（4）*选择合适的导尿管*：导尿管分为普通导尿管和气囊导尿管两种，气囊导尿管又分为单腔导尿管（用于一次性导尿）、双腔气囊导尿管（用于留置导尿）、三腔导尿管（用于膀胱冲洗或膀胱内用药）3 种（图 15-6）。可根据患者年龄、病情、治疗需要等选择不同型号、不同规格的导尿管。一般儿童用 8～10 号，成人用 10～12 号，前列腺增生或者膀胱肿瘤等手术后可选择 18～22 号的双腔或三腔气囊导尿管（保证引流通畅，防止导尿管堵塞引起继发性出血）。

知识链接

气囊导尿管的种类和用途

气囊导尿管分为单腔气囊导尿管、双腔气囊导尿管和三腔气囊导尿管 3 种，分别常用于一次性导尿、留置导尿、膀胱冲洗或膀胱内用药。气囊导尿管采用硅胶制成，与组织有较好的相容性，对组织的刺激性小，因导尿管前端有一气囊，当注入一定量的气体或液体后可将导管固定于膀胱内，对患者损伤小，使用方便。

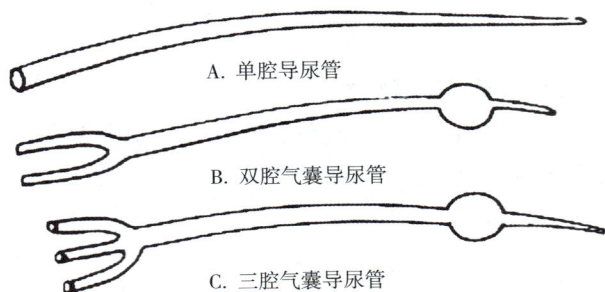

A. 单腔导尿管

B. 双腔气囊导尿管

C. 三腔气囊导尿管

图 15 − 6　各种导尿管

2. 患者的准备

（1）患者及家属了解了导尿的目的、意义、过程和注意事项，能主动配合操作。如患者不能配合，协助患者维持适当姿势。

（2）导尿前根据患者的自理能力指导或帮助患者清洗外阴部，以减少外阴部微生物的数量。

【实施】

具体操作方法：

1. 护士准备：着装规范，洗手，戴口罩，备齐用物至患者床旁，核对患者姓名、床号、医嘱内容。解释目的，消除顾虑，取得患者配合。

2. 保护患者：关闭门窗，屏风遮挡患者，请无关人员暂时回避。

3. 移椅置物：护士站在患者一侧，移床旁椅至操作同侧的床尾，将便盆放于床旁椅上，打开便盆巾放于椅背上。

4. 松被、盖腿：松开床尾盖被，帮助患者脱去对侧裤腿盖于近侧腿上，对侧腿用盖被遮盖，近侧腿盖上浴巾。

5. 安置卧位：协助患者取屈膝仰卧位，两腿稍外展，暴露外阴。将小橡胶单及治疗巾（或一次性中单）垫于患者臀下，弯盘置于近外阴处；治疗碗置于两腿之间，倒消毒液于治疗碗中浸湿棉球。

6. 消毒、导尿

（1）女患者导尿

1）初次消毒：左手戴手套或指套，右手持止血钳夹取浸有消毒液的棉球消毒阴阜与大阴唇，用左手分开大阴唇，消毒小阴唇及尿道口（从外到内、自上而下、1 个棉球只用 1 次）。消毒完毕，污棉球及脱下的手套置于弯盘内移至床尾，将治疗碗移至治疗车的下层。

2）开包：检查核对后，在治疗车上打开导尿包的外包布后，将包放在患者两腿之间，按无菌技术打开导尿包的内包布，暴露药杯并倒消毒液于其内以浸湿棉球 。

3）铺巾：戴无菌手套，铺洞巾，使洞巾和治疗巾内面形成一较大无菌区。

4）准备导尿管：按操作顺序先后排列好用物，选择一根合适的导尿管，用润滑液棉球润滑前段，以减轻导尿管对黏膜的刺激及减小插管时的阻力。

5）再次消毒：小药杯置于外阴处，一手分开并固定小阴唇，一手持血管钳夹取消毒液棉球，分别消毒尿道口、小阴唇（先对侧后近侧、自上而下），再次消毒尿道口，污棉球、血管钳、小药杯放于床尾弯盘内。

6）插管：将无菌弯盘置于洞巾口旁，用另一血管钳夹持导尿管对准尿道口轻轻插入尿道4～6cm，见尿液流出再插入1cm左右（如为气囊导尿管需再插7～10cm），松开固定小阴唇的手下移固定导尿管，将尿液引入弯盘内（图15－7）。

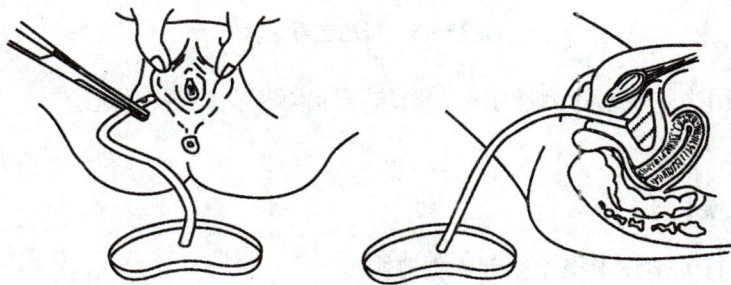

图15－7　女患者导尿术

（2）男患者导尿

1）初次消毒：护士一手戴手套，另一手持血管钳夹消毒液棉球进行消毒，依次为阴阜、阴茎、阴囊，自阴茎根部向尿道口消毒。然后戴手套的手用无菌纱布包裹阴茎将包皮向后推，暴露尿道外口，自尿道口向外向后旋转消毒尿道口、龟头和冠状沟。

2）开包：在治疗车上打开导尿包的外包布，将包放在患者两腿之间，按无菌技术操作打开导尿包的内包布，倒消毒液于药杯内，浸湿棉球。

3）铺巾、选管：戴无菌手套，铺洞巾，使洞巾和治疗巾内层形成一较大无菌区，按操作顺序排列好用物，选择一根合适的导尿管，用润滑液棉球润滑导尿管前段。

4）再次消毒：一手用无菌纱布包住阴茎将包皮向后推，暴露尿道口。另一只手持血管钳夹消毒液棉球再次消毒尿道口、龟头及冠状沟。污棉球、小药杯、血管钳放于床尾弯盘内。

5）插管：一手用无菌纱布固定阴茎并提起与腹壁成60°，使耻骨前弯消失。将弯盘置于洞巾口旁，用另一手持血管钳夹导尿管对准尿道口轻轻插入尿道20～22cm，见尿液流出再插1～2cm（如为气囊导尿管需再插7～10cm），将尿液引入弯盘内（图15－8）。

7. 引流尿液：当尿液引流自弯盘的2/3满时，用血管钳夹住导尿管尾端，将尿液倒入便盆内，再打开导尿管继续放尿。如此反复进行。

8. 留取培养标本：如需作尿培养，用无菌标本瓶接取中段尿5mL，盖好瓶盖，放置合适处。

9. 拔管、整理：导尿完毕，轻轻拔出导尿管，撤下洞巾，擦净外阴，脱去手套于弯盘内，撤出患者臀下的小橡胶单及治疗巾放于治疗车下层。协助患者穿好裤子，整理

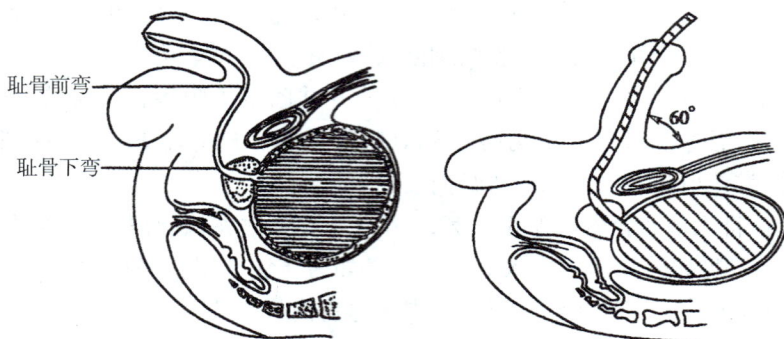

图 15－8　男患者导尿术

床单位。清理用物，观察和测量尿量，尿培养标本贴标签后及时送检，避免污染。

10. 洗手，记录。

【注意事项】

1. 严格执行无菌技术操作原则和查对制度。

2. 操作过程中注意保护患者隐私，防止受凉。

3. 选择粗细适宜的导尿管。

4. 仔细辨认尿道口，特别是老年女性患者，因尿道口回缩，插管时要认真观察、仔细辨认，避免误入阴道。如导尿管误入阴道，应更换无菌导尿管重新插管。女患者月经期一般不宜导尿，必须导尿时，要加强消毒，以免造成逆行感染。

5. 对于尿潴留膀胱高度膨胀和极度虚弱的患者，第 1 次放尿不得超过 1000mL。因大量放尿使腹腔内压急剧下降，大量血液滞留在腹腔，导致血压下降而虚脱，另外，由于膀胱内压突然降低，导致膀胱黏膜急剧充血而发生血尿。

【评价】

1. 用物齐全，操作方法和步骤正确，操作熟练。

2. 严格执行无菌操作，导尿过程无污染。

3. 关心、爱护患者，注意保暖及保护患者隐私。

4. 护患沟通有效，患者能主动配合，顺利完成导尿操作。

（二）留置导尿术

留置导尿术是指导尿后，将导尿管保留在膀胱内，以间断或持续引流尿液的方法。

【目的】

1. 观察病情　正确观察和记录危重患者的每小时尿量、测量尿比重，以了解患者的病情变化。

2. 手术前准备　为盆腔器官手术患者排空膀胱，保持膀胱空虚状，避免术中误伤。

3. 引流和冲洗　为某些泌尿系统疾病手术后患者留置导尿管，便于引流和冲洗，且能减轻伤口张力，促进伤口愈合。

4. 保持皮肤清洁　为尿失禁或会阴部有伤口的患者留置导尿管，以保持会阴部的清洁干燥，避免皮肤受尿液的浸渍。

5. 训练膀胱功能　为尿失禁患者留置导尿管以训练膀胱功能。

【评估】

1. 患者的病情、临床诊断、留置导尿的目的。
2. 患者的生命体征、意识状态和自理能力。
3. 患者的心理状态和合作程度。
4. 患者的膀胱充盈度、外阴部毛发、局部皮肤情况。

【计划】

1. 用物准备　除导尿用物外，另备无菌双腔气囊导尿管 1 根，10mL 无菌注射器 1 副，无菌生理盐水 10～40mL，无菌集尿袋 1 个，安全别针 1 个。普通导尿管需备胶布。

2. 患者准备

（1）患者能说出留置导尿的目的和自我护理的方法。

（2）患者能配合留置导尿，能说出留置导尿管的注意事项，并实施自我护理。

【实施】

具体操作方法：

1. 护士准备：护士着装规范，洗手，戴口罩，备齐用物携至床旁，再次核对并解释操作目的，消除顾虑，取得患者配合。

2. 会阴部皮肤准备：清洁外阴，根据情况剃去阴毛。按导尿术的方法消毒会阴部和尿道外口。检查导尿包的有效期。

3. 导尿、固定：按一次性导尿的方法为患者实施导尿后，夹住导尿管的尾端，固定导尿管。

（1）双腔气囊导尿管固定法

1）打开导尿包，按无菌要求取出一次性气囊导尿管放于无菌区内，向气囊内注入无菌生理盐水，检查气囊有无破损后抽出。

2）按导尿术的方法插入导尿管，见尿液流出后再插入 7～10cm。根据导尿管上注明的气囊容积向气囊内注入等量的生理盐水，取下注射器，将导尿管向内插入少许再轻拉导尿管，感觉有阻力，证实导尿管固定于膀胱内（图 15－9）。

（2）普通导尿管胶布固定法

1）女患者固定法：准备好胶布，按导尿术给患者实施导尿，导尿毕，移开洞巾，脱下手套。用一块宽 4cm、长 12cm 的胶布上 1/3 固定在阴阜上，下 2/3 剪成 3 条，中间 1 条螺旋形固定在导尿管上，其余两条分别固定在对侧大阴唇上（图 15－10）。

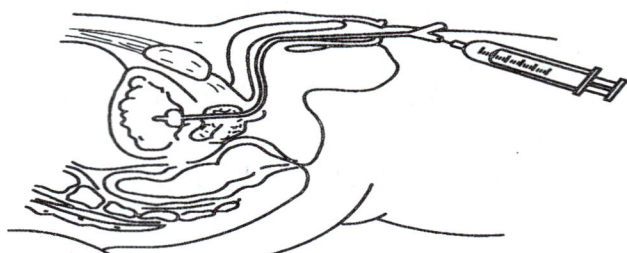

图 15-9　气囊导尿管固定法

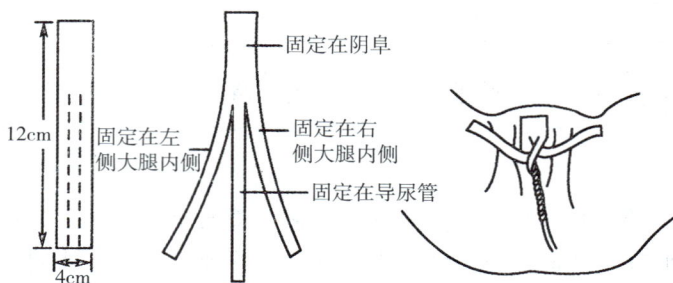

图 15-10　女患者导尿胶布固定法

2）男患者固定法：准备好胶布，按导尿术给患者实施导尿，导尿毕，移开洞巾，脱下手套。用长 12cm，宽 2cm 的胶布，在一端的 1/3 处两侧各剪一小缺口叠成蝶形胶布，将两条蝶形胶布有粘胶面的胶布固定于阴茎两侧，再用两条小胶布开口向上环形固定阴茎上。在距离尿道口 1cm 处用胶布环形固定蝶形胶布的折叠端于导尿管上（图 15-11）。

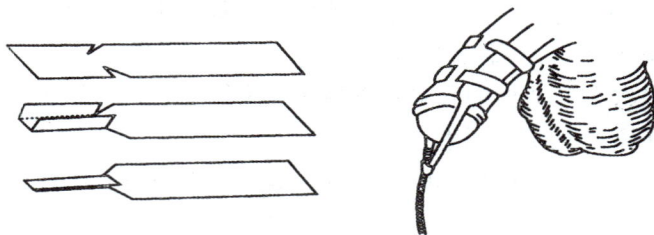

图 15-11　男患者导尿胶布固定法

4. 连接和固定集尿袋：将导尿管与集尿袋的引流管接头连接，开放导尿管。将集尿袋妥善固定在低于膀胱的高度（图 15-12）。

5. 协助、整理：协助患者穿好裤子，取舒适卧位。整理床单位，清理用物，废物按医疗垃圾分类处理。

6. 洗手，记录。

【注意事项】

1. 气囊导尿管固定时避免气囊卡在尿道内口，以免压迫膀胱壁，造成黏膜损伤。

2. 留置尿管如果采用普通导尿管，操作前应剃去阴毛，便于胶布固定。

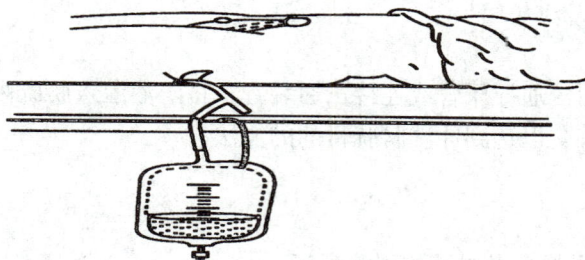

图 15 – 12　集尿袋固定法

3. 男患者留置尿管采用胶布时，不得做环形固定，以免影响阴茎的血液循环，导致阴茎充血、水肿，甚至坏死。

4. 严格遵守无菌操作，防止污染及尿液逆流引起泌尿系统的感染。

5. 健康教育

（1）向患者及家属解释留置导尿的目的和示范护理方法，鼓励其主动参与护理。

（2）讲解摄取足够水分和适当运动对预防泌尿系统感染的重要性，病情允许时鼓励患者多饮水，每天维持尿量在 2000mL，以产生足够的尿液冲洗尿道，达到预防泌尿系统感染和尿路结石的目的。

（3）讲解避免导尿管和引流管受压、扭曲、堵塞的意义，示范保持尿液引流通畅的护理措施，避免感染的发生。

（4）告知患者离床活动时保持引流管通畅，以及固定的方法，集尿袋不得超过膀胱高度，并避免挤压，防止尿液反流。

6. 留置导尿管患者的护理措施

（1）防止泌尿系统感染：保持尿道口清洁。女患者用消毒液棉球擦拭外阴和尿道口，男患者用消毒液棉球擦拭尿道口、龟头和包皮，每天 1 ~ 2 次。每日定时更换集尿袋，及时排空集尿袋做好记录。每周更换导尿管 1 次，硅胶导尿管可酌情延长更换时间。

（2）在病情允许的情况下，鼓励患者多饮水，以达到自然冲洗尿道的目的。

（3）训练膀胱反射功能，可采用间歇性夹管。夹闭导尿管，每 3 ~ 4 小时开放 1 次，使膀胱定时充盈及排空，促进膀胱功能的恢复。

（4）注意倾听患者的主诉，密切观察尿液情况，发现尿液浑浊、沉淀、有结晶时，应及时处理，每周尿常规检查 1 次。

【评价】

1. 无菌观念强，操作中无污染，操作正确、熟练。

2. 注重人文关怀，操作中注意关心、保护患者。

3. 护患沟通有效，能正确进行健康指导。

4. 留置导尿后护理措施及时、有效，无并发症发生。

（三）膀胱冲洗

膀胱冲洗是利用三通导尿管或连接三通装置，将溶液灌入膀胱内，借用虹吸原理将灌入的液体引流出来，以达到冲洗膀胱目的的方法。

【目的】

1. 维持留置导尿管患者尿液的引流通畅。
2. 清除膀胱内的血凝块、黏液、细菌等异物，预防感染的发生。
3. 治疗某些膀胱疾病，如膀胱炎、膀胱肿瘤。

【评估】

1. 患者的临床诊断、病情、膀胱冲洗的目的。
2. 患者的意识、生命体征、心理状况、合作程度、自理能力等。

【计划】

1. 用物准备　除导尿术用物外，另备：

（1）密闭式膀胱冲洗术：①无菌治疗盘内置：治疗碗两个，镊子1把，70%乙醇棉球数个，无菌膀胱冲洗装置1套，血管钳1把，手套。②另备输液架1个（或输液吊挂），输液吊瓶1个（或一次性冲洗袋），便盆及便盆巾，必要时备开瓶器1个。

（2）开放式膀胱冲洗术：①无菌治疗盘内置：治疗碗两个，镊子1把，70%乙醇棉球数个，纱布2块，无菌膀胱冲洗器和手套。②弯盘、便盆和便盆巾。

（3）常用冲洗液：0.9%氯化钠溶液、0.02%呋喃西林液、3%硼酸、氯己定、0.1%新霉素溶液。

（4）冲洗溶液温度为38℃～40℃。若为前列腺肥大摘除术后患者，用冰盐水溶液灌洗。

2. 患者准备

（1）向患者及家属解释导尿的目的、意义、过程和注意事项，使其能主动配合操作。

（2）根据患者的自理能力指导或帮助患者清洗外阴部，以减少外阴部微生物的数量。

【实施】

具体操作方法：

1. 护士准备：着装规范，洗手，戴口罩，携用物至患者床旁，核对患者姓名、床号。解释目的，消除顾虑，取得患者配合。

2. 为患者实施导尿术后，按留置导尿术固定导尿管。

3. 排空膀胱，选择冲洗膀胱的方式。

（1）密闭式膀胱冲洗术

1）启开冲洗液瓶盖中心部分，常规消毒瓶塞。打开膀胱冲洗装置，将冲洗导管针头插入瓶塞，将冲洗液倒挂于输液架上，排气后关闭导管。膀胱冲洗装置类似静脉输液导管，其末端与"Y"形管主管连接，"Y"形管的一个分管连接引流管，另一个分管连接导尿管。

2）戴手套，分开导尿管与集尿袋引流管接头连接处，消毒导尿管口和引流管接头，将导尿管和引流管分别与"Y"形管的两个分管相连接，"Y"形管的主管连接冲洗导管。

3）关闭引流管，开放冲洗管，使溶液滴入膀胱，调节滴速（一般为 60～80 滴/分），待患者有尿意或滴入溶液 200～300mL 后，关闭冲洗管，放开引流管，将冲洗液全部引流出来后，再关闭引流管（图 15-13）。

4）按需要如此反复冲洗。每天冲洗 3～4 次。

（2）开放式膀胱冲洗术

1）戴上手套，分开导尿管与集尿袋引流管接头连接处，用 70% 的乙醇棉球分别消毒导尿管口和接头，并用无菌纱布包裹。

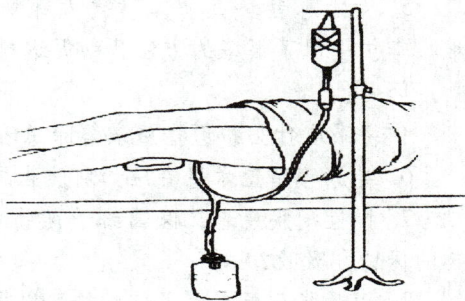

图 15-13　膀胱冲洗

2）取注洗器吸取冲洗液，接导尿管口缓缓注入。

3）注入 200～300mL 后取下注洗器，让冲洗液自动流至弯盘内或轻轻抽吸。

4. 冲洗完毕，取下冲洗管，消毒导尿管口和引流接头并进行连接。

5. 协助患者取舒适卧位，整理床单位，清理物品。

6. 洗手，记录冲洗液名称、冲洗量、引流量、引流液性质等。

【注意事项】

1. 严格执行无菌技术操作，防止逆行感染。

2. 避免用力回抽造成黏膜损伤。若引流的液体少于灌入的液体量，应考虑是否有血块或脓液阻塞，可增加冲洗次数或更换导尿管。

3. 冲洗速度不宜过快，防止患者有强烈尿意，导致膀胱收缩，冲洗液从导尿管侧溢出尿道外。冲洗时若患者感觉不适，应减慢速度，请患者做深呼吸，尽量放松，以减少疼痛。若患者有腹部胀痛或流出血性液体时，应暂停冲洗，并通知医生。

4. 冲洗过程中和冲洗后需密切观察病情。若出现异常，如出血较多或血压下降，应立即报告医生给予处理，准确记录冲洗液量及性状。

【评价】

1. 无菌观念强，操作中不发生污染，操作熟练、正确。

2. 注重人文关怀，操作过程中能关心、保护患者。

3. 膀胱炎等症状减轻。

4. 护患沟通有效，能正确进行健康指导。

【讨论与思考】

1. 列表比较各种灌肠术的异同点；列表比较男、女患者导尿术的异同点。

2. 名词解释：多尿、少尿、无尿、膀胱刺激征。

3. 阻塞性黄疸的患者、溶血反应的患者、输尿管结石的患者尿液常呈什么颜色？

4. 膀胱高度充盈且极度虚弱的患者，首次引流尿液不应超过多少毫升？为什么？

5. 女性患者，45 岁。行胃大部切除术后，12 小时未排尿，诉下腹胀痛，排尿困难。李护士用了很多的方法帮助促进排尿均无效。

问题：

你将采取什么护理措施来解除患者痛苦？在操作过程中应注意什么？

6. 导尿管留置术患者应如何防止尿路逆行感染？

7. 慢性痢疾患者，医嘱给予药物保留灌肠。你在操作时应采取哪些措施以利于药物的保留和吸收？

8. 为肠胀气患者使用肛管排气以缓解症状，为什么肛管保留的时间不能过长？

第十六章　药物疗法

■ 学习目标

1. 掌握给药原则、口服给药法的操作方法及用药指导内容；常用药物过敏试验法及过敏反应处理；注射原则及常用注射法。
2. 熟悉超声波雾化吸入疗法的操作要点。

药物疗法是临床上最常用的一种治疗方法，目的是预防疾病、治疗疾病、减轻症状、协助诊断，以及维持正常的生理功能。临床护理工作中，护士既是药疗的执行者，又是患者安全用药的监护者。为了保证合理、准确、安全、有效给药，护士必须了解相关的药理知识，运用护理程序的工作方法，熟练、正确地给药，并指导患者合理用药，及时评价患者用药后的疗效及反应，使患者得到最佳的药物治疗效果。

案例导入

患者，男，60 岁，间断咳嗽、咳痰伴喘息 6 年，加重两周。两周前受凉后流涕、咽痛，而后转为咳嗽、咳痰，伴喘息，痰量多且黏稠不易咳出，自服甘草片等未见缓解而逐渐加重，夜间咳嗽明显以致影响睡眠。发病以来食欲差，进食少。患者吸烟史 30 年，每日 20 支左右。查体：体温 36.8℃，血压 120/70mmHg，呼吸 R 18 次/分，精神差。双肺呼吸音粗，可闻及少量散在细湿罗音及喘鸣音。辅助检查：血常规 WBC 12×10^9/L，中性粒细胞 78%。X 片：双下肺纹理增粗、紊乱。诊断为慢性喘息性支气管炎急性发作。医嘱：①控制感染：给青霉素 160 万 U，肌内注射，每日 2 次；②祛痰、镇咳：口服化痰片 0.5g，每日 3 次，急支糖浆口服。③解痉、平喘：口服氨茶碱 0.1g，每日 2 次；④雾化吸入疗法：生理盐水 5mL，庆大霉素 8 万 U，α-糜蛋白酶 4000U，地塞米松 5mg 制成雾化液，每日 2 次。

问题：

1. 如何防止青霉素过敏反应的发生，保证用药安全？若出现过敏性休克，应如何抢救？
2. 怎样有效实施肌内注射？
3. 怎样指导患者正确口服用药？
4. 如何为患者实施有效的超声波雾化吸入？

5. 针对患者生活习惯及生活方式，为患者进行健康教育。

第一节 给药的基本知识

一、药物的种类、领取和保管

（一）药物的种类

1. **内服药** 片剂、散剂、胶囊、丸剂、溶液、合剂、酊剂和纸型等。
2. **外用药** 软膏、粉剂、搽剂、洗剂和滴剂等。
3. **注射药** 溶液、油剂、混悬液、结晶和粉剂等。
4. **其他类** 中草药、中成药、粘贴敷片、植入慢溶药片和胰岛素泵等。

（二）药物的领取

领取药物的方法各医院规定不一，大致如下：

1. **病区药柜** 病区药柜备有一定数量的常用药品。由专人负责，定期清点药品存量，按规定进行领取和补充，对已过期或变质的药物，应及时退回药房处理。

2. **中心药房** 医院内中心药房的护士负责病区患者的日间用药。

3. **联网管理** 患者用药从医生给出医嘱到医嘱处理、药物计价、药品消耗、结算等均由专人负责，计算机处理，既方便患者，又提高管理效率。

（三）药物的保管

1. **药柜整洁** 药柜应置于通风、干燥、光线明亮处，避免阳光直射，保持整洁，由专人负责，定期检查药品质量，以确保安全。

2. **药品分类** 药柜内药物按内服、外用、注射等分类放置，并按药物失效期的先后顺序有计划地使用，以免浪费药品。剧毒药、麻醉药、贵重药应有明显标记，应专柜加锁保管，由专人负责，专本登记，列入交班内容。

3. **标签明确** 所有的药品都应有明显的标签，标签上标明药品名称（中、英文对照）、剂量、浓度、用法、有效期。药物标签脱落或难以辨认，应报废处理。

4. **质量保证** 定期检查药物的质量和有效期，发现药物有沉淀、混浊、潮解、异味、霉变等，立即停止使用。

5. **妥善保存** 根据各类药物性质不同，采取相应的保存方法，以避免药物变质，影响疗效或增加毒副作用。

（1）**易挥发、潮解或风化的药物**：应密闭保存，用后应盖紧瓶盖，如乙醇、碘酊、甘草、过氧乙酸、糖衣片、酵母片等，置于密封瓶内保存。

（2）**易受热破坏的药物**：应放入冰箱内冷藏（2℃～10℃）保存，如疫苗、胎盘球蛋白、抗毒血清等。

（3）**易燃易爆的药物**：应单独存放，远离火源，密闭置于阴凉处，如乙醚、环氧乙烷等。

（4）**易氧化、遇光变质的药物**：应装入有色密盖瓶中，针剂应放在黑纸避光的纸盒内，置于阴凉处保存，如维生素 C、盐酸肾上腺素、氨茶碱等。

（5）**中药**：各类中药应存放在干燥、阴凉、防虫处，芳香性药物应置于密盖的器皿中保存。

6. 专用药物　患者个人专用的药物，应注明病室、床号、姓名，单独存放。

二、给药的原则

给药原则是一切用药的总则，护士在执行药疗工作中必须严格遵守。

（一）按医嘱要求准确给药

给药须有医嘱作为法律依据，医嘱应清楚、明确，并有执业医师签名。护士必须严格按照医嘱执行。同时护士对医嘱有监督作用，对于有疑问的医嘱或错误的医嘱要及时与医生核对清楚，千万不可盲目执行，更不可擅自改动医嘱。

（二）严格执行查对制度

只有认真做到"三查七对一检查"，才能做到"五个准确"，即将准确的药物，按准确的剂量，在准确的时间，用准确的方法给予准确的患者。

1. "三查"　操作前、操作中、操作后查。

2. "七对"　对床号、姓名、药名、浓度、剂量、用法、时间。

3. "一检查"　仔细检查药物的质量和有效期，不得使用变质、过期或失效药，并注意用药后的反应。

（三）安全正确给药

1. 按需要进行药物过敏试验　对易致过敏反应的药物，用药前应先了解患者的用药史、过敏史和家族史，并需做过敏试验，结果阴性者方可使用。

2. 熟练掌握给药方法　熟练掌握不同途径的给药方法，给药前应向患者解释，进行有效的沟通，以取得合作，并给予相应的用药指导，提高患者自我合理用药的能力。

3. 临床试验用药　应了解试验药物的作用和不良反应，征得患者同意后方可应用。用药过程中必须密切观察疗效和不良反应，同时做好有关记录。

（四）密切观察反应

给药后应密切观察药物的疗效和不良反应。尤其对易引起过敏反应或毒副作用较大的药物，更应注意观察，必要时做好记录。发现给药错误，及时报告，及时处理。

（五）指导患者合理用药

合理用药可使药物治疗达到安全性、有效性、经济性和适当性的标准。安全性是选择药物的首要前提，有效性是用药的首要目标，经济性是合理用药的基本要素，适当性是实现合理用药的基本保证。合理用药是充分发挥药物的治疗作用，尽量减少药物的毒副作用，达到迅速、有效的治疗疾病、控制疾病、减轻症状、恢复及促进患者健康的目的。

知识链接

护理信息系统

移动护士工作站是现有的医院信息系统在患者床旁工作的一个手持终端执行系统，它以 HIS 为支撑平台，以手持设备（PDA）为硬件平台，以无线局域网为网络平台，充分利用 HIS 的数据资源，实现了 HIS 向病房的扩展和延伸，同时也实现了"无纸化、无线网络化"。通过扫描患者腕带条形码，可帮助护士随时随地采集患者资料和生命体征等信息，方便进行治疗、护理、用药时的身份查对，当信息不符时能及时报警。使用 PDA 用于临床识别和验证，不仅可以减少身份识别错误，最大限度地减少差错发生率，护理人员还可以通过 PDA 系统及时掌握患者的最新变化，提升护理工作效率，提高成本效益。

三、给药的途径

给药的途径是根据药物的性质、剂型、组织对药物的吸收情况及治疗需要而决定的。临床上常用的给药途径有消化道给药（口服、舌下给药、直肠给药）、注射给药（皮内注射、皮下注射、肌内注射、静脉注射、动脉注射）、呼吸道吸入给药、皮肤给药。

四、给药的次数和时间

给药的次数与间隔时间取决于药物的半衰期，以能维持有效的血药浓度和发挥最大药效为最佳选择。同时又要考虑药物的特性和人体的生理节奏。医院给药常用的外文缩写见表 16-1，医院常用给药时间安排见表 16-2。

表 16-1　医院常用外文缩写与中文翻译

外文缩写	中文	外文缩写	中文
qd	每日 1 次	ac	饭前
bid	每日 2 次	pc	饭后

续表

外文缩写	中文	外文缩写	中文
tid	每日 3 次	po	口服
qid	每日 4 次	inj	注射剂
qh	每小时 1 次	H	皮下注射
q2h	每 2 小时 1 次	ID	皮内注射
q4h	每 4 小时 1 次	IM/im	肌内注射
q6h	每 6 小时 1 次	IV/iv	静脉注射
qm	每晨 1 次	ivgtt	静脉滴注
qn	每晚 1 次	OD	右眼
qod	隔日 1 次	OS	左眼
am	上午	12n	中午 12 点
pm	下午	12mn	午夜 12 点
hs	睡前	sos	需要时（限用 1 次，12 小时内有效）
st	立即	prn	需要时（长期）
DC	停止	U	单位
Co	复方	IU	国际单位

表 16 – 2　医院常用给药时间安排（外文缩写）

给药时间	安排	给药时间	安排
qm	6：00	q2h	6：00，3：00，10：00，12：00……
qd	8：00	q3h	6：00，9：00，12：00，15：00………
bid	8：00，16：00	q4h	8：00，12：00，16：00，20：00……
tid	8：00，12：00，16：00	q6h	8：00，14：00，20：00，2：00……
qid	8：00，12：00，16：00，20：00	qn	20：00

五、影响药物作用的因素

药物效应的产生不仅取决于药物本身的质与量，而且还受机体内外许多因素的影响。护士了解并掌握这些影响因素的作用规律，有助于采取相应的护理措施，防止或减少药物不良反应的发生，使患者得到最佳的疗效。

（一）药物因素

1. 药物剂量　药物必须达到一定的剂量才能产生效应，临床上所指的药物治疗量或有效量，是指能对机体产生明显效应而不引起毒性反应的剂量。若超过有效量用药，则可能引起毒性反应。

2. 药物剂型　常用药物有多种剂型，不同剂型的药物吸收的量与速度亦不相同，进而影响药物作用的强弱和快慢。如注射剂中，其水溶液比油剂、混悬液吸收快；口服制剂中，其溶液比片剂、胶囊吸收快。

3. 联合用药 联合用药是指为了达到治疗目的而采取两种或两种以上的药物同时或先后应用。联合用药后使原有的效应增强称为协同作用，反之称为拮抗作用。临床上联合用药的目的是发挥药物的协同作用，增强治疗效果。

（二）机体因素

1. 生理因素

（1）年龄与体重：一般情况下，药物用量与体重成正比。据《中华人民共和国药典》规定，14 岁以下使用儿童用药剂量，14～60 岁使用成人剂量，60 岁以上使用老年人剂量。儿童剂量和老年人剂量应以成人剂量为参考剂量酌情减量，这与儿童和老年人的生理功能与成人比较存在较大的差异有关。

（2）性别：男女性别不同对药物的反应一般无明显的差异。但女性在用药时应注意"三期"，即月经期、妊娠期、哺乳期对药物作用的影响。如子宫对泻药、子宫收缩药及刺激性较强的药物等较敏感，易引起痛经、月经量过多、流产或早产；某些药物可通过胎盘进入胎儿体内，对胎儿生长发育造成影响，严重的可导致畸形；或经乳汁进入婴儿体内引起不良反应，或经乳腺排泌进入婴儿体内引起中毒。所以女性在月经期、妊娠期和哺乳期用药要慎重。

2. 病理因素 疾病可影响机体对药物的敏感性，也可改变药物在体内的代谢过程，因而影响药物的效应。肝、肾是药物代谢、消除的重要器官，肝细胞受损时，某些主要在肝脏代谢的药物，如吗啡、苯巴比妥等必须减量、慎用或禁用。肾功能受损时，某些主要经肾脏消除的药物，如呋塞米、氨基糖苷类抗生素等因半衰期延长，可在体内蓄积引起中毒，故应减量或禁用。

3. 心理因素 心理因素在一定程度上影响药物的疗效，如患者情绪的变化、对药物的信赖程度、是否配合治疗、医护人员的语言或暗示作用等情况，均能影响药物的治疗作用。

（三）饮食因素

饮食和药物是相互联系的，饮食能改变药物在体内的过程，药物也能影响饮食的营养价值。

1. 促进药物吸收，增强药效 如酸性食物可增加铁剂的溶解度，促进铁的吸收，增强疗效；高脂饮食可促进脂溶性维生素 A、D、E 的吸收；粗纤维食物可促进肠蠕动，增强驱虫剂的疗效等。

2. 干扰药物吸收，降低药效 如补充钙剂时不宜同吃菠菜，因菠菜中含大量草酸，后者与钙结合形成草酸钙，影响钙的吸收，降低疗效；服铁剂时不能与茶水、高脂饮食同时服用，因茶叶中的鞣酸与铁形成铁盐影响铁的吸收；脂肪抑制胃酸分泌，也影响铁的吸收。

3. 改变尿液 pH 影响药效 如氨苄西林、呋喃妥因等在酸性尿液中杀菌力强，因此使用此类药物治疗泌尿系统感染时宜多吃鱼、肉、蛋等酸性食物，可酸化尿液，增强抗菌作用；若应用头孢菌素类、氨基糖苷类、磺胺类药物时，可多吃蔬菜、豆制品、牛奶等碱性食物，以碱化尿液，增强疗效。

（四）其他因素

给药途径、时间和次数等均对药物作用有着重要影响。如硫酸镁口服时，产生导泻及利胆作用，而注射给药则产生降血压和镇静作用。

第二节　口服给药法

口服给药是临床上最简单、最常用、最方便、较经济、安全的给药方法，药物口服后经胃肠道黏膜吸收入血而发挥局部或全身的治疗作用。但由于口服给药吸收较慢，疗效易受胃肠功能、胃肠内容物的影响，故不适用于急救。对意识不清、吞咽功能障碍、呕吐不止、禁食等患者也不宜口服给药。

一、口服药用药指导

1. 抗生素要严格按规定的时间准时给药，以维持血药有效浓度。

2. 磺胺类药服后应多饮水，因其经肾脏排泄，尿少易析出结晶引起肾小管堵塞；有发汗作用的药服后也应多饮水，以补充水分，增强散热效果、防止脱水。

3. 健胃药、刺激食欲的药物，可刺激味觉感受器，促进消化液的分泌，增进食欲，应饭前服；助消化药、对胃黏膜有刺激性的药物，应饭后服，可帮助消化，减少药物对胃黏膜的刺激。

4. 止咳糖浆对咽部黏膜有安抚作用，服后不宜立即饮水，以免冲淡药物降低疗效。若同时服用多种药物，应最后服止咳糖浆。

5. 缓释片、肠溶片、胶囊吞服时不可分割药片、不可嚼碎。

6. 对牙齿有染色或有腐蚀作用的药液，如铁剂、酸类、某些中草药等，服用时避免药液与牙齿接触，可用吸管吸服，服后立即漱口。

7. 服用洋地黄、地高辛等强心苷类药物前，应先测心率、心律，当心率低于每分钟60次，或心律不齐时，应暂停服用，同时报告医生。

8. 病情危重或不能自行服药者应协助喂服；鼻饲者须将药物核对后研碎、溶解，按胃管喂服法给药。

二、口服给药法

口服给药是药物经口服后通过胃肠道黏膜吸收进入血液循环，达到局部或全身治疗疾病的一种方法。口服给药是临床上最常用的给药方法，既方便、经济，又比较安全。但口服药物吸收较慢，故不适用于急救、意识不清、呕吐频繁、吞咽困难和禁食的患者。

【目的】

通过口服给药，达到减轻症状、治疗疾病、维持正常生理功能、协助诊断、预防疾病的目的。

【评估】

1. 患者的年龄、病情，有无恶心、呕吐，意识状态，吞咽能力；有无口腔、食管疾患，是否留置鼻饲管；有无肝肾功能不良等。

2. 患者的用药史、过敏史，对所服药物的了解程度，能否自理服药。

3. 患者对服药的心理反应和合作程度。

【计划】

1. 用物准备　药物（遵医嘱）、治疗车、药盘、服药本、药匙、药杯、量杯、滴管、饮水管、研钵、治疗巾、小毛巾或纸巾、包药纸、小水壶（内盛开水）等。

2. 患者准备　了解服药目的和用药注意事项，并能积极配合。

【实施】

具体操作方法：

1. 护士着装整齐，洗手，戴口罩。

2. 根据服药本，查看药柜的药物是否齐全，不足的药物应及时领取补充。

（1）备药

1）依据服药本按床号顺序将小药卡插入发药盘内，放好药杯。

2）对照服药本上的床号、姓名、药名、浓度、剂量、时间进行配药。

3）根据不同药物剂型采取相应的取药方法：①使用单一剂量包装的药品，需在发药给患者时拆开包装。②固体药用药匙取药，粉剂、含化片用纸包好，放入药杯。③水剂用量杯量取，摇匀药液，打开瓶盖，内面向上，一手持量杯，拇指置于所需刻度，并使其刻度与视线平；另一手持药瓶，瓶签朝向掌心，倒药液至所需刻度处（图 16－1），再倒入药杯内，湿纱布擦净瓶口，将药瓶放回原处。不同的药液应分别倒入不同的药杯内，以免药液之间发生化学变化；更换药液品种时，应洗净量杯再用。④油剂、按滴计算的

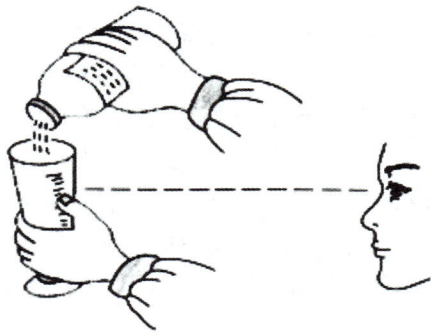

图 16－1　倒药液法

药液或药量不足 1mL 时，用滴管吸取药液，15 滴为 1mL 计算，滴药时滴管稍稍倾斜，使药量准确。盛药前药杯内应倒入少许温开水，以免药液附着杯壁，影响剂量。

4）备药完毕，整理药柜，根据服药本再次核对，无误，盖上治疗巾。

病区备药

　　临床上有的医院已经不由护士备药，而是由中心药房根据临床信息系统的给药信息备药。同一患者同一时间服用的所有药物由一个塑料袋密封包装，包装袋上印上患者的科室、床号、姓名、服用药名、剂量、给药时间等信息，下发到临床科室后由护士按时发放。

(2) 发药

1) 携带服药本，备温开水，按床号顺序送药至患者床前。

2) 核对床号、姓名、药名、剂量、浓度、时间、方法（图 16 -2），确认无误后发药。同一患者的药物应 1 次取出药盘；不同患者的药物不可同时取出，避免发错药物。

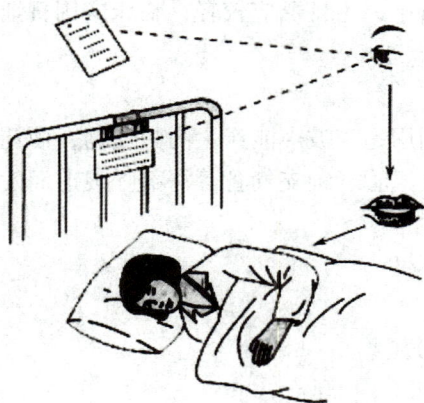

图 16 -2　操作中查对示意图

3) 协助患者取舒适体位服药。能自理者，帮助其倒水，确认服下后方可离开；自理有困难者，如危重患者及不能自行服药者应喂服；鼻饲患者须将药物碾碎，用水溶解后，从胃管注入，再用少量温开水冲净胃管。

4) 再次核对，必要时做记录。

5) 收回药杯，按要求作相应处理。药杯应先浸泡消毒，后清洗，再消毒备用。一次性药杯经集中消毒后按规定处理。

【注意事项】

1. 发药前详细评估患者的有关情况。如遇患者因特殊检查或手术而禁食，或患者不在，应暂不发药，将药带回保管，适时再发或交班。

2. 严格执行查对制度，发药时，1 次不能同时取出两位患者的药物，避免发错。

3. 当患者提出疑问时，应耐心听取，必要时重新核查医嘱，确认无误后给予解释，以消除患者疑虑。

4. 注意观察患者服药后的疗效和不良反应，发现异常，及时通知医生进行处理。

【评价】

1. 患者能主动配合，合作良好。
2. 患者安全、正确地服药，达到治疗效果。
3. 患者能叙述所服药物的有关知识和注意要点。

第三节 雾化吸入法

雾化吸入法是指用雾化装置将水分或药液分散成较小的雾滴，使其悬浮于吸入的空气中，经口或鼻吸入以达到湿化呼吸道黏膜、祛痰、解痉、消炎等治疗目的。雾化吸入药物除了对呼吸道局部有治疗作用外，还可通过肺组织吸收，对全身产生疗效。由于雾化吸入法见效快，药物用量小，不良反应较轻，临床应用日渐广泛。

一、超声雾化吸入疗法

超声雾化吸入疗法是利用超声波声能产生高频震荡，使药液变成细微的雾滴，随着吸入的空气散布在气管、支气管、细支气管等深部呼吸道而发挥疗效。

【目的】

1. 湿化呼吸道。
2. 稀释和松解黏稠的分泌物。
3. 解除支气管痉挛。
4. 预防和治疗呼吸道感染。

【评估】

1. 核对医嘱和治疗单，了解雾化吸入的目的。
2. 评估患者
（1）患者病情及治疗情况。
（2）患者呼吸道通畅情况，面部和口腔黏膜状况。
（3）患者的意识状况、自理能力和合作程度。

【计划】

1. 用物准备 超声雾化吸入器、按医嘱备药、弯盘、治疗巾、纸巾、冷蒸馏水、水温计、电源插座。

（1）超声雾化吸入器构造（图 16-3）

1）超声波发生器：通电后输出高频电能，其面板上有电源和雾量调节开关、指示灯和定时器。

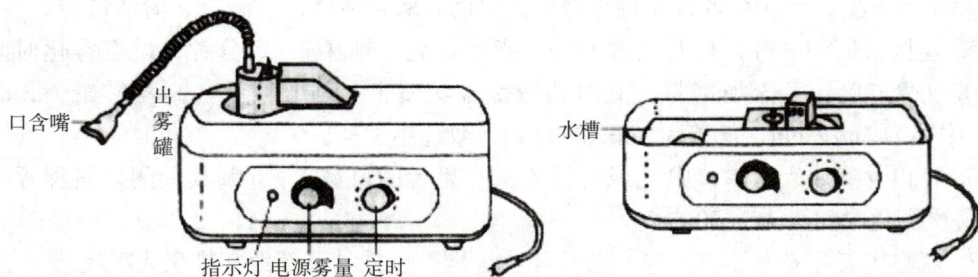

图 16 - 3　超声雾化吸入器

2）水槽与晶体换能器：水槽内盛冷蒸馏水，其底部有一晶体换能器，接受发生器输出的高频电能，将其转化为超声波声能。

3）雾化罐（杯）与透声膜：雾化罐内盛药液，声能可透过其底部的透声膜与罐内药液作用，产生雾滴喷出。

4）螺纹管和口含嘴（或面罩）。

（2）作用原理：超声波发生器通电后输出高频电能，使水槽底部的晶体换能器发生超声波声能，声能震动并透过雾化罐底部的透声膜，作用于罐内的液体，破坏了药液的表面张力，使药液变成细微的雾滴喷出，通过导管随着患者吸气而进入呼吸道。

（3）作用特点：雾量大小可以调节；雾滴小而均匀，直径 $<5\mu m$；药液随深而慢的吸气可达终末细支气管和肺泡；通过雾化器电子部件产热可对药液加温，使患者吸入舒适、温暖的气雾，治疗效果好。

（4）常用药物

1）抗生素：如庆大霉素、卡那霉素等，用于控制呼吸道感染，消除炎症。

2）祛痰药：如 α - 糜蛋白酶、乙酰半胱氨酸溶液（痰易净）等，用于稀释痰液，帮助祛痰。

3）平喘药：如氨茶碱、沙丁胺醇等，用于解除支气管痉挛。

4）糖皮质激素：如地塞米松等，与抗生素同时使用，增加抗炎效果，减轻呼吸道黏膜水肿。

2. 患者准备　了解超声雾化吸入的目的和注意事项，并能积极配合。

【实施】

具体操作方法：

1. 护士着装整齐，洗手，戴口罩。

2. 连接雾化器各部件，水槽内加入冷蒸馏水约 250mL，液面高度约 3cm，浸没雾化罐底部透声膜，禁忌加温水、热水，以免烧毁机芯。

3. 查对药名，用 0.9% 氯化钠注射液稀释药液至 30 ~ 50mL，倒入雾化罐内，旋紧罐盖，把雾化罐置于水槽中，将水槽盖盖紧。

4. 携用物至病床前，核对患者床号、姓名、药名等，向患者解释操作目的、配合方法和注意事项；询问患者有无特殊需要，协助其取合适体位、漱口、清洁口腔。

5. 连接管道和电源，打开电源开关，指示灯亮，预热 3 ~ 5 分钟，设定雾化时间，再将雾量调节旋钮开至所需量，此时药液呈雾状喷出。调节雾量（高档雾量为 3mL/min，中档为 2mL/min，低档为 1mL/min），一般选用中档。

6. 将口含嘴放入患者口中（或将面罩罩在患者的口鼻上），嘱其紧闭口唇深呼吸，一般每次雾化时间为 15 ~ 20 分钟。

7. 观察患者疗效及不良反应，若分泌物干稠，可拍其背部助其排痰或吸痰。

8. 治疗结束后取下面罩或口含嘴，先关雾化开关，再关电源开关，以防损坏电子管。协助患者漱口、擦净面部，帮助其取舒适体位。

9. 再次核对，观察并记录治疗效果。

10. 放掉水槽内水，先将口含嘴和雾化管道浸泡消毒，后清洗，再消毒，整理用物备用。

【注意事项】

1. 使用前，先检查仪器各部件有无松动、脱落等异常情况。

2. 超声波雾化吸入器水槽底部的晶体换能器和雾化罐底部的透声膜薄而质脆，易破碎，操作过程中应动作轻稳，以免损坏。

3. 水槽和雾化罐切忌加温水或热水，水槽中应有足够的蒸馏水，槽内水温不能超过 50℃，必要时关机调换蒸馏水，以免损坏电晶片。

4. 连续使用超声雾化器时，中间应间隔 30 分钟。

5. 加强健康教育，根据患者的实际需要进行，重点应指导患者如何配合操作，以及呼吸道疾病的预防。

【评价】

1. 护患沟通有效，患者能主动配合。

2. 患者症状减轻，感觉舒适，达到治疗目的。

二、氧气雾化吸入疗法

氧气雾化吸入疗法是利用一定压力的氧气或空气产生的高速气流，使药液形成雾状，随吸气进入呼吸道产生疗效。

【目的】

1. 协助消炎、镇咳、祛痰。

2. 稀释和松解黏稠的分泌物。

3. 解除支气管痉挛，改善通气功能。

4. 预防和治疗呼吸道感染。

【评估】

同超声雾化吸入疗法。

【计划】

1. 用物准备 氧气装置一套（湿化瓶内不装水）、氧气雾化吸入器、按医嘱备药、5mL注射器、生理盐水、弯盘、治疗巾、纸巾。

（1）氧气雾化吸入器构造：见图16-4。

（2）作用原理：氧气雾化器（又称射流式雾化器）是借助高速气流通过毛细管并在管口产生负压，将药液由邻近的小管吸出，所吸出的药液又被毛细管口高速的气流撞击成细小的雾滴，形成气雾喷出。

（3）常用药物：同超声雾化吸入疗法。

2. 患者准备 了解氧气雾化吸入疗法的目的及注意事项并能积极配合。

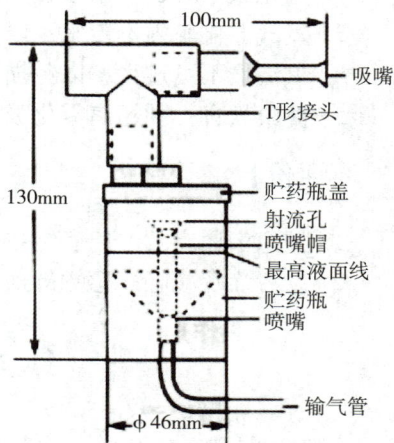

图 16-4 氧气雾化吸入器

【实施】

具体操作方法：

1. 护士着装整齐，洗手，戴口罩。

2. 按医嘱抽取药液，用蒸馏水或生理盐水稀释或溶解药液至5mL，注入雾化器内。

3. 携用物至病床前，核对患者床号、姓名、药名，向患者解释目的、配合方法和注意事项，询问患者有无特殊需要，协助其取合适体位、漱口、清洁口腔。

4. 将雾化器的进气口接在氧气装置的输出管（湿化瓶内不装水），调节氧流量6~8L/min。

5. 嘱患者手持雾化器，口含吸嘴，紧闭嘴唇深吸气，用鼻呼气，直至药液用完（10~15分钟）。嘱患者在吸入时作深而长的吸气，使药液充分到达支气管和肺内。呼气时需将手移开，以防药液丢失。

6. 观察治疗效果和患者反应。如患者感觉到疲劳，可先关闭氧气，休息片刻，再行吸入。

7. 治疗结束后取出雾化器，关闭氧气。协助患者漱口，擦净面部，帮助其取舒适体位。

8. 再次核对，观察并记录治疗效果。

9. 先将雾化器浸泡消毒，后清洗，再消毒，整理用物备用。

【注意事项】

1. 使用前，先检查雾化吸入器各部件是否完好，有无松动、脱落等异常情况。
2. 雾化吸入时，严禁接触烟火和易燃品。
3. 氧气湿化瓶内不装水，以免药液稀释。
4. 氧流量不可过大，以免损坏雾化器颈部。
5. 健康教育：同超声雾化吸入法。

【评价】

1. 护患沟通有效，患者能主动配合。
2. 患者症状减轻，感觉舒适，达到治疗目的。

第四节　注射给药法

注射法是将一定量的无菌药液或生物制剂注入体内的方法。常用注射法包括皮内注射、皮下注射、肌内注射和静脉注射。注射给药血药浓度迅速升高，起效快，适用于因各种原因不宜口服给药或需要药物迅速发生疗效的患者。但注射给药可造成组织一定程度的损伤，引起疼痛和潜在并发症的发生。因此，护士必须熟练掌握各种注射法的操作规程，确保患者安全、有效，防止感染和并发症的发生。

一、注射原则

（一）严格执行查对制度

1. 严格执行"三查七对"，确保用药安全。
2. 认真检查药物质量，发现药液混浊、变色、沉淀，药物有效期已过，安瓿有裂痕，密封瓶盖松动等情况均不能使用。
3. 注意药物的配伍禁忌，若几种药物同时注射，应确认无配伍禁忌后方可使用。

（二）严格遵守无菌技术操作原则

1. 环境清洁，符合无菌操作基本要求。
2. 注射前，操作者衣帽整洁，洗手，戴口罩。
3. 注射器空筒内壁、活塞、乳头、针梗与针头必须保持无菌。
4. 注射部位皮肤常规消毒，用2%碘酊棉签以注射点为中心由内向外螺旋式旋转涂搽，消毒范围直径应在5cm以上，待干后，用70%乙醇棉签以同样方式脱碘后注射；或用安尔碘消毒1~2遍，待干后即可注射。

（三）选择合适的注射器与针头

根据药液量、黏稠度、刺激性强弱、注射方法及患者个体情况，选择合适的注射器和针头。注射器要无裂缝，完整，不漏气；针头要锐利，无钩，无弯曲，型号合适；注射器与针头紧密衔接；一次性注射器的包装应密封，且在有效期内。

（四）选择合适的注射部位

选择注射部位应避开血管、神经，不可在局部有硬结、损伤、炎症、瘢痕处进针。对需长期进行注射的患者，应经常更换注射部位。静脉注射时选择血管应由远心端到近心端。

（五）注射药液应现用现配

注射药液应现配现用，即时注射，以免放置时间过久，降低药物效价或被污染。

（六）注射前排尽空气

注射前必须排尽注射器内空气，以免空气进入血管形成空气栓塞。

（七）掌握合适的进针深度

1. 各种注射法分别有不同的进针深度要求（图 16-5）。

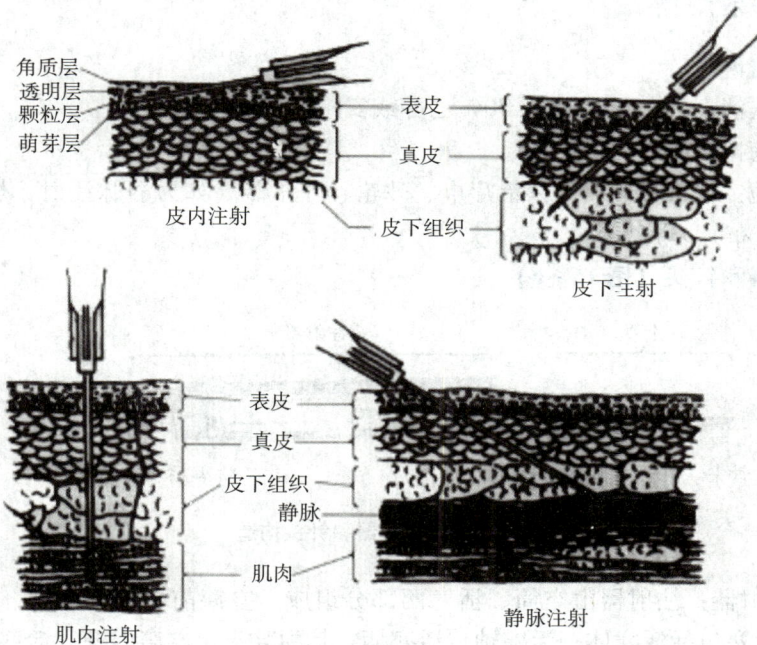

图 16-5 各种注射法的进针深度

2. 进针时不可将针梗全部刺入皮肤内，防止不慎发生断针时处理困难。

（八）注射前检查回血

进针后，注射药液前应抽动活塞，检查有无回血。动、静脉注射必须有回血后方可注入药液。皮下、肌内注射，抽吸无回血，方可注入药液；如有回血，应拔出针头重新进针，不可将药液注入血管内。

（九）掌握无痛注射技术

1. 解除患者思想顾虑，分散其注意力；指导患者做深呼吸，尽可能身心放松。

2. 指导并协助患者采取舒适体位，以利肌肉放松，易于进针。

3. 注射时做到"二快一慢"，即进针与拔针要快，推注药液速度要慢、均匀。

4. 对刺激性强的药物或油剂，应选择粗、长的针头，进针要深，以免引起局部硬结和疼痛。如需同时注射几种药物，一般先注射刺激性较弱的药物，然后注射刺激性较强的药物。

（十）严格执行消毒隔离制度，防止交叉感染

注射时，要做到一人一针一管一带一枕。所用过的一次性物品按规定统一进行处理。

二、注射准备

（一）注射用物

1. 注射盘内放

（1）皮肤消毒液：2%碘酊、70%乙醇或安尔碘。

（2）无菌持物钳或镊。

（3）其他：消毒棉签、无菌治疗巾、砂轮、开瓶器（如为静脉注射，加放止血带、塑料小枕、胶布）、弯盘等。

2. 注射器和针头（图16-6）

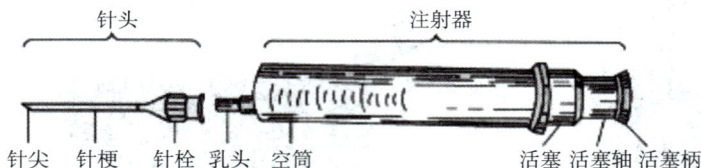

图 16-6　注射器和针头构造

（1）注射器：注射器由空筒、活塞两部分组成。空筒前端为乳头部，空筒上标有容量刻度；活塞包括活塞体、活塞轴、活塞柄。其中乳头、空筒内壁、活塞体应保持不被污染，不能用手触摸。

（2）针头：针头分为针尖、针梗和针栓三个部分。除针栓外壁外，其余部分不能用手指触摸，以防污染。头皮针已普遍用于静脉注射及静脉输液。

（3）注射器、针头规格及主要用途见表16-3。

表 16 - 3　注射器规格、针头型号及主要用途

注射器规格	针头型号	主要用途
1mL	4～5 号	皮内注射、注射小剂量药液
2mL、5mL	6～7 号	皮下注射、肌内注射、静脉采血
10mL、20mL、30mL、50mL、100mL	7～12 号	静脉注射、静脉输血、采血、各种穿刺

3. 注射药物　遵医嘱准备，常用的药液有溶液、油剂、混悬剂、结晶、粉剂等。

（二）药液抽吸法

【目的】

准确吸取药液，为各种注射做准备。

【计划】

用物准备：常规注射盘内加注射卡，合适的注射器和针头，药物及溶媒。

【实施】

具体操作方法：

1. 护士着装整齐，洗手，戴口罩。

2. 查对所需用物是否齐全，检查有效期。

3. 在治疗盘内铺无菌巾。

4. 按医嘱核对药物的名称、浓度、剂量、质量及有效期。

（1）自安瓿内抽吸药液法：①消毒、折断安瓿：用手指轻弹安瓿颈部，将安瓿尖端药液弹至体部，用70%乙醇棉签消毒颈部及砂轮，在颈部用砂轮划一道环形锯痕（图16－7），重新消毒颈部后折断安瓿（易折安瓿可不锯痕）。②抽吸药液：针头斜面向下置于药液内，抽动活塞，抽吸药液（图16－8、图16－9）。手不得触及活塞体部，以防污染药液。

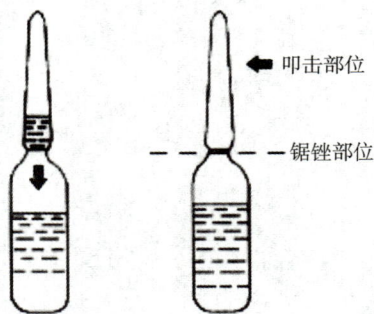

图 16 - 7　安瓿用前处理

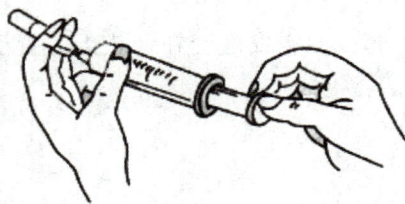

图 16 - 8　自小安瓿内吸取药液

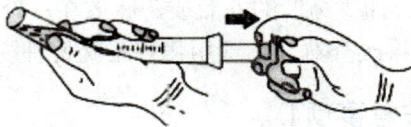

图 16 - 9　自大安瓿内吸取药液

(2) 自密封瓶内抽吸药液法：①开启瓶盖并消毒：除去铝盖的中心部分，用2%碘酊、70%乙醇棉签消毒瓶塞。②抽吸药液：先向瓶内注入与所需药液量相等的空气，倒转药瓶，将针尖置于药液液面以下，抽吸药液至所需量，再用食指固定针栓，小指或环指固定活塞柄，拔出针头（图16-10）。

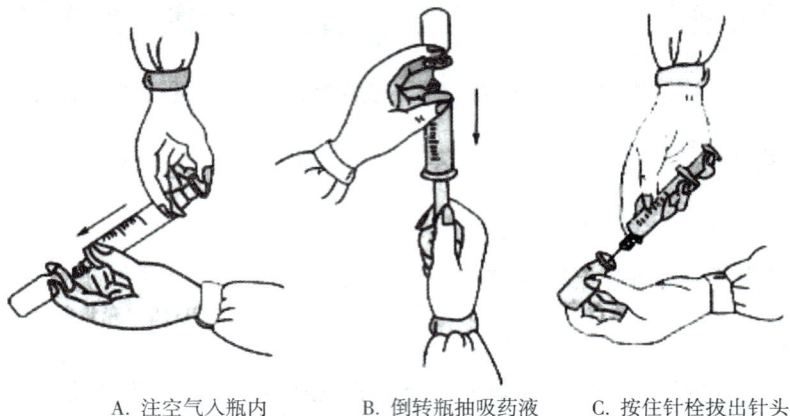

A. 注空气入瓶内　　　　B. 倒转瓶抽吸药液　　　　C. 按住针栓拔出针头

图16-10　自密封瓶内吸取药液

(3) 排空气：吸药完毕，将针头垂直向上，轻拉活塞，使针头中的药液流入注射器内，并使气泡聚集在乳头口处，稍推活塞，驱出气体。如注射器乳头偏向一侧，排气时，应使注射器乳头朝上倾斜，使气泡集中于乳头根部，利于气体排出（图16-11）。

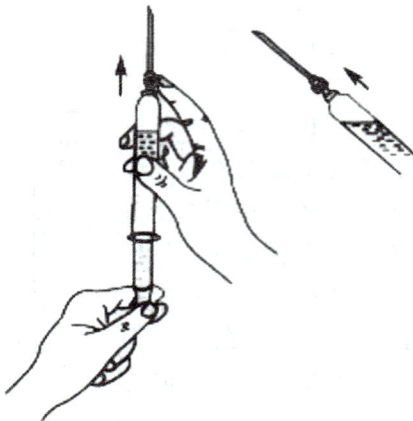

图16-11　自注射器内驱出气泡

(4) 保持无菌：排尽气体后，将针头保护套或原空安瓿套在针头上，置于无菌盘内备用，抽尽药液的安瓿或药瓶放在一处备查。

5. 再次查对，清理用物并正确处理。

【注意事项】

1. 严格执行查对制度和无菌技术操作原则。

2. 针头进、出安瓿时，不可触及安瓿外口。

3. 吸药时手只能触及活塞柄，不能触及活塞；只能触及针栓，不能触及针梗和针尖；不可将针栓插入安瓿内，以防止药液被污染。

4. 从大安瓿内抽吸药液时，安瓿的倾斜度不可过大，以免药液浪费。

5. 注射器乳头部位如偏向一侧，则应将乳头向上倾斜，以利于排尽空气。

6. 粉剂或结晶药物，先用无菌等渗盐水、注射用水或专用溶剂溶解后再抽吸；混悬剂摇匀后立即吸取；油剂应略加温再抽吸，易被热破坏者除外。选用稍粗的针头抽吸混悬剂或油剂，并将针栓与注射器乳头衔接紧密，以防脱落。

【评价】

1. 严格按照操作程序抽吸，手法正确，药量准确。

2. 吸药过程中药液和针头无污染。

三、常用注射法

（一）皮内注射法

皮内注射法是将少量药液或生物制剂注射于表皮与真皮之间的方法。

【目的】

1. 各种药物过敏试验，以观察有无过敏反应。

2. 预防接种。

3. 局部麻醉的先驱步骤。

【部位】

1. 皮内试验 常选用前臂掌侧下段处，因该处皮肤较薄，易于注射，且此处肤色较淡，易于辨认局部反应。

2. 预防接种 常选用上臂三角肌下缘。

3. 局部麻醉 实施局部麻醉处的局部皮肤。

【评估】

1. 核对医嘱和注射单，了解注射目的。

2. 评估患者

（1）患者的病情，用药史或过敏史。

（2）患者的心理状态和合作程度。

（3）患者注射部位的皮肤情况，有无瘢痕或溃疡等。

【计划】

1. 用物准备 注射盘、1mL 注射器、41/2~5 号针头、注射单、根据医嘱和注射单备药液。

2. 患者准备 了解皮内注射的目的和注意事项，并能积极配合。

【实施】

具体操作方法：

1. 护士着装整齐，洗手，戴口罩。按注射前准备的要求抽吸药液，置无菌盘中备用。

2. 携用物至床边，核对，向患者解释操作目的、方法。如做皮内试验，要询问"三史"（用药史、过敏史、家族史），并取得患者信任。

3. 协助患者摆好体位，选择合适的注射部位，以70%乙醇消毒皮肤，再次核对床号、姓名、药名、浓度、剂量、质量、有效期和用法，排尽注射器内气体。

4. 左手绷紧前臂掌侧皮肤，右手以平执式持注射器（图16-12），针头斜面向上与皮肤呈5°角刺入皮内（图16-13）。

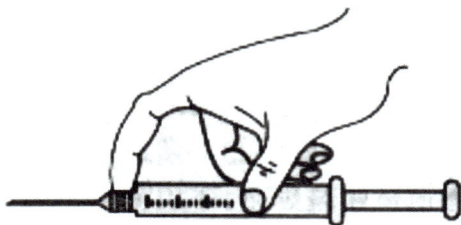

图 16-12　平执式持注射器

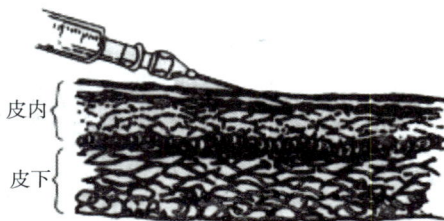

图 16-13　皮内注射进针深度示意图

5. 待针头斜面完全进入皮内后，即放平注射器，左手拇指固定针栓，右手推注药液0.1mL，使局部形成一皮丘（图16-14），局部皮肤变白，毛孔显露，边缘清晰。迅速拔出针头。

6. 协助患者取舒适体位，整理床单位及用物，正确处理注射用物。

7. 实施药物过敏试验：嘱患者不可用手按揉局部，以免影响观察结果，患者20分钟内不得离开病房，不可剧烈活动，如有不适应立即告诉医务人员；20分钟后观察并记录试验结果，进行相应处理。

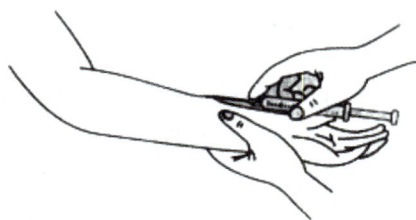

图 16-14　皮内注射

【注意事项】

1. 严格遵守注射原则。

2. 做药物过敏试验前，应仔细询问用药史、过敏史、家族史；注射时局部忌用碘类消毒剂，以免影响局部反应的观察与判断，并避免与碘过敏反应相混淆；注射后嘱患者不可随意离开病室，便于观察用药后反应及结果；如需对照，在另一侧前臂相同部位注入 0.9% 氯化钠注射液 0.1mL。

3. 严格掌握进针角度，以免药液注入皮下组织。

4. 加强健康教育，指导患者掌握配合方法，介绍预防药物过敏的一般知识。

【评价】

1. 操作方法正确，用药安全、有效。

2. 患者理解皮内注射的目的，能主动配合。

3. 患者获得预防药物过敏的一般知识。

（二）皮下注射法

皮下注射法是将少量药液或生物制剂注入皮下组织的方法。

【目的】

1. 预防接种。

2. 局部麻醉用药。

3. 不宜口服给药且需要在一定时间内发生药效者，如胰岛素、肾上腺素等药物的注射。

【部位】

常选用上臂三角肌下缘、腹壁、后背、大腿前侧和外侧（图 16 - 15）。

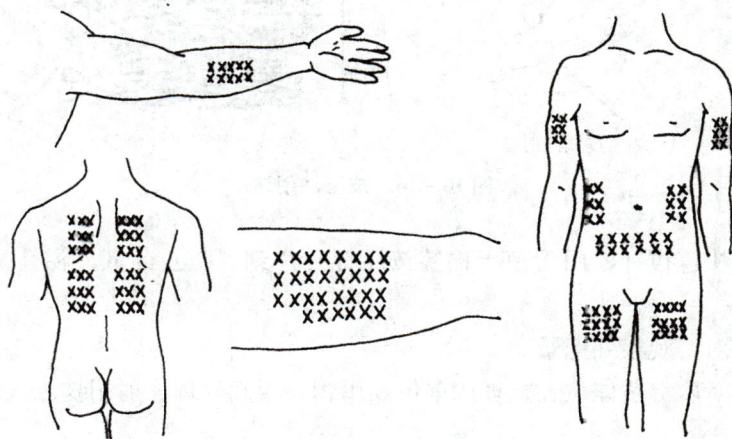

图 16 - 15　皮下注射部位

【评估】

1. 患者病情和治疗情况。

2. 患者注射部位皮肤情况，有无炎症、溃疡、硬结、瘢痕等。

3. 患者肢体活动能力、心理状态和合作程度。

【计划】

1. 用物准备 注射盘、1mL 或 2mL 注射器、5.5～6 号针头、药液、注射单。

2. 患者准备 了解皮下注射的目的和注意事项，并能积极配合。

【实施】

具体操作方法：

1. 护士着装整齐，洗手，戴口罩。按注射前准备的要求抽吸药液，置无菌盘中备用。

2. 携用物至床边，核对，向患者解释操作目的、方法，取得患者信任。

3. 协助患者摆好体位，选择好注射部位，常规消毒皮肤，再次核对床号、姓名、药名、浓度、剂量、质量、有效期及用法，排尽注射器内气体。

4. 左手绷紧患者局部皮肤，过瘦者可捏起皮肤，右手持注射器，食指固定针栓，针头斜面向上，与皮肤呈 30°～40° 角，快速刺入皮下，深度为针梗的 1/2～2/3（图 16－16），松开左手，以左手食指、拇指抽动活塞柄，无回血后缓慢注入药液。

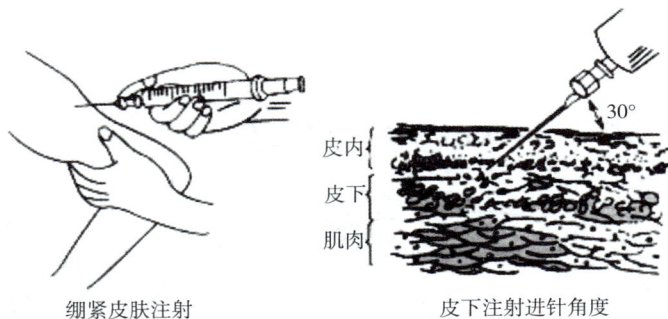

绷紧皮肤注射　　　　　皮下注射进针角度

图 16－16　皮下注射法

5. 注射毕快速拔针，用无菌干棉签按压针孔片刻，防止药液外溢，减轻患者局部疼痛。

6. 再次核对，观察并记录。

7. 协助患者取舒适体位，整理床单位及用物，正确处理注射用物。

【注意事项】

1. 严格遵守注射原则。

2. 持针时，右手食指固定针栓，不可触及针梗，避免污染。

3. 针头刺入角度不应超过 45°，以免刺入肌层。

4. 注射药液不足 1mL 时，必须用 1mL 注射器，以保证注入药液量准确。

5. 三角肌下缘注射时，应稍偏向外侧注射，避免药液刺激三角肌，影响手臂的活动。

6. 刺激性强的药物不宜皮下注射。

7. 长期皮下注射的患者，应有计划地更换注射部位，避免局部出现硬结，以利于药物吸收。

8. 加强健康教育，对需长期自行皮下注射的患者，应指导其掌握注射知识与技术，并有计划地更换注射部位。

【评价】

1. 患者理解皮下注射的目的，能主动配合。
2. 患者注射部位未发生硬结、感染。

（三）肌内注射法

肌内注射法是将少量药液注入肌肉组织内的方法。人体肌肉组织有丰富的毛细血管网，由于毛细血管壁是多孔的类脂质膜，药物透过的速度比透过其他生物膜快。因此，药物注入肌肉组织后，吸收迅速而完全。

【目的】

1. 药物不宜采用口服或不宜静脉注射，且要求比皮下注射更迅速发生疗效。
2. 注射刺激性较强或剂量较大的药物。

【部位】

注射多选择肌肉较丰厚、远离大血管及神经的部位。最常用的部位是臀大肌，其次为臀中肌、臀小肌、股外侧肌、上臂三角肌。

1. 定位方法

（1）**臀大肌注射定位法**：臀大肌起自髂骨翼外面和骶骨背面，肌纤维束斜向外下，止于髂胫束和股骨的臀肌粗隆。坐骨神经起自骶丛神经，自梨状肌下孔出骨盆至臀部，在臀大肌深处，约在坐骨结节与大转子之间中点处下降至股部，其体表投影：自大转子尖至坐骨结节中点向下至腘窝。注射时为避免损伤坐骨神经，定位方法有两种：

1）十字法：从臀裂顶点向右或向左作一水平线，然后从髂嵴最高点作一垂直平分线，将一侧臀部分为4个象限，其外上象限避开内下角（髂后上棘至股骨大转子连线）即为注射区（图16-17A）。

2）连线法：取髂前上棘与尾骨连线的外上1/3处为注射部位（图16-17B）。

（2）**臀中肌、臀小肌注射定位法**：该处血管、神经分布较少，且脂肪组织较薄，目前已广泛使用，定位方法有两种：

1）构角法：以食指尖、中指尖分别置于髂前上棘和髂嵴下缘处，这样髂嵴、食指、中指之间便构成一个三角形区域，即为注射部位（图16-18）。

2）三指法：髂前上棘外侧三横指处（以患者的手指宽度为标准）。

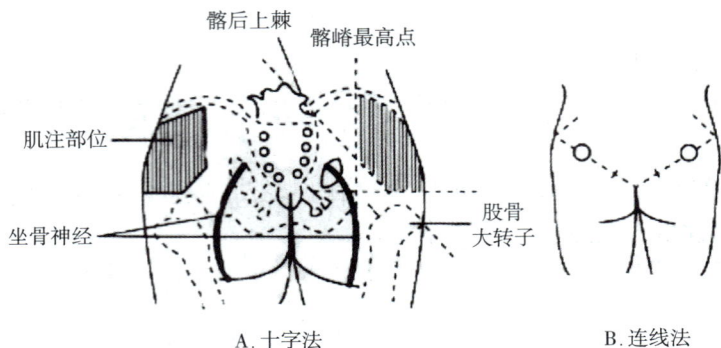

图 16-17　臀大肌注射定位法

（3）**股外侧肌注射定位法**：大腿中段外侧，一般成人在髋关节下 10cm 至膝上 10cm，宽约 7.5cm 的范围内为注射部位。此处大血管、神经干很少通过，适用于多次注射（图 16-19）。

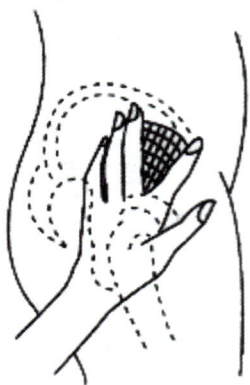

图 16-18　臀中肌、臀小肌注射定位法

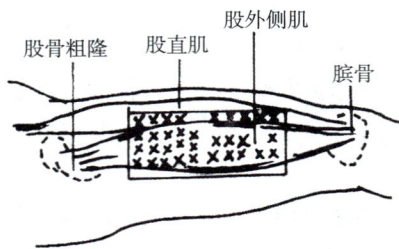

图 16-19　股外侧肌注射定位法

（4）**上臂三角肌注射定位法**：上臂外侧，肩峰下 2~3 横指处（图 16-20），为三角肌注射部位，此处肌肉不如臀部肌肉丰厚，只能做小剂量注射。

2. 常用体位　为了使肌肉松弛，减少疼痛，臀部肌内注射时常取下列各种体位。

（1）**侧卧位**：上腿伸直放松，下腿稍弯曲。

（2）**俯卧位**：足尖相对，足跟分开，头偏向一侧。

（3）**仰卧位**：常用于危重或不能翻身的患者，宜选用臀中肌、臀小肌做肌内注射，嘱患者肌肉放松，勿紧张。

（4）**坐位**：凳子宜稍高，嘱患者坐稳，放松局

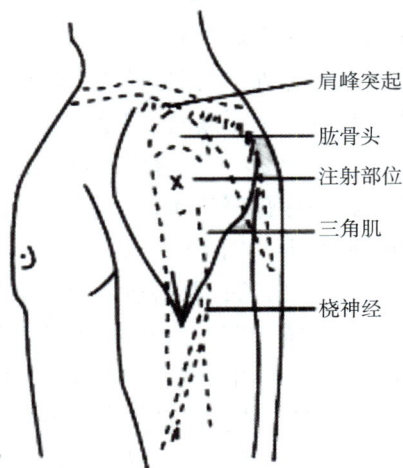

图 16-20　上臂三角肌注射定位法

部肌肉。

【评估】

1. 患者病情和治疗情况。
2. 患者对注射给药的认识与合作程度。
3. 患者注射部位皮肤、肌肉组织情况和肢体活动能力。

【计划】

1. 用物准备　注射盘、2~5mL 注射器、51/2~7 号针头、药液、注射单。
2. 患者准备　了解肌内注射的目的及注意事项并能积极配合。

【实施】

具体操作方法：

1. 护士着装整齐，洗手，戴口罩。按注射前准备的要求抽吸药液，置无菌盘中备用。

2. 携用物至床边，核对，向患者解释操作目的、方法，取得患者信任。

3. 协助患者摆好体位，选择好注射部位，充分暴露注射部位，常规消毒皮肤；再次核对床号、姓名、药名、浓度、剂量、质量、有效期和用法；排尽注射器内气体。

4. 以左手食指与拇指稍分开并绷紧局部皮肤，右手以执笔式持注射器（图 16-21），以手臂带动腕部力量，将针头垂直快速刺入肌肉内 2.5~3cm（图 16-22、16-23A、16-23B），固定针头。

5. 松开左手，抽动活塞柄无回血后，均匀缓慢注入药物（图 16-23C、16-23D）。

6. 注药毕，用无菌干棉签轻按进针处，快速拔针（图 16-23E），并继续按压针孔处片刻。

7. 再次核对，观察并记录。

8. 协助患者穿好衣裤，取舒适体位，整理床单位和用物，正确处理注射用物。

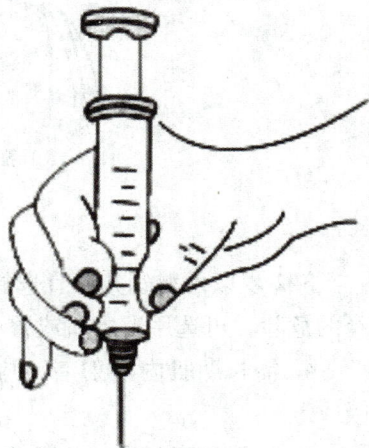

图 16-21　执笔式持注射器

【注意事项】

1. 严格遵守注射原则。

2. 注射时切勿将针梗全部刺入，以防针梗从根部衔接处折断，无法取出。若针头折断，应嘱患者保持原位不动，用止血钳夹住断端取出，如全部刺入肌肉组织，立即请外科医生手术取出。对消瘦者或小儿进针深度应酌减。

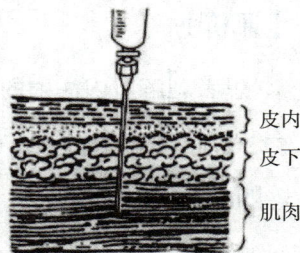

图 16-22　肌内注射进针深度

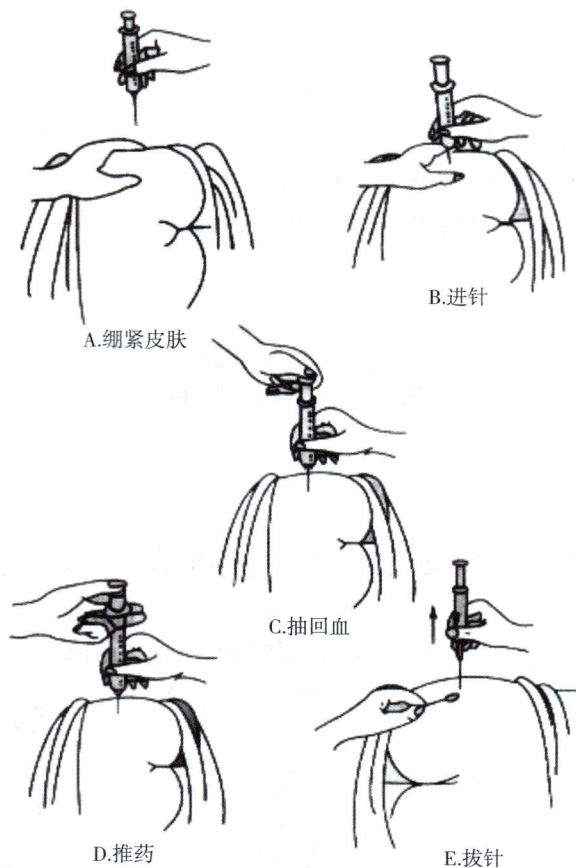

A.绷紧皮肤　　B.进针　　C.抽回血　　D.推药　　E.拔针

图 16 - 23　肌内注射

3. 2 岁以内婴幼儿不宜选择臀大肌注射，因幼儿臀大肌发育不完善，有损伤坐骨神经的危险，可选用臀中肌或臀小肌处注射。

4. 需长期肌内注射者，应有计划地更换注射部位，以免局部出现硬结影响药物吸收。

5. 加强健康教育，指导患者采取正确的姿势体位，学会放松肌肉的方法；指导患者注意个人日常卫生，保持皮肤清洁，预防注射部位感染。

【评价】

1. 患者理解肌内注射的目的，能主动配合。

2. 患者注射部位未发生硬结、感染，达到治疗目的。

（四）静脉注射法

静脉注射是由静脉注入无菌药液的方法。药液可直接进入血液循环而达全身，是作用最快的给药方法。

【目的】

1. 注入药物。药物不宜口服、皮下或肌内注射，又需迅速发生药效时。
2. 输液输血。常用于急危重症患者的治疗，为静脉输注液体、药物、血液提供通道。
3. 诊断性检查。注入药物协助临床诊断，如胆囊 X 线摄片、肾功能检查前等。
4. 静脉营养治疗。

【部位】

1. 四肢浅静脉 上肢常用贵要静脉、正中静脉、头静脉、腕部及手背静脉，下肢常用大隐静脉、小隐静脉、足背静脉（图 16 – 24）。

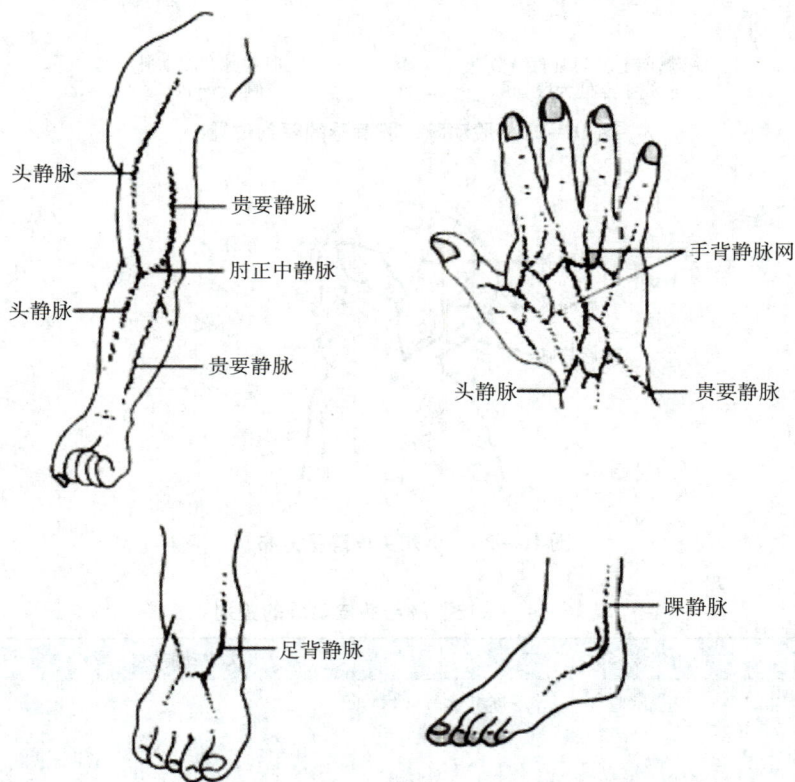

图 16 – 24 四肢浅静脉分布图

2. 股静脉 位于股三角区，在股动脉和股神经的内侧（图 16 – 25）。

3. 小儿头皮静脉 小儿头皮静脉极为丰富，分支甚多，互相沟通交错成网，且静脉表浅易见，易于固定，方便患儿肢体活动。常用的头皮静脉有额静脉、颞浅静脉、耳后静脉、枕静脉等（图 16 – 26）。进行穿刺时，应注意区分头皮动、静脉（表 16 – 4）。

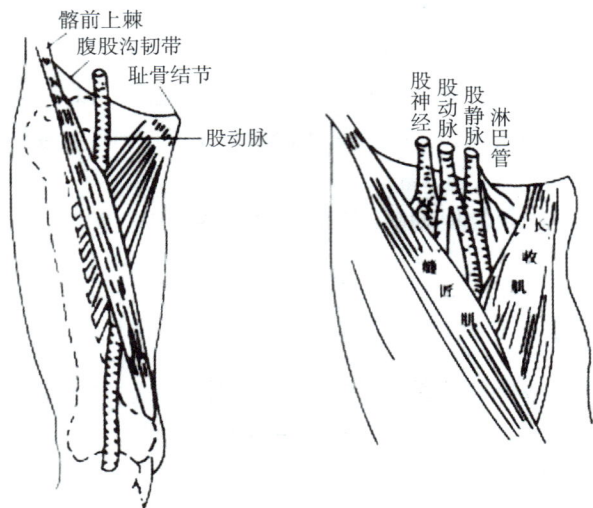

A. 髂前上棘与耻骨结节
连线中点处为股动脉

B. 股静脉在股动脉
内侧0.5cm处

图 16 – 25　股动脉、股静脉的解剖位置

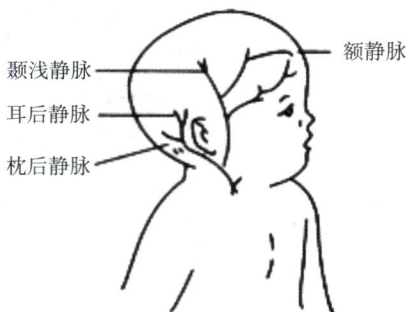

图 16 – 26　小儿头皮静脉分布

表 16 – 4　头皮静脉与头皮动脉的鉴别

特征	头皮静脉	头皮动脉
颜色	微蓝	深红或与皮肤同色
搏动	无	有
管壁	薄、易压瘪	厚、不易压瘪
血流方向	向心	离心
血液颜色	暗红	鲜红
注药反应	阻力小	阻力大，局部血管树枝状突起，患儿疼痛，颜色苍白，尖叫

【评估】

1. 患者病情、意识状态和治疗情况。

2. 患者注射部位的静脉是否明显，肢体的血液循环情况。

3. 患者所用药物可能产生的效果和不良反应。

4. 患者对静脉注射给药的认识与合作程度。

【计划】

1. 用物准备　注射盘、止血带、小垫枕、头皮针或型号适宜的针头、注射器（规格视药量而定）、无菌纱布、胶布、备皮刀、药液、治疗单。

2. 患者准备　患者或家属了解静脉注射的目的和注意事项，并能积极配合。

【实施】

具体操作方法：

1. 护士着装整齐，洗手，戴口罩。按注射前准备的要求抽吸药液，置无菌盘中备用。

2. 携用物至床边，核对，向患者解释操作目的、方法，取得患者信任。

3. 协助患者摆好体位，选择注射部位，充分暴露注射部位，常规消毒皮肤；再次核对床号、姓名、药名、浓度、剂量、质量、有效期和用法；排尽注射器内气体。

4. 根据患者的病情、年龄选择静脉注射：

（1）**四肢浅静脉注射法**：①协助患者摆好体位，备好胶布，选择合适静脉，以手指探明静脉方向及深浅，在穿刺部位的肢体下垫小枕。需要长期静脉给药者，为保护静脉，应有计划地由小到大、由远心端到近心端选择血管。②在穿刺部位上方近心端约6cm处扎止血带，常规消毒。若为上肢静脉，应嘱患者握拳。③再次核对，排气。用一手拇指绷紧静脉下端皮肤，使其固定，另一手持针柄，针尖斜面向上，针头与皮肤呈20°~25°角在静脉上方或侧方刺入皮下，再沿静脉走行潜行刺入静脉（图16-27A），如见回血，表明针头已进入静脉，可再顺静脉进针0.5~1cm。④松开止血带，嘱患者松拳，固定针头，缓慢注入药液（图16-27B）。⑤注射完毕，迅速拔出针头，按压片刻。

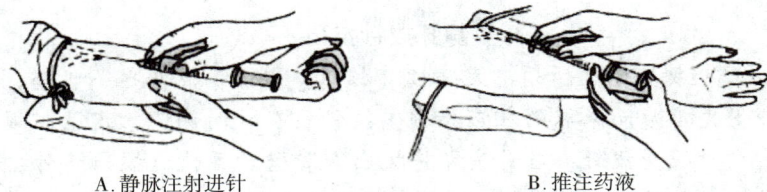

A.静脉注射进针　　　　　　B.推注药液

图16-27　静脉注射法

（2）**股静脉注射**：①协助患者仰卧，下肢伸直略外展外旋，确定注射部位，局部皮肤常规消毒，同时消毒术者左手食指和中指。②于股三角区扪及股动脉搏动最明显部位，并用左手食指加以固定，右手持注射器，使针头和皮肤呈90°或45°，在股动脉内侧0.5cm处刺入，抽动活塞见有暗红色回血，提示针头已进入股静脉，固定针头，根据需要注入药液。③注射完毕，拔出针头，局部立即用无菌纱布加压止血5~10分钟，直至无出血为止。④注意观察，确认无出血后，再次核对，血标本及时送检。

(3) 小儿头皮静脉注射法：①选择静脉，帮助患儿取仰卧或侧卧位，必要时剃去注射部位头发，用70%乙醇消毒皮肤，待干。②由家属或助手固定患儿头部，术者左手拇指、食指固定静脉两端皮肤，右手持针柄，沿血管走行以向心方向平行刺入头皮，见回血，再进针少许，如无异常，用胶布固定针柄，缓慢推注药液。③注射完毕，迅速拔出针头，按压局部。

5. 再次核对，观察并记录。

6. 协助患者取舒适体位，整理床单位及用物，正确处理注射用物。

【注意事项】

1. 严格遵守注射原则。

2. 一般选择弹性好、粗直、相对固定、避开关节部位的静脉；为保护血管，应有计划地自远心端到近心端选择血管。

3. 根据病情及药物性质调整注入药物的速度，并注意观察局部和病情变化。

4. 注射对组织刺激性强的药物，应行引导注射法。另备0.9%氯化钠注射液穿刺，证实针头在血管内后，再换上所需药液推注，以防药液外渗于皮下发生组织坏死。

5. 股静脉穿刺中，若患者下肢突然出现运动，并诉有触电感，可能是触及股神经，需向内调整穿刺针方向；若回血呈鲜红色，表示误刺入股动脉，应立即拔出针头，并用无菌纱布压迫穿刺处5～10分钟，直至无出血为止，改用另一侧股静脉重新穿刺；有出血倾向的患者禁忌股静脉穿刺。

6. 小儿头皮静脉注射时，应与家属进行沟通，注意约束患儿，防止其抓捏注射部位。穿刺时注意动、静脉的鉴别。

7. 加强健康教育，指导患者学会操作中的正确配合。如静脉出现烧灼感、触痛或其他异常感觉，用50%硫酸镁湿敷或报告医生处置。保持皮肤清洁，以防发生感染。

知识链接

静脉拔针技巧

1. 无痛拔针方法 所谓"无痛性"拔针，并非一点儿也不疼痛，而是尽量减轻或避免疼痛而采取的相应措施。拔针前在针两侧绷紧皮肤，顺血管纵轴平行，向外缓慢拔针，当针头即将拔出血管壁时再快速拔出体外，并立即用棉球平行于静脉压住穿刺点，然后抬高患肢片刻即可。

2. 皮下溢血方法 拔针前护士左手拇指和食指在针尖上方约2.5cm处绷紧皮肤和皮下组织，快速拔针，用干棉签沿穿刺点向上纵行压迫穿刺点3～5分钟即可。其既可压迫静脉针眼，又可减少针头对血管壁的摩擦和损伤。且拔针后棉签在静脉上方呈平行方向压迫皮肤，可防止皮下溢血，避免青紫等。

【评价】

1. 患者理解静脉注射的目的，愿意接受，并主动配合。
2. 患者注射部位无渗出、肿胀，未发生感染，未损伤血管和神经。
3. 患者症状减轻，达到预期效果。

【特殊患者静脉穿刺要点】

1. 肥胖患者　皮下脂肪多，静脉位置比较深，不明显。穿刺时摸清其走向后，从血管正面刺入，进针角度稍大（30°~40°），回血后将针头稍挑起送入血管内即可成功。

2. 消瘦患者　皮下脂肪少，静脉较滑动，但静脉较明显，穿刺时需固定静脉，从正面或侧面刺入，针头方向与血管平行，针进血管时不能用力过猛，原则是宁慢勿快，持针要稳。

3. 水肿患者　静脉不明显，可按静脉走向的解剖位置，先用手指压迫局部，暂时推开皮下组织间液，显露血管后迅速穿刺即可成功。

4. 休克患者　静脉充盈不良，扎止血带后，由远心端向近心端反复推揉，使血管充盈后再行穿刺。

5. 老年患者　皮肤松弛，血管硬化且易滑动，针头不易刺入且易穿破。用手指固定穿刺静脉上、下两端后，在静脉上方直接穿刺即可成功。

【常见静脉穿刺失败原因与处理】

1. 针头刺入过浅　针头未刺入血管。表现为抽吸无回血，推注药液后局部隆起，患者有痛感（图 16-28A）。

处理方法：拔出并更换针头，重新选择血管穿刺，同时试抽回血，如有回血，推注药液后局部无隆起，患者不感觉疼痛即可。

2. 针头未完全进入血管内　针尖斜面部分在血管内，部分在皮下。表现为可抽吸到回血，但推注药液后有局部隆起，患者感觉疼痛（图 16-23B）。

处理方法：将针头放平再沿静脉走行进针，同时试抽回血，如有回血，推药时患者不感觉疼痛，局部不隆起即可。

3. 针头刺破对侧血管壁　针头斜面部分在血管内，部分在血管外。表现为抽吸有回血（图 16-28C），但推注药液后有局部隆起，患者感觉疼痛。

处理方法：拔出并更换针头，重新选择血管穿刺。

4. 针头穿透对侧血管壁　针头刺入过深，穿透下面的血管壁。表现为抽吸无回血（图 16-28D）。

处理方法：拔出并更换针头，重新选择静脉穿刺。

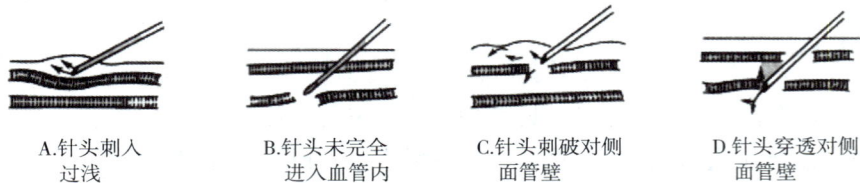

A.针头刺入　　　　B.针头未完全　　　　C.针头刺破对侧　　　D.针头穿透对侧
　　过浅　　　　　　　进入血管内　　　　　　面管壁　　　　　　　面管壁

图 16－28　　静脉穿刺失败原因示意图

第五节　药物过敏试验法

临床上使用某些药物时，常可引起不同程度的过敏反应，甚至发生过敏性休克，如不及时抢救可危及生命。为了合理使用药物，充分发挥药物疗效，防止过敏反应的发生，在使用某些药物前除须详细询问过敏史、用药史、家族史外，还须做药物过敏试验。在做药物过敏试验的过程中，要准确配制药液，熟练掌握操作方法，认真观察反应，正确判断结果，并做好发生过敏反应时的抢救准备，熟练掌握抢救技术。

一、药物过敏反应与处理

（一）药物过敏反应的特点

药物过敏反应（也称变态反应或超敏反应）是一种异常的免疫反应。药物过敏的基本原理是抗原抗体的相互作用。药物作为一种抗原，进入机体后，有些个体体内会产生特异性抗体（IgE、IgG、IgM），使 T 淋巴细胞致敏。当再次使用同类药物时，抗原抗体在致敏淋巴细胞上相互作用，引起过敏反应。其特点如下：

1. 仅发生在少数人身上，不具有普遍性。

2. 微量即可发生过敏反应。此特点可作为与药物中毒反应相鉴别的重要依据。

3. 其临床表现与正常药理反应或毒性无关，是在用法、用量都正常的情况下的不正常反应。

4. 一般均发生在再次用药。首次用药很少发生，但也有少数人在皮肤试验期间即可发生严重的过敏反应。

5. 过敏的发生多与体质因素有关。

（二）药物过敏反应的临床表现

1. 过敏性休克　属 Ⅰ 型变态反应，发生率 5～10/万人，多发生于用药 5～20 分钟内，甚至在用药后数秒内，既可发生在药物过敏试验过程中，也可发生于初次注射（试验结果阴性）时。少数患者发生于连续用药的过程中。

（1）**呼吸系统症状**：由喉头水肿、支气管痉挛、肺水肿引起，表现为胸闷、气促、哮喘、呼吸困难等。

（2）循环系统症状：由于周围血管扩张导致有效循环血量不足，表现为烦躁不安、面色苍白、出冷汗、发绀、脉搏细弱、血压下降等。

（3）中枢神经系统症状：因脑组织缺氧，表现为头晕眼花、意识丧失、抽搐或大小便失禁等。

2. 血清病样反应　属Ⅲ型变态反应，一般于用药后 7~12 天发生，临床表现和血清病相似，有发热、关节肿痛、皮肤发痒、荨麻疹、全身淋巴结肿大、腹痛等。

3. 各器官或组织的过敏反应

（1）皮肤过敏反应：主要有瘙痒、荨麻疹，严重者发生剥脱性皮炎。

（2）呼吸道过敏反应：可引起哮喘或促发原有哮喘发作。

（3）消化系统过敏反应：可引起过敏性紫癜，以腹痛和便血为主要症状。

（三）过敏性休克的处理

抢救原则：立即停药，就地抢救，报告医生，争分夺秒，密切观察。

1. 停药平卧　立即停药，患者取平卧或中凹位，就地抢救，同时报告医生。

2. 注射盐酸肾上腺素　立即皮下注射 0.1% 盐酸肾上腺素 1mL，小儿剂量酌减。此药是抢救过敏性休克的首选药物，具有收缩血管、增加外周阻力、提升血压、兴奋心肌、增加心输出量、松弛支气管平滑肌等作用。若症状不缓解，可每隔 30 分钟皮下或静脉注射该药 0.5mL，直至脱离危险期。

3. 维持呼吸　给予氧气吸入；呼吸抑制时，应立即进行人工呼吸，并肌内注射尼可刹米（可拉明）或洛贝林（山梗菜碱）等呼吸兴奋药；喉头水肿影响呼吸时，应立即行气管插管或行气管切开术。

4. 按医嘱给药　抗过敏，地塞米松 5~10mg 静脉注射或氢化可的松 200~400mg 加入 5%~10% 葡萄糖溶液 500mL 内静脉滴注；应用抗组胺类药物，如肌内注射异丙嗪（非那根）25~50mg 或苯海拉明；静脉滴注 10% 葡萄糖溶液以扩充血容量，如血压仍未回升，给予静脉滴注多巴胺、间羟胺等升压药；纠正酸中毒。

5. 心搏骤停处理　立即进行复苏抢救。如施行体外心脏按压，同时配合人工呼吸等。

6. 观察与记录　密切观察患者的意识状态、生命体征、尿量后病情变化，注意保暖，并做好护理记录。患者未脱离危险期不宜搬动。

二、常用药物过敏试验法

【目的】

预防过敏反应。

【部位】

常选用前臂掌侧下段处，因该处皮肤较薄，易于进针且肤色较淡，易于辨认皮试结果。

【评估】

1. 患者病情，用药史、过敏史、家族史，是否用过此药或停药时间，是否更换批号。

2. 患者对药物过敏试验的认识，试验部位皮肤情况、心理反应及合作程度。

【计划】

1. 用物准备　同皮内注射，另备 5mL 注射器、0.9% 氯化钠注射液、试验药、0.1% 盐酸肾上腺素、地塞米松、氧气和急救用物等。

2. 患者准备　了解药物过敏试验的目的、过程和注意事项，稳定情绪，积极配合。

【实施】

▲青霉素过敏试验法

1. 操作方法

（1）护士着装整齐，洗手，戴口罩。

（2）检查药物有效期，查看所需用物是否齐全。

（3）在治疗盘内铺无菌巾。

（4）核对药名、浓度、剂量、质量和有效期。

（5）配制皮试液并排气，将针头保护套或原空安瓿套在针头上，贴好标记，放入注射盘内备用。

皮试液配制：皮试液以 1mL 含 200～500U 青霉素等渗盐水溶液为标准。配制方法见表 16–5。

表 16–5　青霉素皮试液的配制法

青霉素	0.9% 氯化钠注射液（mL）	药液含量（U/mL）	要求
80 万 U	4→	20 万	充分溶解
取上液 0.1mL	0.9→	2 万	摇匀
取上液 0.1mL	0.9→	2000	摇匀
取上液 0.1mL 或 0.25mL	0.9→或 0.75→	200 或 500	摇匀后贴好标记备用

（6）携用物至床边，核对患者姓名及床号，询问用药史、过敏史、家族史；解释操作目的、方法，取得患者信任。

（7）皮内注射青霉素试验液 0.1mL（含青霉素 20U 或 50U），20 分钟后观察结果并记录。

（8）试验结果判断

1）阴性（－）：皮丘无改变，周围无红肿，无红晕，患者无自觉症状。

2）阳性（＋）：皮丘隆起增大，出现红晕硬结，直径大于 1cm 或周围出现伪足，有痒感。严重时可有头晕、心悸、恶心，甚至出现过敏性休克。

3）试验结果为可疑阳性者，应作对照试验。

（9）再次核对，协助患者取舒适体位，整理床单位及用物，正确处理注射用物。

2. 注意事项

（1）用药前必须详细询问患者的用药史、过敏史和家族史，对已知有过敏史者禁做过敏试验，对有其他药物过敏或变态反应病史者应慎用。

（2）严格执行"三查七对"制度。首次用药、已接受青霉素治疗者停药 3 天以上，或用药过程中更换药物批号时，必须做过敏试验，结果阴性者方可用药。使用任何剂型的青霉素前都应做过敏试验。

（3）严格遵守操作规程，准确配制皮试液浓度，准确注入药物剂量，准确判断试验结果。

（4）青霉素应现配现用。青霉素水溶液极不稳定，放置时间过长，除药物被污染或药物效价降低外，还可分解产生各种致敏物质引起过敏反应。配制试验液和稀释青霉素的等渗盐水应专用。

（5）试验结果为阳性者禁用青霉素，并在医嘱单、体温单、病历卡、床头卡、注射卡、门诊卡上标明"青霉素阳性"，同时告知患者及其家属。

（6）不宜空腹进行皮肤试验和药物注射。有的患者因空腹用药晕针、疼痛刺激等，产生头晕眼花、出冷汗、面色苍白、恶心等反应，易于和过敏反应相混淆，应注意区分。

（7）密切观察过敏反应。在皮试后及首次注射青霉素者需就地观察 20 分钟，并备好急救药品及抢救设备，如备好盐酸肾上腺素、氧气等。

（8）健康教育：向患者及家属说明易产生过敏的常用药物，尤其是对患者已有过敏的药物不再使用。

▲氨苄西林、苯唑西林过敏试验法

1. 操作方法　基本同青霉素皮内试验法。

（1）皮内试验药液的配制：试验药液以 1mL 含 0.5mg 的氨苄西林或苯唑西林等渗盐水溶液为标准。配制方法见表 16 - 6。

表 16 - 6　氨苄西林、苯唑西林皮试液的配制法

氨苄西林、苯唑西林	0.9%氯化钠注射液（mL）	药液含量（g/mL）	要求
0.5g/支	2→	0.25	充分溶解
取上液 0.1mL	0.9→	25	摇匀
取上液 0.1mL	0.9→	2.5	摇匀
取上液 0.2mL	0.8→	0.5	摇匀后贴好标记备用

（2）试验方法：皮内注射氨苄西林或苯唑西林皮试溶液 0.1mL（0.05mg）。

（3）试验结果：判断、记录试验结果，同青霉素皮内试验法。

2. 注意事项　同青霉素皮内试验法。

▲头孢菌素过敏试验法

头孢菌素类过敏反应的机制与青霉素相似，主要是抗原抗体相互作用所引起。此外，头孢菌素类与青霉素之间呈现不完全的交叉过敏反应，对青霉素过敏的患者中，有 10% ~ 30% 对头孢菌素类过敏，对头孢菌素类过敏者绝大多数对青霉素过敏。

1. 操作方法　基本同青霉素皮内试验法。

（1）皮内试验液的配制：试验药液以 1mL 含 500μg 头孢菌素等渗盐水溶液为标准。配制方法见表 16 - 7。

表 16 – 7　头孢菌素皮试液的配制法

头孢菌素	0.9%氯化钠注射液（mL）	药液含量	要求
0.5g	2→	250mg/mL	充分溶解
取上液 0.2mL	0.8→	50mg/mL	摇匀
取上液 0.1mL	0.9→	5mg/mL	摇匀
取上液 0.1mL	0.9→	500μg/mL	摇匀后贴好标记备用

（2）试验方法：皮内注射头孢菌素皮试溶液 0.1mL（50μg）。

（3）试验结果：判断、记录试验结果同青霉素皮内试验法。

2. 注意事项

（1）凡既往使用头孢菌素类药物发生过敏反应者，不得再做过敏试验。

（2）皮试阴性者，用药后仍有发生过敏反应的可能，故在用药期间应密切观察，如有过敏反应，应立即停药并通知医生，处理方法同青霉素过敏反应。

▲破伤风抗毒素（TAT）过敏试验法

破伤风抗毒素（TAT）是马的免疫血清，对人体是一种异种蛋白，具有抗原性，注射后容易出现过敏反应。因此用药前须作过敏试验，曾用过 TAT 但停药超过 1 周者，如需再次使用，也应重新作过敏试验。

1. 操作方法　基本同青霉素皮内试验法。

（1）皮内试验液的配制：试验药液以 1mL 含 150IU 破伤风抗毒素（TAT）等渗盐水溶液为标准。配制方法见表 16 – 8。

表 16 – 8　破伤风抗毒素皮试液的配制法

TAT（1 支 1500U）	0.9%氯化钠注射液	药液含量	要求
取上液 0.1mL	0.9mL→	150U/mL	摇匀后贴好标记备用

（2）试验方法：皮内注射破伤风抗毒素皮试液 0.1mL（15IU），注射后 20 分钟观察、判断试验结果。

（3）试验结果判断

1）阴性（-）：局部无红肿，无全身反应。

2）阳性（+）：局部皮丘、红肿、硬结，直径大于 1.5cm，红晕范围直径超过 4cm，有时出现伪足、痒感。全身反应同青霉素过敏反应。

2. TAT 脱敏注射法　对 TAT 过敏试验阳性患者，可采用小剂量多次脱敏注射疗法。破伤风抗毒素脱敏疗法机制：小量抗原进入体内后同吸附于肥大细胞或嗜碱性粒细胞上的 IgE 结合，使其逐步释放出少量的组胺等活性物质；而机体本身有一种组胺酶释放，它可使组胺分解，不致对机体产生严重损害，因此在临床上可不出现症状。经过多次小量的反复注射后，可使细胞表面大部分的 IgE 抗体，甚至全部被结合而消耗掉，最后大量注射破伤风抗毒素，便不会发生过敏。脱敏注射方法见表 16 – 9。

表16-9 破伤风抗毒素脱敏注射法

注射次数	TAT（mL）	0.9%氯化钠注射液（mL）	注射方法	观察间隔时间（min）
1	0.1	0.9	肌内注射	20
2	0.2	0.8	肌内注射	20
3	0.3	0.7	肌内注射	20
4	余量	稀释至1	肌内注射	20

注：在脱敏注射过程中，应密切观察患者反应。若发现患者出现面色苍白、发绀、荨麻疹、头晕及心悸等不适或过敏性休克，应立即停止注射TAT，按青霉素过敏性休克的急救措施处理。若过敏反应轻微，可待症状消退后，酌情减少剂量，增加注射次数，以达到顺利注入余量的目的。

▲普鲁卡因过敏试验法

普鲁卡因为常用的局麻药，主要用于浸润麻醉、神经阻滞麻醉、蛛网膜下腔麻醉。偶发轻重不一的过敏反应。凡首次应用普鲁卡因或注射普鲁卡因青霉素者，均须做皮肤过敏试验，试验结果阴性方可用药。

1. 操作方法 基本同青霉素皮内试验法。

（1）**皮内试验液的配制**：试验药液以0.25%普鲁卡因等渗盐水溶液为标准。配制方法见表16-10。

表16-10 普鲁卡因皮试液的配制法

1%普鲁卡因（mL）	0.9%氯化钠注射液（mL）	浓度（%）	要求
取上液0.25	0.75→	0.25	摇匀后贴好标记备用

（2）**试验方法**：皮内注射0.25%普鲁卡因皮试液0.1mL（0.25mg）。

（3）**试验结果**：判断、记录试验结果及过敏反应的急救措施同青霉素皮内试验法。

2. 注意事项 同青霉素过敏反应。

▲碘过敏试验法

临床上常用碘化物造影剂做肾脏、胆囊、膀胱、支气管、脑血管等造影检查，此类药物也可发生过敏反应。凡首次应用此药者，应在碘造影前1~2天做过敏试验，结果为阴性者方可做碘造影检查。

1. 操作方法 基本同青霉素皮内试验法。

（1）**过敏试验方法**

1）口服试验法：口服5%~10%碘化钾5mL，3次/日，共3日，观察结果。

2）皮内注射法：皮内注射碘造影剂0.1mL，注射后20分钟观察、判断试验结果。

3）静脉注射法：在患者静脉内缓慢注入碘造影剂1mL（30%泛影葡胺1mL），注射后5~10分钟观察、判断试验结果。在静脉注射造影剂前，必须先做皮内注射，然后再行静脉注射，如为阴性方可进行碘剂造影。

（2）**试验结果判断**

1）口服法：服药后出现口麻、流泪、流涕、头晕、恶心、呕吐、荨麻疹等反应为阳性反应。

2）皮内试验法：局部有红肿、硬结，直径大于 1cm 为阳性。

3）静脉注射法：观察患者有无全身反应。如有血压、脉搏、呼吸、面色等改变为阳性。

（3）过敏反应的救治措施：同青霉素过敏反应。

2. 注意事项

（1）静脉注射造影剂前，必须先做皮内试验，阴性者做静脉注射试验，静脉试验阴性者方可进行碘造影。

（2）少数患者过敏试验为阴性，但在注射碘造影剂时仍可发生过敏反应，所以造影时需备好急救药品。

▲细胞色素 C 过敏试验法

细胞色素 C 是一种细胞呼吸激活剂，常作为治疗组织缺氧的辅助用药。偶见过敏反应，用药前仍须做过敏试验，结果阴性者方可用药。

1. 操作方法

（1）皮内试验法　基本同青霉素皮内试验法。

1）试验液的配制：试验药液以 1mL 含细胞色素 C 0.75mg 的等渗盐水溶液为标准。配制方法见表 16－11。

表 16－11　细胞色素 C 皮内试验药液的配制

细胞色素 C（2mL 含 15mg）	0.9% 氯化钠注射液（mL）	药液含量（mg/mL）	要求
取上液 0.1mL	0.9→	0.75	摇匀后贴好标记备用

2）试验方法：皮内注射细胞色素 C 皮试液 0.1mL（0.075mg），注射后 20 分钟观察、判断试验结果。

（2）划痕试验法

1）在患者的前臂下段，用 70% 乙醇常规消毒皮肤，待干。

2）取细胞色素 C 原液（每 1mL 含细胞色素 C 7.5mg）1 滴，滴于皮肤上。

3）用无菌针头在表皮上划痕两道，长约 0.5cm，深度以微量渗血为度。

（3）试验结果判断

1）阴性（-）：局部无红肿。

2）阳性（＋）：局部红肿，直径大于 1cm，有丘疹。

2. 注意事项及急救措施　同青霉素过敏反应。

▲链霉素过敏试验法

链霉素主要对革兰阴性细菌及结核杆菌有较强的抗菌作用。链霉素由于本身的毒性作用及所含杂质（链霉素胍和二链霉胺）具有释放组胺的作用，由此引起中毒反应和过敏反应。因此，使用链霉素时，必须做药物过敏试验。

1. 操作方法　基本同青霉素皮内试验法。

（1）皮内试验液的配制：试验药液以 2500U/mL 链霉素等渗盐水溶液为标准。配制方法见表 16－12。

表 16 – 12　链霉素过敏试验法药液的配制浸

链霉素	0.9% 氯化钠注射液（mL）	药液含量（U/mL）	要求
100 万 U	3.5→	25 万	充分溶解
取上液 0.1mL	0.9→	2.5 万	摇匀
取上液 0.1mL	0.9→	2500	摇匀后贴好标记备用

（2）试验方法：皮内注射 2500U/mL 链霉素皮试液 0.1mL（250U）。

（3）试验结果：判断、记录试验结果同青霉素皮内试验法。

2. 过敏反应临床表现与急救处理

（1）链霉素过敏反应临床较少见，其表现同青霉素过敏反应。但链霉素可同时伴有更严重的毒性反应，如全身麻木、肌肉无力、耳鸣、耳聋、眩晕等中毒症状。

（2）急救措施同青霉素过敏反应处理。如出现中毒反应，在急救措施中另加用 10% 葡萄糖酸钙或稀释 1 倍的 5% 氯化钙溶液静脉注射。链霉素杂质可与钙离子络合，从而减轻毒性症状。

【评价】

1. 皮试液配制过程正确，剂量准确无误。
2. 注射部位准确、操作手法规范，试验结果判断正确。

【讨论与思考】

1. 李某，男，40 岁，体温 39℃，诊断为急性肺炎。医嘱给予注射青霉素 80 万 U，im，bid。

试问：

（1）看到此医嘱你应先做什么？如果该患者在做青霉素皮试后 5 分钟，突然感到胸闷、气促、面色苍白、出冷汗、脉细弱，测血压 70/50mmHg，呼之不应是发生了什么情况？如何急救？

（2）注射时应遵循的原则是什么？怎样做到"三查七对一注意"？

（3）如何进行操作才能最大限度地降低患者的疼痛？

（4）如在臀大肌注射，应如何定位？

2. 张某，女，46 岁，因昨天晚上不小心被锈钉刺伤右脚，今天到门诊就诊，遵医嘱给予肌内注射破伤风抗毒素 1500U，皮试结果阳性。

试问你如何处理？

3. 王某，男，60 岁，患慢性支气管炎。近日继发感染，咳嗽、咳痰且痰液黏稠不易咳出。医嘱：超声雾化吸入。

试问：应如何配制药物？操作中应注意哪些问题？

第十七章　静脉输液和输血法

学习目标

　　1. 掌握静脉输液和输血的目的与原则；常见输液故障的处理方法；常见输液和输血的反应、处理方法和预防措施；周围静脉密闭式输液和输血的操作技术。

　　2. 熟悉静脉输液常用的溶液及其作用；静脉留置针输液法、植入式静脉输液港的输液技术、脉冲式冲管及正压封管的方法；血液制品的种类及用途、输血前的准备。

　　3. 了解小儿头皮静脉输液法、颈外静脉穿刺置管术；静脉输液港和无损伤针的结构。

　　正常人体内，水、电解质、酸碱度都保持在一定的数值范围内，以维持机体内环境的稳定，保证机体正常的生理功能。但在疾病或创伤时，体液平衡易发生紊乱，影响机体的生理功能，如不及时纠正就可能导致严重的后果。静脉输液与输血法是临床上用于纠正人体内水、电解质、酸碱平衡，恢复内环境稳态和补充营养、疾病治疗和抢救的重要措施之一。护士必须熟练掌握静脉输液和输血的有关知识和技能，正确实施静脉输液和输血，及时发现和处理输液与输血过程中的不良反应和并发症，保证患者的安全和有效的治疗，以促进其恢复健康，减少护患纠纷。

案例导入

　　患者，女，33岁，因车祸受伤急诊入院，初步诊断为"左下肢闭合性骨折、脾破裂，出血性休克"。体检：血压70/50mmHg，心率110次/分，神志清楚，表情淡漠，出冷汗，躁动。急诊手术后医嘱：①一级护理；②平卧位；③流质饮食；④5%葡萄糖溶液500mL ＋ 止血敏0.75g/ivdrip ，bid；⑤全血200mL/ ivdrip，st。

　　问题：

　　1. 如何按护理程序给患者实施静脉输液和输血的治疗？

　　2. 为该患者进行静脉输液和输血治疗应注意什么？

　　3. 输血前应做什么准备？

　　4. 输液和输血的过程中会出现哪些不良反应？

5. 根据你对状况的了解，患者有可能出现什么样的心理问题，应如何对待？

第一节　静脉输液法

静脉输液是指将一定量的无菌溶液或药物，利用大气压和液体静压形成的输液系统内压高于人体静脉压的原理（图 17－1），由静脉输入体内的方法。无菌药液自输液瓶经输液管通过针头输入到静脉内应具备以下 4 个条件。

1. 液体瓶必须有一定的高度，即需要具有一定的水柱压。
2. 液平面距穿刺部位 60～100cm 的高度。
3. 液面上方必须与大气相通（除液体软包装袋），使液面受大气压的作用，当大气压强大于静脉压时，液体向压力低的方向流动。
4. 输液管道通畅，不扭曲，不受压，针头不堵塞，并确保在静脉血管内。

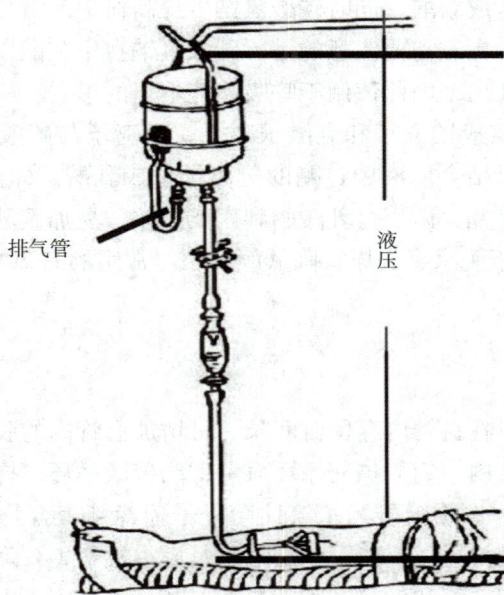

排气管　　　　　　　　液压

图 17－1　半密闭式静脉输液原理

一、常用溶液与作用

（一）晶体溶液

晶体溶液的特点是分子小，在血管内存留时间短，纠正体液和电解质失调效果显著，对维持细胞内外水分的相对平衡有重要作用。

1. **葡萄糖溶液**　用于供给水分，补充热量，减少组织分解，防止酮体产生，减少机体内蛋白质消耗，促进钾离子进入细胞。常用的有 5% 葡萄糖溶液和 10% 葡萄糖溶液。每克葡萄糖在体内氧化时可以产生 16.480J（4Kal）的热量。5% 或 10% 葡萄糖溶液进入机体后迅速分解，一般不产生高渗作用，也不引起利尿作用。临床上常用于治疗低血糖症和高钾血症，也可作为静脉药物的溶媒和载体。

2. 等渗电解质溶液 用于补充水分和电解质，维持体液容量和渗透压平衡；同时可作为静脉给药的溶媒和载体。血液中钠离子的多少关系到血浆容量的多少，低钠时血浆容量减少。液体的丢失并不是单纯的水分丢失，而是伴随电解质的丧失而减少，所以补液时应兼顾水和电解质的平衡。常用的含钠溶液有 0.9% 氯化钠溶液、5% 葡萄糖氯化钠溶液、复方氯化钠溶液（又名林格氏液，内含氯化钾、氯化钠、氯化钙，又称"三氯溶液"）。

3. 碱性溶液 用于纠正酸中毒，调节酸碱平衡。常用 5% 和 1.4% 的碳酸氢钠溶液，11.2% 和 8.4% 的乳酸钠溶液。

（1）碳酸氢钠进入人体后，解离成钠离子和碳酸氢根离子。碳酸氢根离子可结合体液中过剩的氢离子生成碳酸。同时碳酸氢钠可提高血中二氧化碳结合力。其优点是补碱迅速，且不加重酸中毒。需要注意的是，碳酸氢钠在中和酸以后生成的碳酸，必须以二氧化碳的形式经肺呼出，因此慎用于呼吸功能不全的患者。

（2）乳酸钠可解离成钠离子和乳酸根离子，钠离子与碳酸氢根离子可结合形成碳酸氢钠。乳酸根离子可结合体液中过剩的氢离子生成乳酸。休克、肝功能不全、缺氧、右心衰竭的患者或新生儿，由于对乳酸的利用能力差，易加重乳酸血症，故不宜使用。

4. 高渗溶液 用于脱水、利尿，降低颅内压。常用的有 20% 甘露醇、25% 山梨醇、50% 葡萄糖溶液。

（二）胶体溶液

胶体溶液分子大，在血管内存留时间长，可增加血管内的胶体渗透压，使组织间液的水分被吸收入血管腔内，用于扩充循环血量，改善微循环，提升血压，纠正休克。

1. 右旋糖酐溶液 右旋糖酐为水溶性高分子葡萄糖聚合物，能提高血浆胶体渗透压，增加血浆容量和维持血压；能阻止红细胞及血小板聚集，降低血液的黏稠度。临床上常用的有中分子右旋糖酐和低分子右旋糖酐。中分子右旋糖酐主要作为血浆代用品，用于出血性休克；低分子右旋糖酐可改善微循环，预防和消除血管内红细胞聚集和血栓形成，用于各种休克所致的微循环障碍、弥漫性血管内出血、心绞痛、急性心肌梗死及其他周围血管疾病等。

2. 代血浆 提高血浆胶体渗透压，增加血容量。临床上常用的有羟乙基淀粉注射液（706 代血浆）、氧化聚明胶、聚维酮。羟乙基淀粉注射液（706 代血浆）是化学合成的多糖类聚合物，化学结构和右旋糖酐结构基本相同，其扩容作用良好，输入体内使循环血量和心输出量均增加。优点是在体内停留时间较右旋糖酐长，过敏反应少。急性大出血时可与全血共用。

3. 血液制品 临床上常用的有 5% 白蛋白和血浆蛋白等。输入后能提高血浆胶体渗透压，扩大和增加循环血量，补充蛋白质和抗体，有助于增强机体免疫力和组织的修复。

（三）静脉高营养溶液

静脉高营养溶液能供给热能，补充维生素和矿物质，维持正氮平衡，促进机体康复。其主要成分由氨基酸、脂肪酸、维生素、矿物质、高浓度葡萄糖或右旋糖酐以及水分组成。主要用于不能经胃肠道供给营养或营养不足的患者，通过静脉插管输入体内来维持营养的供给。

1. 水解蛋白 用于各种原因所致的蛋白质缺乏和衰弱的患者。

2. 脂肪乳剂 能提供所需的热量和必需脂肪酸。适用于需要高热量、肾损害、禁用蛋白质的患者和由于种种原因不能经胃肠道摄取营养的患者。

3. 氨基酸注射液 补充蛋白质、促进人体蛋白质正常代谢、纠正负氮平衡。

4. 安达美 补充电解质和微量元素，可提供钙、镁、铁、锌、铜、氟和氯的正常需要量。

5. 维他利匹特 用于长期肠道外全营养患者补充脂溶性维生素 A、D、E、K。

6. 水乐维他 用于长期肠道外全营养患者补充水溶性维生素。

二、静脉输液法

（一）静脉输液的目的

1. 常用于补充血容量、改善微循环，维持血压，如大出血、休克等某些急症患者。

2. 用于补充水、电解质，调节或维持人体内水、电解质及酸碱平衡，如因剧烈呕吐、腹泻需快速补充电解质及液体的患者。

3. 供给维持正常生理活动所必需的能量和水，如因意识障碍无法经胃肠道进食、胃穿孔、术后需要禁食的患者。

4. 解毒，如输入解磷定、阿托品以解救有机磷农药中毒。

5. 控制感染，如输入抗生素控制感染。

6. 利尿消肿，如输入甘露醇、50% 的葡萄糖、山梨醇利尿、消肿、降压。

（二）静脉输液的原则

在静脉输液中，输入溶液的种类和量要根据患者体内水、电解质、酸碱平衡的程度来确定。输液中一般遵循"先晶后胶""先盐后糖""宁酸勿碱"的原则。输液后当尿量增加到 40mL/h 时，需要注意适当补钾。一定要掌握补钾的"四不宜原则"：即不宜过早（见尿补钾），不宜过多（成人不超过 5g/d，小儿 0.1~0.3/kg/d），不宜过浓（不宜超过 0.3%），不宜过快（30~40gtt/min）。输液过程中要严格掌握输液速度，并注意观察患者输液反应，及时根据病情需要给予调整。

（三）静脉输液的分类

1. 根据选择穿刺的静脉不同分 分为周围静脉（浅静脉）输液和中心静脉（深

静脉）输液。

2. 根据选择针具的不同分 分为一次性静脉输液器输液、静脉留置针输液和植入式静脉输液港输液。

3. 根据输液容器的密闭状态不同分 静脉输液随着输液容器的更新由玻璃瓶到塑料硬瓶再到塑料软袋，其输液种类可分为第一代全开放式（图17-2）、第二代半密闭式（图17-3）和第三代全密闭式软袋输液（图17-4）。

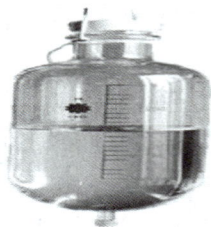 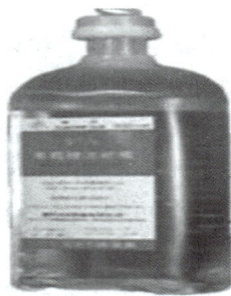 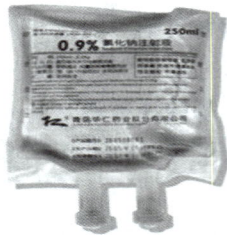

图17-2　第一代全开放式　　图17-3　第二代半密闭式　　图17-4　第三代全密闭式
　　　　溶液装置　　　　　　　　　　　溶液装置　　　　　　　　　　　溶液装置

知识链接

全密闭式输液法

　　全密闭式输液是指采用软袋装输液，软包装输液袋柔韧性强，袋壁可塌陷，袋内的全部液体在大气压力下可通过封闭的输液管通路输注给患者，消除空气污染及气体栓塞的危险。而且在输液过程中无需使用进气通路，从而彻底避免了外界空气对输液的污染，真正实现了全密闭式输液。软包装输液的材料性质稳定，不与任何药物产生化学反应，药物吸收性极低，具有重量轻，有较高的柔韧性，易运输、储存及使用。采用全密闭式输液的目的不仅可以有效地杜绝空气中的细菌、微粒等进入人体内，改善输液质量，而且提高了输液的安全性。同时可以满足人们对医疗保健更高层次的要求，与欧美发达国家水平接轨，有效地推进我国医疗事业的发展。

（四）静脉输液的部位

　　静脉输液时应根据患者的病情急缓、轻重、病程长短、身体的胖瘦、患者年龄、神志、体位及即将进行的手术部位等情况选择血管，同时根据药液的性质和量选择合适的输液部位。在选择穿刺部位时要遵循以下几种情况：①老年人和儿童避开易活动或凸起的静脉。②避开皮肤表面有感染、渗出或血栓的部位。③避免使用血管透析的端口或瘘管的端口。④长期输液，应注意有计划地更换输液部位，以保护静脉。穿刺部位的选择应从远心端开始，逐渐向近心端使用，并有计划的更换输液部位。常用的输液部位有周围静脉、头皮静脉、颈外静脉和锁骨下静脉。

1. 周围静脉　通常指四肢的浅静脉，常用于成人输液的部位。上肢常用的有肘部正中静脉、头静脉、贵要静脉和手背静脉网。下肢常用的有大隐静脉、小隐静脉和足背静脉网（图16-24）。

2. 头皮静脉　小儿头皮静脉具有血管丰富、分支多、互相沟通、交错成网、浅表易见、不易活动且易于固定的特点，因此，小儿静脉输液多选择头皮静脉穿刺。常用的头皮静脉有：额静脉、颞浅静脉、眶上静脉、耳后静脉和枕后静脉（图16-26）。

3. 颈外静脉和锁骨下静脉（图17-5）　颈外静脉是颈部最大的浅静脉，位于颈部外侧，位置较固定。锁骨下静脉管径粗大，常处于充盈状态，周围有结缔组织固定，较易穿刺。随着静脉留置针的普遍运用，因操作复杂和创伤性大，此法在临床已采用不多，所以临床主要用于：

（1）长期输液而周围静脉不易穿刺的患者。

（2）周围循环衰竭的危重患者。

（3）静脉内长期滴注高浓度、刺激性强的药物或行静脉内高营养治疗的患者。

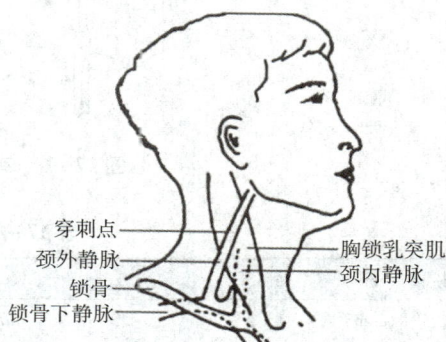

图 17-5　颈外静脉和锁骨下静脉

（五）周围静脉输液法

【目的】

同静脉输液的目的。

【评估】

1. 患者生理状况：年龄、病情、心肺功能、肝肾功能、肢体活动度、意识状态等。

2. 患者穿刺部位皮肤及静脉状况：穿刺部位皮肤是否完整、有无破损、皮疹、感染以及静脉的解剖位置、充盈程度、管壁弹性及滑动度。

3. 患者心理状态：患者情绪反应、心理需求。

4. 患者的认知程度：患者对疾病的认识、对此项操作的了解及接受程度。

【计划】

1. 用物准备

（1）治疗车上层备

1）输液一般用物：注射盘1套、止血带、小垫枕、治疗巾、剪刀、输液贴、手消毒液、无菌手套，必要时备固定肢体用物，如小夹板和绷带。

2）一次性输液器1套：半密闭式输液选择有通气管路的一次性输液器（图17-6），完全密闭式输液选择无通气管路的一次性输液器。规格即输液针的外径，由针柄部不同颜色区分（表17-1）。

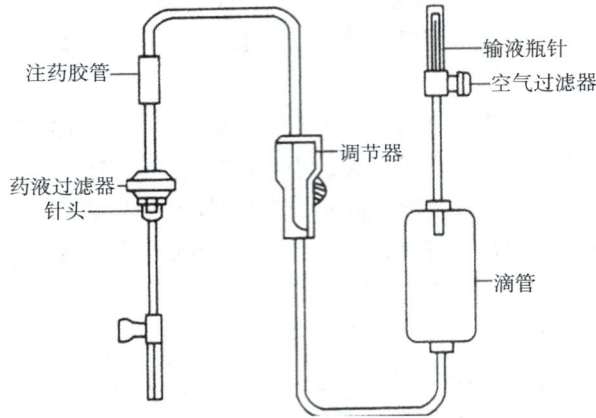

图17-6 有通气管道的一次性输液器

表17-1 一次性输液针规格

规格（mm）	0.45	0.5	0.55	0.6	0.7	0.8	0.9
长度（mm）	13.5	17.5	17.5	22.5	19	26	26
颜色	褐色	橙色	中紫色	深蓝色	深绿色	黄色	粉红色

知识链接

新型输液器

1. 精密过滤输液器（图17-7） 具有自动止液、自动排气、滤除率高（滤膜孔径 $1 \sim 3 \mu m$）、无气泡等优点。适用于婴幼儿、儿童输液或输入化疗药物、静脉营养液、中药制剂等。

2. 精密过滤避光输液器 紫外光吸收率为99%，可有效防止紫外光引发的化学反应造成的药液分解、变色、氧化、沉淀和毒性增加等不良结果。适用于需要避光输入的药物，如硝普钠等。

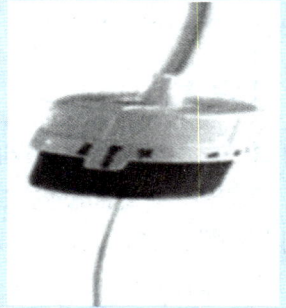

图17-7 新型输液器的精密过滤器

3）输液记录卡、输液架：输液记录卡（表17-2）由输液计划和输液观察记录两部分组成。输液计划根据医嘱填写，作为患者当天输液治疗、液体配制和输注过程中的核查依据；输液观察记录卡用于监督、核查输液计划执行情况，以及对输液全程重点监护内容的动态观察记录。

4）按医嘱准备的液体及药物：密闭式输液的药液在病区治疗室或医院配药中心配制。①核对输液卡，检查液体、药物、输液器具质量。②核对药名、剂量、浓度和有效期，检查瓶盖有无松动，瓶身有无裂缝或塑料瓶（袋）有无渗漏。③填写瓶签，注明患者的床号、姓名、添加药物的名称、剂量。④打开输液瓶保护盖，消毒瓶塞，按医嘱加药后，再次核对。⑤打开输液器外包装，关闭调节器，取下输液瓶针保护帽，将瓶针自消毒的中心部位垂直刺入输液瓶内。⑥再次核对输液卡和药物，整理用物。

表 17 - 2　输液计划/观察记录卡

病区_____ 房号_____ 床号_____ 日期_____

姓 名		总量		医嘱滴速		gtt/min	
瓶次		开始时间		液体种类		加入药物	护士签名
输液观察记录卡							
时间	瓶内存量	滴速	全身反应	局部情况	输液器状况	输完时间	护士签名

5）静脉留置针输液：指利用静脉留置针（图 17 - 8）进行输液的方法。可保留于患者静脉内 72 小时，避免反复穿刺造成血管损伤，保护血管，减轻患者痛苦。适用于长期输液，静脉穿刺较困难的患者。目前已在临床上广泛应用。

静脉留置针输液法另备：①型号合适的静脉留置针：规格由与留置针相连的尾端颜色区分。②无菌敷贴：为特制的透明固定胶带，密封性能好，对局部刺激性小，可有效

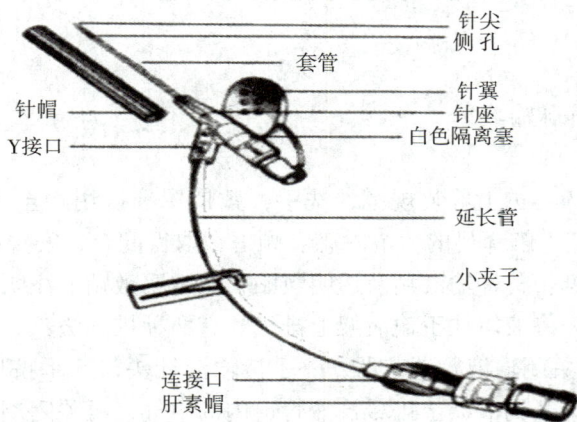

图 17 - 8　Y 型静脉留置针

防止交叉感染，并便于观察穿刺部位的变化。③封管液：用于套管针的冲管和封管，以保持畅通的静脉通路、避免药物刺激局部血管。临床常用的封管液有两种，一种是10～100IU/mL 肝素溶液，1 次用量为 2mL，停止输液后间隔 12 小时封管 1 次；另一种是

0.9%氯化钠溶液，1次用量为5～10mL，停止输液后间隔8小时封管1次。

6）输液泵输液：另备输液泵。

输液泵是光电－电磁输液调速装置。临床上常用的有自动输液泵（图17－9）和微量输液泵（图17－10）。它可将药液精确、均匀地输入血管内。可根据治疗的需要将输液滴数调节在4～88gtt/min之间。临床常用于需要严格控制输液速度的患者和药物输液，如心脏病患者、婴幼儿静脉输液、升压药、抗心律失常药和静脉麻醉等。当输液遇到阻力、15秒内无药液滴入或电流中断时，能自动报警。如输液发生故障，电磁开关能将输液管道自动关闭，以保证患者安全。

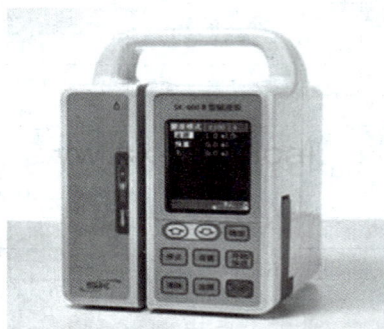

图17－9　自动输液泵　　　　　　图17－10　微量输液泵

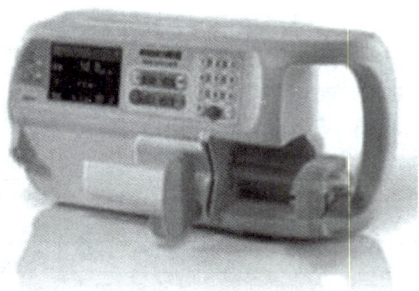

（2）**治疗车下层备**：生活垃圾筒、医用垃圾桶、锐器回收盒。

2. 患者准备

（1）患者明确静脉输液的目的、方法、配合要点及注意事项。

（2）情绪稳定，体位舒适，做好接受输液的准备。

【实施】

▲密闭式周围静脉输液

1. 操作方法

（1）**核对、解释**：护士着装规范，洗手，戴口罩，携用物至患者床旁，核对患者姓名、输液卡和瓶签。解释目的，消除患者顾虑，取得配合，安置或调整输液架位置。

（2）**准备输液贴**：备好输液贴及透明敷贴，在透明敷贴上注明日期和时间。

（3）**初次排气**：将液体挂于输液架上排气。有两种排气法：

1）方法一：先关闭输液管调节器，一手持输液针头，一手挤压滴管，调整滴管内液面达1/3～1/2，打开调节器至排尽输液管道内的空气，再关闭调节器。

2）方法二：一手固定调节器和输液针头，一手翻转滴管（图17－11）；打开调节器，待滴管内液面达1/3～1/2时，折叠滴管根部输液管，迅速转正滴管；松开折叠部位，随着液体平面下降，逐渐放低输液管；待输液管、过滤器和针头内空气排尽后，关闭调节器。

（4）**选择静脉**：协助患者取舒适体位。根据患者意愿和治疗需求，确定穿刺部位，选择粗、直、弹性好的静脉，以手指探明静脉方向及深浅。

（5）**消毒皮肤**：协助调整卧位，在穿刺部位下铺治疗巾，在穿刺点上 6cm 处扎止血带，常规消毒穿刺部位（消毒直径 >5cm），待干，消毒 2 遍。

（6）**穿刺静脉**：再次核对患者和药物，取下输液针头保护套，嘱患者握拳，操作者以左手拇指绷紧穿刺部位远端的皮肤并使静脉固定，右手持针柄，使针尖斜面向上，与皮肤呈 15°～30°角，从静脉上方或侧方刺入皮下，再沿静脉方向潜行刺入，见回血后，适当降低针头角度，再顺静脉进针少许（图 17－12）。

（7）**三松、固定**：见回血后，松开止血带、调节器、嘱患者松拳，观察液体滴入通畅、穿刺部位无异常改变后，固定针头。先固定针柄，再用带有无菌敷料的输液贴或胶布固定进针部位，最后固定输液针软管，防止针头滑脱（图 17－13），必要时固定输液管和患者肢体。

（8）**清理用物**：撤去止血带及其他用物，协助患者将肢体或体位安置舒适，废弃物放入指定容器内。

（9）**调节滴速**：护士一手持手表，一手持调节器，依据患者病情、年龄、药物性质调节滴速。

（10）**整理、嘱咐**：感谢患者配合，协助患者取舒适卧位，整理床单位，交代输液过程中的注意事项，嘱患者避免输液肢体自由活动。将呼叫器置于患者易取处，同时嘱咐患者，如溶液不滴、穿刺部位肿胀或有全身不适等情况时，要及时呼叫，以便及时处理。

（11）**核对、记录**：第 3 次核对无误后，洗手，逐项填写输液观察记录内容，签名后挂在输液架上。

（12）**加强巡视、及时换液**：按计划监护输液过程，填写输液记录。重点评估不良反应先兆及穿刺部位状况；倾听主诉，排除故障。如需继续输液时，应及时更换溶液瓶（袋）。携用物至病床旁，消毒瓶塞，从第一瓶（袋）内拔出输液器针头，插入第二瓶（袋）内，待点滴通畅后，在输液单上记录时间、滴速、打√并签名，方可离开。

（13）**拔针按压**：输液完毕，核对输液卡，确认计划完成。拆除固定，关闭调节

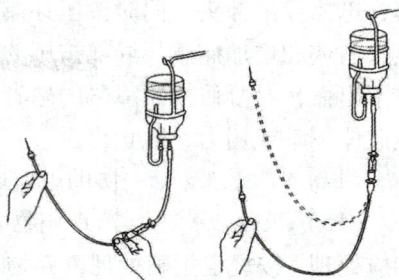

图 17－11　排气

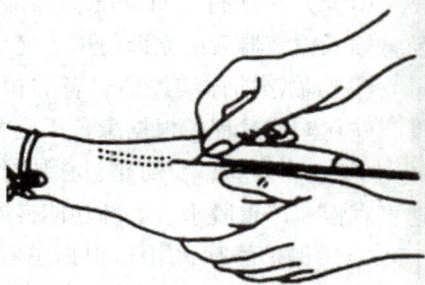

图 17－12　静脉穿刺进针法

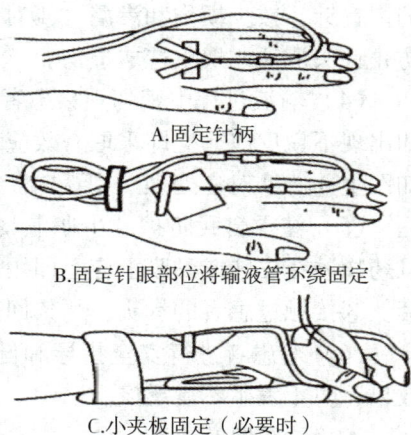

A.固定针柄

B.固定针眼部位将输液管环绕固定

C.小夹板固定（必要时）

图 17－13　固定针头

器，迅速拔出针头，同时按压穿刺部位止血 2～3 分钟。先拔针后按压，防止加重损伤血管内壁和增加痛感。局部按压的范围应包括皮肤穿刺点和针头潜入血管的位置，防止皮下出血，对凝血机制障碍的患者，延长按压时间，防止出血。嘱患者短时间内避免输液肢体下垂或用力，防止出血。

（14）整理、致谢：协助患者取舒适卧位，整理床单位，感谢患者的配合。

（15）操作后处理：清理用物，依据《消毒技术规范》和《医疗废物管理条例》做相应处理，按规定正确处理废弃物，洗手。必要时记录时间、操作过程中患者的具体反应、有无输液并发症以及相应的处理过程，签全名。

2. 注意事项

（1）严格执行查对制度和无菌技术操作原则，所用溶液必须澄清透明、无可见微粒，插入输液器后应立即使用，连续输液超过 24 小时应更换输液器。

（2）输液前详细评估患者的相关资料，依据病情、年龄、药物性质，确定滴注速度，并在输液过程中根据患者反应及时调整。一般成人 40～60gtt/min，儿童 20～40gtt/min。年老、体弱、婴幼儿、心肺肾功能不良者、高渗溶液、升压药物、含钾药物输入速度宜慢；严重脱水、心肺功能良好者输液速度可快，一般溶液输入速度可快。

（3）保护静脉和组织 根据患者病情、疗程和输入药物的性质合理选择静脉。①长期输液患者应由远心端向近心端选择，不可在同一部位反复穿刺。②对血管刺激性大的药物应选择较粗大的静脉，穿刺时应先确定针头在静脉内时再加药，防止药物外渗，引起组织坏死。③在满足输注要求的前提下，选择最小型号的针头或管径最细、长度最短的留置针，减少损伤和渗漏。④对昏迷、不易合作的患者，要适当约束穿刺部位肢体，防止针头滑动或拽出造成损伤。

（4）输液过程中密切观察患者局部和全身反应，解答患者的询问，及时排除故障。如出现不良反应，立即采取有效应对措施，必要时减慢或停止输液，监测生命体征，通知医生并协助对症处理。

（5）注重自我防护减少职业暴露：①加配细胞毒性药物时要戴手套和护目镜，一旦药物溅在皮肤或黏膜上应立即用清水冲洗。②操作中有可能接触患者血液时，应戴手套。③接触过患者的针头，严禁回套保护帽，严禁徒手分离，避免针刺伤。

（6）对患者进行安全指导和健康教育，提高自我护理能力和合作程度，促进治疗效果，防止发生不良反应。

▲静脉留置针输液

1. 操作方法

（1）核对、解释：同密闭式周围静脉输液法。

（2）备输液贴：备好输液贴及透明敷贴，在透明敷贴上注明日期和时间。

（3）连接排气：取出静脉留置针，将输液器针头刺入肝素帽内，将输液管内气体排尽备用。

（4）选择静脉：根据套管针的规格选择粗、直、血流丰富、无静脉瓣的血管。

（5）消毒皮肤：协助调整卧位，在穿刺部位下铺治疗巾，在穿刺点上 10cm 处头端向上扎止血带，消毒穿刺部位，面积8cm×8cm，待干，消毒2遍。

（6）**再次核对**：核对患者、药物，检查输液管，确认无气体。

（7）**静脉穿刺**：取下外套管针保护帽，360°旋转松
动外套管，（图17-14），检查套管外观，调整针头斜
面。一手绷紧皮肤，固定静脉。一手持针翼，针尖斜面
向上与皮肤呈15°~30°角进针（图17-15），见回血
后，降低穿刺角度，沿静脉方向平行推进约0.2cm，确
保外套管进入静脉。左手持Y接口，右手后撤引导针约
0.5cm后固定针翼，左手持针座将外套管全部送入静
脉。左手固定套管针座，右手拔出引导针，直接放入锐
器收集容器内。

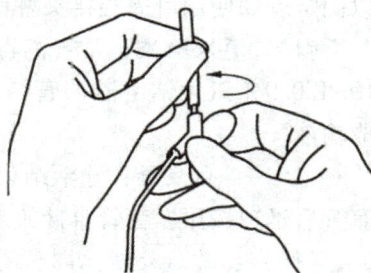

图17-14　旋转松动外套管

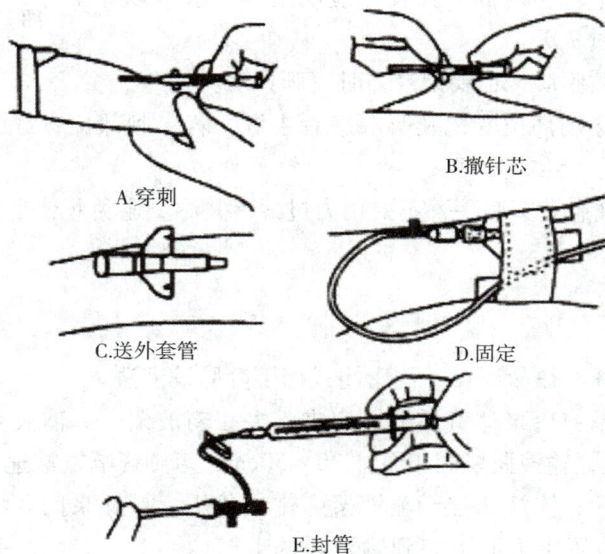

A.穿刺

B.撤针芯

C.送外套管

D.固定

E.封管

图17-15　静脉留置针穿刺法

（8）**三松固定**：松开止血带、调节器、嘱患者松拳，观察液体滴入通畅、穿刺部
位无异常后，用无菌透明敷贴以穿刺点为中心做封闭式固定（图17-16），在无菌敷贴
上标记置管日期和时间。

（9）**调节滴速**：同密闭式周围静脉输液法。

（10）**整理、吸附**：同密闭式周围静脉输液法。

（11）**核对记录**：同密闭式周围静脉输液法。

（12）**加强巡视，及时换液**：同密闭式周围静脉输液法。

（13）**拔针封管**：输液完毕，关闭调节器，拔出头皮针，消毒肝素帽，将抽有封管
液的注射器针头刺入肝素帽内，以脉冲式（是指有节律的推动注射器活塞，推一下、停
一下，产生正、负压形成涡流）冲管，正压封管（是指剩余0.5~1mL封管液时，一手

固定注射座，另一手推着注射器的活塞拔针）防止拔针时血液
反流，夹闭留置针，用无菌纱布覆盖肝素帽及导管中枢部并加
以固定。如使用可来福接头替代肝素帽，可不用封管。

（14）**再次输液**：常规消毒肝素帽，插入头皮针，推注 5～
10mL 0.9% 氯化钠溶液冲管，连接输液器，调节滴速，即可完
成输液。

（15）**停留置针**：输液结束，解除固定，关闭调节器，拔出
套管后迅速按压。套管直接放入专用收集容器内。

（16）**操作后处理**：同密闭式周围静脉输液法。

2. 注意事项

（1）严格执行无菌操作和查对制度。

（2）静脉留置针保留时间参照使用说明书，一般可以保留
3～5 天，最长不超过 7 天。

图 17－16　静脉留置针
固定法

（3）更换透明贴膜后，也要记录当时穿刺日期。

（4）注意观察穿刺部位变化及听取患者主诉，若穿刺部位有红肿、疼痛等异常情
况时，及时拔出导管，给予处理。

（5）输液后，嘱患者穿刺手臂不要用力过猛，并尽量避免肢体下垂，以免引起回血
堵塞导管。

▲输液泵输液

1. 操作方法

（1）**核对、解释、备输液贴**：同密闭式周围静脉输液法。

（2）**固定输液泵**：用泵体背后的固定夹，夹在输液架上。输液泵与患者之间距离
不能大于 1.3m 以上，输液瓶要高于泵体 30～50cm，否则影响输液速度，接通电源。

（3）**排气、装管**：输液瓶挂于输液架上排气备用，打开泵门，将茂菲氏滴管下端
的输液管道的适当位置由上而下装到输液泵的卡槽内，关上泵门，并打开输液器的螺
旋夹。

（4）**设置输液量**：在 VOLUME（流量栏）的左边有调节键（∧∨），调节至确定的
输液量为止，PRESET 指示灯亮显示的是确定的输液量，ACC/mL 指示灯亮显示的是已
滴的液体量（正常输液中）。

（5）**设置输液速度**：在 FLOWRATE（输液流速栏）中选择流速单位 mL/h 或 DRIP
（滴）/min（用 SELECT 来转换 ML/h 或 DRIP/min 两种流速模式，指示灯亮的位置就是
所选的流速模式）。按 FLOWRATE 栏左边的调节键调节，直到显示屏上显示想要的数值
为止。

（6）**启动**：首先打开输液管的控制开关，然后按 START/STOP（启动或停止键），
输液泵启动，输液指示灯亮，开始输液，输液指示灯匀速闪烁旋转，关闭输液器调节夹
备用。

（7）**选择静脉**：协助患者取舒适体位。根据患者意愿和治疗需求，确定穿刺部位，

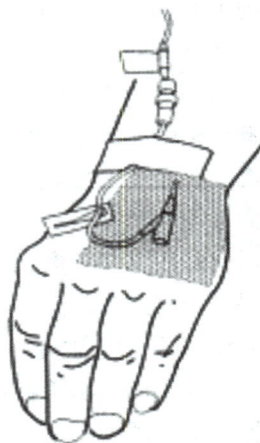

选择粗的、直的、弹性好的静脉，以手指探明静脉方向及深浅。

（8）消毒皮肤：在穿刺部位下铺治疗巾，在穿刺点上6cm处扎止血带，常规消毒穿刺部位（消毒直径>5cm），待干，消毒2遍。

（9）再次核对、排气：核对患者、药物无误。打开输液器调节夹，再次排气。

（10）建立静脉通路：按静脉输液法建立静脉通路或直接连接患者的静脉通路，观察液体滴入情况，并固定针头。

（11）整理、嘱咐：协助患者取舒适卧位，整理床单位，交代输液过程中的注意事项，嘱患者避免输液肢体自由活动；不要随意调节输液泵的参数。将呼叫器置于患者易取处，同时嘱咐患者，如溶液不滴、穿刺部位肿胀或有全身不适等情况时，要及时呼叫，以便及时处理。感谢患者配合。

（12）核对、记录：同密闭式周围静脉输液法。

（13）巡视观察：输液中加强巡视，密切观察输液情况，输液泵发出报警，应及时寻找原因给予处理。

（14）停止输液：输液结束后，按下"停止"键，关闭电源开关。

（15）撤离输液管：打开泵门，将输液管道取出，关闭泵门。

（16）整理、致谢：协助患者取舒适卧位，整理床单位，感谢患者的配合。

（17）操作后处理：输液泵消毒处理，其余同密闭式周围静脉输液法。

2. 注意事项

（1）各种自动输注泵的结构特点、操作及注意事项不尽相同，在操作前定要详细阅读操作手册，熟悉操作程序，按要求步骤进行操作。电源电玉应符合输注泵要求，使用环境温度要适宜（22℃～24℃），遇到特殊情况要及时和有关专业人员联系修理或调整。

（2）正确设定输液流速及其他必需参数，防止设定错误延误治疗。

（3）每次更换液体应重新设置输液程序；如需更改输液速度，则先按停止键，重新设置后再按启动键。若需打开泵门，无论排气泡、更换导管或撤离输液泵等，务必先将输液器调节夹关好，严防输液失控。

（4）特殊用药须有特殊标记，避光药物需用避光输液器。

（5）给患者及家属做好指导

1）向患者及家属介绍注射药物的目的，药品名称，剂量，作用，以及应用药物时的注意事项。

2）不要随意搬动输液泵，防止输液泵电线因牵拉原因而脱落。

3）输液泵内有蓄电池，患者若要如厕，可以叫护士暂时拔掉电源线，回来后再插好。

4）使用输液泵的过程中，可能会出现报警，请患者及时按压呼叫器，以便及时处理。

5）患者输液肢体不要剧烈活动，防止输液管被牵拉脱出。

（6）注意观察穿刺部位皮肤情况，防止液体外渗，出现外渗应及时给予处理。

（7）报警处理：在输液中要定时巡视，如果发生报警时，请观察 5 个报警指示灯的变化，做出相应的处理。

1）泵不能启动，为内置电池电压不足或电池老化所致，需重新充电 12 小时或更换内置电池。

2）空气指示灯亮报警：若为气泡进入输液管，需排除输液管内的空气；若为输液管路与输液泵不兼容，应更换标准的输液泵输液器。

3）阻塞指示灯亮报警：可能由于输液管路扭曲或损坏，阻塞或者由于手动调节夹未打开所引起，应取出输液管，检查管路，排除阻塞原因。

4）输液错误报警：若为滴速传感器放置不正确所致，需重新放置；若是管路同一部位长时间处于蠕动器或其他挤压器位置所引起，移动输液管 10cm 以上即可。当输液器与所用的输液泵不兼容时，可引起阻塞或输液错误报警。

5）空瓶报警：表示液体已输完，需重新更换输液瓶。

6）泵门报警：表示泵门没关好，应重新检查并关好。

7）总量完成报警：表示现泵入的量已达到所设置的总量，需重新设置总量。

（8）输液泵定期维修保养：要经常对输液泵进行擦拭，保持清洁，以免凝固影响开门等部件的灵活性，以及药物对输液泵的腐蚀。用湿润干净抹布或酒精棉球清洗时，不要使液体流入输液泵内。气泡探头表面要保持清洁，以免降低灵敏度。仪器不用时，及时切断电源。

【评价】

1. 输液过程中正确执行无菌操作和查对制度。

2. 护士操作规范、准确，能正确实施密闭式/静脉留置针/输液泵输液法，达到治疗目标。

3. 治疗性沟通有效，患者感到安全，能够配合。

4. 患者穿刺局部无肿胀、疼痛，未发生输液反应。

5. 患者获得所需药物。

（六）小儿头皮静脉输液

【目的】

同静脉输液的目的。

【评估】

1. 患儿的病情、输液目的、出入液量及营养状况等。

2. 患儿的年龄、心理状况、意识情况及合作程度。

3. 穿刺部位皮肤完整性（有无破损、感染、皮疹）、头皮静脉情况（解剖位置、充盈、弹性及滑动度）。

【计划】

1. 用物准备　注射盘内另加 4 ~ 5.5 号头皮针、5 ~ 10mL 注射器、备皮用具，其余同密闭式静脉输液法。

2. 患儿及家属准备　患儿及家属明确输液的目的，有安全感，愿意接受头皮静脉输液。

【实施】

具体操作方法：

1. 核对、解释：携用物至患儿床旁，根据输液单核对床号、姓名、药物，嘱患儿排尿或更换尿布。

2. 备输液贴。

3. 排气：同密闭式周围静脉输液法。

4. 备穿刺针：用 5mL 注射器抽生理盐水或所输的液体，连接头皮针备用。

5. 患儿准备：协助患儿仰卧或侧卧，由助手固定患儿头部和肢体。操作者立于患儿头端，选择较粗直的头皮静脉，剔去穿刺部位头发，清洁穿刺部位皮肤。

6. 消毒皮肤：用 70% 乙醇消毒局部皮肤两遍。

7. 静脉穿刺：排尽注射器内空气，以左手拇指和食指分别固定静脉两端皮肤，右手持针柄进针，当针头刺入静脉时阻力减小，有落空感，见有回血后，再将针头推进少许。

8. 固定调速：用输液贴固定头皮针，分离注射器，连接输液器。根据患儿年龄、病情、药物性质调节滴速，一般不超过 20gtt/min。

9. 核对记录：同密闭式周围静脉输液法。

10. 整理嘱咐：协助患儿取舒适卧位，整理床单位，向家属交代输液过程中的注意事项。

11. 加强巡视、及时换液：同密闭式周围静脉输液法。

12. 拔针按压：输液完毕，去除输液贴，关闭调节器，迅速拔出针头，按压穿刺点至不出血为止。

13. 操作后处理：同密闭式周围静脉输液法。

【注意事项】

1. 注意鉴别头皮静脉与头皮动脉（见表 16 – 4）。

2. 操作过程中，应密切观察病情变化。对危重患儿进行操作，尤其注意面色、呼吸和一般情况，切忌只顾头皮静脉穿刺而忽略了病情变化。

3. 长期输液的患儿应经常更换体位，以防发生坠积性肺炎和压疮。

【评价】

1. 护士操作规范，动作轻、稳、准，成功率高。正确执行无菌操作和查对制度，具有爱伤观念。

2. 患儿穿刺局部无肿胀、疼痛，未发生输液反应。

3. 患儿获得所需药物。

（七）颈外静脉插管输液

【目的】

1. 需要长期输液，而周围静脉不易穿刺的患者。

2. 周围循环衰竭的危重患者，用以测量中心静脉压。

3. 长期静脉内滴注高浓度、刺激性强的药物，或采用静脉营养疗法的患者。

【评估】

1. 患者的病情、输液目的、心肺功能、出入液量、心理状况及合作程度。

2. 颈部皮肤有无破损、皮疹和感染，静脉的解剖位置、充盈度、弹性和滑动度，确保颈部穿刺部位皮肤完整，静脉充盈弹性好。

3. 询问患者有无普鲁卡因过敏史。

【计划】

1. 用物准备

（1）治疗车上层

1）静脉穿刺包：带内芯穿刺针 2 枚（16 号、12 号，长度 5~6cm），静脉插管 2 根（与穿刺针内经粗细相同），平头针 2 枚，洞巾 1 块，小纱布 1 块，纱布数块，弯盘，无菌手套 2 副，空针 2 副（5mL，10mL），小弯刀 1 把。

2）其他：注射盘 1 套，利多卡因 10mL、生理盐水 10mL 各 1 支，宽胶布（4cm×4cm），透明敷贴，肝素帽（图 17-17），稀释肝素溶液（10~100IU/mL 的肝素生理盐水溶液），静脉输液装置及备用液体。

（2）治疗车下层　生活垃圾筒、医用垃圾桶、锐器回收盒。

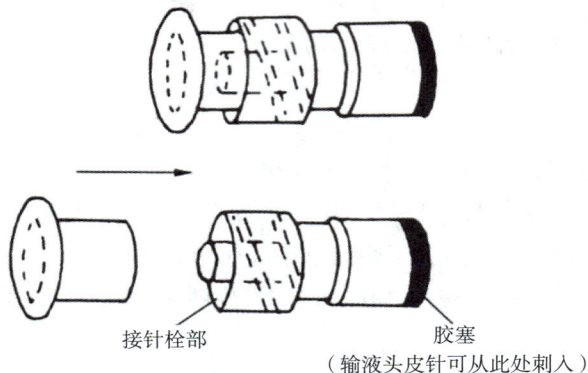

接针栓部　　　　胶塞
（输液头皮针可从此处刺入）

图 17-17　肝素帽

2. 患者准备　患者明确颈外静脉输液的目的，有安全感，愿意接受和配合此项操作。

【实施】

具体操作方法：

1. 核对、解释　备齐用物，携至床前，核对患者床号、姓名、药物。

2. 排气　将输液瓶挂于输液架上排尽空气，输液头皮针插入肝素帽备用，撕开透明敷贴包装纸备用。

3. 患者准备　移去床头架，协助患者去枕平卧，头转向对侧，肩下垫小枕，头尽量后仰，使颈部伸展平直，充分暴露穿刺部位。

4. 定位、消毒　取下颌角和锁骨上缘中点连线的上 1/3 处，颈外静脉外侧缘进针。常规消毒局部皮肤，待干。

5. 开包　检查并打开无菌穿刺包，戴无菌手套，铺洞巾。用注射器抽吸等渗盐水，连接硅胶管，排尽空气备用。

6. 局部麻醉　助手协助术者将 1% 普鲁卡因溶液吸入注射器内。术者用 1% 普鲁卡因在预定穿刺点旁 2mm 处进行局部麻醉。

7. 穿刺插管　助手用手指按压颈静脉三角处，使静脉充盈。术者用刀尖刺破穿刺点处皮肤，以减少进针时皮肤的阻力，然后左手绷紧皮肤，右手持穿刺针呈 45° 角，向心方向进针（图 17-18）。入皮下后呈 25° 角沿颈外静脉方向刺入，见回血后立即用左手拇指按住针栓孔，右手拿硅胶管快速从针栓孔插入约 10cm。插管时，由助手一边抽回血一边缓慢注入 0.9% 氯化钠溶液。确定硅胶管在血管内后，退出穿刺针，接上输液器及肝素帽，输入液体。

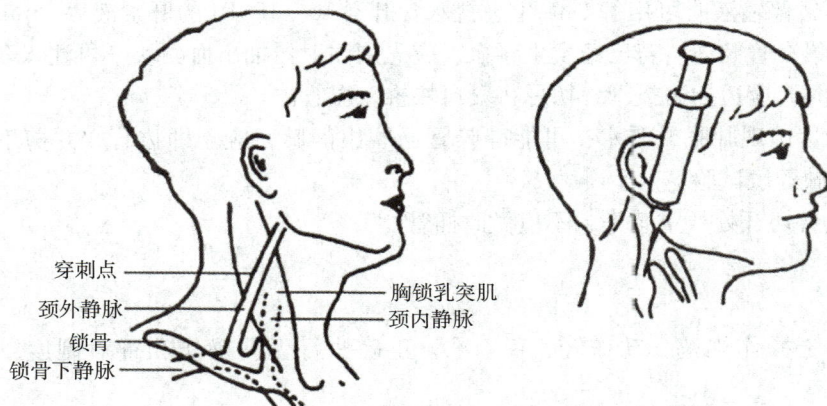

穿刺点
颈外静脉
锁骨
锁骨下静脉
胸锁乳突肌
颈内静脉

图 17-18　颈外静脉进针方向与角度

8. 固定、调速　用无菌透明敷贴覆盖穿刺点并固定针栓及肝素帽；根据要求调节合适的滴速。

9. 整理嘱咐　协助患者取舒适卧位，整理床单位，向患者、家属交代输液过程中的注意事项。禁止调节滴速、牵拉留置导管以防意外。

10. 核对、记录　同密闭式周围静脉输液法。

11. 加强巡视、及时换液　输液中加强巡视病房，密切观察输液情况和颈部穿刺部位有无肿胀、疼痛、渗血、渗液现象。倾听患者主诉，排除故障。如需继续输液时，应及时更换溶液瓶（袋）。携用物至病床旁，消毒瓶塞，从第 1 瓶（袋）内拔出输液器针头，插入第 2 瓶（袋）内，待点滴通畅后，在输液单上记录时间、滴速、打√并签名，方可离开。

12. 拔针封管　输液结束，关闭调节器，拔出头皮针，向肝素帽内注入稀释的肝素溶液 2~5mL 封管。

13. 再次输液　备好输液装置，常规消毒肝素帽胶塞，将已备好的输液器头皮针全部即可。

14. 停止置管　长期置管患者应连接注射器边吸边拔，防止空气及残留血块进入静脉，拔管动作要轻、稳。拔管后在穿刺点加压数分钟，最后用 70% 乙醇消毒穿刺点，覆盖无菌纱布。

15. 操作后处理　同密闭式周围静脉输液法。

【注意事项】

1. 严格无菌技术操作，每天更换输液导管。静脉推药时，应常规消毒导管接头。

2. 每天更换穿刺点敷料，常规消毒穿刺点，观察局部有无红肿，一般导管保留4~7 天。

3. 根据病情密切观察输液速度，不可随意打开调节器，使液体输入失控。硅胶管内如有回血，应及时用封管液冲管，以免血凝块堵塞硅胶管。

4. 当暂停输液时可用每1mL 生理盐水含肝素 10~100IU 的肝素液 2~5mL 封管，防止血液凝集在管腔内。若已经发生凝血，应先用注射器抽出血凝块，再注入药液，若血块抽不出时，应边抽边拔管，切忌将凝血块推入血管内。

5. 局部出现肿胀或漏水，可能硅胶管已脱出静脉，应立即拔管，并剪下一段硅管送培养及做药敏试验。

6. 气管切开处严重感染，不应做此插管。

【评价】

1. 护士操作规范，动作轻、稳、准，正确执行无菌操作和查对制度，具有爱伤观念。

2. 治疗性沟通有效，患者感到安全，能够配合。

3. 患者颈外静脉穿刺局部无肿胀、疼痛，未发生置管和输液反应。

4. 患者获得所需药物。

（八）植入式静脉输液港的使用与护理

【概述】

植入式静脉输液港（IVPA）简称输液港，是一种可植入皮下长期留置在体内的静脉输液装置（图17－19），由供穿刺的穿刺座和静脉导管系统组成。可进行输注药物、补液、营养支持、输血等治疗，同时也可以用于血样采集。通过使用无损伤针穿刺输液港即可建立输液通道，减少反复静脉穿刺给患者带来的痛苦和静脉穿刺的难度。静脉输液港和原有的普通静脉输液及中心静脉通路（PICC）相比较优点颇多（表17－3）。

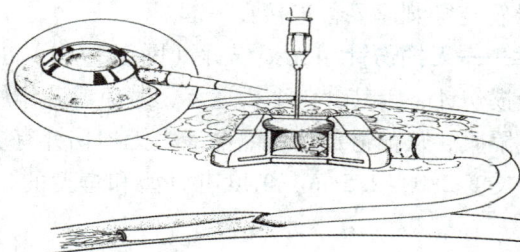

图17－19 植入体内的静脉输液港

表17－3 植入式静脉输液港与普通静脉输液和中心静脉置管输液鉴别要点

鉴别要点	普通静脉输液	中心静脉置管	植入式静脉输液港
穿刺血管	外周静脉	中心静脉	中心静脉
埋置方式	外露	外露	植入皮下（可以正常洗澡）
穿刺方式	直接穿刺血管，困难	穿刺肝素帽，方便	穿刺皮下输液港，方便
保留时间	不保留	保留3~6个月	终生保留
维护时间	不能保留	每周冲管2次	每月冲管1次
皮肤血管刺激性	对外周血管刺激性大	对皮肤针眼刺激明显	无刺激
管腔大小	管腔小，容易阻塞	管腔较小，容易阻塞	管腔大，可以快速输液

【输液港的结构与配件】

1. 输液港的结构（图17－20）　输液港由穿刺座、导管和导管锁三部分组成。

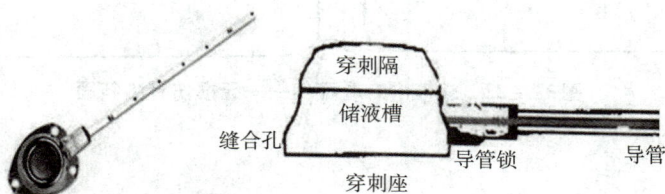

图17－20 输液港的结构

（1）**穿刺座**：由穿刺隔、侧壁和基底、储液槽及缝合孔构成。

1）穿刺隔：厚达 2cm 以上的硅胶隔，当使用无损伤穿刺针穿刺时可耐受 2000～3000 次穿刺，也便于固定穿刺针。

2）基底和侧壁：由钛合金或塑料制成。

3）储液槽。

4）缝合孔：便于将注射座整体缝合固定于皮下组织。

（2）**导管**：临床上常用的输液港导管有三向瓣膜式 Groshong 导管和末端开口式 Hickman 导管。导管材质通常为硅胶，某些经由放射线下放置的导管可能是聚氨酯。相对于聚氨酯来讲，硅胶更柔软，常用导管规格为 7F、8F，双腔输液港导管会略粗。

（3）**导管锁**：将导管与穿刺座妥善连接在一起。

2. 输液港专署配件——无损伤针　无损伤针（图 17-21）也称不成芯针，任何种类的输液港都应使用无损伤针，因其含一个折返点，避免成芯作用，即针尖的斜面（图 17-22）不会损伤穿刺隔膜，从而避免穿刺隔漏液。无损伤针有多种规格，直径在 18～22G 左右，由粗到细，长度 2.0～2.5cm。角度有直型和弯型的，穿刺后可留置 7 天使用，适宜长期输液。

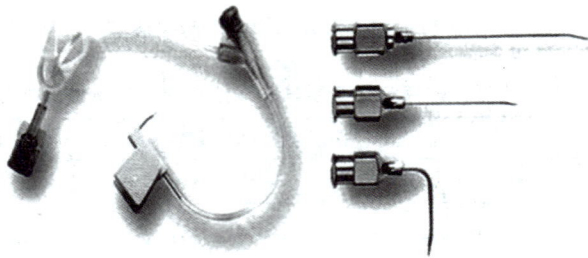

图 17-21　输液港专署配件——无损伤蝶翼针

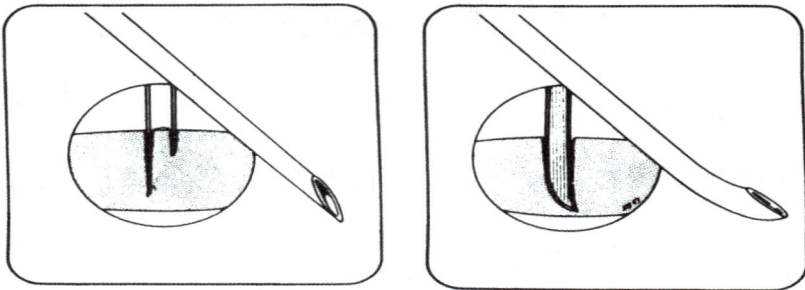

图 17-22　输液港专署配件——无损伤针尖斜面

【目的】

同颈外静脉输液。

【评估】

1. 在使用输液港前首先要获得医嘱，并双人核对。

2. 评估患者，详细检查输液港周围皮肤有无压痛、肿胀、血肿、感染、浆液脓肿等，同时了解输液港植入侧的肢体活动情况。

【计划】

1. 用物准备

（1）治疗车上层：①换药包1个。内置弯盘2个，小药杯2个，中纺纱1块，镊子1把，棉球8个。②治疗盘。20mL注射器，无损伤针，肝素帽，稀释肝素液（10～100IU/mL的肝素生理盐水溶液），0.9%生理盐水，清洁手套，无菌手套，胶布，透明敷料贴，无菌棉签，75%酒精，1%碘伏，无菌剪刀，手消毒液。

根据治疗的需要另备：①输液或静脉注射。遵医嘱备药物和液体，其余同密闭式周围静脉输液法和静脉注射法。②采血。检验单，注射器（20mL）或采血针，根据血标本的不同准备真空采血管（或试管），血培养瓶。③更换敷料备换药包1个。内置弯盘2个，小药杯2个，中纺纱1块，镊子1把，棉球8个。

（2）治疗车下层备：生活垃圾筒、医用垃圾桶、锐器回收盒。

2. 患者准备

患者明确使用输液港输液、注射、采血的目的，有安全感，愿意接受和配合。

【实施】

具体操作方法：

1. 核对、解释：携用物至床旁，核对患者，解释取得合作。暴露输液港穿刺部位，检查穿刺部位，确认注射座的位置。

2. 开包：免洗消毒液洗手，打开换药包，将注射器、无损伤针等物品放入无菌区，倒消毒液。

3. 准备无损伤针

（1）右手先戴一只无菌手套，持20mL无菌注射器，左手持生理盐水袋（或瓶），抽吸20mL生理盐水。左手再戴另一只无菌手套。

（2）连接无损伤针，排气，夹闭延长管备用。

4. 消毒：先用75%酒精棉球以输液港注射座为中心，由内向外，顺时针、逆时针交替螺旋状消毒三遍，消毒直径为10～12cm。再用碘伏棉球重复以上步骤，等待完全干燥。

5. 铺洞巾：更换无菌手套，铺洞巾。

6. 无损伤针穿刺：用非主力手的拇指、食指和中指固定穿刺座，将输液港拱起，主力手持蝶翼无损伤针，自三指中心垂直刺入，穿过隔膜，直达储液槽底部（图17－23）。穿刺后抽回血，确认针头是否在输液槽内及导管是否通畅，用20mL生理盐水脉冲方式（是指有节律的推动注射器活塞，推一下、停一下，产生正、负压形成涡流，可有力地将黏在导管壁上的内容物冲洗干净）冲管，冲管后连接肝素帽。

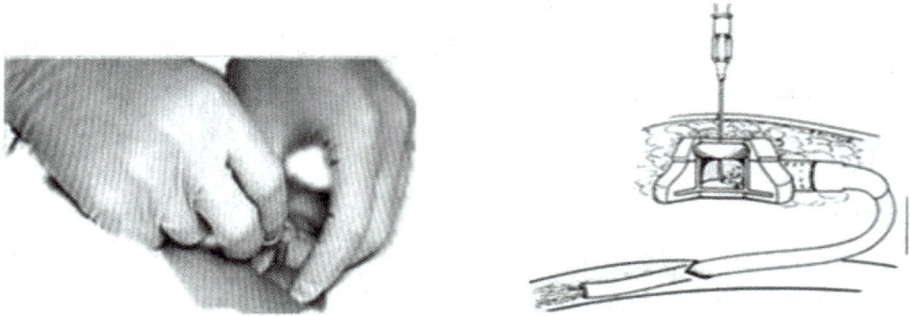

图 17 – 23　输液港穿刺

7. 固定：在无损伤针下方垫适宜厚度的纱布，撤孔巾，然后覆盖透明贴膜，固定好无损伤针，最后用胶布固定延长管，注明时间（图 17 – 24）。

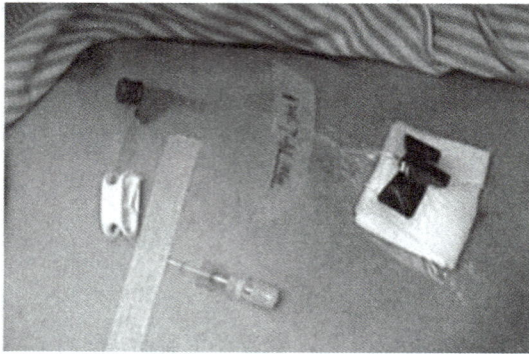

图 17 – 24　蝶翼无损伤输液针

8. 输液或静脉注射或静脉采血。

（1）输液

1）核对：用药前必须由两名护士核对医嘱和药物。

2）准备穿刺注射器：用抽吸好 10mL 生理盐水的注射器接头皮针并排尽空气备用。

3）消毒、穿刺：常规消毒肝素帽后，头皮针刺入肝素帽。

4）冲管：抽取回血，见回血，确认通畅后，脉冲方式注入 10mL 生理盐水冲管。

5）输液：连接输液系统，打开输液夹，调节滴速开始输液。

（2）静脉注射

1）核对：用药前必须由两名护士核对医嘱和药物。

2）备药：根据医嘱按要求准备注射药液，排气备用。

3）消毒、穿刺：常规消毒肝素帽后，头皮针刺入肝素帽。

4）冲管：抽取回抽，见回血，确认通畅后，脉冲方式注入 10mL 生理盐水冲管。

5）注药：更换抽好药液的注射器，缓慢推注药物，完成静脉注射。推注化疗药物时，须边推注药物边检查回血，以防药物渗出血管外损伤临近组织。

（3）**静脉采血**：为避免导管或注射座堵塞，一般不主张使用输液港采集血液。

1）核对、解释：备齐用物至病房，核对患者，解释采血目的，取得合作。

2）消毒、穿刺：常规消毒肝素帽后，头皮针刺入肝素帽。

3）抽取血标本：用10mL注射器抽出3~5mL血液丢弃。然后接空的20mL注射器或真空采血管，抽取适量血标本。将注射器内的血液按要求分别注入血培养瓶、抗凝管、干燥试管，及时送检。

9. 冲管：输液、静脉注射、静脉采血完毕，常规用20mL生理盐水脉冲式冲管。

10. 封管：利用生理盐水或肝素生理盐水封管。确保正压封管（是指剩余最后0.5~1mL封管液时，一手固定注射座，另一手推着注射器的活塞拔针），防止拔针时血液反流。

11. 更换敷料

（1）核对、解释：备齐用物至病房，核对患者，解释更换敷料的目的，取得合作。

（2）开包：免洗消毒液洗手，打开换药包，倒消毒液。

（3）换药：①戴清洁手套，揭除敷贴，观察局部皮肤。②脱手套，再次用免洗消毒液洗手后戴无菌手套。③用75%酒精棉球以输液港注射座为中心，由内向外，顺时针、逆时针交替螺旋状消毒3遍，消毒直径为10~12cm，然后消毒无损伤针翼及延长管，再用碘伏棉球重复以上步骤。

（4）固定：在无损伤针下方垫适宜厚度的纱布后覆盖透明贴膜，固定好无损伤针，最后用胶布固定延长管。

（5）记录：注明换药时间。

12. 拔针：当无损伤针已使用7天或疗程结束后，需要拔除无损伤针。

（1）准备用物：清洁手套、输液贴1块或止血贴、1%碘伏、棉签。

（2）拔针：①免洗消毒液洗手、戴清洁手套。②撕除敷贴，检查局部皮肤。③左手两指固定好输液港注射座，右手拔出针头，用无菌纱布压迫止血5分钟。检查拔出的针头是否完整。④用碘伏棉签消毒拔针部位。

（3）固定：将输液贴（或止血贴）覆盖穿刺点。

【注意事项】

1. 保持局部皮肤清洁干燥，观察输液港周围皮肤有无发红、肿胀、灼热感、疼痛等炎性反应。

2. 必须使用无损伤针穿刺输液港，否则容易损伤注射座隔膜，导致漏液。无损伤针每7天需更换一个。拔针后，要密切观察患者的呼吸、面色等，如有异常应及时报告医生并协助处理。

3. 严格掌握冲管和封管的时机。

（1）每次使用输液港后。

（2）抽血或输注高黏滞性液体（输血、成分血、TPN、白蛋白、脂肪乳）后，应立即冲管后再接下组液体。

（3）两种有配伍禁忌的液体之间。

（4）治疗间歇期每4周进行冲管、封管维护1次，必须由专业护士进行维护。冲洗导管、静脉注射给药时必须使用10mL以上的注射器，防止过小注射器的压强过大，损伤导管、瓣膜或导管与穿刺座连接处。冲洗过程中密切观察患者有无胸闷、胸痛、药物外渗的现象。

4. 做CT、MRI、造影检查时，严禁使用此静脉输液港作高压注射造影剂，防止导管破裂。

5. 植入静脉输液港不影响患者的一般性日常工作、家务劳动、轻松运动。但需避免使用同侧手臂提过重的物品，不用这一侧手臂作引体向上、托举哑铃、打球、游泳等活动度较大的体育锻炼。避免重力撞击输液港部位。

6. 如肩部、颈部出现疼痛及同侧上肢浮肿或疼痛等症状，应及时回医院检查。

7. 更换敷料时，消毒范围需大于敷料范围，同时密切观察皮肤有无红、肿、热、痛、皮疹、分泌物等感染、过敏症状。如出现感染症状需做细菌及真菌培养，通知医生并做记录。

【评价】

1. 输液过程中正确执行无菌操作和查对制度。

2. 护士操作规范、准确，能按操作要求正确实施输液港静脉输液、静脉注射、静脉采血，并熟练掌握脉冲式冲管和正压封管的操作。

3. 治疗性沟通有效，患者感到安全，能够配合。

4. 患者输液港安置部位皮肤无压痛、肿胀、血肿、感染等并发症的发生。

5. 未发生输液反应，患者获得所需药物。

三、输液速度的调节

（一）输液速度的调节原则

1. 依据患者病情、年龄、药物性质调节滴速。一般成人40～60gtt/min，儿童20～40gtt/min。

2. 年老、体弱、婴幼儿、心肺疾患的患者输入速度宜慢；严重脱水、心肺功能良好的患者输入速度可稍快。

3. 脱水剂、利尿剂的输入速度可稍快，但高渗溶液、含钾药、升压药及输入刺激性较强的药物时速度宜慢。

4. 若需严格控制单位时间、用药剂量和输液速度时，可使用输液自动控制器。

（二）滴系数

滴系数是指每毫升溶液的滴数（gtt/mL）。各厂家生产的输液器滴系数不同，目前临床上常用静脉输液器的滴系数有 10、15、20、50 四种型号。当计算输液速度与时间时，应参考输液器外包装标定的滴系数。

（三）输液速度与时间的计算

1. 计算输液速度

（1）已知计划输液总量和要求输注时间，计算每分钟输液滴数。

$$每分钟滴数（gtt/min）= \frac{输液总量（mL）×滴系数}{输注时间（min）}$$

举例：患者，男，26 岁，医嘱：20% 的甘露醇 250mL ivgtt，bid。要求在 25 分钟内滴完，所用输液器滴系数为 15gtt/mL，计算调节滴速是多少？

$$滴速 = \frac{250（mL）×15（gtt/mL）}{25（min）} = 150（gtt/min）$$

（2）要求输注的药物剂量和输注药物的浓度，计算调节滴速是多少？

$$每分钟滴数（gtt/min）= \frac{输注剂量（mg/min）×滴系数}{输注药物浓度}$$

举例：患者，男，65 岁，医嘱：硝普钠 50mg + 5% 葡萄糖注射液 500mL ivgtt，bid。要求硝普钠的滴注剂量为 0.08mg/min，所用输液器滴系数为 20gtt/mL，计算调节滴速是多少？

$$滴速 = \frac{0.08（mg/min）×20（gtt/mL）}{50（mg）/500（mL）} = 16（gtt/min）$$

2. 计算输液时间

（1）已知要求输注滴速与计划输液总量，计算输注所需多少时间？

$$所需时间（min）= \frac{输液总量（mL）×滴系数}{输注速度（gtt/min）}$$

举例：患者，男，26 岁，医嘱：20% 的甘露醇 250mL ivgtt，bid。输液速度是每分钟 150gtt，所用输液器滴系数为 15gtt/mL，计算需要多少时间输完？

$$所需时间（min）= \frac{250mL×15（gtt/mL）}{150gtt} = 25（min）$$

（2）已知需要维持静脉通路的时间和控制输注速度，计算需要液体量。

$$需要液量（mL）= \frac{控制输液速度（gtt/min）×需要输液时间}{滴系数（gtt/mL）}$$

举例：患者，男 76 岁，因腹泻脱水住院治疗，为保证输液通路通畅，要求维持输液 6 小时，医嘱：0.9% 生理盐水 ivgtt，输液速度是 25gtt/min，所用输液器滴系数为 15gtt/mL，计算需要生理盐水的量是多少？

$$所需药液量（mL）= \frac{25gtt/min×6h×60min/h}{15gtt/mL} = 600（mL）$$

四、常见输液故障与排除

(一) 液体不滴

1. 针头滑出血管外　液体滴入皮下组织，局部肿胀、疼痛。应更换针头，另选静脉重新穿刺。

2. 针头阻塞　穿刺局部无反应，轻轻挤压靠近针头的输液管，感觉有阻力，松手后又无回血。应更换针头，另选静脉重新穿刺。

3. 针头斜面紧贴血管壁　液体滴入不畅，穿刺局部无反应。应调整针头方向或适当变换肢体位置，直到滴入通畅为止。

4. 压力过低　由于患者周围循环不良、输液瓶位置过低或通气管不畅所致，局部无疼痛、无肿胀，可有回血。应适当抬高输液瓶位置或降低肢体位置。

5. 静脉痉挛　由于穿刺肢体在寒冷环境中暴露时间过长或输入液体温度过低所致。可在穿刺部位上方实施局部热敷。

6. 输液管扭曲受压　可因患者活动所致。排除扭曲受压因素，使输液管恢复通畅。

(二) 茂菲氏滴管内液面过高

1. 茂菲氏滴管无侧孔　取下输液瓶（袋），倾斜瓶（袋）身，使瓶（袋）内针头露出液面（图17-25），待溶液缓缓流下，直至滴管露出液面，再将输液瓶（袋）挂上即可。

2. 茂菲氏滴管有侧孔　先夹闭滴管上端输液管，再打开调节孔，待液面低于滴管上端时，再关闭调节孔，松开上端输液管。

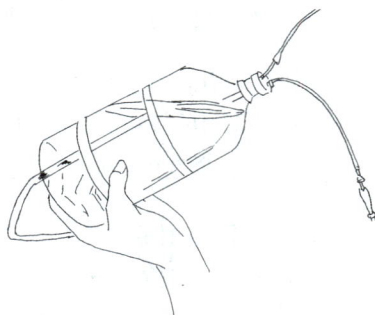

图17-25　茂菲氏滴管无侧孔液面过高调整法

(三) 茂菲氏滴管内液面过低

1. 茂菲氏滴管无侧孔　反折茂菲氏滴管下端输液管，用手挤压滴管，直至液面升至滴管约1/2处即可。

2. 茂菲氏滴管有侧孔　先夹闭滴管下端输液管，再打开调节孔，待药液面升至滴管约1/2处即可。

(四) 茂菲氏滴管内液面自行下降

检查输液装置及管道的衔接是否紧密，如有漏气或裂缝，则需更换输液管。

五、常见输液反应与护理

(一) 发热反应

1. 原因　因输入致热物质（死菌、致热源、游离的菌体蛋白、药物成分不纯等）

引起。多由于药液、输液器和注射器质量不合格，灭菌保存不良，操作过程中未能严格执行无菌技术操作等因素引起。

2. 临床表现 多出现于输液后数分钟至1小时。患者表现为发冷、寒战继而发热。轻者体温常在38℃左右，重者体温可高达40℃以上，并有恶心、呕吐、头痛、脉速等全身症状。

3. 预防性护理

（1）输液前，认真检查液体、药物和输液器质量，严格按照操作规程配置液体。

（2）输液过程中，严格执行无菌技术操作规程，定期进行空气消毒。

（3）根据评估资料严格控制输液速度，必要时液体加温。

4. 症状护理

（1）轻者减慢输液滴速，重者立即停止输液，并及时通知医生。

（2）遵医嘱给予抗过敏药物或激素治疗。

（3）密切观察体温变化，患者寒冷时给予保暖，高热时进行物理降温。

（4）保留剩余药液和输液器进行检测，查找发热反应的原因。

（二）急性肺水肿

1. 原因

（1）由于输液速度过快，在短时间内输入大量液体，使循环血容量急剧增加，心脏负荷过重引起。

（2）患者原有心肺功能不良，如急性左心功能不全的患者。

2. 临床表现 输液过程中患者突然出现胸闷、气促、呼吸困难、咳嗽、咳粉红色泡沫样痰，严重时痰液可从口、鼻涌出，听诊肺部布满湿啰音，心率快且节律不齐。

3. 预防性护理

（1）在输液过程中，要加强巡视病房。

（2）严格控制输液滴速和量，对心肺功能不良、老年人、儿童输液时更应谨慎。

4. 症状护理

（1）立即停止输液，通知医生，进行紧急处理。

（2）病情许可时，协助患者取端坐位，两腿下垂，以减少静脉血液回流，减轻心脏负担。

（3）清除呼吸道分泌物，保持呼吸道通畅，指导患者进行有效呼吸。

（4）给予高流量吸氧，一般氧流量为6～8L/min，以提高肺泡内氧分压，增加氧的弥散，改善低氧血症。同时在湿化瓶内置20%～30%乙醇湿化氧气，因为乙醇能降低肺泡内泡沫表面张力，使泡沫破裂消散，从而改善肺部气体交换，缓解缺氧症状。

（5）遵医嘱给予镇静剂、强心剂、利尿剂和扩血管药物。

（6）必要时进行四肢轮扎，用橡胶止血带或血压计袖带适当加压四肢，以阻断静脉血流，但动脉血仍可通过。每 5 ~ 10 分钟轮流放松一个肢体上的止血带，可有效地减少静脉回心血量。待症状缓解后，逐渐解除止血带。

（7）安慰患者，解除患者的紧张情绪。

（三）静脉炎

1. 原因

（1）长期输入浓度较高、刺激性较强的药物，引起局部静脉壁发生化学性反应。

（2）静脉内留置刺激性较强的输液导管时间过长，引起局部静脉壁发生化学性反应。

（3）输液过程中未严格执行无菌技术操作，引起局部静脉的感染。

2. 临床表现　患者输液部位沿静脉走向出现条索状红线，局部组织发红、肿胀、灼热、疼痛，有时伴有畏寒、发热等全身症状。

3. 预防性护理

（1）当输注高渗溶液或强刺激性药物时，尽量选择血容量充足的静脉，以便有足够的血液稀释。尽量避免使用下肢静脉，因更易受到损伤。

（2）长期液体治疗的患者应有计划更换穿刺部位，必要时采用经外周中心静脉导管置管。

（3）选择明显小于穿刺血管腔的针头或套管针。

（4）妥善固定针头，必要时适当约束患者肢体。

（5）严格无菌技术操作，操作前充分洗手，遵守配药及输液操作规范，穿刺部位消毒彻底。

（6）对需要维持静脉通道的患者，应选择留置针间断输液，以减少持续输液对血管的刺激。

（7）密切观察局部反应，发现异常，立即拔管，及时对症处理。

4. 症状护理

（1）立即更换输液部位，患肢抬高制动，24 小时内局部用 90% 乙醇或 50% 硫酸镁溶液冷湿敷，24 小时后湿热敷，或用超短波治疗。

（2）有感染症状者，遵照医嘱给予抗生素治疗。

（3）安慰患者，给予心理支持，减轻紧张或恐惧。

（四）空气栓塞

1. 原因　与输液时输液管内空气未排尽，输液管衔接处链接不紧密有漏缝，加压输液时无人守护；液体输完未及时更换药液有关。由于气体进入静脉后，随血液循环经右心房到达右心室。如空气量少，则被右心室压入肺动脉，并分散到肺小动脉内，最后经毛细血管吸收，因而损害较小；如果空气量大，则在右心室内阻塞肺动脉的入口（图 17 – 26），使血液不能进入肺内，引起机体严重缺氧而危及生命，可造成立即死亡。

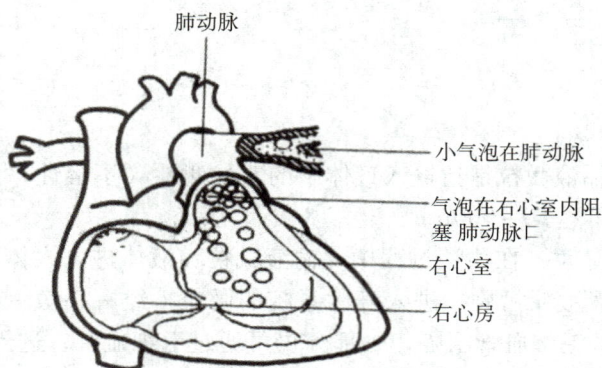

图 17 – 26 气泡在右心室阻塞肺动脉口

2. 临床表现 患者感胸部异常不适，随即发生呼吸困难，严重发绀，伴濒死感，听诊心前区，可闻及响亮的、持续的"水泡音"。

3. 预防性护理

（1）输液前认真检查输液器质量，排尽输液器滴管以下管道内的空气。

（2）密切监护输液过程，及时更换液体或拔针。

（3）需加压输液时，要专人守护。

4. 症状护理

（1）立即安置患者取左侧头低足高位，使阻塞肺动脉入口的气泡向上飘移，气泡随心脏舒缩混成泡沫，分次少量地进入肺动脉内，弥散至肺泡逐渐被吸收（图 17 –27）。

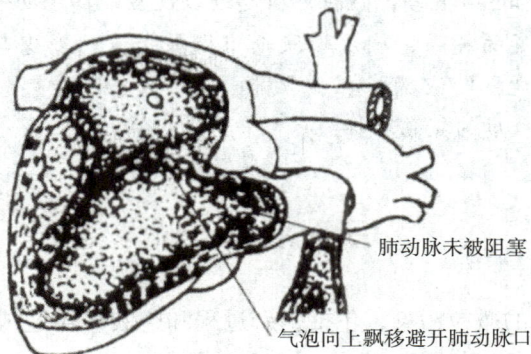

图 17 – 27 置患者左侧头低足高位使气泡避开肺动脉口

（2）拔除较粗、近胸腔的深静脉导管时，必须严密封闭穿刺点。

（3）给予高流量氧气吸入，可提高患者的血氧浓度，改善缺氧症状。

（4）有条件者可通过中心静脉导管抽出空气。

（5）密切观察病情变化，做好病情动态记录。

六、输液微粒污染与防护

（一）概述

1. 输液微粒　输液微粒是指输入液体中的非代谢性（不溶性）颗粒杂质，其直径在 $1 \sim 15\mu m$，少数可达 $50 \sim 300\mu m$。

2. 输液微粒的危害　在输液过程中，输液微粒随液体进入人体，对人体造成严重危害的过程称为输液微粒污染。进入静脉系统的微粒，经右心房、右心室向肺动脉移动；一部分被肺部的毛细血管阻隔，一部分仍可通过毛细血管，进入肺静脉到体循环。微粒可在肺部和其他部位造成阻塞而产生危害。微粒污染造成危害的程度，主要取决于微粒的大小、形状、化学性质、血流阻断的程度和个体对微粒的反应等。最易受微粒损害的脏器有肺、脑、肝和肾等。

> **知识链接**
>
> **对输液微粒的认识**
>
> 对输液微粒的研究始于 1962 年，当时 Garvan 教授在澳大利亚的输液剂中发现了异物，包括橡胶屑、玻璃屑、石棉纤维、氧化锌等 20 多种，大小从 $1 \sim 100\mu m$ 不等，最大可达 $500\mu m$。早在 1948 年 Prinzmetal 在全身循环系统中发现了 $390\mu m$ 以上的玻璃屑。1963 年 Garvan 教授又在尸检中发现曾接受 40L 输液患者的肺标本中，有 5000 个肉芽肿，其他类似的报道证实了是由纤维和微粒所致。1965 年 Jones 报告，微粒可引起过敏反应。1976 年 Simon 研究了细菌污染与发生静脉炎的关系，确认输液剂中微粒含量的多少与发生静脉炎有关。相关的研究发现，输液微粒在脑、肺、肾、肝、眼等部位的小血管内引起堵塞，造成不同程度的损伤和坏死。

（二）输液微粒的来源

1. 输液剂产品本身的微粒污染，包括生产过程和包装容器造成的微粒污染，如水、空气、原材料的污染等。

2. 输液瓶、橡胶塞不洁净，液体存放过久，玻璃瓶内壁和橡胶塞受药液长期浸泡腐蚀剥落形成微粒。

3. 输液器和注射器不洁净。

4. 配液、输液环境不洁净，如切割安瓿、开瓶塞、加药时反复穿刺橡胶塞致橡胶塞撕脱及输液环境不洁等，均可导致微粒进入液体内。

（三）输液微粒污染反应

常见有肺部肉芽肿或肺水肿、血栓性静脉炎、过敏反应、局部组织栓塞和坏死、肿瘤形成或肿瘤样反应等。

1. 血管栓塞：引起局部组织缺血缺氧，甚至坏死。

2. 静脉炎：红细胞聚集在微粒上形成血栓，引起血管栓塞和静脉炎。

3. 肺内肉芽肿：微粒进入毛细血管，引起巨噬细胞增殖，形成肺内肉芽肿。

4. 血小板减少和过敏反应。

5. 肿瘤样反应或肿瘤形成：微粒刺激组织发生炎症或形成肿块。

（四）输液微粒污染的防护措施

1. 净化配液、输液环境　设置静脉滴注药物配置中心（PIVAS），在高度洁净环境下配制静脉滴注液，以有效防止细菌和微粒污染。

2. 输液前认真检查液体质量和包装。

3. 使用合格的一次性有过滤装置的密闭式医用输液器或新型输液器，输液器通气管末端放置空气过滤膜并使用终端过滤器，以防止空气中的微粒进入液体和血液循环。

4. 配液、输液过程中严格执行无菌技术操作，严格遵守液体配制的技术操作规范。输入的液体和药物应现配现用，避免污染。

5. 正确切割和折断安瓿　切割安瓿的锯痕不超过颈部的 1/4 周，因锯痕越长，碎屑越多；开启安瓿前要用 70% 的乙醇擦拭颈部，并用乙醇棉球包裹折断，以减少开启瞬间安瓿内负压吸引作用导致的微粒污染。严禁使用镊子或其他物品敲击安瓿。

6. 采用全密闭式输液系统，减少污染机会　全密闭式输液系统是指采用软袋真空包装的液体与无通气管路的一次性输液器连接的输液系统，彻底避免了外界空气对液体的接触，减少输液微粒的污染。

附

植入式静脉输液港

【概述】

植入式静脉输液港是一种完全植入的血管通道系统，为患者提供长期的静脉血管通道。建立输液港通路，完全埋入皮下的输液装置，不影响患者洗澡、游泳等，可提高患者的生活质量。此项技术已逐步取代 PICC 作为长期输液患者的首选。临床上成人首选锁骨下静脉置管，其次是颈内静脉（因颈内静脉置管发生感染概率较高），术中可选择头静脉或腋静脉延长段。输液港的植入需要外科医师与麻醉师在手术室内完成。

【适应证】

1. 须长期化学治疗注射的肿瘤患者。

2. 须长期静脉营养注射的患者。

3. 须长期输血的血液疾病患者。

4. 须连续且长期性药物注射的患者。

5. 须经常抽血检查的患者。

6. 经常住院输液而且血管难穿刺的患者。

【禁忌证】

1. 任何确诊或疑似感染、菌血症、败血症。

2. 体形不适合 TIVAP 尺寸的患者。

3. 确诊或疑似对输液港材料过敏的患者。

4. 严重肺栓塞的患者。

5. 预穿刺的部位曾经接受过放射治疗。

6. 有凝血功能障碍，上腔静脉压迫综合征者。

7. 插管部位有血栓形成迹象、曾行外科手术等。

【输液港植入术】

1. 术前准备

（1）与患者及家属先进行沟通。

（2）术前谈话签署同意书。

（3）术前检查：①血常规＋血型；②传染病三项、肝炎十项、HIV、USR（半年内检查结果即可）；③出血、凝血功能检查；④肝肾功能检查；⑤女性患者避开生理周期。

（4）术前常规备皮。

2. 用物准备

（1）治疗车上层备：①植入式输液港穿刺包：注射座，导管，导丝（带助推器），扩张器，穿刺针，隧道针，无菌注射器，无菌注射针头，冲管接头，无损伤钢针，蝶翼针，静脉钩。②无菌包：中单，手术贴膜，洞巾，镊子，无菌手术刀，纱布，棉球，小药杯，弯盘，非吸收性外科缝线（带针）。③其他：注射盘1套，无菌手套，碘伏棉球，胶布，无菌透明敷贴，手消毒液。

（2）治疗车下层备：生活垃圾筒、医用垃圾桶、锐器回收盒。

3. 植入输液港的主要步骤　输液港的植入主要分导管植入和穿刺座植入两步。

（1）导管植入（以锁骨静脉置管为例）

1）患者仰卧位，采取肩垫枕并头低位15°～30°，头偏向对侧，暴露操作部位。

2）常规术区消毒、铺巾、局部麻醉。

3）采用微创穿刺针试穿锁骨下静脉：①经锁骨上穿刺（附图17－1）：胸锁乳突肌外缘与锁骨交界

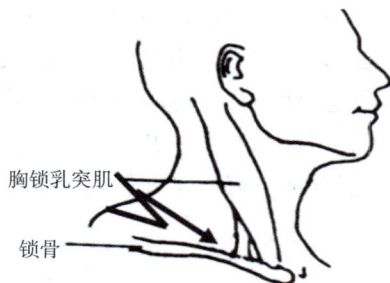

附图 17－1　经锁骨上穿刺

之顶角夹角的平分线上，距顶点 0.5~1.0cm 处为进针点，穿刺方向对向胸锁关节，进针角度 30°~40°，一般进针 2.5~4.0cm 即达锁骨下静脉。②经锁骨下穿刺：锁骨下缘的中点内侧 1.0~2.0cm（中、内 1/3 交界处），穿刺方向对向胸锁关节，针尖指向头部，与胸骨纵轴约呈 45°，贴近胸壁平面呈 15°，恰能穿过锁骨与第 1 肋骨的间隙为准。

进针时边进针边回抽，保持注射器内负压，当穿入静脉时有落空感，并见大量回血，再进针少许，回血畅通即可送入引导钢丝。

4）成功后，经导丝引入导管。理想的导管末端应位于上腔静脉和右心房的交界处（附图 17-2）。

（2）穿刺座植入

1）植入的部位选择在患者的前胸壁，放置于锁骨下窝、前胸壁或侧胸壁腋前线 4、5 肋间皮下脂肪层。切口深达 0.5~2cm，分离出一大小适宜穿刺座的"皮袋"，皮袋应在切口一侧而不是正下方。

2）在 X 线透视下使导管头端位于上腔静脉与右心房交界处上方 1~2cm；用导管锁将导管与穿刺座连接，并固定。抽回血，检查整个系统是否通畅，并使用肝素生理盐水冲洗干净。

3）穿刺座植入囊袋后用不可吸收缝线与周围组织缝合固定，穿刺座的表面应有完整的皮肤覆盖（附图 17-3）。

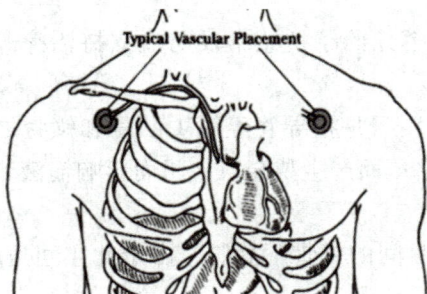

附图 17-2　输液港导管埋置

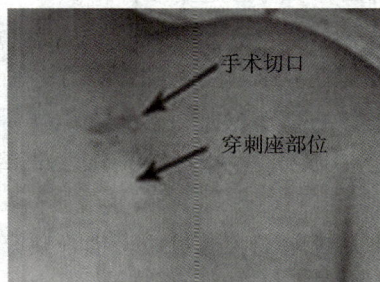

附图 17-3　皮肤覆盖输液港穿刺

【术后护理】

1. 观察生命体征，有无呼吸困难、气胸、血胸、出血、心律失常等术后并发症。

2. 术后 X 线确定导管末端位置。

3. 保持伤口敷料清洁、干燥。

4. 观察局部有无肿胀、感染、血肿、浆液囊肿、局部疼痛，如发现上述情况，应及时更换敷料，给予抗感染、对症治疗。

5. 7 天拆线，并观察伤口愈合情况。

6. 指导患者保持局部皮肤清洁、干燥，出汗较多时及时更换衣服，并指导患者及家属不要做使胸部过伸动作，避免牵拉港体。

【输液港术后并发症与防护】

1. 感染

（1）原因：导管冲洗不彻底是发生输液港相关性感染的主要原因之一，由于冲洗不彻底导致感染凝块集聚在注射座的硅胶隔膜下，成为输液港相关性感染的来源。颈内静脉置管发生相关性感染的危险率高，因此对于成年患者，锁骨下静脉对控制感染来说是首选部位。随着导管留置时间的延长，发生导管相关性感染的风险明显增加。

（2）临床表现：植入术后伤口轻度肿胀属正常反应，一般 3 ~ 5 天恢复。如植入部位持续红、肿、热、痛且逐渐加重，应考虑局部感染可能；如合并发热、血象升高等应考虑全身感染。

（3）预防性护理

1）置入输液港时严格无菌操作，在手术室内置入，手术切口无菌保护，使用封闭式无菌软纱布敷料或透明伤口敷料。

2）使用无损伤针穿刺，严格无菌操作，戴无菌手套，使用无菌透明敷料保护穿刺点及无损伤穿刺针。

3）输液或注射时应严格消毒接口，配液、加药、连接输液器严格无菌，保持输液器连接稳固，妥善固定输液管路。

（4）症状护理：停用输液港，进行血培养，给予抗感染及对症支持治疗。待体温恢复正常，血培养阴性，重新使用输液港。

2. 导管夹闭综合征（Prnch – off 综合征）

是指导管经第 1 肋骨和锁骨之间的狭窄间隙进入锁骨下静脉时受第 1 肋骨和锁骨挤压而产生狭窄或夹闭而影响输液，是最严重的并发症。

（1）原因：导管通过位于锁骨和第 1 肋骨间的锁骨下静脉，由于此空间角度过小，导管受到挤压。

（2）临床表现：主要表现为输液困难、推注费力、锁骨下不适，当患者上肢放下时，或采取某种体位时输液不畅。

（3）预防性护理：知晓患者发生 Prnch – off 综合征时有导管断裂的可能，嘱患者减少上肢活动，尤其是术侧上肢避免剧烈活动或者负重运动。

（4）症状护理：将肩臂轻微上抬、双上肢向背后放，输注通畅。输液过程中如果患者输液部位出现肿胀、疼痛立即停止输液，并拍摄胸片确定导管位置及受压情况，必要时拆除输液港。

3. 输液港渗漏

（1）原因

1）未按规定使用配套的无损伤穿刺针。

2）导管阻塞使药物进入周围组织。

3）蝶翼针固定松脱、导管锁脱落，或穿刺隔损坏。

4）导管损坏断裂、输液座和导管接口断开，导管末端移位。

（2）临床表现：注射座或隧道周围皮下组织烧灼感，伴或不伴有肿胀，并不一定伴发输液速度下降、血栓形成或纤维蛋白鞘形成等问题。

（3）预防性护理

1）使用专用无损伤穿刺针。

2）使用规格适合的穿刺针，勿过长。

3）有效固定穿刺针。

4）积极向患者宣教，避免外力损伤。

5）严格的护理观察。

（4）症状护理：立即停止输注，接注射器尽量抽出局部外渗的残液。抬高患肢，疼痛剧烈用 1% 利多卡因或 2% 普鲁卡因、地塞米松局部封闭，并密切观察外渗部位皮肤情况。

4. 导管堵塞　导管堵塞是最常见的并发症，并且随静脉输液港使用时间的延长而增加。

（1）原因：根据堵塞原因分血栓性堵塞和非血栓性堵塞。导致血栓形成的危险因素有导管末端位置、创伤、血管直径过小，以及既往置管造成的瘢痕。形成血栓的原因包括血管壁受损或炎症、血流速度减慢、血液高凝状态、血小板黏附管壁。

（2）临床表现：输液速度变慢、冲管时阻力变大，要考虑堵塞的可能。输液速度明显减慢，患者肩颈部疼痛或同侧上肢肿痛伴发热应考虑血栓形成。

（3）预防性护理

1）输液压力不高于 0.175Mpa，过高压力会损伤导管的三向瓣膜结构。

2）合理安排输液顺序，先输注刺激性大、浓度高的液体，再输注常规液体。在输注高黏滞性或刺激性药物前后，以及从输液港抽血、输血后、输注胃肠外营养液期间均应及时用生理盐水进行脉冲式冲管。

3）冲洗时穿刺针的出液口应背对注射座的导管出口，这样在冲洗时可以在注射座内形成涡流，从而有效冲洗注射座内的残留药物。

4）确保正压封管，防止拔针时血液反流。

5）在输注不同液体前后均使用生理盐水冲管，避免药物相互作用产生沉淀引起导管堵塞。

6）治疗间歇期应按操作规程每 4 周冲管 1 次。

（4）症状护理

1）血栓性堵塞：停用输液港，及时进行影像学检查，了解血栓形成情况，遵医嘱进行处理。

2）非血栓性堵塞：排除堵塞的原因。

5. 导管脱落或断裂

（1）原因：主要与导管长期受到挤压、Prnch-off 综合征，以及植入过程或护理方式不当有关。

（2）**临床表现**：导管脱落或断裂主要表现为肩颈部疼痛；冲管通畅，但回抽不见回血，穿刺点可见漏液。

（3）**症状护理**：立刻联系医生取出脱落或者断裂的导管。

第二节 静脉输血法

静脉输血法是将全血或血液成分通过静脉输入人体内的方法。静脉输血是临床上急救和治疗的一项重要技术，能够纠正许多临床问题，如纠正失血、失液引起的休克，严重贫血，增强机体的抵抗力等。近年来，随着输血理论和技术的迅速发展，成分输血已在临床上广泛应用，这不仅节约了大量血源，也显著减少了因输注全血引起的不良反应。

知识链接

历史上对人体进行输血的第一人

1668 年，法国的一位医生丹尼士接受了一个妇女的要求：将新生羊羔的血液输入她丈夫的血管内。因为她的丈夫性格暴戾，她认为输入性情温和的新生羊羔血，对改变她丈夫的性情会有好处。丹尼士大胆割开了这位丈夫的血管，用一根金属管将血管与羊羔的股动脉连接起来，然后输入了约 150mL 的新生羊羔血。接着又输了 1 次。在两个月后的第 3 次输血中，这位可怜的丈夫感到腰部剧烈疼痛，胸部发闷，心跳加快，最后在狂躁中死去，成为人类输血史上最初的牺牲者。直到 150 年后，英国妇产科医生詹姆斯·布伦德尔才真正认识到输血的重要意义。为了抢救产科大出血患者的生命，他大胆进行人与人之间输血的尝试。1818 年 12 月 22 日，布伦德尔在伦敦医学会上作了人与人之间输血成功的第 1 例报告。

一、血液制品的种类与作用

（一）全血

全血是指从人体内采集未经任何加工处理而存于保养液中的血液，分为新鲜血和库存血。全血中主要的有效成分为红细胞、稳定的凝血因子和血浆蛋白等，静脉输注后起到补充红细胞、稳定凝血因子和扩容的作用。

1. 新鲜血　新鲜血是指在采集后 24 小时内的血液，它基本上保留了血液中原有的各种成分，对血液病患者尤为适用。

2. 库存血　库存血主要保留了红细胞和血浆蛋白。库存血保存时间越长，血液成分变化越大。其中，红细胞平均每天破坏率约为 1%，白细胞仅存活 3~5 天，血小板易凝集破坏，24 小时后逐渐减少，3 天后无治疗价值。含保存液的血液 pH 为 7.0~7.25，随着保存时间延长，葡萄糖分解乳酸增高，血液酸性增加，pH 值逐渐下降，保存到 21 天时，pH 约为 6.8。此外，随着保存时间的延长，红、白细胞逐渐破坏，细胞内钾离子外溢，使血浆钾离子浓度增高。故大量输库存血时，要防止酸中毒和高钾血症。

3. 自体血　输自体血无需作血型鉴定和交叉配血实验，不会产生免疫反应，既可节省血源，又能防止发生输血反应。

（1）择期手术前采集自体血液保存，待术中或术后回输。

（2）大出血急诊手术时，术中将体腔中积血回收，经过滤、去泡沫和抗凝处理后回输。

（二）成分血

成分血是指将血液中的各种成分进行分离后，加工成的各种血液制品。临床上可根据病情需要，有针对性地为患者输注有关血液成分。成分输血可以节省血液资源，减少输血反应，提高治疗效果，达到一血多用的目的。目前已在临床广泛应用。

1. 血浆　血浆是全血经过分离后所得的液体部分，呈淡黄色，主要成分是血浆蛋白，不含血细胞，临床上常用的血浆有新鲜血浆、冰冻血浆和干燥血浆。血浆的主要作用是运载血细胞、补充凝血因子、运输维持人体生命活动所需的物质和体内产生的废物等。

（1）新鲜血浆：是采血后立即分离的血浆，含有正常量的全部凝血因子。临床上主要用于凝血因子缺乏的患者。

（2）冰冻血浆：使用时放入 37℃ 水浴中融化，防止纤维蛋白析出。融化后的血浆应立即经输血滤网滤过输注，以免不稳定凝血因子失活。融化后的血浆不应再冰冻保存。

（3）干燥血浆：是冰冻血浆在真空装置下加以干燥制成，有效期为 5 年，使用时加适量等渗盐水溶解。

2. 红细胞　红细胞是血液的主要成分之一，具有重要的运输氧气和二氧化碳的生理功能。红细胞制品的种类很多，国外常用的制品包括添加剂红细胞、浓缩红细胞、少白细胞的红细胞、洗涤红细胞、年轻红细胞、冷冻融化的红细胞等。国内常用的是悬浮红细胞、浓缩红细胞、洗涤红细胞、冰冻红细胞等。

（1）悬浮红细胞：是目前国内外临床应用最广泛的一种红细胞制品，用离心的方法分出全血中大部分（90%）血浆后，加入各种晶体盐红细胞保存液。这类红细胞是含有全血中全部的红细胞、一定量的白细胞、血小板、少量血浆和添加剂或代血浆的混悬液，具有补充红细胞的作用，代血浆的混悬液还具有扩充血容量的作用。另外，因该制品含有一定量白细胞，长期输注的患者有可能发生非溶血性发热反应。

（2）浓缩红细胞：是新鲜全血经离心或沉淀分离血浆后的剩余部分。浓缩红细胞含有全血中全部红细胞、白细胞、大部分和部分血浆，根据移出血浆量不同，红细胞比容可为 70%～90%，但以 70% 的红细胞为佳。临床上主要用于携氧功能缺陷和血容量正常的贫血患者。

（3）洗涤红细胞：是红细胞经等渗盐水洗涤数次后，再加入适量的等渗盐水。洗涤红细胞不仅可降低白细胞引起的非溶血性发热反应，还可以减少或避免血浆蛋白所致的过敏反应。临床上主要用于自身免疫性溶血性贫血、一氧化碳中毒、组织、器官移植、输全血或血浆过敏、阵发性睡眠性血红蛋白尿需输血的患者，以及对血浆蛋白、白细胞和血小板产生抗体的患者。

下列情况时不宜输注红细胞：①以扩充血容量为目的输血不用红细胞，因为这样只会增加血液黏度。②以补铁为目的不输红细胞，因为能通过消化道补给的不通过输血补充。

3. 浓缩白细胞悬液　浓缩白细胞悬液是将新鲜全血经离心后取其白膜层的白细胞，具有提高机体抗感染的作用。临床上主要用于粒细胞缺乏症、急性白血病、放疗或化疗后的肿瘤患者，以及使用抗生素仍不能控制感染的患者。

4. 浓缩血小板悬液　浓缩血小板悬液是由新鲜全血离心所得，具有止血的作用。临床上主要用于血小板减少或血小板功能障碍的出血患者。

5. 去除白细胞血　去除白细胞血的作用包括：

（1）大大降低非溶血输血发热反应，发生率国外报道为 4% ~ 31%，发生主要原因是 1 次或多次输入。

（2）预防 HLA 同种异体免疫反应，降低血小板输注无效的发生率。

（3）防止部分输血相关病毒的传染。

（4）降低输血后移植物对抗宿主病的发生率。

（三）其他血液制品

血液制品属于生物制品范围，主要指以健康人血液为原料，采用生物学工艺或分离纯化技术制备的生物活性制剂。

1. 白蛋白类制品　通常指浓度为 20 ~ 25g/dL 的白蛋白制品，从血浆中提取，能提高机体血浆蛋白和胶体渗透压。临床主要用于纠正因大手术、创伤、器官移植等引起的急性血容量减少、大面积烧伤、呼吸窘迫等引起的体液平衡失调、低蛋白血症等。

2. 注射人免疫球蛋白类制品　具有免疫替代和免疫调节的双重治疗作用，能迅速提高受者血液中的 IgG 水平，增强机体的抗感染能力和免疫调节功能。临床主要用于某些病毒性传染病，如甲型肝炎和麻疹等疾病的预防。

3. 静脉注射人免疫球蛋白制品　本品含有广谱抗病毒、细菌或其他病原体的 IgG 抗体，经静脉注射后，能迅速提高受者血液中的 IgG 水平，增强机体的抗感染能力和免疫调节功能。临床主要用于原发性或继发性免疫球蛋白 IgG 缺乏或低下症、原发性血小板减少性紫癜、各种细菌和病毒引起的严重感染、川崎病。

4. 凝血因子类制品　具有止血作用。如纤维蛋白黏合剂，临床主要用于整形外科、显微外科和神经外科等。

5. 第Ⅷ因子制品　本品对缺乏凝血因子Ⅷ所致的凝血机能障碍具有纠正作用，临床主要用于甲型血友病和获得性凝血因子Ⅷ缺乏的患者。

6. 凝血酶原复合物浓缩制品　含有第Ⅱ、第Ⅶ、第Ⅸ、第Ⅹ4种凝血因子，输注本品能提高血液中凝血因子Ⅱ、Ⅶ、Ⅸ、Ⅹ的浓度。临床主要用于先天性和获得性凝血因子Ⅱ、Ⅶ、Ⅸ、Ⅹ缺乏症，乙型血友病，抗凝剂过量，维生素K缺乏症，因肝病导致的凝血机制紊乱，各种原因所致的凝血酶原时间延长而拟行外科手术患者；还可用于已产生因子Ⅷ抑制物的甲型血友病患者的出血症状和逆转香豆素类抗凝剂诱导的出血。

7. 纤维蛋白原　在凝血过程中，纤维蛋白原经凝血酶酶解变成纤维蛋白，在纤维蛋白稳定因子（FXIII）作用下，形成坚实纤维蛋白，发挥有效的止血作用。临床主要用于纤维蛋白缺乏症、弥散性血管内凝血的患者。

8. 抗铜绿假单胞菌血浆　具有抗铜绿假单胞菌的作用，临床主要用于铜绿假单胞菌感染的患者。

（四）血液制品贮存温度和时间（表17-4）

表17-4　血液制品贮存温度和时间

血液制品	贮存温度（℃）	贮存时间
新鲜血	4	7天
库存血	4	14～21天
全血和红细制剂	2～6	21天（保存液ACD：A. 枸橼酸、C. 枸橼酸三钠、D. 葡萄糖）
全血和红细制剂	2～6	35天（保存液CDPA-1：C. 枸橼酸三钠、D. 葡萄糖、P. 磷酸盐、A. 枸橼酸或腺嘌呤）
洗涤红细胞	2～6	24天
浓缩血小板悬液	22	24小时
浓缩血小板	20～24	7天
浓缩白细胞悬液	4	48小时
浓缩粒细胞	20～24	24小时
低温冷冻红细胞	<-65	10年

二、静脉输血法

（一）静脉输血的目的和适应证

1. 补充血容量　可增加心排血量，提高血压，促进血液循环，预防和纠正休克。常用于失血、失液引起的血容量减少或休克患者。

2. 纠正贫血　增加血红蛋白，促进血液携氧功能。常用于血液系统疾病引起的严重贫血及某些慢性消耗性疾病的贫血患者。

3. 补充凝血因子和血小板　改善凝血功能，有助于止血。常用于凝血功能障碍的患者。

4. 补充抗体、补体等血液成分　增强机体免疫能力，提高机体抗感染的能力。常用于细胞或体液免疫力缺乏的患者或严重感染的患者。

5. 补充白蛋白　增加白蛋白，以维持胶体渗透压，减轻组织渗出和水肿，保持有效循环血量。常用于低蛋白血症的患者以及大出血、大手术的患者。

6. 排除有害物质　用于一氧化碳、苯酚等化学物质中毒，血红蛋白失去运氧能力或不能释放氧气供组织利用时，以改善组织器官的缺氧状况。有机磷农药严重中毒、重症新生儿溶血病及溶血性失血反应，可采用换血疗法。排除血浆中的自身抗体，也可采用换血疗法。

但是对于真性红细胞增多症、恶性高血压、充血性心力衰竭、肺栓塞、急性肺水肿等患者禁忌输血；对于肾功能不全的患者输血也要慎重。

（二）静脉输血的原则

1. 输血前必须做血型鉴定和交叉配血试验。

2. 无论是输全血还是输成分血，均应以输入同型血为原则。在紧急情况下，如无同型血，可选用 O 型血；AB 型血的患者除可接受 O 型血外，还可接受其他异型血型的血（A 型血和 B 型血），但要求直接交叉配血试验阴性。因为输血量少，输入的血清中的抗体可被受血者体内大量的血浆稀释，而不足以引起受血者红细胞的凝集，故不出现反应。但在这种特殊情况下，输入血量一般不超过 400mL，且需调慢滴速。

3. 患者如需再次输血，必须重新做交叉配血试验，以排除机体已产生抗体的情况。

（三）血液的准备

1. 备血　输入全血、红细胞、血小板悬液前，须做血型鉴定和交叉配血试验；输入血浆前，须做血型鉴定。输血前即使供血者和受血者的血型相同，为了确保输血的安全、避免输血反应，也必须在输血前再做交叉相容配血试验。

（1）采血：遵医嘱准备采血试管，认真核对患者姓名、性别、年龄、住院号、床号后采集血样（有两人以上抽血时，1 次只能拿 1 名患者的试管和输血申请单）。

（2）送血库：由医护人员或专门人员将受血者血样与输血申请单送交输血科（血库），双方进行逐项核对。做血型鉴定和交叉配血试验。

1）血型鉴定：血型通常是指红细胞膜上特异性抗原的类型。至今已发现 25 个不同的红细胞血型系统，其中与临床关系最为密切的是 ABO 血型系统和 Rh 血型系统。血型鉴定是安全输血的前提，对法医学和人类学的研究也有重要的价值。

①ABO 血型：在人体的红细胞膜含有两种特异性凝集原，分别称为凝集原 A 和凝集原 B（图 17 - 28）。根据所含凝集原的不同将人体血液分为 A、B、AB、O 四型（表 17 - 5）。红细胞膜上含有凝集原 A 者，血型为 A 型；红细胞膜上含有凝集原 B 者，血型为 B 型；红细胞膜上含有凝集原 A 和 B 者，血型为 AB 型；红细胞膜上不含有凝集原 A 和 B 者，血型为 O 型。在人的血清中含有两种与 A、B 凝集原对抗的凝集素，分别称为抗 A 和抗 B 凝集素，A 型血的血清中含抗 B 凝集素，B 型血的血清中含抗 A 凝集素，AB 型血的血清中不含凝集素，AB 型血的血清中含抗 A、抗 B 两种凝集素。A、B、AB、

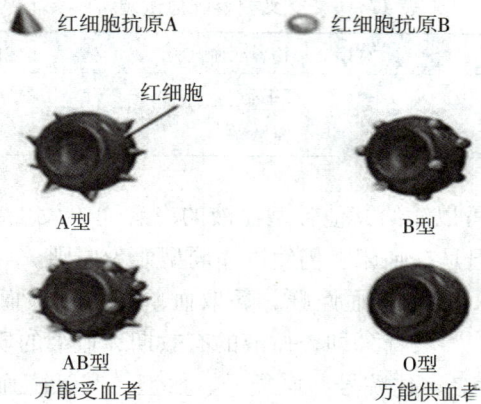

图 17－28　红细胞膜上特异抗原

O 血型鉴定，是采用已知的抗 A、抗 B 血清来检查红细胞的抗原，并确定人的血型；也可采用正常人的 A 型和 B 型红细胞作为指示红细胞，检查血清中的抗体来确定血型。同时采用两种方法检查，可以起到核对作用，并防止用弱抗原确定血型。

表 17－5　ABO 血型系统

血型	凝集原	凝集素
A	A	抗 B
B	B	抗 A
AB	A、B	无
O	无	抗 A、抗 B

②Rh 血型：人类红细胞除了含有 A、B 两种抗原外，还有 C、c、D、d、E、e 6 种抗原。凡是红细胞膜上含有 D 抗原者，称为 Rh 阳性。临床上一般用抗 D 血清来确定 Rh 血型，比如受血者红细胞被抗 D 血清凝集，则受血者血型是 Rh 阳性；不备凝集者为 Rh 阴性。在我国，除几个少数民族外，Rh 阳性率在 99% 以上，所以因 Rh 血型不合而发生的同种免疫现象较为少见，但其重要性不可忽视。Rh 阴性的人输入 Rh 阳性的血液后（特别是多次输血），其血清中可以出现抗 Rh 抗体。若再输入 Rh 阳性血液就可发生凝集，造成溶血性反应。

2）交叉相容配血试验：为了保证输血安全，输血前除了做血型鉴定外，还需采集供血者和受血者血液做交叉配血试验，目的是检查供血者和受血者血液中有无不相容的抗体。试验方法分为直接交叉相容配血试验和间接交叉相容配血试验（表 17－6）。直接交叉相容配血试验是将受血者血清和供血者血细胞混合，间接交叉相容配血试验是将供血者血清和受血者血细胞混合，结果必须均无凝集现象方可进行输血。无论是直接交叉相容配血试验还是间接交叉相容配血试验，只要有一侧发生凝聚反应就表示血型不合，不能输血。

表 17-6 交叉相容配血试验

项目	直接交叉相容配血试验	间接交叉相容配血试验
供血者	红细胞	血清
受血者	血清	红细胞

虽然理论上是 O 型血可以输给其他各型血液的患者而不发生凝集反应；AB 型血患者可以接受其他各型血，但是在临床上仍然以输同型血为原则。

2. 取血 配血合格后，根据输血医嘱，凭取血单到血库取血。取血者与血库人员共同做好"三查""八对"。"三查"即查血液的有效期、血液的质量和贮血装置是否完好。"八对"即对床号、姓名、住院号、血袋号、血型、交叉配血试验结果、血液种类及血量。同时，双方必须共同查对血液质量、有效期，以及保存血的外观等，准确无误后双方共同签字取回。

如输入库存血，必须仔细检查库存血的质量。正常库存血分为两层，上层的血浆呈淡黄色、半透明状；下层的血细胞呈均匀暗红色，两层之间界限清楚，且无凝血块。凡有下列情形之一者均不可使用：

（1）标签模糊不清。

（2）血袋破损漏血。

（3）血浆中有明显气泡、絮状物或粗大颗粒、颜色变红，血细胞呈暗紫色，血液中有明显凝血块，两层界限不清。

（4）血液过期等。

3. 取血后 勿剧烈震荡血液，以免红细胞大量破坏而造成溶血。如为库存血，应在室温下放置 15~20 分钟后再输入，但切勿加温，以免血浆蛋白凝固变性而引起反应。

（四）静脉输血的程序

【目的】
同静脉输血。

【评估】

1. 患者身体状况 病情、生命体征、心肺功能、肝肾功能、肢体活动度、近期血常规化验结果、输血目的，以及血型、输血史、过敏史等。

2. 患者穿刺部位皮肤及静脉状况 穿刺部位皮肤是否完整，有无破损、皮疹、感染，以及静脉充盈程度、管壁弹性和滑动度。

3. 患者心理状态 情绪反应、心理需求。

4. 患者的合作程度 年龄、沟通能力、意识状态，以及对此项操作的知晓程度和接受程度。

【计划】

1. 用物准备

（1）**间接输血法**：一次性输血器（滴管内有过滤网，穿刺针头为9号，图17-29）、0.9%的生理盐水、血液制品（遵医嘱），其余同密闭式静脉输液法。

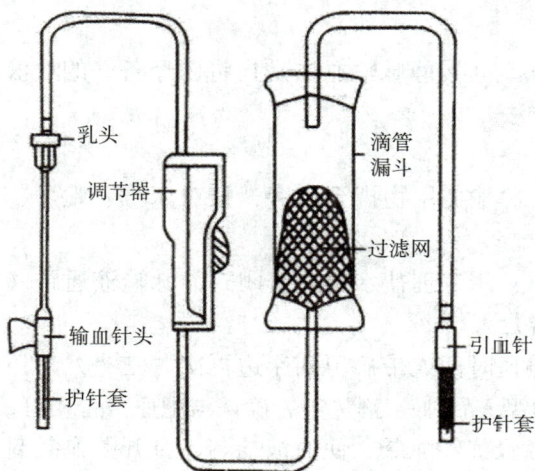

图17-29　一次性输血器

（2）**直接输血法**：注射盘内备50mL注射器数具（根据输血量决定）、9号穿刺针头、3.8%枸橼酸钠等渗盐水溶液、一次性无菌手套，其余同静脉注射用物。

2. 患者准备

（1）患者了解输血的目的、方法、配合要点和注意事项。

（2）情绪稳定，体位舒适，愿意配合，并做好接受输血的准备。

知识链接

ABO 血型的发现

1901年，维也纳的一位病理学家，兰士台纳（Karl Landsteiner）发现了人类的血型。这得从1900年说起，在一次研究中兰士台纳发现，不同人之间的血液混合时，有时候血细胞会发生凝聚现象。为此他写了一篇论文讨论此现象究竟是由于细菌污染还是由于个体间差异引起，紧接着他设计了一系列精巧的实验，抽取了自己和助手们的血液，静置到血浆和红细胞分离后，将它们分开。然后在一系列试管中，将血浆和其他所有人的红细胞混合，观察结果。兰士台纳发现，实验结果可以分为3种情况。被标记为A组的血浆可以引起标记为B组的红细胞凝聚，反之亦然，即B的血浆可引起A的红细胞凝聚。兰士台纳本人的红细胞与标记为A、B的血浆混合后都不凝聚，但他的血浆却可以将A和B组的红细胞都凝聚。起初他称第3种类型为C，后来不知什么原因，他将其改称为 O。这就是今日几乎人人皆知的 ABO 血型系统的来源。两年后，兰士台纳的同事在更大规模的一次交叉实验中发现了 AB 型，人类最基本的血型系统研究到此告一段落。

【实施】

1. 间接静脉输血法　间接静脉输血法是指将已经备好的血液或血液制品按静脉输液法输入患者体内的方法。

具体操作方法：

（1）核对、解释：将输血用物携至床旁，核对床号、姓名、血型，解释输血目的和有关注意事项。

（2）建立静脉通路：用生理盐水建立密闭式静脉输液通路（密闭式静脉输液器改为一次性密闭式输血器）。

（3）两人核对：输血时两人带病历到床边再次"三查八对"患者姓名、性别、年龄、住院号、床号、血型、品种、剂量等，确认与配血报告相符，执行输血。

（4）输入血液：轻轻旋转血袋，使血液摇匀。打开贮血袋封口，消毒开口处塑料管，将输血器针头从生理盐水瓶上拔出，插入血袋塑料管至针头根部，缓慢将贮血袋倒挂于输液架上。

（5）调节滴速：开始输入速度宜慢，不超过 20gtt/min，看表计时，撤去治疗巾，再次核对患者及血液。观察 15 分钟，如无不良反应，再根据病情调整滴入速度，成人一般 40～60gtt/min，儿童酌减，对年老、体弱、严重贫血、心衰者速度宜慢。

（6）整理、嘱咐：协助患者取舒适体位，将呼叫器置于易取处，向患者交待注意事项，嘱患者勿随便调节滴速，如有不适及时呼叫。帮助患者取舒适体位，感谢患者的配合。

（7）核对、记录：护士免洗消毒液洗手，第三次核对患者姓名、血型，在输血治疗单上打勾、签字，将输血治疗单挂于输液架上。

（8）巡视、观察：输血过程中应加强巡视患者，密切观察有无输血反应，发现异常立即停止输入，报告医师配合处理。填写输血反应表，剩余血液交血库备查并及时上报护理部、医务处。护士在输血申请单和医嘱单上双签名，并写好执行时间，将输血记录单附在病历中。

（9）冲管：输血完毕再输入少量生理盐水，直至输血器内的血液全部输入患者体内。

（10）拔针按压：因输血针头较粗，拔针后按压时间应稍长。

（11）整理、致谢：整理床单位，协助患者取舒适卧位，感谢患者的配合。

（12）操作后处理：输血用物依据《消毒技术规范》和《医疗废物管理条例》做相应处理，其余用物处理同静脉输液法。

（13）洗手、记录：护士洗手，记录输血时间、种类、血型、血量及有无输血反应。输血结束后，血袋注明结束时间，保存 24 小时。

2. 直接输血法　直接输血法是将供血者血液抽出后，立即输入受血者体内的方法。常用于婴幼儿少量输血或急需输血而又无库存血。具体操作方法：

（1）**核对、解释**：护士洗手，戴口罩，备齐用物携至床旁。认真核对供血者和患者的姓名、血型、交叉配血试验结果，向供血者和患者做好解释工作，取得合作。

（2）**抽抗凝剂**：在 50mL 的注射器中抽 3.8% 的枸橼酸钠生理盐水，每 50mL 血液中加 3.8% 的枸橼酸钠生理盐水 5mL，抽好后放入无菌盘内备用。

（3）**准备卧位**：协助供血者和患者分别取仰卧位，并露出一侧手臂。选择粗大静脉（多选肘正中静脉），将血压计袖带在供血者上臂缠好，充好气并维持压力在 100mmHg 左右（压力维持在 13.3kPa），以阻断静脉血通过利于采血。

（4）**消毒皮肤**：常规消毒供血者和患者的穿刺部位皮肤。

（5）**穿刺输血**：操作者戴无菌手套，按静脉穿刺法抽取供血者的静脉血，立即按静脉注射法直接输给患者。操作时需要 3 人合作，一人抽血，一人传递，另一人输血，如此连续进行。在连续抽血时，不必拔出针头，只需更换注射器，并在更换时放松血压计袖带，用手指压住静脉前端，以减少出血。输血过程中，应注意从供血者静脉内抽血不可过急过快，向患者静脉内推注也不可过快。

（6）**密切观察**：随时观察供血者和患者的情况，倾听其主诉。

（7）**输血结束**：拔出针头，用无菌纱布覆盖针眼压迫片刻至不出血为止。

（8）**安置患者**：安置患者和供血者，整理床单位，清理用物，洗手并记录。

（9）**处理用物**：输血用物依据《消毒技术规范》和《医疗废物管理条例》做相应处理。护士洗手，记录输血时间、种类、血型、血量及有无输血反应。

知识链接

直接输血法的创始人

目前公认的是英国医生 Blundell 首先开创了直接输血法，并第一个将人血输给了人。那是在 1817～1818 年，英国妇产科医生 Blundell 由经常看到产妇失血死亡而想到用输血来挽救生命。他在进行了动物之间的输血取得成功后，开始将健康人的血液输给大出血的产妇，一共治了 10 例。除 2 例濒死未能救活外，其余 8 例中有 4 例救活。因为当时还不知道血型不同的人输血时红细胞会遭到大量破坏，所以无法解释为什么输血后有人出现致死性的输血反应，有人却活了下来。尽管如此，1818 年 12 月 22 日他在伦敦举行的内科学会上所做的输血报告还是引起了医学界的轰动。他还首创重力输血器，利用重力来作输血时的推动力。这种输血方法一直沿用了 100 年左右。

【注意事项】

1. 每次只能给一个患者采集血标本，禁止同时给两个患者采集，以免发生差错。

2. 严格执行无菌操作和查对制度，血液须由两人核对无误后方可输入。

3. 血液取回后尽快输用，避免剧烈震荡，30 分钟内输入。输血过程中应先慢后快，再根据病情和年龄调整输注速度。密切观察有无不良反应，观察 10 分钟后在巡回单上认真记录并签名后方可离开。

4. 血液内不可随意加入药物，如钙剂、酸性或碱性药物、高渗或低渗溶液等，以防血液凝集或溶血。

5. 输血前后及输入两袋血液之间，均须输入少量 0.9% 的氯化钠溶液，以免发生不良反应。

6. 输血过程中要加强巡视，认真听取患者主诉，密切观察有无输血反应，如发生严重输血反应，应立即停止输血，通知医生，及时处理，并保留余血以供查找分析原因。

7. 采用直接输血法连续抽血时，只需要更换注射器，不需拔出针头，但要用手指按压穿刺部位前端静脉，以减少出血。

【评价】

1. 护士严格执行无菌操作原则和查对制度。
2. 治疗性沟通有效，患者感到安全，能够配合。
3. 护士按输血流程正确实施间接输血或直接输血的操作。
4. 患者穿刺局部无肿胀、疼痛，未发生输血反应，获得所需血液制品，达到输血目的。

三、常见输血反应与护理

（一）发热反应

1. 原因 与输入致热原有关，是输血中最常见的反应。

（1）血液、保养液、贮血器或输血器被致热原污染。

（2）输血时违反无菌技术操作原则，造成血液污染。

（3）多次输血后，受血者血液中产生白细胞抗体和血小板抗体，再次输血时，对白细胞及血小板发生免疫反应，引起发热。

2. 临床表现 一般在输血过程中或输血后 1~2 小时内发生。临床表现为畏寒、寒战、发热，体温可达 38℃~41℃，高热患者可伴有皮肤潮红、头痛、恶心、呕吐等全身症状。发热持续时间不等，轻者 1~2 小时即可缓解，体温逐渐降至正常。

3. 预防性护理

（1）严格执行无菌技术操作，防止污染。

（2）严格管理血液制品和输血器。

4. 症状护理

（1）轻者减慢输血速度，重者立即停止输血，用等渗盐水维持静脉通路，并及时通知医生。

（2）对症处理 患者如有寒战给予保暖，给热饮料或加盖被；高热者给予物理降温。

（3）密切观察病情，监测生命体征的变化。

（4）遵医嘱给予抗过敏药、退热药或肾上腺皮质激素等。

（5）将输血器、剩余血液连同贮血袋一起送检，查明发热原因。

（二）过敏反应

1. 原因

（1）患者是过敏体质，平时对某些物质易发生过敏反应，输入血液中的异体蛋白质同过敏机体的蛋白质结合，形成完全抗原而发生过敏反应。

（2）多次输血者体内可产生过敏性抗体，当再次输血时，发生过敏反应。

（3）供血者血中的变态反应性抗体随血液输给受血者。

2. 临床表现　多发生在输血后期或输血即将结束时，反应程度轻重不一，症状出现越早，反应越严重。

（1）轻度反应：表现为局部或全身皮肤瘙痒、荨麻疹；轻度血管神经性水肿，多见于颜面部，表现为眼睑、口唇高度水肿。

（2）重度反应：喉头水肿可发生呼吸困难；支气管痉挛两肺可闻及哮鸣音，严重者可发生过敏性休克。

3. 预防性护理

（1）加强对供血者的选择、管理和教育，如不选用有过敏史的供血者；供血者在采血前4小时内不宜吃高蛋白质和高脂肪食物，可进食少量清淡饮食或饮糖水，以免血中含有致敏物质。

（2）对有过敏史的患者，输血前给予抗过敏药物。

4. 症状护理

（1）轻者减慢输血速度，重者立即停止输血，及时通知医生，维持静脉通路，保留余血待查。

（2）遵医嘱给药，皮下注射0.1%盐酸肾上腺素0.5～1mL，或给予苯海拉明、异丙嗪、地塞米松等抗过敏药物。

（3）密切观察病情和生命体征的变化。

（4）对症处理：呼吸困难者给予氧气吸入；喉头水肿并伴有严重呼吸困难者，应配合气管插管或行气管切开；循环衰竭者给予抗休克治疗。

（三）溶血反应

溶血反应是受血者或供血者的红细胞发生异常破坏或溶解而引起的一系列临床症状，是最严重的输血反应。

1. 原因

（1）输入异型血：多由于ABO血型不相溶引起，供血者和受血者血型不合，造成了血管内溶血，一般输入10～15mL血液即可出现症状。

（2）输入变质血：输血前红细胞已变质溶解，如血液贮存过久、保存温度不当、受到剧烈震荡、被细菌污染、加入高渗或低渗溶液或者加入影响 pH 值的药物等，均可使红细胞大量破坏造成溶血。

（3）**输入 Rh 因子不合的血**：Rh 阴性者输入 Rh 阳性血液，大约两周后，体内可产生抗 Rh 阳性的抗体，如再次输入 Rh 阳性的血液，即可发生溶血反应。通常在输血后几小时甚至几天才发生，并且较少见。

2. 临床表现　通常输血 10～15mL 时即出现症状，死亡率高。根据其临床表现可分为 3 个阶段（图 17－30）。

（1）**第一阶段**：由于患者血浆中的凝集素和所输血中的红细胞的凝集原发生凝集反应，导致红细胞凝集成团，阻塞部分小血管，造成组织缺血缺氧。患者出现头部胀痛、四肢麻木、腰背部剧烈疼痛和胸闷等。

（2）**第二阶段**：由于凝集的红细胞发生溶解，使大量血红蛋白释放入血浆中。患者出现黄疸和血红蛋白尿（酱油色），同时伴有寒战、高热、恶心、呕吐、心前区压迫感、呼吸困难和血压下降等症状。

（3）**第三阶段**：由于大量血红蛋白从血浆进入肾小管，遇酸性物质变成结晶体，阻塞肾小管。另外，由于抗原抗体相互作用，引起肾小管内皮细胞缺血、缺氧而坏死脱落，使肾小管阻塞进一步加重，导致急性肾功能衰竭。患者表现为少尿、无尿、尿内有管型和蛋白、高血钾、酸中毒，严重者可导致死亡。

开始 ━► 供血（凝集原）+ 受血（凝集素）

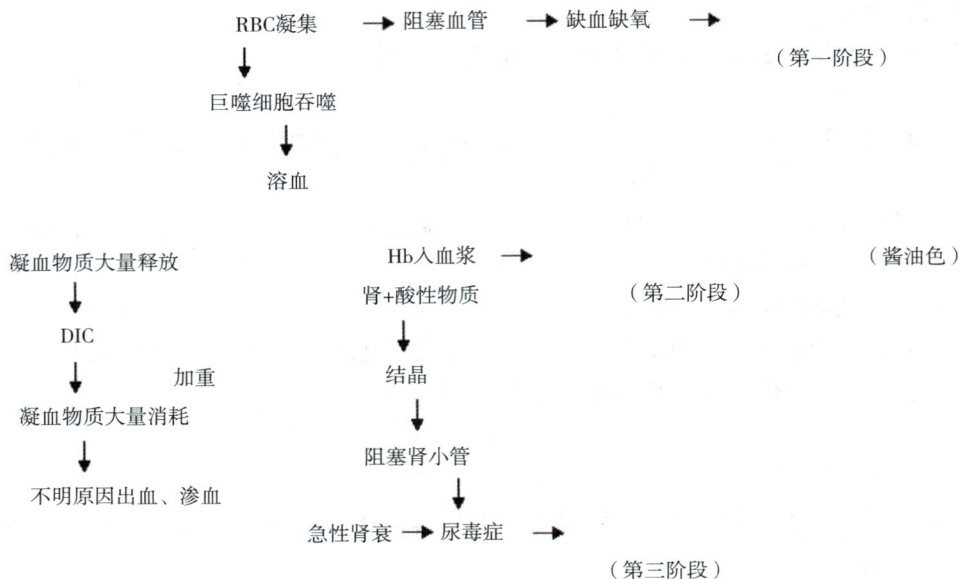

RBC凝集 ━► 阻塞血管 ━► 缺血缺氧 ━► （第一阶段）

↓

巨噬细胞吞噬

↓

溶血

凝血物质大量释放　　　　Hb入血浆 ━►（酱油色）

↓　　　　　　　肾+酸性物质　　（第二阶段）

DIC　　　　　　　↓

↓　　加重　　结晶

凝血物质大量消耗　　↓

↓　　　阻塞肾小管

不明原因出血、渗血　↓

急性肾衰 ━► 尿毒症 ━►（第三阶段）

图 17－30　溶血机制图

3. 预防性护理

（1）输血前认真做好血型鉴定和交叉配血试验。

（2）输血前严格执行"三查八对"，认真履行操作规程，做好输血前的核对工作，杜绝差错事故发生。

（3）严格执行血液采集、保存制度的要求，确保血液质量，不使用变质的血液或血制品。

4. 症状护理

（1）发现症状，立即停止输血，保留余血，并采集患者血标本，送检验室重做血型鉴定和交叉配血试验；同时通知医生紧急处理。

（2）保留静脉输液通道，以便供给升压药和其他药物。

（3）双侧腰部封闭，并用热水袋热敷双侧肾区，解除肾血管痉挛，保护肾脏。

（4）遵医嘱静脉滴注5%碳酸氢钠，以碱化尿液，避免血红蛋白结晶阻塞肾小管。

（5）密切观察生命体征及尿量，并做好记录，对少尿、无尿者，按急性肾功能衰竭护理。对出现休克症状者，即配合抗休克治疗。

（6）做好心理护理，关心安慰患者，以缓解患者的焦虑和恐惧。

（四）大量输血后反应

大量输血是指24小时内紧急输血量大于或相当于患者总血容量。常见的有循环负荷过重、出血倾向、枸橼酸钠中毒反应、酸中毒和高钾血症等。

1. 循环负荷过重（肺水肿）　其原因、临床表现、预防护理和症状护理同静脉输液反应。

2. 出血倾向

（1）原因：由于库存血中血小板和凝血因子破坏较多，在长期反复输入库存血或短时间内大量输入库存血时会产生出血倾向。

（2）临床表现：皮肤黏膜瘀点、瘀斑，牙龈出血，穿刺部位大块瘀斑，手术切口、伤口渗血。

（3）预防性护理：如果大量输注库存血，应间隔输入新鲜血液、凝血因子或血小板悬液，以防发生出血。

（4）症状护理：对反复输入库存血或短时间内大量输入库存血者，应密切观察患者意识、血压、脉搏等情况，注意皮肤、黏膜或手术伤口有无出血情况。

3. 枸橼酸钠中毒反应

（1）原因：由于大量输入库存血使枸橼酸钠大量进入体内。如果患者肝功能不良，枸橼酸钠不能完全氧化和排出，而与血中游离钙结合使血钙下降，则导致凝血功能障碍、毛细血管张力减低、血管收缩不良和心肌收缩无力等。

（2）临床表现：患者手足抽搐、血压下降、出血倾向、心率缓慢、心室纤维颤动，严重者发生心跳骤停。

（3）预防性护理：每输入库存血1000mL，遵医嘱静脉注射10%葡萄糖酸钙或氯化钙10mL，预防发生低血钙。

（4）症状护理：密切观察患者反应，发现症状，及时通知医生。

4. 酸中毒和高钾血症 因库存血随保留时间的延长会出现酸性增加，钾离子浓度增高，故大量输入库存血，可导致酸中毒和高钾血症。

（五）其他反应

输血不当还可引起空气栓塞、细菌污染反应及输血传染疾病（如病毒性肝炎、艾滋病、疟疾及梅毒等）等。严格把握采血、贮血和输血操作的各个环节是保证输血安全和预防输血反应的关键。

【思考与讨论】

1. 护士巡视病房，应如何观察输液患者？如发现溶液不滴，应考虑哪些因素？应如何处理？

2. 简述静脉输液的目的和适应证。

3. 简述静脉输血"三查八对"的内容。

4. 简述输血的注意事项。

5. 患者，男，38岁，补液1800mL，每分钟60滴，从上午8：20开始，所用输液器点滴系数为15gtt/min，计算大约什么时间滴完？

6. 患者，男，44岁，高处作业不慎坠地，急诊入院，诊断为脾破裂。医嘱：0.9%生理盐水1000mL，ivdrip，st。当输液输入1小时后，自觉乏力、眩晕、有濒死感，胸部感觉异常不适或胸骨后疼痛，即出现呼吸困难和严重发绀，心前区"水泡音"，心电图示心肌缺血和急性肺心病。

根据病案资料回答以下问题：

（1）静脉输液时发生了哪种输液反应？立即将患者安排哪种卧位？

（2）发生这种输液反应的原因是什么？

（3）应如何处理？

7. 患者，女，70岁，因支气管哮喘急性发作入院治疗，经静脉输入药物2天后病情缓解。今天输液1小时后，患者突然面色苍白、呼吸困难、气促、咳嗽加重、咯血性泡沫样痰。

根据病案资料回答以下问题：

（1）静脉输液时发生了哪种输液反应？

（2）发生这种输液反应的原因是什么？

8. 患者，男，34岁，因车祸受伤，急诊入院，诊断为脾破裂。医嘱：鲜血200mL，st。当血液输入15分钟后，患者主诉头胀痛、四肢麻木，腰背部剧烈疼痛，胸闷等症状。

根据病案资料回答以下问题：

（1）患者发生了哪种输血反应？应如何抢救？

（2）发生这种输血反应的机制是什么？

（3）发生这种输血反应的原因是什么？

（4）应如何处理？

第十八章　标本采集

学习目标

1. 掌握标本采集的原则、方法（血液标本、尿标本、粪标本）和注意事项。

2. 熟悉痰、咽拭子、呕吐物标本的采集方法及标本采集的目的。

3. 了解标本采集的意义。

医生在临床工作中，往往需要借助对患者的血液、体液、分泌物、排泄物以及组织细胞等标本的检验，获得反映机体功能状态、病理变化或病因等的客观资料，并与其他临床资料结合进行综合分析，才能明确疾病诊断、观察病情、制定防治措施和判断预后。掌握标本采集正确的方法，以及标本的保管和及时送检，是保证检验结果正确性的重要环节，也是护理工作的重要内容。

案例导入

患者，男，53岁，近1个月出现不明原因发热，厌食、恶心、体重进行性下降、消瘦、乏力，来院就诊。为明确诊断，遵医嘱为其查血糖、测定肝功能、做血培养。

问题：

1. 护士应如何采集血标本？

2. 在采集标本时应遵循哪些原则？

3. 在采集标本过程中有哪些注意事项？

第一节　概　　述

一、标本采集的意义

标本是指采取患者少许的血液、体液（胸腔积液、腹水）、排泄物（尿液、粪便）、分泌物（痰、鼻咽分泌物）、呕吐物和脱落细胞（食管、阴道）等样品，经物理、化学和生物学的实验技术和方法对其进行检验，作为判断患者有无异常存在的依据。

在临床护理工作中，各种标本的化验结果仍是最基本的临床诊断方法之一。标本采集的意义：①协助明确疾病诊断；②推测病情进展；③制定治疗措施；④观察病情。正确的检验结果对疾病的诊断、治疗和预后的判断具有一定的价值。而正确的检验结果与正确地采集标本关系密切。因此，护理人员应该正确掌握标本采集的基本知识和正确的采集方法，确保标本的质量，以保证检验结果的准确性。

二、标本采集的原则

（一）遵照医嘱采集标本

采集标本均应按医嘱执行，医生填写检验申请单，字迹清楚，签全名。凡有疑问，护士应及时核对，核准后才能执行。

（二）做好准备

采集标本前明确检验项目、目的、标本量、采集方法、注意事项，向患者解释，取得合作。

（三）严格查对

严格执行查对制度，采集前、采集中、采集完毕及送检前认真查对：医嘱、申请项目、患者所在科室、姓名、床号、性别、住院号、采集容器及方法。

（四）正确采集

为了保证标本的质量，护士必须掌握正确的采集方法。如采集细菌培养标本，须放入无菌容器内，应先检查容器有无裂缝，瓶塞是否干燥，培养基是否足够，有无混浊，变质等。采集时应严格执行无菌操作，不可混入防腐剂、消毒剂及其他药物，以免影响检验结果。培养标本应在患者使用抗菌药物之前采集，如已用药，应在检验单上注明。

（五）及时送检

标本要及时采集，及时送验，不应放置过久，以免标本污染或变质，影响检验结果，特殊标本要注明采集时间。

第二节　常用标本采集法

一、血标本采集法

血液检查是临床最常用的检验项目，是判断机体各种功能及异常变化的最重要的指标之一。它不仅反映血液系统本身的病变，也可以为判断患者病情进展程度，以及治疗疾病提供参考。临床收集的血标本分为静脉血标本、动脉血标本和毛细血管血标本。

（一）静脉血标本采集法

静脉血标本采集法包括全血标本、血清标本和血培养标本。

【目的】

1. 全血标本　用于血常规检查、血沉和测定血液中某些物质的含量，如血糖、尿素氮、尿酸、肌酐、肌酸、血氨等。

2. 血清标本　用于测定血清酶、脂类、电解质和肝功能等。

3. 血培养标本　用于查找血液中的病原菌。

【评估】

1. 患者病情、临床诊断、意识及治疗情况。

2. 检查项目、采血量及是否需要特殊准备。

3. 患者的认知、合作程度及穿刺部位的皮肤和血管情况。

【计划】

1. 用物准备

（1）治疗车上层准备：检验单、注射盘内备一次性注射器（规格视采血量而定）或真空采血针、真空采血管、标本容器（按需要备干燥试管、抗凝管或血培养瓶）、止血带、治疗巾、注射用小垫枕、胶布、手消毒液，需要时备酒精灯、火柴等。

（2）治疗车下层准备：生活垃圾筒、医用垃圾桶、锐器回收盒。

2. 患者准备

（1）患者了解采集血标本的目的、方法和配合要点。

（2）取舒适卧位，暴露穿刺部位。

【实施】

具体操作方法：

1. 根据检验目的选择适当容器，并在容器外贴上标签，注明科室、床号、姓名、性别、检验目的和送检日期。

2. 洗手，戴口罩，备齐用物，推至床旁。核对患者床号、姓名，解释留取静脉血标本的目的、方法和配合注意事项。

3. 协助患者取适当体位，暴露穿刺部位。选择合适的静脉及穿刺点，按静脉注射法扎紧止血带，消毒局部皮肤，嘱患者握拳，使静脉充盈。

4. 再次核对。

5. 戴手套，采集血标本。

（1）真空采血器采血法：根据标本类型选择合适的真空试管。持真空采血针，按静脉注射法进行静脉穿刺。见回血后，将真空采血针另一端针头刺入真空采血管，血液即流入真空采血管内，自动留取至所需血量，取下真空采血管。如需继续采集，更换真空采血管。当最后一只真空采血管即将采集完毕时，松开止血带，嘱患者松拳，用无菌干棉签按压穿刺点，迅速拔针，使采血针内血液被采血管剩余负压吸入管内，嘱患者屈肘按压片刻。

（2）注射器采血法：根据采集血标本的种类计算采血量，选择合适的注射器。按照静脉注射法进行穿刺，见回血后，抽出所需血量，松开止血带，嘱患者松拳，用无菌干棉签按压局部，迅速拔针。

（3）将血液注入标本容器

①血培养标本：培养瓶分密封瓶和三角烧瓶两种。注入密封瓶时，先除去铝盖的中心部，常规消毒瓶盖，更换针头后将血液注入瓶内，轻轻摇匀；注入三角烧瓶时，先点燃酒精灯，松开瓶口纱布，取出瓶塞，迅速在酒精灯火焰上消毒瓶口，取下针头，将血液注入瓶内轻轻摇匀，将塞子经火焰消毒后塞好，扎紧封瓶纱布。

②全血标本：取下针头，将血液沿试管壁缓慢注入盛有抗凝剂的试管内，轻轻摇动，使血液和抗凝剂充分混匀，防止血液凝固。

③血清标本：取下针头，将血液沿试管壁缓慢注入干燥试管内（勿注入泡沫），不可摇动震荡，以免红细胞破裂溶血。

6. 将用过的针头放入锐器回收盒内。

7. 再次核对患者、化验单、标本。

8. 协助患者取舒适卧位，整理床单位，清理用物，洗手后记录。

9. 将标本连同化验单及时送检。

【注意事项】

1. 根据不同的检验项目，计算所需的采血量，选择试管。一般血培养标本采血量为5mL；为提高阳性检出率，亚急性心内膜炎患者采血量需增至 10～15mL。

2. 生化检验的血标本应在患者晨起空腹时采集，这时血液中的各种化学成分处于相对恒定状态。为确保检验结果准确性，应提前通知患者禁食。

3. 采集血标本应严格执行无菌技术操作，严禁在输液、输血的针头处抽取血标本，应在对侧肢体采血。

4. 如同时抽取几个项目的血标本，一般注入的顺序为血培养瓶→抗凝管→干燥试管，动作要准确、迅速。

5. 真空试管采血时，不可先将真空试管与采血针头相连，以免试管内负压消失而影响采血。

【评价】

1. 严格按照无菌操作原则采集标本。

2. 采集的血标本符合检验项目的要求，无污染，送检及时。

3. 与患者有效沟通,取得合作。

知识链接

患者输血时血标本采集错误的应急预案与程序

一、应急预案

1. 发现血标本采集错误时,若血标本未送至输血科,及时找出血标本,并毁弃。

2. 若血标本已送至输血科,立即电话通知输血科,勿进行交叉配血,并由护士将错误血标本由输血科收回,毁弃。

3. 血标本毁弃后,值班护士重新遵医嘱,并严格执行"三查七对"制度,经两人核对后抽取血标本,在医嘱单上签全名。

4. 由护士将血标本送至输血科,与输血科工作人员核对无误后,交予输血科进行交叉配血实验,并在标本送检本上登记患者床号、姓名、年龄、住院号及标本送达时间,送检护士签全名。

5. 主动上报护士长、值班医生,及时上报不良事件表三护理部,组织讨论,及时总结经验教训。

二、程序

发现标本错误→回收血标本并毁弃→两人核对后重新抽取血标本→将血标本送输血科→核对无误后登记患者信息→上报护理部

(二) 动脉血标本采集法

常用动脉有桡动脉、股动脉。

【目的】 常用于做血液气体分析。

【评估】

1. 患者病情、意识、治疗情况及肢体活动能力。
2. 患者对动脉血标本采集的认知和合作程度。
3. 穿刺部位的皮肤和血管情况。
4. 用氧或呼吸机使用情况。

【计划】

1. 用物准备

(1) 治疗车上层准备:检验单、注射盘内备皮肤消毒液、注射器(2mL 或 5mL)或动脉血气针、肝素、治疗巾、注射用小垫枕、无菌纱布、无菌手套、无菌橡胶塞、小沙袋、手消毒液。

（2）治疗车下层准备：生活垃圾筒、医用垃圾桶、锐器回收盒。

2. 患者准备

（1）患者了解动脉血标本采集的目的、方法、注意事项和配合要点。

（2）取舒适卧位，暴露穿刺部位。

【实施】

具体操作方法：

1. 核对检验单，在一次性注射器或动脉血气针外贴上标签，注明科室、床号、姓名、性别、检验目的及送检日期。

2. 洗手，戴口罩，备齐用物，推至床旁。核对患者床号、姓名，解释留取动脉血标本的目的、方法及配合注意事项。

3. 协助患者取适当体位，暴露穿刺部位。必要时用屏风遮挡。

4. 选择合适的动脉

（1）桡动脉：穿刺点为前臂掌侧腕关节上 2 cm，动脉搏动明显处。

（2）股动脉：穿刺点在腹股沟动脉搏动明显处。如选用股动脉时，协助患者仰卧，下肢屈膝外展，可垫沙袋于腹股沟下，以充分显露穿刺部位。

5. 常规消毒皮肤，范围大于 5cm。常规消毒护士左手食指和中指或戴无菌手套。

6. 再次核对。

7. 动脉采血

（1）普通注射器采血：注射器吸取肝素 0.5mL，润湿注射器内壁后，余量全部弃去。将活塞推至空筒顶端后不再回拉，以保持注射器内无空气。右手持注射器，用左手食指和中指触摸动脉搏动最明显处，固定于两指间，以 40°角进针，见有鲜红色血液涌入注射器时，右手固定穿刺针的方向和深度，左手抽取所需血量。血气分析采血量 0.5 ~1mL。

（2）动脉血气针采血：取出并检查动脉血气针，将活塞拉至所需的血量刻度，血气针筒自动形成吸引等量液体的负压。穿刺方法同上，见有鲜红色回血，固定血气针，血气针会自动抽出所需血量。

8. 采血完毕，迅速拔出针头，局部用无菌纱布加压止血，嘱患者按压穿刺部位5 ~10 分钟，必要时用沙袋压迫止血。

9. 针头拔出后立即刺入软木塞或橡胶塞，以隔绝空气，并轻搓注射器使血液与肝素混匀，避免凝血。

10. 再次核对患者、化验单、标本。

11. 协助患者取舒适卧位，整理床单位、清理用物，洗手后记录。

12. 将标本连同化验单及时送检。

【注意事项】

1. 严格执行查对制度和无菌操作原则。

2. 新生儿易选择桡动脉穿刺，因股动脉穿刺垂直进针时易伤及髋关节。

3. 拔针后局部用无菌纱布或沙袋加压止血，以免出血或形成血肿。

4. 标本应隔绝空气，避免混入气泡。

5. 有出血倾向者慎用动脉穿刺法采集动脉血标本。

【评价】

1. 患者了解采集标本的目的、方法、注意事项，愿意合作。

2. 采集的血标本符合检验项目的要求。

3. 操作过程严格按照无菌操作原则进行，注射部位无血肿及感染发生。

（三）毛细血管采血法

常用采血部位为耳垂和手指末梢。一般由检验科工作人员具体实施。

二、尿标本采集法

尿液的成分和性状反映机体的代谢状况，不仅与泌尿系统疾病直接相关，而且受机体各系统功能状态的影响。尿标本分为尿常规标本、尿培养标本、12 小时尿或 24 小时尿标本。

【目的】

1. 尿常规标本　用于检查尿液的颜色、透明度、尿比重、细胞、管型、尿蛋白及尿糖定性等。

2. 尿培养标本　采集未被污染的尿液作细菌培养。

3. 12 小时尿或 24 小时尿标本　用于尿的各种定量检查，如钠、钾、氯、17 - 羟类固醇、17 - 酮类固醇、肌肝、肌酸、尿糖定量、尿蛋白定量及尿浓缩查结核杆菌等。

【评估】

1. 患者病情、临床诊断和治疗情况。

2. 检验项目，留检目的。

3. 患者的排尿情况，认知、理解与合作程度。

【计划】

1. 用物准备　检验单、手消毒液、生活垃圾桶、医用垃圾桶。

另根据检验目的准备：

（1）尿常规标本：一次性尿常规标本容器，必要时备便盆或尿壶。

（2）尿培养标本：无菌手套、无菌标本试管、长柄试管夹、酒精灯及火柴，消毒外阴用物，必要时备导尿用物 1 套，屏风。

（3）12 小时尿或 24 小时尿标本：集尿瓶（3000～5000mL）、防腐剂（表 18-1）。

2. 患者准备　患者理解采集标本的目的和方法，愿意配合操作。

表 18-1　常用防腐剂的用法

试剂名	机理	用法	应用举例
40% 甲醛	固定尿中有机成分，防腐	每 30mL 尿液加 40 % 甲醛 1 滴（24 小时尿中加 40 % 甲醛 1～2mL）	爱迪氏计数 100mL 尿中加 0.5mL
甲苯	保持尿液的化学成分不变	每 100 mL 尿液加 0.5%～1% 甲苯 2mL（甲苯应在第 1 次尿液倒入后再加，使之形成薄膜覆盖于尿液表面，防止细菌污染）	尿蛋白定量、尿糖定性加入数滴，测定尿中钾、钠、氯、肌酐、肌酸等须加入 10mL
浓盐酸	尿液在酸性环境中，防止尿中激素被氧化	24 小时尿液中共加 5～10mL	17-羟类固醇与 17-酮类固醇等检查 24 小时尿加 5～10mL

【实施】

具体操作方法：

1. 核对检验单，在检验单附联上注明科室、床号、姓名、性别，根据检验目的选择适当容器，附联贴于容器上。

2. 洗手、戴口罩，备齐用物，推至床旁。核对患者床号、姓名，解释留取尿标本的目的、方法及配合注意事项。

3. 收集尿液标本

（1）尿常规标本：留取晨起第 1 次中段尿液于标本容器内，除测定尿比重需留尿 100mL 以外，其余检验留尿 50mL 即可。不可将粪便混于尿液中，以防粪便中的微生物使尿液变质。昏迷或尿潴留患者可导尿留取标本。

（2）尿培养标本：①中段尿留取法：按导尿术清洁消毒外阴，但不铺巾，嘱患者排尿，弃去前段尿液，再用试管夹夹住试管，接取中段尿 5～10mL 在无菌标本容器内，盖好容器。②导尿术留尿法：按无菌技术插导尿管引出尿液，留取尿标本送检。

（3）12 小时尿或 24 小时尿标本：24 小时尿标本，嘱患者于晨起 7 时排空膀胱后开始留取尿液，至次日晨起 7 时最后 1 次尿液。若为留取 12 小时尿标本，则于晚上 7 时排空膀胱后开始留取尿液，至次日晨 7 时留完最后 1 次尿，将 24 小时或 12 小时的全部尿液留于容器内，测总量。

4. 再次核对患者、化验单、标本。

5. 协助患者取舒适卧位，整理床单位、清理用物，洗手后记录。

6. 将标本连同化验单及时送检。

【注意事项】

1. 会阴部分泌物过多时，应先清洁或冲洗，再收集尿液。女性患者在月经期不宜留取尿标本。

2. 留取尿培养标本时应严格无菌操作，防止引起尿路感染或标本污染。

3. 做早孕诊断试验应留取晨尿。

4. 留取 12 小时尿或 24 小时尿标本，集尿瓶加盖放于阴凉处，根据检验的目的加入防腐剂，避免久放变质。

【评价】

1. 患者了解采集标本的目的、方法、注意事项，愿意合作。

2. 采集的尿标本符合检验项目的要求。

3. 留取尿培养标本时，操作过程严格按照无菌操作原则进行，尿液无污染。

三、粪便标本采集法

临床上常通过检查粪便判断消化道有无炎症、出血和寄生虫感染，并根据粪便的成分和性状了解消化功能。粪便标本分为粪常规标本、隐血标本、粪培养标本、寄生虫或虫卵标本。

【目的】

1. 粪常规标本　用于检查粪便颜色、性状、细胞等。

2. 粪培养标本　用于检查粪便中的致病菌。

3. 隐血标本　用于检查粪便内肉眼不能察觉的微量血液。

4. 寄生虫或虫卵标本　用于检查寄生虫成虫、幼虫和虫卵计数。

【评估】

1. 患者病情、临床诊断和治疗情况。

2. 检验项目，留检目的。

3. 患者的排便情况，认知、理解与合作程度。

【计划】

1. 用物准备　检验单、手套、清洁便器、标本容器（检便盒或培养试管，内附检便匙或无菌棉签）、屏风、0.9％氯化钠溶液、透明胶带或载玻片。

2. 患者准备　患者理解采集标本的目的和方法、愿意配合操作。

【实施】

具体操作方法：

1. 核对检验单，在检验单附联上注明科室、床号、姓名、性别，根据检验目的选择适当容器，附联贴于检便盒（培养管）上。

2. 洗手，戴口罩，备齐用物，推至床旁。核对患者床号、姓名，解释留取粪标本的目的、方法及配合注意事项。

3. 收集粪便标本

（1）粪常规标本：嘱患者排便于清洁便器中，用检便匙或竹签取中央部分或黏液脓血部分粪便5g，放于检便盒内送检。

（2）粪培养标本：嘱患者排便于消毒便器中，用无菌棉签取中央部分或脓血黏液部分2～5g，放入无菌培养管或无菌蜡纸盒中。患者无便意时，可用无菌长棉签蘸无菌生理盐水，插入肛门6～7cm，沿一方向边旋转边退出棉签，放入无菌培养管中，盖紧瓶塞送检。

（3）隐血标本：按常规标本留取，嘱患者按隐血试验饮食准备。

（4）寄生虫或虫卵标本：嘱患者排便于清洁便器中，检查寄生虫虫卵，应在不同的部位采集带血及黏液的粪便5～10g放入蜡纸盒内。如查蛲虫，嘱患者睡前或清晨起床前，将透明胶带黏在肛门周围，取下粘有虫卵的胶带粘贴在玻璃片上，或将透明胶带对合；查阿米巴原虫时，将便盆加热至接近患者体温，便后连同便器一起送检；服驱虫剂后或做血吸虫孵化检查时，应留取全部粪便。

4. 再次核对患者、化验单、标本。

5. 协助患者取舒适卧位，整理床单位，清理用物，洗手后记录。

6. 将标本连同化验单及时送检。

【注意事项】

1. 患者腹泻时的稀便或水样便应盛于容器中送检。

2. 采集隐血标本时，嘱患者检查前3天禁食肉类、动物肝、血和含铁丰富的药物、食物，3天后采集标本，以免造成假阳性。

3. 检查阿米巴原虫，在采集标本前几日，避免给患者服用钡剂、油质或含金属的泻剂，以免金属制剂影响阿米巴虫卵或胞囊的显现。

【评价】

1. 患者了解采集标本的目的、方法、注意事项，愿意合作。

2. 采集的粪便标本符合检验项目的要求。

四、痰标本采集法

痰液的主要成分是黏液和炎性渗出物。痰标本分为痰常规标本、痰培养标本和24小时痰标本。

【目的】

1. 痰常规标本 用于检查痰的一般性状，涂片检查痰液内的细胞、细菌、虫卵等。

2. 痰培养标本 用于检查痰液中的致病菌，为选择抗生素提供依据。

3. 24小时痰标本 用于检查24小时痰量和性状，协助诊断或做浓集结核杆菌检查。

【评估】

1. 患者病情、临床诊断和治疗情况。
2. 检验项目，留检目的。
3. 患者的认知、理解与合作程度。

【计划】

1. 用物准备　检验单、标签；能自行留痰者，常规标本备集痰盒、培养标本备无菌集痰器和漱口液（常用复方硼砂溶液）、24 小时标本备广口集痰瓶。无法有效咳嗽或不合作者，备集痰器（图 18 – 1）、吸痰用物、0.9％氯化钠溶液、手套。

2. 患者准备　患者理解采集痰标本的目的和方法，愿意配合操作。

图 18 – 1　集痰器

【实施】

具体操作方法：

1. 核对检验单，在检验单附联上注明科室、床号、姓名、性别，根据检验目的选择适当容器，附联贴于容器上。

2. 洗手，戴口罩，备齐用物，推至床旁。核对患者床号、姓名，解释留取痰标本的目的、方法及配合注意事项。

3. 收集痰标本

（1）**痰常规标本**：①能自行排痰的患者：嘱其晨起后用清水漱口，深呼吸数次后，用力咳出气管深处的痰液（晨起后第 1 口痰液），盛于集痰盒内。②无力咳嗽或不合作者：协助患者取适当卧位，叩背使痰液松脱，将集痰器分别连接吸引器和吸痰管，按吸痰法将痰液吸入集痰器内，加盖送检。

（2）**痰培养标本**：①能自行排痰的患者：嘱患者晨起后先用漱口液漱口，再用清水漱口，深呼吸数次后，用力咳出气管深处的痰液，将痰液吐于无菌集痰器内，加盖送检。②无力咳嗽或不合作者：同常规标本收集。

（3）**24 小时痰标本**：注明留痰起止时间，嘱患者从晨起漱口后第一口痰开始留取，至次日晨起漱口后第一口痰作为结束，将 24 小时的痰全部留于指定的容器内。必要时加碳酸防腐。

4. 再次核对患者、化验单、标本。

5. 协助患者取舒适卧位，整理床单位，清理用物，洗手后记录。

6. 将标本连同化验单及时送检。

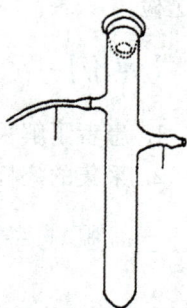

【注意事项】

1. 注意不可将唾液、漱口水、鼻涕等混入痰标本。

2. 收集痰液时间易选择在清晨，此时痰量较多，痰内细菌也较多，可提高阳性检出率。

3. 痰常规标本如用于检查癌细胞时，应立即送检，或用95%乙醇或10%甲醛固定后送检。

【评价】

1. 患者了解采集标本的目的、方法、注意事项，愿意合作。
2. 采集的痰标本符合检验项目的要求。

五、咽拭子标本采集法

【目的】

从咽部及扁桃体部采集分泌物作细菌培养或病毒分离，协助诊断。

【评估】

1. 患者病情、临床诊断和治疗情况。
2. 检验名称、目的和项目，留检目的。
3. 患者的认知、理解与合作程度。

【计划】

1. 用物准备 检验单、无菌咽拭子培养管、酒精灯、火柴、压舌板、手电筒、无菌等渗盐水、手消毒液。

2. 患者准备 患者理解留取咽拭子标本的目的和方法，愿意配合操作。

【实施】

具体操作方法：

1. 核对检验单，在检验单附联上注明科室、床号、姓名、性别，根据检验目的选择适当容器，附联贴于容器上。

2. 洗手，戴口罩，备齐用物，推至床旁。核对患者床号、姓名，解释留取咽拭子标本的目的、方法及配合注意事项。

3. 嘱患者漱口。

4. 点燃酒精灯，嘱患者张口发"啊"音，露出咽喉，必要时使用压舌板。

5. 用培养管内的无菌长棉签擦拭两侧腭弓、咽、扁桃体上分泌物。

6. 在酒精灯火焰上消毒培养管口，将棉签插入试管，盖紧瓶塞。

7. 再次核对患者、化验单、标本。

8. 协助患者取舒适卧位，整理床单位、清理用物，洗手后记录。

9. 将标本连同化验单及时送检。

【注意事项】

1. 动作要轻柔、敏捷。避免在进食后 2 小时内采集标本，以免引起呕吐。

2. 棉签不可触及其他部位，防止污染标本，影响检验结果。

3. 标本用于真菌培养时，应在口腔溃疡面上取分泌物。

4. 操作过程中注意消毒瓶口，保持容器无菌。

【评价】

1. 患者了解采集标本的目的、方法、注意事项，愿意合作。

2. 采集的咽拭子标本符合检验项目的要求。

3. 患者无恶心、呕吐等不适。

六、呕吐物标本采集法

留取呕吐物标本，可用于观察呕吐物的颜色、性质、气味、种类、数量，来协助诊断。可在患者呕吐时或洗胃前进行，用弯盘或痰杯接取呕吐物后，在容器外贴好标签后立即送检。

【讨论与思考】

1. 简述标本采集的原则。

2. 简述血液标本采集的注意事项。

3. 患者，男，35 岁，教师。近 1 周出现低热、乏力、关节酸痛，遂来院就诊。检查：体温 37.8℃，脉搏 120 次/分，血压 130/80mmHg，肝脾肿大，心脏听诊可闻及杂音，疑为亚急性细菌性心内膜炎。

问题：

①为明确诊断，应为此患者留取何种血液标本？

②留取血液标本时，采血量为多少？

③操作中应注意什么？

第十九章　病情观察及危重患者的抢救和护理

学习目标

1. 掌握病情观察的内容；吸氧、吸痰、洗胃的目的和方法；洗胃液的选择。

2. 熟悉危重患者的支持性护理；抢救室的管理与急救设备；缺氧程度的判断和吸氧适应证；氧浓度、氧流量的计算。

3. 了解病情观察的方法、意义及护理人员应具备的条件。

病情观察是对患者病情进行周密的调查研究，及时、准确地为医生提供一手资料，有助于医生准确地判断疾病的发展趋向和转归，使患者尽早得到正确的诊断、治疗和护理，同时也有利于整体护理的实施和提高护理质量。病情观察是临床护理工作的一项重要内容，为危重患者的抢救赢得时间。

危重患者是指病情严重，随时可能发生生命危险的患者。在护理和抢救危重患者的过程中，要求护士必须熟练地掌握吸氧、吸痰、洗胃等基本抢救技术，以及全面、及时、准确地观察患者的病情变化，与医生配合，保证抢救工作有效地进行。

案例导入

患者，男，53岁，加班后突然出现心前区憋闷、疼痛，伴大汗5小时，急诊入院，诊断为急性心肌梗死。查体：体温37.3℃，脉搏76次/分，呼吸24次/分，血压110/77mmHg，精神差，双肺呼吸音粗。

问题：

1. 医务人员应如何组织抢救？

2. 在医生未到达之前，接诊护士应做些什么？

3. 入院第3日，患者排便后突感胸闷，随即意识丧失，护士应如何配合抢救？

第一节　病情观察

病情观察是指诊疗和护理工作中，医务人员运用视觉、听觉、嗅觉、触觉等感觉器官，或借助简单的辅助工具，对患者的病史和现状进行全面系统评估的过程。

一、病情观察的意义

病情观察是一项系统工程，贯穿于患者整个疾病过程。通过对患者的精神、音容、举止、言谈等情况的细致观察，及时、准确、全面地发现患者的病情变化。病情观察的意义包括以下几个方面：

1. 为疾病的诊断、治疗和护理提供科学依据。
2. 有助于判断疾病的发展趋势和转归。
3. 及时了解用药反应和治疗效果。
4. 有助于发现危重患者病情变化，及时采取有效抢救措施，挽救患者生命。

二、护理人员应具备的条件和职责

病情变化是动态的、发展的过程，病情观察也应是一项有意识的、连续的工作。护理人员必须具备广博的医学知识，严谨的工作作风，敏锐的观察能力，敏捷的思维方式，灵活的应变能力，高度的责任感、同情心和耐心，做到"五勤"：勤巡视、勤观察、勤询问、勤思考、勤记录。

三、病情观察的方法

进行病情观察时，护士在利用自身的各种感觉器官收集患者各种资料的基础上，还可以利用相应的医疗仪器设备，以监测、观察患者的病情变化。

（一）直接观察法

1. 视诊　视诊是最基本的检查方法，是护士用视觉来观察患者的全身和局部表现的方法。视诊能观察到患者全身的一般状态，如年龄、发育、营养、意识状态、面容、表情、体位、步态、姿势等。局部视诊可观察患者身体各部分的改变，如皮肤、黏膜、舌苔、头颈、胸廓、腹形、四肢、肌肉、骨骼、关节外形等，但对特殊部位（如鼓膜、眼底、胃肠黏膜等）则需用某些仪器（如耳镜、检眼镜、内镜等）帮助检查。

2. 触诊　通过手的感觉来判断患者某些器官或组织的物理特性的一种检查方法。触诊的适用范围很广，可遍及身体各部，尤以腹部更为重要。触诊还可以进一步明确视诊所不能明确的体征，如皮肤的温度和湿度，脏器的外形和大小，肿块的位置、大小、轮廓、表面性质、硬度、移动度、压痛等。

3. 叩诊　用手指叩击或手掌拍击身体表面某部，使之震动而产生音响，根据震动和音响的特点来判断被检查部位的脏器状态有无异常。叩诊时嘱患者充分暴露检查部位，肌肉放松，注意对称部位音响的对比。叩诊多用于确定肺尖的宽度、肺下缘的边界、心界的大小与形状、肝脾的边界、腹水的有无等。

4. 听诊　听诊是用耳直接或借助听诊器分辨身体各部发出的声音而判断正常与否的一种方法。广义的听诊包括听语音、呼吸音、心音、肠鸣音、咳嗽、骨擦音、呻吟、啼哭、呼（尖）叫等身体所能发出的任何声音。

5. 嗅诊　通过嗅觉辨别发自患者皮肤、黏膜、呼吸道、胃肠道，以及呕吐物、分泌物、排泄物等的异常气味，以判断疾病的性质和变化。

（二）间接观察法

护理人员与其他医务人员、患者家属等进行交流，以获得与患者病情有关的信息。护理人员还可通过阅读病历、检验报告、会诊报告、书面交班报告等相关资料获得病情信息。此外，护理人员借助仪器如人工呼吸机、心电监护仪等获取临床指标等，以判断患者病情变化。

四、病情观察的内容

（一）一般情况的观察

1. 发育与体型

（1）发育：个体的发育状况与种族、遗传、内分泌、营养、体育锻炼等条件密切相关，通常以年龄、身高、智力、体重及第二性征之间的关系来进行综合判断。成人发育正常的判断指标常有头部长度为身高的 $1/7 \sim 1/8$；胸围约为身高的 $1/2$；双上肢展开的长度约等于身高；坐高约等于下肢的长度。

（2）体型：体型是身体各部位发育的外观表现，包括骨骼、肌肉的成长与脂肪分布的状态。临床把人的体型分为 3 种：①匀称型（正力型）：身体各部分匀称适中，腹上角 90° 左右。②瘦长型（无力型）：身体瘦长，颈长肩窄，胸廓扁平，腹上角 <90°。③矮胖型（超力型）：身短粗壮，颈粗肩宽，胸廓宽厚，腹上角 >90°。

2. 面容与表情　疾病和情绪变化可引起面容和表情的变化。一般情况下，健康人的表情自然、轻松、安逸。机体患病后可表现为痛苦、疲惫、忧虑或烦躁等表情，甚至可出现特征性的表情与面容。临床上常见的典型面容有：

（1）急性病容：表情痛苦、面色潮红、呼吸急促、鼻翼扇动、口唇疱疹等，一般见于急性感染性疾病，如肺炎链球菌性肺炎、疟疾等患者。

（2）慢性病容：面容憔悴，面色苍白或灰暗，目光暗淡、消瘦无力等，常见于慢性消耗性疾病的患者，如慢性肝病、恶性肿瘤、结核病等。

（3）二尖瓣病容：双颊紫红，口唇发绀，一般见于风湿性心脏病患者。

（4）贫血面容：面色苍白，唇舌及结膜色淡，表情疲惫乏力，见于各种类型的贫血患者。

（5）病危面容：面肌消瘦、面色苍白或铅灰，表情淡漠，眼窝下陷，目光无神，见于严重休克、大出血、脱水等患者。

（6）甲亢面容：面容惊愕、眼裂增大、眼球突出、目光炯炯、可见到上眼睑下白色巩膜，伴兴奋不安，烦躁易怒，见于甲状腺功能亢进患者。

（7）肾病面容：面色苍白，眼睑、颜面浮肿，见于慢性肾病患者。

（8）其他：还可见满月面容、脱水面容及面具面容等。

3. 饮食与营养

（1）饮食：饮食在疾病的诊断与治疗中发挥着重要的作用。对患者饮食情况的观察应包括食欲、食量、进食后反应、饮食习惯、有无特殊嗜好或偏食等，并评估影响进食的各种因素。

（2）营养：患者的营养状况是判断机体健康状况、疾病程度，以及转归的重要指标之一，可根据皮肤的光泽度、弹性，毛发、指甲的润泽程度，皮下脂肪的丰满程度，肌肉的发育状况等判断患者的营养状况。

4. 体位

体位是指身体在休息时所处的状态。临床常见的体位有主动体位、被动体位和被迫体位等。患者的体位与疾病有着密切的关系，不同的疾病可使患者采取不同的体位，并且某些体位对一些疾病具有协助诊断的意义。如昏迷或极度衰竭的患者常呈被动体位，急性左心衰竭的患者常呈端坐位，腹部绞痛的患者常呈被迫体位。

5. 皮肤与黏膜

皮肤和黏膜常可反映某些全身疾病的情况，主要观察颜色，弹性，温度，湿度，有无瘀斑、出血点，水肿，皮下结节，囊肿，支疹，压疮等情况。各种原因造成的贫血患者可出现口唇、结膜、指甲苍白；哮喘、心衰、肺心病等缺氧患者可出现口唇、指甲、耳垂等部位发绀；急性发热患者皮肤发红；休克患者皮肤湿冷；严重脱水、甲状腺功能减退患者可出现皮肤弹性差；右心衰竭的患者可出现下肢、甚至全身水肿；肾脏原因导致的水肿，多见于晨起眼睑、颜面等部位。

6. 姿势与步态

姿势指人的举止状态，依靠骨骼、肌肉的紧张度保持。健康成人躯干端正，肢体动作灵活自如。患病时会出现特殊的姿势，如腹痛时呈弯腰捧腹姿势，脊柱疾病时可出现弯腰、侧弯等姿势。步态是个体走动时所表现的姿态。患病时可出现特征性的步态，如脑瘫患者表现为剪刀步态；佝偻病、大骨节病患者呈现蹒跚步态。此外，患者突然呈现步态的改变，可提示病情的变化，如高血压患者突然出现跛行则有发生脑血管意外的可能。常见的其他异常步态还有慌张步态、醉酒步态、共济失调性步态、间歇性跛行步态等。

7. 呕吐物和引流液

（1）呕吐物：呕吐时可将胃内有害的物质排出体外，是对机体具有保护意义的防御反射。但频繁而剧烈的呕吐会引起水电解质及酸碱平衡紊乱、营养障碍等。应注意观察呕吐物的性状、量、色、味等，以及呕吐发生的时间、方式、次数伴随症状等，必要时留取标本送检，以协助诊断。颅内压增高患者呕吐时常呈喷射状；幽门梗阻患者呕吐常发生于凌晨或傍晚，呕吐物常为隔夜宿食，且呕吐量常超过胃容量；急性大出血患者呕吐物呈鲜红色，陈旧性或慢性出血患者呕吐物常呈咖啡色，胆汁反流患者呕吐物常呈黄绿色，胃内滞留时间过长时呈暗灰色；普通的呕吐物呈酸味，胃内出血时呈碱味，胆汁反流时呈苦味，食物在胃内滞留时间过长时呈腐臭味，低位肠梗阻时呈粪臭味。

（2）引流液：包括胸腔引流液、腹腔引流液、肝胆引流液、胃肠减压引流液，应注意观察其量、色、性状等情况，以及引流管的通畅情况。

8. 排泄物

排泄物包括尿液、粪便、汗液、痰液等，注意观察其量、色、味、性状等，必要时需收集标本送检。

9. 休息与睡眠 注意观察患者休息的方式、睡眠的习惯，有无睡眠形态、时间的变化，是否有难以入睡、易醒、失眠、嗜睡等现象。

（二）生命体征的观察

生命体征是机体内在活动的一种客观反映，是衡量机体健康状况的可靠指标，包括体温、脉搏、呼吸、血压等内容。正常人的生命体征相对稳定，机体患病时，生命体征的改变最为敏感。具体内容详见第十二章。

（三）意识状态的观察

意识是大脑高级神经中枢活动的综合表现，是机体对环境的知觉状态。正常人意识清晰，反应敏捷，语言准确，思维合理，情感活动正常，对时间、空间、人物的判断力和定向力正常。意识障碍是个体对外界环境刺激缺乏正常反应的一种精神状态。任何原因引起的大脑高级神经中枢功能损害时，都会出现不同程度的意识障碍。根据意识障碍的程度可分为嗜睡、意识模糊、昏睡和昏迷。

1. 嗜睡 程度最轻的意识障碍。患者处于持续睡眠状态，但能被语言或轻度刺激唤醒，醒后能正确回答问题，但反应迟钝，去除刺激后又进入熟睡状态。

2. 意识模糊 程度较嗜睡深。患者思维和语言不连贯，对时间、空间、人物的定向力完全或部分发生障碍，可有错觉、幻觉、躁动不安、谵妄或精神错乱等。

3. 昏睡 患者处于熟睡状态，不易被唤醒。压迫眶上神经、摇动身体等强刺激可被唤醒，醒后答非所问，且停止刺激后又立即进入熟睡状态。

4. 昏迷 最严重的意识障碍，根据程度的轻重，可分为浅昏迷和深昏迷两种。

（1）浅昏迷：意识大部分丧失，无自主运动，对声、光刺激无反应，对疼痛刺激可有痛苦表情和躲避反应。瞳孔对光反射、角膜反射、吞咽反射、咳嗽反射、眼球运动等均可存在。呼吸、心跳、血压无明显改变，可有大小便失禁或潴留。

（2）深昏迷：意识完全丧失，对各种刺激均无反应。全身肌肉松弛，深浅反射均消失，偶有深反射亢进及病理反射出现。机体仅能维持循环与呼吸等最基本功能，呼吸不规则，血压可有下降，大小便失禁或潴留。

（四）瞳孔的观察

瞳孔的异常变化是药物中毒、颅内疾病、昏迷患者病情变化的重要指征。瞳孔的观察应着重于双侧瞳孔的形状、大小、对称性及对光反射等方面。

1. 正常瞳孔 双侧均呈圆形，位置居中，两侧等大等圆，边缘整齐，在自然光线下直径 2~5mm。在光线明亮处瞳孔较小，在暗处或兴奋状态时瞳孔较大。

2. 异常瞳孔

（1）形状改变：常因眼部疾患引起，如青光眼及颅内肿瘤等瞳孔呈椭圆形，虹膜粘连时呈不规则形。

（2）大小改变

①瞳孔缩小：指瞳孔直径小于2mm。如果直径小于1mm称为针尖样瞳孔。单侧瞳孔缩小常提示同侧小脑幕裂孔疝早期；双侧瞳孔缩小多见于有机磷农药、氯丙嗪、吗啡药物中毒。

②瞳孔扩大：指瞳孔直径大于5mm。单侧瞳孔扩大并固定，常提示同侧颅内血肿或脑肿瘤等所致的小脑幕裂孔疝的发生。双侧瞳孔散大常见于颅内压增高、颅脑损伤、颠茄类药物中毒及濒死状态。

③双侧瞳孔不等大：见于颅脑损伤、脑肿瘤、脑疝等。

3. 对光反射 正常瞳孔对光反射灵敏，在光线明亮处收缩，昏暗处扩大。如果瞳孔大小不随着光线刺激的变化而变化，称为瞳孔对光反射消失。瞳孔对光反射迟钝或消失，一般见于危重或深昏迷患者。

4. 调节和辐辏反射 患者注视1m外评估者的手指，然后将手指逐渐移近患者眼球约10cm处，正常人瞳孔缩小，称为调节反射；同时双侧眼球向内聚合，称为辐辏反射。甲状腺功能亢进时辐辏反射减弱；动眼神经功能受损时，调节和辐辏反射均消失。

（五）心理状态的观察

患者的心理状态是一般心理状态和患病时特殊心理状态的整合。患者常担心疾病的预后、医务人员的治疗水平、家庭的态度、患病对日常生活和工作造成的影响等，因而普遍产生焦虑、抑郁、绝望、恐惧等心理反应。对患者心理状态的观察应从患者对健康的理解、对疾病的认识、患者角色转换、治疗依从性等方面着手。

（六）药物治疗与特殊检查的观察

药物治疗是临床最常用的治疗方法。护士应注意观察药物的疗效及不良反应。如患者服用抗心律失常药物后，应及时观察患者的心率和心律情况；服用降血压药物后应及时观察其血压变化情况；服用洋地黄药物后应监测患者的脉搏和心律情况等。某些特殊检查和治疗后（如造影、穿刺、内镜检查，手术治疗等）的观察要点见专科护理。

（七）其他方面的观察

病情观察还包括患者睡眠情况、饮食情况和自理能力等观察。此外，常见症状的观察也是病情观察中非常重要的一个方面，具体见专科护理。

五、各类患者的观察重点与要求

（一）新入院患者的观察

1. 初步评估病情，确定重点观察内容 新入院患者因病情轻重缓急不一，临床症状与病情不尽吻合，诊断也不够明确。护士可从患者入院的方式，营养状况、精神及意识表现等不同情况，并结合入院时的诊断、病史、各种检查结果、门诊治疗情况，对患者的病情做出初步的估计，决定重点观察的内容。如肝硬化患者重点观察饮食、意识，以警惕肝昏迷的发生。

2. 观察潜在或继发病证　新入院患者病情尚在发展中，护士应注意观察其潜在或继发病证。如大叶性肺炎患者，入院时病情可能不重，但随病情发展可发生中毒性休克，所以除观察体温、脉搏、呼吸外，还须密切观察血压和意识状态的变化。

3. 观察心理状态　新入院的患者不了解自身疾病情况，对医院的环境、人员、生活习惯等都很陌生，在心理上感到焦虑、恐惧、不适应。护士应尽快了解新入院患者的心理需要及病情，给予针对性的心理疏导，帮助患者尽快适应患者角色，积极配合治疗与护理工作。

（二）危重患者的观察

危重患者病情重，变化快而复杂，如不及时发现问题进行抢救处理，将会造成严重后果，甚至威胁生命。护士应重点观察其生命体征及相关症状、体征，早期发现，及时抢救患者生命。如慢性肺源性心脏病患者，重点观察其生命体征的变化，同时还应密切观察患者的意识、神志，若发现患者头痛、烦躁不安，言语障碍或嗜睡时，则可能发生了肺性脑病。此外，在巡视危重患者时还应随时观察患者的神志、皮肤黏膜、尿量及其他排泄物性质的变化，各种导管是否通畅，并将观察情况进行分析，报告医生以便及时处理。

（三）老年患者的观察

1. 观察症状、体征不典型的病情　随着年龄的增长，老年人的组织器官发生一系列退行性变化，新陈代谢低下，感觉迟钝，患病时疾病的症状表现不典型。如有些老年人患肺炎时，一般状况差，而体温、血液白细胞计数常不高。因此，护士更应细致、全面的观察老年患者，及时、准确地判断病情变化。

2. 观察有无心脑血管意外的先兆　老年患者血管硬化、骨质疏松、皮肤干燥、消化道吸收和组织修复能力差，所以应经常观察其有无脑血管意外与心血管疾患或心肌梗死先兆症状。

3. 观察并发症　老年患者抵抗力差，病程迁延，恢复慢，容易出现并发症。护士应注意这方面的观察。如久病卧床的老年患者要注意观察局部皮肤的改变，防止压疮发生。

4. 观察心理状态　老年患者心理状态复杂多变，入院后易产生焦虑、急躁、猜疑的心理孤独感，表现为沉默寡言，态度消极。护士在观察中应注意区别心理改变与病情变化的特点，认真倾听患者主诉，悉心观察，态度诚恳，使患者产生信任感，从而获得患者病情变化的信息。

（四）小儿患者的观察

小儿患者由于各器官发育不健全，防御机制弱，抵抗力差，易感染疾病。加之患儿表达能力差，不能具体述说病情，易产生恐惧、害怕的心理。护士应重点观察患儿的精神状态、饮食情况、大小便的性状与颜色、啼哭的声音等。如患儿啼哭不休时，认真查找原因，考虑是否存在饥饿、口渴、寒冷、过热、尿湿、腹痛、卧位不适等；新生儿不吃不哭、体温不升，切勿误认为安睡；患儿如果出现发绀、呼吸困难或窒息，则说明缺氧，应注意是否为肺炎或气管异物所引起；如排便次数增多，呈黄绿色蛋花汤样，并有酸臭味，常为消化不良；如患儿排出果酱样血便，而肛门周围和外阴无损伤，且大哭不止应考虑肠套叠的可能；为患儿输液应注意速度，补液过快、过多易引起肺水肿。此外，对患儿的饮食及精神状态等亦应随时注意观察。

第二节 危重患者的抢救和护理

危重患者的抢救是医疗护理工作中一项严肃而紧急的任务，急救的质量决定患者的生命和生存质量。因此，病区应从组织上、物质上做好充分的准备；护士也必须从思想上、技术上做好充分准备，常备不懈。遇到危重患者，争分夺秒，积极进行抢救。

一、抢救工作的组织管理

1. 立即指定抢救负责人，按患者危重、人数情况成立抢救小组。负责人可由业务院长、医务科长、病区主任等担任，各级医务人员必须听从指挥，动作迅速，态度严肃。护士可在医生未到达之前，根据病情予以适当的紧急处理，如止血、吸氧、吸痰、人工呼吸、胸外心脏按压、建立静脉通道等。

2. 制定抢救方案，护士参与抢救方案的制定，明确程序与措施，医、技、护、后勤人员分工明确，密切协作。

3. 制定抢救护理计划，明确护理诊断与预期目标，确定护理措施，解决患者现存或潜在的护理问题。

4. 室内应备有完善的抢救器械和药品，严格执行"五定"制度，即定数量、定点安置、定专人管理、定期消毒灭菌、定期检查维修。护士应熟悉抢救设备性能和使用方法，并能排出一般故障，使急救物品完好率达到100%。

5. 做好抢救配合、查对工作。抢救中护士必须规范执行口头医嘱，做到听清医嘱、复述1遍，双方确认无误后方可执行。看清药品，双重检查，抢救后准确记录。抢救中各种药物安瓿、空瓶、空袋等应集中放置，仔细查对，按要求处置。

6. 观察病情，做好抢救护理记录，抢救中应仔细观察患者的病情变化，并及时报告医生。一切抢救工作都应做好记录，字迹清晰，及时准确，全面详细，注明时间和执行者。

7. 根据病情需要落实护理会诊、护理查房及护理病例讨论。

8. 物品使用后要及时清理，归还原处和补充，并保持整齐清洁。

9. 保护患者隐私，使用屏风，注意保暖，满足患者心理需要，注重人文关怀。

10. 做好交接班工作，护士在交接时应采用"反向询问""床头卡""腕带"等方法准确识别患者身份，做好床边交接，转运交接，药品物品交接及护理记录交接，保证抢救和护理措施的落实。

二、抢救设备

（一）抢救室

急诊科和病区均设有抢救室。急诊科有单独的抢救室，病区抢救室通常设在靠近护士办公室的单独房间内，要求宽敞、整洁、安静，光线明亮，走廊宽敞，可使救护车、转运车顺利通行。

（二）抢救床

选用可升降的活动床，另木板1块，供抢救患者心肺复苏时使用。

（三）抢救车

1. 急救药品（表19-1）

表19-1　常用急救药品

类别	药物
心三联	盐酸利多卡因、硫酸阿托品、盐酸肾上腺素等
呼二联	尼可刹米、洛贝林等
升压药	多巴胺、去甲肾上腺素、盐酸肾上腺素等
强心药	西地兰、毒毛花苷K等
抗心绞痛药	硝酸甘油等
平喘药	氨茶碱等
促凝血药	酚磺乙胺、维生素K等
镇痛镇静、抗惊厥药	哌替啶、地西泮、苯巴比妥钠、氯丙嗪、硫酸镁等
抗过敏药	异丙嗪、苯海拉明等
激素类药	氢化可的松、地塞米松等
脱水利尿药	20%甘露醇、25%山梨醇、呋塞米等
解毒药	阿托品、碘解磷定、氯解磷定、硫代硫酸钠、乙酰胺等

2. 各类无菌急救包　包括静脉切开包、气管切开包、气管插管包、开胸包、导尿包、各种穿刺包、缝合包等。

3. 一般用物　包括输液输血所需用物、开口器、压舌板、舌钳、咽喉镜、吸痰管、吸氧管、三腔管、无菌手套、无菌敷料、无菌治疗巾、皮肤消毒用物、治疗盘、血压计、听诊器、手电筒、止血带、夹板、酒精灯、应急灯、多头电源插座等。

（四）急救器械

急救器械应功能完好，专人保管，定期检查，及时报修，包括氧气筒及吸氧装置或中心供氧系统、电动吸引器或中心负压吸引装置、心电监护仪、电除颤仪、心脏起搏器、心电图机、呼吸机、简易呼吸器、电动洗胃机、输液泵、微量泵、医用悬吊系统（可放置监护仪等设备）等。

（五）通讯设备

通讯设备包括对讲机、自动传呼系统、电话等。

第三节　常用急救技术

急救的根本目的是挽救生命，急救技术是急救成功的关键。护理人员必须熟练掌握吸氧、吸痰、洗胃等常用抢救技术，保证急救工作及时、有效地进行。

一、吸氧法

氧是生命活动所必需的物质，因组织的氧气供应不足或用氧障碍而导致组织的代谢、功能和形态结构发生异常变化，这一病理过程称为缺氧。缺氧是临床各种疾病中极常见的一类病理过程，脑、心脏等生命重要器官缺氧也是导致机体死亡的重要原因。

氧气疗法是通过给氧，增加空气中氧的浓度，提高肺泡内的氧浓度，进而提高动脉血氧分压（PaO_2）和动脉血氧饱和度（SaO_2），增加动脉血氧含量（CaO_2），改善组织缺氧，促进组织新陈代谢，而维持机体生命活动的一种治疗方法。

（一）缺氧的分类

1. 低张性缺氧 由于吸入气体中氧分压过低、肺泡通气不足、气体弥散障碍、静脉血分流入动脉而引起的缺氧。主要特点为 PaO_2 降低，CaO_2 降低，SaO_2 降低，组织供氧不足，常见于高山病、慢性阻塞性肺病、先天性心脏病等。

2. 血液性缺氧 由于血红蛋白数量减少或性质改变，造成血氧含量降低或血红蛋白携氧能力降低而引起的缺氧。主要特点为 CaO_2 降低，PaO_2 一般正常。常见于严重贫血、高铁血红蛋白血症、一氧化碳中毒、输入大量库存血等。

3. 循环性缺氧 由于全身性循环性缺氧和局部性循环性缺氧，引起组织血流量减少使组织供氧量减少所致。主要特点为 PaO_2、SaO_2、CaO_2 均正常，而动－静脉氧压差增加。常见于休克、心力衰竭、大动脉栓塞等。

4. 组织性缺氧 由于组织中毒、细胞缺损、呼吸酶合成障碍，导致组织细胞利用氧异常所致。主要特点为 PaO_2、SaO_2、CaO_2 均正常，而静脉血氧含量和氧分压较高，动－静脉氧压差小于正常。常见于氰化物中毒、组织损伤、大量放射线照射等。

这4种类型的缺氧中，氧疗对低张性缺氧的疗效最好，吸氧能提高 PaO_2、SaO_2、CaO_2，使组织供氧增加。氧疗对心功能不全、严重贫血、一氧化碳中毒、休克等患者也有一定疗效。

（二）缺氧的程度判断与给氧指征

1. 缺氧程度 临床上根据患者的缺氧症状和血气分析检查结果来判断缺氧程度，可分为轻度、中度和重度3类（表19-2）。

2. 给氧指征

（1）轻度缺氧：如果患者有呼吸困难，可给予低流量低浓度的氧气（1~2L/min）。

（2）中度缺氧：当患者 $PaO2 < 50mmHg$，均应给氧。

（3）重度缺氧：患者显著发绀、呼吸极度困难、出现三凹征是氧疗的绝对适应证。

（三）供氧装置

临床常用氧气筒、氧气压力表和管道氧气装置（中心供氧装置）。

1. 氧气筒、氧气压力表装置（图 19 – 1）

表 19 – 2　缺氧的症状和程度判断

程度	呼吸困难	发绀	神志	血气分析	
				氧分压（PaO$_2$）（mmHg）	二氧化碳分压（PaCO$_2$）（mmHg）
轻度	不明显	轻度	清楚	50～70	>50
中度	明显	明显	正常或烦躁不安	35～50	>70
重度	严重，三凹征明显	显著	昏迷或半昏迷	35 以下	>90

注：动脉血气分析正常值：PaO$_2$ 80～100mmHg，PaCO$_2$ 35～45mmHg，SaO$_2$95 ％。

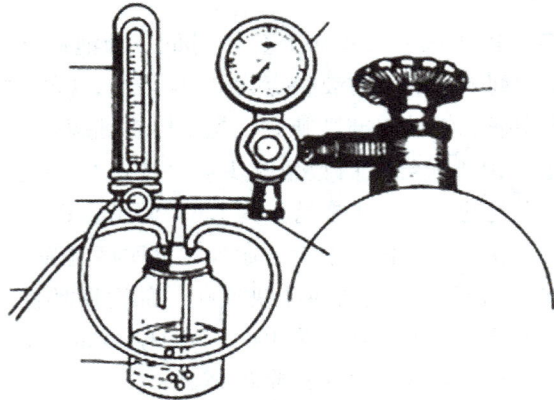

图 19 – 1　氧气筒及氧气压力表装置

（1）**氧气筒**：柱形无缝钢管，筒内可耐高压达 14.7MPa（150kg/cm^2）的氧，容纳氧气 6000L。氧气筒的顶部有一总开关，控制氧气的进出。使用时逆时针方向旋转 1/4 周即可，不用时可按顺时针方向将总开关旋紧。氧气筒颈部的侧面有一气门与氧气表相连，是氧气自筒中输出的途径。

（2）**氧气压力表**：由压力表、减压器、流量表、湿化瓶和安全阀组成。①压力表可测知筒内氧气的压力，以 MPa（kg/cm^2）表示，压力越大，表明筒内氧气储存量越多。②减压器是一种自动减压装置，将来自筒内氧气压力降至 0.2～0.3MPa（2～3kg/cm^2），使流量平稳，保证安全。③流量表用来测量每分钟氧气的流出量，流量表内有浮标，从浮标上端平面所指的刻度，可知每分钟氧气的流出量，用 L/min 表示。④湿化瓶内盛 1/3～1/2 蒸馏水，通气管浸入水中，出气橡胶管和鼻导管相连。湿化瓶内的蒸馏水有湿化氧气的作用，以免呼吸道黏膜受干燥气体的刺激。⑤安全阀的作用是当氧气流量过大、压力过高时，安全阀的内部活塞即自行上推，使过多氧气由四周小孔流出，保证安全。

（3）**装表法**

①吹尘：将氧气筒置于架上，取下氧气筒帽，将总开关逆时针旋转打开，使少量氧气从气门冲出，随即迅速关好总开关，以达清洁该处的目的，防止灰尘吹入氧气表内。

②接氧气表：将氧气表稍向后倾斜置于氧气筒气门上，用手初步旋紧螺帽口与气门处的螺丝，再用扳手拧紧，使氧气表直立于氧气筒旁。

③接湿化瓶：连接通气管和湿化瓶。

④接管与检查：连接吸氧管与氧气表上，检查流量调节阀关好后，先打开总开关，再打开流量开关，检查氧气流出是否通畅、各连接部位有无漏气，检查结果正常即可关上流量开关备用。

氧气筒内的氧气供应时间的计算公式：

$$筒内氧气可供应的时间 = \frac{（压力表压力 - 5）（kg/cm^2）×氧气筒容积（L）}{1kg/cm^2×氧流量（L/min）×60min}$$

氧浓度和氧流量的关系为：吸氧浓度（%）= 21 + 4×氧流量（L/min）

2. 管道氧气装置（中心供氧装置）　医院氧气集中由供应站负责供给，设管道至病房、门诊、急诊。供应站有总开关控制，各用氧单位配氧气表，打开流量表即可使用。

（四）氧疗方法

氧疗方法有鼻导管给氧法、鼻塞给氧法、面罩给氧法、氧气头罩法和氧气枕法。

【目的】

1. 改善各种原因造成的缺氧状况，提高动脉血氧分压（PaO_2）和动脉血氧饱和度（SaO_2），增加动脉血的氧含量（CaO_2）。

2. 促进组织新陈代谢，维持机体生命活动。

【评估】

1. 患者的年龄、情绪、对疾病的认识、心理状态及合作程度。

2. 患者目前的生命体征、病情、意识、缺氧程度、血气分析结果、肢端皮肤的颜色、鼻中隔偏曲、鼻腔分泌物情况。

【计划】

1. 用物准备

（1）治疗盘内备：治疗碗（鼻导管、纱布）、小药杯（内盛冷开水）、玻璃接管、棉签、乙醇、胶布、弯盘、别针、扳手。

（2）治疗盘外备：氧气筒及压力表装置、用氧记录单、笔。

2. 患者准备

（1）理解吸氧的目的、方法、注意事项及配合要点。

（2）愿意合作，体位舒适，情绪稳定。

【实施】

1. 鼻导管给氧法　有单侧鼻导管给氧法和双侧鼻导管给氧法两种。①单侧鼻导管给氧法：将一细鼻导管插入一侧鼻孔，经鼻腔到达鼻咽部（插入长度为鼻尖至耳垂的2/3），末端连接氧气的给氧方法。此法节省氧气，但可刺激鼻腔黏膜，长时间应用患者感觉不适，因而目前不常用（图 19 – 2A）。②双侧鼻导管给氧法：将双侧鼻导管插入鼻孔内约 1cm，导管环固定稳妥即可。此法操作简单，患者感觉舒适，适用于长期用氧患者，是目前临床上常用的给氧方法之一（图 19 – 2B）。

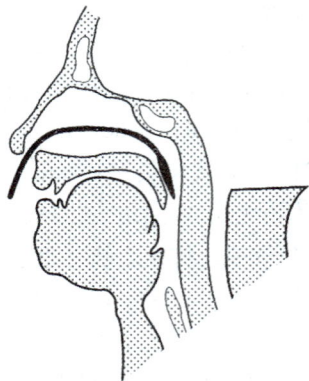

图 19 – 2A　单侧鼻导管插入长度　　　　图 19 – 2B　双侧鼻导管给氧法

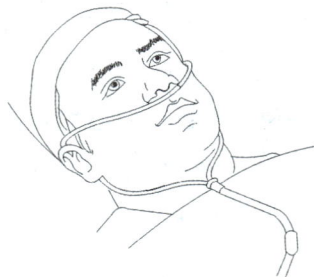

具体操作方法（双侧鼻导管法）：

（1）备齐用物携至床旁，核对、解释，确认患者，取得合作。

（2）用湿棉签清洁双侧鼻腔，检查鼻腔有无分泌物堵塞及异常。

（3）将鼻导管与湿化瓶的出口相连接，检查设备功能是否正常，管道有无漏气。

（4）根据病情调节流量，轻度缺氧 1～2L/min，中度缺氧 2～4L/min，重度缺氧 4～6L/min，小儿 1～2L/min。

（5）湿润鼻导管，鼻导管前端放小药杯中冷开水湿润，且可检查鼻导管是否通畅。

（6）将鼻导管插入患者鼻孔 1cm，动作轻柔，以免引起黏膜损伤。

（7）将导管环绕患者耳部向下放置，根据情况调节松紧度，松紧适宜，防止因导管太紧引起皮肤破损。

（8）记录给氧时间、氧流量、患者反应。

（9）观察缺氧症状、实验室指标、氧气装置有无漏气、是否通畅，有无氧疗不良反应出现。

（10）停止用氧时先取下鼻导管，关氧气筒总开关，放出余气后，关流量开关后卸表。

（11）妥善安置患者、整理床单位。一次性用物丢入专用医疗垃圾袋内集中处理，湿化瓶等定期消毒更换，防止交叉感染。

（12）洗手后记录停止用氧时间及效果。

2. 鼻塞给氧法　鼻塞是一种用塑料制成的带有管腔的球状物（图 19 – 3）。鼻塞法是将鼻塞塞入一侧鼻孔鼻前庭内给氧的方法。此法刺激性小，患者较为舒适，且两侧鼻孔可交替使用，适用于慢性缺氧者长期氧疗时。

3. 面罩给氧法　使用时需覆盖口鼻，氧气自下端输入，呼出的气体从面罩两侧孔

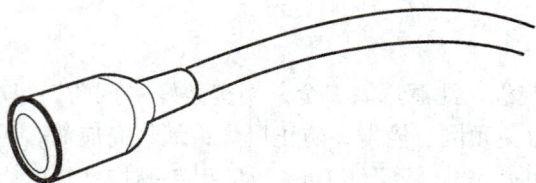

图 19 - 3　鼻塞给氧法

排出。由于口、鼻都能吸入氧气，效果较好。可用于张口呼吸且病情较重，氧分压明显下降者。面罩给氧时必须有足够的氧流量，一般需 $6\sim8L/min$（图 19 - 4）。

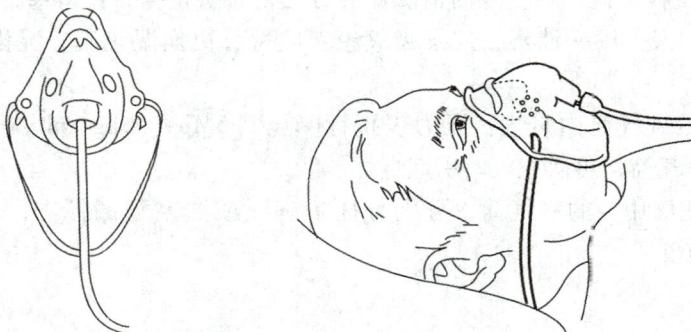

图 19 - 4　面罩给氧法

4. 氧气头罩法　头罩给氧法适用于新生儿、婴幼儿的给氧，将患者头部置于头罩里，将氧气接在进气孔上，可保证罩内的氧浓度。此法简单，无刺激，同时透明头罩也易于观察病情变化（图 19 - 5）。

5. 氧气枕法　氧气枕是一长方形橡胶枕。枕的一角有一橡胶管，上有调节器可调节流量。氧气枕充入氧气，接上湿化瓶即可使用，让患者头部枕于氧气袋上，借助重力使氧气流出。主要用于家庭氧疗、危重症患者的急救或转运途中（图 19 - 6）。

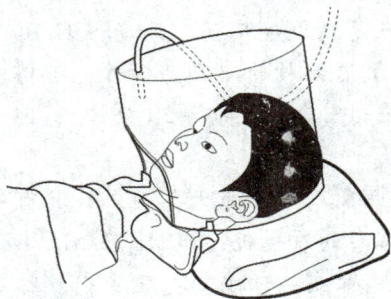

图 19 - 5　氧气头罩给氧法

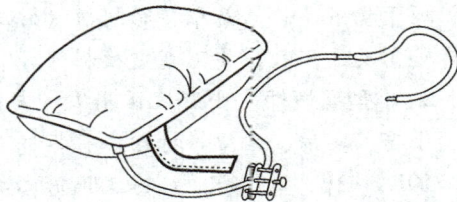

图 19 - 6　氧气枕给氧法

【注意事项】

1. 严格遵守操作规程，注意用氧安全，切实做好"四防"：防震、防火、防热、防油。搬运时氧气筒要避免倾倒、撞击，防止爆炸；氧气筒应放在阴凉处，严禁接近烟火和易燃物，至少距离明火 5m，距暖气 1m，以防引起燃烧；氧气表及螺旋口勿上油，也不用带油的手装卸。

2. 正确使用氧气：用氧时，先调节好流量再应用；停氧时，先拔出导管，再关闭氧气开关；中途改变流量时，先分离氧气和鼻导管，调节好后再接上。

3. 持续鼻导管用氧者，定期更换鼻导管：双侧鼻导管、鼻塞应每天更换；面罩给氧应 4~8 小时更换 1 次面罩。及时清除鼻腔分泌物，防止鼻导管堵塞。

4. 湿化瓶一人一用一消毒，连续吸氧患者应每日更换湿化瓶、湿化液及一次性吸氧导管。

5. 不可用尽氧气筒内氧气：压力表指针降至 0.5Mpa（5kg/cm^2）时，不可再用。以防灰尘进入氧气筒，再次充气时引起爆炸。

6. 对未用或已用空的氧气筒，分别悬挂"满"或"空"的标志，便于及时储备，避免影响抢救速度。

【评价】

1. 患者缺氧症状得到改善，无鼻黏膜损伤，无氧疗不良反应发生。
2. 操作规范，用氧安全。
3. 护患沟通有效，患者能配合并了解安全用氧知识。

知识链接

家庭供氧方法

随着便携式供氧装置的面世和家庭用氧源的发展，一些慢性呼吸系统疾病和持续低氧血症的患者可以在家中进行氧疗。

1. 氧立得 一种便携式制氧器。其优点是制氧纯度高，纯度 >99.0%，完全符合医用标准；供氧快，方便快捷；制氧器结构简单，易操作；小巧轻灵，便于携带。缺点是维持时间短（1 次反应制出氧气仅维持 20 分钟），因此患者如需反复用氧，要不断更换制剂。

2. 小型氧气瓶 小瓶装医用氧，与医院用氧一样，系天然纯氧，具有安全、小巧、实用、方便等特点。有各种不同容量的氧气瓶，如 2L、2.5L、4L、8L、10L、12L、15L 等，尤其适用冠心病、肺心病、哮喘、支气管炎、肺气肿等慢性疾病患者的家庭用氧。

（五）氧疗监护

1. 缺氧症状改善情况。患者由烦躁不安变为安静、心率变慢、血压上升、呼吸平稳、皮肤红润温暖、发绀消失，说明缺氧症状改善。

2. 实验室检查指标：可作为氧疗监护的客观指标。主要观察 PaO_2（正常值 12.6 ~ 13.3kPa 或 95 ~ 100mmHg）、$PaCO_2$（正常值 4.7 ~ 5.0 kPa 或 35 ~ 45mmHg）、SaO_2（正常值 95%）等。

3. 氧气装置有无漏气，管道是否通畅。

4. 氧疗的不良反应：当吸氧浓度高于 60%，持续时间超过 24 小时，可出现氧疗的不良反应。常见的不良反应有：

（1）氧中毒：吸入纯氧 6 小时即可出现肺损伤，长时间高浓度氧气吸入的患者可出现肺实质的改变。氧中毒患者表现为胸骨后不适、疼痛、灼热感，继而出现呼吸增快、恶心呕吐、烦躁不安、断续干咳、进行性呼吸困难。预防措施：避免长时间、高浓度氧疗；定时做血气分析，动态观察氧疗的治疗效果。

（2）肺不张：当高浓度氧疗时，肺泡中氮气逐渐被氧气取代，一旦发生支气管阻塞时肺泡内的气体更易被血液吸收而发生肺泡萎缩，从而引起肺不张，表现为烦躁，呼吸、心率加快，血压上升，继而出现呼吸困难、发绀，甚至昏迷。预防措施：控制吸氧浓度，鼓励患者做深呼吸，多咳嗽和经常改变卧位、姿势，促进痰液排出，防止分泌物阻塞。

（3）呼吸道干燥：氧气是一种干燥气体，长期吸入可导致呼吸道黏膜干燥，分泌物黏稠，不易咳出。应加强氧气湿化和雾化吸入。湿化能减少氧疗时上呼吸道的干燥感，促进呼吸道的浓稠分泌物的排出。

（4）晶状体后纤维组织增生：仅见于新生儿，以早产儿多见。由于高浓度、长时间吸氧导致视网膜血管收缩、视网膜纤维化，最后导致不可逆的失明。因此，给新生儿吸氧时应注意控制吸氧浓度和时间。

（5）呼吸抑制：见于 II 型呼吸衰竭者（PaO_2 降低、$PaCO_2$ 增高）。由于 $PaCO_2$ 长期处于高水平，呼吸中枢失去了对二氧化碳的敏感性，呼吸的调节主要依靠缺氧对外周化学感受器的刺激来维持，吸入高浓度氧，解除缺氧对呼吸的刺激作用，使呼吸中枢抑制加重，甚至呼吸停止。因此，对 II 型呼吸衰竭患者应给予低浓度、低流量（1 ~ 2L/min）持续吸氧，维持 PaO_2 在 8kPa 即可。

二、吸痰法

吸痰法是指利用机械吸引的方法，经口、鼻腔、人工气道将呼吸道分泌物吸出，以保持呼吸道通畅，预防吸入性肺炎、肺不张、窒息等并发症的一种方法。主要适用于各种原因引起的不能有效咳嗽、排痰的患者，如年老体弱、危重、昏迷、麻醉未清醒、新生儿、气管切开等。

临床上最常用的是中心负压吸引装置吸痰法和电动吸引器吸痰法，利用负压吸引原理，连接导管吸出痰液。在紧急状态下也可用注射器吸痰和口对口吸痰。前者用 50 ～ 100mL 注射器连接导管进行抽吸；后者由操作者托起患者下颌，使其头后仰并捏住患者鼻孔，口对口吸出呼吸道分泌物，解除呼吸道梗阻状态。

【目的】

1. 清除呼吸道分泌物，保持呼吸道通畅。
2. 促进呼吸功能，改善肺通气。
3. 预防肺不张、坠积性肺炎、窒息等并发症。

【评估】

1. 患者一般情况，如年龄、病情、意识、治疗等。
2. 有无将呼吸道分泌物排出的能力。
3. 患者心理状态、合作程度。

知识链接

电动吸引器构造及维护

一、构造

电动吸引器由马达、偏心轮、气体滤过器、压力表、安全瓶、贮液瓶、连接管等组成。安全瓶和贮液瓶可贮液 1000mL，瓶塞上有两个玻璃管，并通过橡胶管相连接。接通电源后，马达带动偏心轮，从吸气孔吸出瓶内的空气，并由排气孔排出，不断循环转动，使瓶内产生负压，将痰液吸出。

二、维护

1. 使用前，检查吸引器的电压和电源电压是否相符，各管连接是否正确。
2. 贮液瓶内液体达 2/3 满时应及时倾倒，以免痰液吸入马达内损坏机器。
3. 电动吸引器连续使用时间不超过 2 小时。
4. 贮液瓶清洗后应放少量水，避免痰液黏附于瓶底，且便于清洁消毒。
5. 吸引器应有专人管理，定期检查、清洁保养，搬运时避免剧烈震动。

【计划】

1. 用物准备

（1）电动吸引器或中心负压吸引装置。

（2）治疗盘：盖罐 2 只（试吸罐和冲洗罐，内盛无菌生理盐水）、独立包装的吸痰管数根、无菌纱布、无菌手套、弯盘、无菌持物钳或持物镊、试管（内盛有消毒液）。必要时备压舌板、开口器、舌钳、电插板、无菌棉签等。

2. 患者准备

（1）了解吸痰的目的、方法、注意事项与配合要点。

（2）情绪稳定，愿意配合。

【实施】

具体操作方法（电动吸引器吸痰法）：

1. 备齐用物携至床旁，核对、解释，确认患者，取得合作。

2. 接通电源，打开开关，调节负压。一般成人 40.0～53 3kPa（300～400mmHg），儿童 <40.0kPa。

3. 检查患者口、鼻腔，取下活动义齿。若口腔吸痰有困难，可由鼻腔吸引；昏迷患者可由压舌板或张口器帮助张口。

4. 患者头部转向一侧，面向操作者。

5. 连接吸痰管，右手带上无菌手套并保持不被污染，在试吸罐中试吸少量生理盐水。检查吸痰管是否通畅，同时润滑导管前端。

6. 一手反折吸痰导管末端，另一手用无菌持物钳（镊）或者戴无菌手套持吸痰管前端，插入口咽部（10～15cm），然后放松导管末端，先吸口咽部分泌物，再吸气管内分泌物。插管时不可有负压，以免引起呼吸道黏膜损伤；若气管切开吸痰，注意无菌操作，先吸气管切开处，再吸口（鼻）部；采取左右旋转并向上提管的手法吸净痰液。一般单次吸引时间 5～8 秒，最长不超过 15 秒。

7. 吸痰管退出时，抽吸生理盐水冲洗导管，根据患者情况必要时重复吸引。吸氧或休息片刻（3 分钟）可再次吸引，但最多不能超过 3 次。1 根吸痰导管只使用 1 次。

8. 观察气道是否通畅；患者反应，如面色、呼吸、心率、血压等；吸出液的色、质、量。

9. 拭净患者脸部分泌物，体位舒适，整理床单位。

10. 吸痰毕，分离吸痰管，机器端口用无菌套管保护，吸痰的玻璃接管插入盛有消毒液的试管中浸泡，手套和吸痰管按一次性物品处理。吸痰用物根据操作性质每班更换或每日更换 1 次或 2 次。

11. 洗手后记录。

【注意事项】

1. 吸痰前可根据患者情况吸氧，以提高吸入氧流量或氧浓度的方法提高患者氧分压，抵御吸痰过程患者的缺氧症状。

2. 严格执行无菌操作，吸痰管每次更换，避免因操作不当而引起交叉感染。

3. 每次吸痰时间 <15 秒，以免造成缺氧。手法不可反复提拉。

4. 操作时注意动作轻、稳，避免损伤气管黏膜。

5. 吸引器各管道连接要准确、无漏气，吸引瓶及时倾倒，水面不超过 2/3，每天要浸泡消毒。

6. 痰液黏稠者，可配合翻身叩背，雾化吸入等方法，提高吸痰效果。

7. 气管切开处敷料，一般每天更换 2 次。

8. 吸痰过程中注意观察血氧饱和度、呼吸、面色等。

【评价】

1. 患者呼吸道分泌物及时清除，气道通畅，缺氧症状得到缓解。

2. 操作规范，无呼吸道黏膜损伤。

三、洗胃法

洗胃法是将胃管由口腔或鼻腔插入胃内，反复注入和吸出一定量的溶液，以冲洗并排出胃内容物，减轻或避免吸收中毒的胃灌洗方法。

【目的】

1. 解毒 清除胃内毒物或刺激物，减少或避免毒物吸收；还可利用不同灌洗液中和解毒，适用于急性食物和药物中毒。服毒后 4~6 小时内洗胃最有效，当服毒前胃内容物过多、毒物量过大时，即使超过 6 小时也不应放弃洗胃。

2. 减轻胃黏膜水肿 幽门梗阻患者，饭后食物潴留引起上腹胀满、恶心、呕吐等症状。通过洗胃，可以减轻潴留物对胃黏膜的刺激，从而减轻胃黏膜的炎症和水肿。

3. 为手术或某些检查做准备 如行胃部、十二指肠部的手术或检查前，通过洗胃清除胃内容物，既便于手术或检查，又可防止术后感染。

【评估】

1. 患者一般情况，如年龄、病情、意识、治疗等。

2. 患者的中毒情况、生命体征、瞳孔变化等。

3. 患者的心理状态、合作程度、知识水平、既往经验等。

4. 口、鼻黏膜有无损伤，有无活动义齿。

【计划】

1. 用物准备

（1）口服催吐法：量杯（或水杯）、压舌板、水温计、弯盘、塑料围裙或橡胶单、水桶 2 只（一盛洗胃液、一盛污水）和洗胃溶液［遵医嘱，根据毒物性质准备洗胃液，毒物性质不明时可选用温开水或 0.9% 氯化钠溶液洗胃。温度 25℃~38℃ 为宜，一般用量 1 万~2 万 mL（表 19-2）］。

表 19 – 2　常用洗胃溶液

毒物种类	常用溶液	禁忌药物
酸性物	镁乳、蛋清水、牛奶	强碱药物
碱性物	5% 醋酸、白醋、蛋清水、牛奶	强酸药物
氰化物	饮 3% 过氧化氢后引吐，1：15000 ~ 1：20000 高锰酸钾	
敌敌畏	2% ~4% 碳酸氢钠、1% 盐水、1：15000 ~ 1：20000 高锰酸钾	
农药 1605、农药 1059、4049 乐果	2% ~4% 碳酸氢钠	高锰酸钾
敌百虫	1% 盐水或清水、1：15000 ~ 1：20000 高锰酸钾	碱性药物
DDT（灭害灵）、666	温开水或 0.9% 氯化钠溶液、50% 硫酸镁导泻	油性药物
酚类	用温水、植物油洗胃至无酚味为止	液状石蜡
来苏水（煤酚皂）	洗胃后多次服用牛奶，蛋清水保护胃黏膜	
石炭酸	1：15000 ~ 1：20000 高锰酸钾	
巴比妥类（安眠药）	1：15000 ~ 1：20000 高锰酸钾、硫酸钠导泻	硫酸镁
异烟肼（雷米封）	1：15000 ~ 1：20000 高锰酸钾、硫酸钠导泻	
灭鼠药（磷化锌）	1：15000 ~ 1：20000 高锰酸钾、0.1% 硫酸铜洗胃，0.5% ~ 1% 硫酸铜溶液每次 10mL，每 5 ~ 10 分钟口服 1 次，配合用压舌板等刺激舌根引吐	鸡蛋、牛奶、脂肪及其他油类食物

注：①蛋清水可黏附于黏膜或创面上，从而起保护性作用，并可使患者减轻疼痛。②氧化剂能将化学性毒品氧化，改变其性能，从而减轻或去除其毒性。③农药 1605、农药 1059、乐果 4049 等禁用高锰酸钾洗胃，否则可氧化成毒性更强的物质。④敌百虫遇碱性药物可分解出毒性更强的敌敌畏，其分解过程可随碱性的增强和温度的升高而加速。⑤巴比妥类药物采用硫酸钠导泻，是利用其在肠道内形成的高渗透压，而阻止肠道水分和残存的巴比妥类药物的吸收，促其尽早排出体外。硫酸钠对心血管和神经系统没有抑制作用，不会加重巴比妥类药物的中毒。⑥磷化锌中毒，口服硫酸铜，可使其成为无毒的磷化铜沉淀，阻止吸收，并促进其排出体外。磷化锌易溶于油类物质，如果中毒，忌用鸡蛋、牛奶、油类等脂肪性食物，以免促使磷的溶解吸收。

(2) **漏斗胃管洗胃法**：无菌洗胃包（漏斗洗胃管、持物镊、纱布、润滑油），治疗盘（量杯、水温计、橡胶或围裙、胶布、弯盘），必要时备治疗碗（压舌板、张口器、牙垫、舌钳），洗胃溶液（温度 25℃ ~38℃，量 1 万 ~2 万 mL），水桶 2 只（一盛洗胃液，一盛污水）。

(3) **电动吸引器洗胃法**：电动吸引器，Y 型三通管，输液架、输液瓶、输液器，止血钳或调节夹等。无菌洗胃包（胃管、持物镊、纱布、润滑油），治疗盘（量杯、水温计、橡胶或塑料围裙、胶布、弯盘），必要时备治疗碗（压舌板、开口器、牙垫、舌钳），洗胃溶液（温度 25℃ ~38℃，洗胃溶液量 1 万 ~2 万 mL），水桶 2 只（一盛洗胃液，一盛污水）。

（4）**自动洗胃机洗胃法**：自动洗胃机，其余同上。

2. 患者准备

（1）清醒且能合作的患者了解洗胃的目的、方法、注意事项及配合要点。

（2）取舒适的体位，有义齿者取下。

【实施】

具体操作方法：

1. 备齐用物，携至患者床旁，向其解释目的，以取得合作。

2. 协助患者取合适体位：中毒较轻者取坐位或半坐卧位；中毒较重者取左侧卧位，以减慢胃排空速度（右侧卧位有助于胃排空，加速毒素向十二指肠排空）；昏迷患者取去枕仰卧，头偏向一侧。

3. 围好围裙，有义齿者取下，污物桶置座位前或床头下方。

（1）**口服催吐法**：适用于清醒又能合作的患者。

1）患者在短时间内自饮大量灌洗液后引吐，必要时可用压舌板压其舌根部引起呕吐。如此反复进行，直至吐出的灌洗液澄清无味为止。每次饮液量 300～500mL 为宜。

2）协助患者漱口、擦脸，必要时更换衣服，卧床休息。

3）整理病床单位，清理用物。

4）记录灌洗液名称及液量，呕吐物的量、颜色、气味、性质和患者情况等，必要时留取标本送验。

（2）**漏斗胃管洗胃法**：是利用虹吸原理，将洗胃溶液灌入胃内后，再吸引出来的方法。适用于家庭和社区现场急救缺乏仪器的情况（图 19 - 7）。

1）患者颌下铺橡胶单，弯盘置于口角旁，用压舌板及张口器撑开口腔，置牙垫于上、下磨牙间，插入漏斗胃管。自口腔插入胃内的长度为 55～60cm，判断胃管确实在胃内，胶布固定。

2）置漏斗低于胃部水平位置，挤压橡胶球，吸尽胃内容物，留取标本送检。

3）举漏斗高于头部 30～50cm，将洗胃液 300～500mL 缓慢倒入漏斗内，每次灌洗量不得超过 500mL。

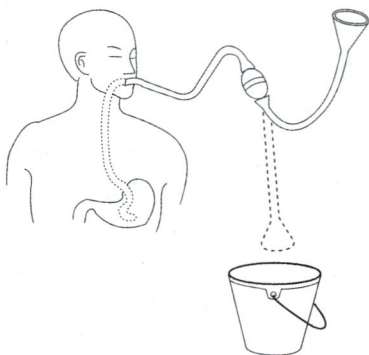

图 19 - 7 漏斗胃管洗胃法

当漏斗内尚余少量溶液时，迅速将漏斗降至胃部以下位置，倒置于盛水桶内，利用虹吸作用吸出胃内灌洗液。若引流不畅时，可将胃管中段的皮球挤压吸引（先将皮球末端胃管反折，然后捏皮球，现放开胃管）。如此反复进行，直至洗出液澄清无味为止。每次灌入量和排出量应基本相等，否则易导致胃潴留。

4）洗胃完毕，反折胃管末端，用纱布包裹拔出。

5）整理病床单位，患者取舒适卧位，清理用物。

6）洗手后记录。

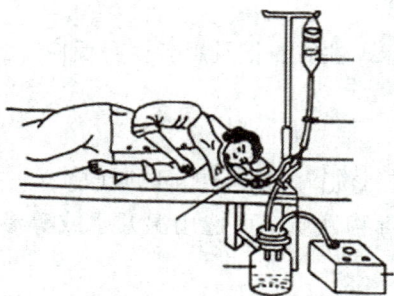

图 19 – 8 电动吸引器洗胃法

（3）**电动吸引器洗胃法**：是利用负压吸引原理，吸出胃内容物和毒物的方法。用于急救急性中毒者。调节负压保持在 13.3kPa 左右，以免损伤胃黏膜（图 19 – 8）。

1）接通电源，检查吸引器性能。

2）将输液器与 Y 型三通管主管相连，吸引器贮液瓶的引流管及胃管末端分别与 Y 型三通管两分支相连，夹闭输液夹，将灌洗液倒入输液瓶内，挂于输液架。

3）插管同漏斗胃管洗胃方法。

4）胃管接灌洗液输液瓶，开动吸引器，负压宜保持在 13.3kPa，吸出胃内容物。留取第 1 次标本送检。

5）关闭吸引器，夹闭贮液瓶上的引流管，开放输液管，使灌注液流入胃内 300 ~ 500mL，夹闭输液管，开放贮液瓶上的引流管，启动吸引器，吸出灌入的液体。如此反复灌洗，直至洗出液澄清无味为止。

6）洗胃完毕，反折胃管末端，用纱布包裹拔出。

7）整理病床单位，患者取舒适卧位，清理用物。

8）洗手后记录。

（4）**自动洗胃机洗胃法**：利用电磁泵作为动力源，通过自控电路的控制，先向胃内注入冲洗药液，随后从胃内吸出内容物的洗胃过程。用自动洗胃机洗胃能迅速、彻底地清除胃内毒物。

1）自动洗胃机接通电源，将已配好的灌洗液放入桶内，将 3 根橡胶管分别于机器的药管、胃管、污水管相连接。药管的另一端置于灌洗液桶内，调节药量流速。污水管另一端置于空水桶内；胃管的另一端与插入的胃管相连接。药管的另一端置于灌洗液桶内，管口必须始终浸泡在洗胃液的液面以下，防止大量气体进入胃内。

2）插管同漏斗胃管洗胃方法。

3）按"手吸"键，吸出胃内容物，留取标本送检。然后按"自动"键，机器即开始对胃自动冲洗，至洗出液澄清无味时，按"停机"键停止，分离胃管。如发现有胃内容物堵塞管道，水流缓慢、不流或发生故障时，可交替按动"手冲"和"手吸"键，反复冲洗数次，直至管道畅通，再按"手吸"键将胃内残留液体吸出，按动"自动"键，恢复自动洗胃，直至洗出液澄清无味为止。

4）洗胃过程中，密切观察洗出液的性质、颜色、气味、量及患者的意识、面色、呼吸、脉搏、血压的变化。如患者出现腹痛、洗出液呈血性、休克等现象，应立即停止洗胃，并采取相应的急救措施。

5）反折胃管拔管，助漱口，擦净面部。

6）协助患者舒适卧位，整理床单位，清理用物。

7）将"三管"（药管、胃管、污水管）同时置于清水中，按"清洗"键，机器自动清洗。

8）洗手后记录洗胃液名称、量，洗出液颜色、气味、性质、量及患者全身反应。

【注意事项】

1. 急性中毒者应先迅速采用口服催吐法，必要时进行洗胃，以减少毒物吸收。

2. 当毒物不明时应先抽取胃内容物送检，以明确毒物性质，可选用温开水或等渗盐水洗胃，待毒物性质明确后，再采用对抗剂洗胃。

3. 洗胃中随时观察病情，如患者出现腹痛、流出血性灌洗液或出现休克症状时，应立即停止灌洗，并通知医生进行处理。

4. 若服强酸或强碱等腐蚀性药物，则禁忌洗胃，以免导致胃穿孔。可按医嘱给予药物或物理性对抗剂，如喝牛奶、豆浆、蛋清（用生鸡蛋清调水至200mL）、米汤等，以保护胃黏膜。

5. 掌握洗胃时间，幽门梗阻患者洗胃宜在空腹或饭后4~6小时进行，并记录潴留量，以便了解梗阻情况，为静脉输液提供参考。

6. 食管、贲门狭窄或梗阻，主动脉弓瘤，最近曾有上消化道出血，食道静脉曲张，胃癌等患者均禁忌洗胃，昏迷患者洗胃宜谨慎。

7. 每次灌入量不要太多（不能超过500mL），防毒物推至十二指肠，促使毒物吸收或造成急性胃扩张。突然的胃扩张还可兴奋迷走神经，反射性地引起心脏骤停。

【评价】

1. 患者安全，无误吸、窒息发生。
2. 洗胃及时、彻底，能妥善处理洗胃过程出现的问题。

四、人工呼吸器的使用

人工呼吸器是进行人工呼吸最有效的方法，是通过人工或机械装置产生通气，达到增加通气量、改善换气功能、减轻呼吸肌做功的目的。常用于各种病因所致的呼吸停止或呼吸衰竭的抢救及麻醉期间的呼吸管理。

【目的】

1. 维持和增加机体通气量。
2. 纠正威胁生命的低氧血症。

【评估】

1. 患者一般情况，如年龄、病情、意识、治疗、无义齿、血气分析等。
2. 患者呼吸形态、有无自主呼吸、缺氧程度、呼吸道是否通畅。
3. 了解有无简易呼吸器的使用禁忌证，如中等以上活动性咯血、心肌梗死、大量胸腔积液等禁用。

【计划】

1. 用物准备　简易呼吸器（呼吸囊、呼吸活瓣、面罩、衔接管等）、人工呼吸机、面罩、螺纹管、湿化器、蒸馏水、集水器、模拟肺、听诊器、Y 型接管。

2. 患者准备　去枕平卧，头偏向一侧，有义齿应取下。松解衣领及腰带。意识清醒患者要做好心理指导，消除紧张恐惧情绪。

【实施】

具体操作方法：

1. 备齐用物携至床旁，核对患者姓名，做好解释，取得合作。

2. 辅助呼吸。

（1）简易呼吸器：在未进行气管插管建立紧急人工气道之前，或呼吸机突然发生故障时使用。基本原理是氧气进入球形气囊和贮气袋或蛇形管，人工挤压气囊打开前方活瓣，将氧气压入与患者口鼻贴紧的面罩内或气管导管内，以达到人工通气的目的。

1）患者取去枕仰卧位、头后仰。松解患者衣领、腰带等。

2）清除上呼吸道分泌物和呕吐物，取下义齿。

3）操作者站于患者头侧，使患者头尽量后仰，托起下颌，开放气道。

4）将面罩罩住患者口鼻，固定不漏气。

5）两手用力均匀挤压呼吸囊，待呼吸囊重新膨起后开始下 1 次挤压，应尽量在患者吸气时挤压呼吸囊。1 次挤压可有 500 ~ 1000mL 空气或氧气进入肺内。

6）呼吸频率为 16 ~ 20 次/分，挤压气囊时，应注意气囊的频次和患者呼吸的协调性。在患者呼气与气囊膨胀复位之间应有足够的时间，以防在患者呼气时挤压气囊。

7）使用过程中应密切观察患者对呼吸器的适应性，胸腹起伏、皮肤颜色、听诊呼吸音、生命体征、氧饱和度读数。

8）洗手并记录。

（2）人工呼吸机：人工呼吸机可对无呼吸的患者进行强迫通气，对通气障碍的患者进行辅助呼吸。常用的人工呼吸机有定压型、定容型和混合型 3 大类。

1）接通电源，调节呼吸机参数，开机。

2）使呼吸机与患者气道紧密连接。

3）观察病情及呼吸机运行情况。若患者两侧胸壁运动对称，呼吸音一致，且机器与患者的呼吸同步，则提示呼吸机已进入正常工作状态。

4）根据病情调节呼吸机各参数。

5）洗手并记录。

【注意事项】

1. 简易呼吸器使用注意事项

（1）挤压呼吸气囊时，压力不可过大，约挤压呼吸气囊的 1/3 ~ 2/3 为宜，亦不可时快时慢，以免损伤肺组织，造成呼吸中枢紊乱，影响呼吸功能恢复。

（2）发现患者有自主呼吸时，应按患者的呼吸动作加以辅助，以免影响患者的自主呼吸。

（3）对清醒患者解释应用呼吸器的目的和意义，缓解紧张情绪，使其主动配合。

（4）呼吸器使用后，呼吸活瓣、氧气连接管、面罩浸泡消毒后，晾干备用。呼吸囊和储气袋用消毒纸擦拭即可。

（5）呼吸囊不宜挤压变形后放置，以免影响弹性。

2. 人工呼吸机使用注意事项

（1）密切观察患者的生命体征、尿量、意识状态、原发病情况、心肺功能、是否有自主呼吸及呼吸机是否与之同步等，了解通气量是否合适。若通气量合适，吸气时能看到胸廓起伏，听诊肺部呼吸音清晰，生命体征较平稳；若通气量不足，因二氧化碳潴留，患者皮肤潮红、多汗、烦躁、表浅静脉充盈消失；若通气过度，患者出现昏迷、抽搐等碱中毒的症状。

（2）检查呼吸机各管路连接是否紧密，有无脱落，有无漏气，各参数是否符合患者需要。

（3）定时湿化气道，防止呼吸道干燥；鼓励患者咳嗽、深呼吸，协助危重患者翻身、拍背，促进痰液的排出；必要时吸痰。

（4）定期监测患者血气分析及电解质的变化，根据结果调整参数。

（5）呼吸机接口、螺纹管、雾化器等，用消毒液浸泡消毒，每日1次；病室空气用紫外线照射1~2次/天，30分钟/次；病室的地面、床、床旁桌等，用消毒液擦拭2次/天；雾化吸入2次/天，以达到预防呼吸道感染和稀释痰液的目的。

（6）患者呼吸功能受损、活动受限、生活不能自理，护士应帮助患者做好口腔护理、皮肤护理、眼睛护理，加强营养及水分的摄入，必要时采用鼻饲或静脉营养疗法。

【评价】

1. 患者能适应辅助呼吸的方法，通气功能良好，气体交换有效。
2. 患者呼吸道通畅，无误吸、窒息等并发症发生。

第四节　危重患者的支持性护理

危重患者病情重而复杂，且变化速度快。同时，危重患者身体极度衰弱，抵抗力低，治疗措施多，极易引起临床并发症。在对危重患者的护理中，护士不仅要注重高技术性的急救措施，也不能忽视患者的基础生理需要，加强全方位的护理，预防并发症的发生，减轻患者的痛苦，促进早日康复。

一、基础护理

（一）密切观察病情变化，做好抢救准备

护士应根据患者病情定时测量并记录生命体征、意识、瞳孔的变化，有条件的可使用监测仪器进行持续监测，以掌握患者的病情变化。随时了解心、肺、脑、肝、肾等重要脏器的功能状况及治疗反应与效果，以便及时、正确地采取有效的救治措施。如患者出现呼吸和心脏骤停，应立即发现，并通知医生进行人工呼吸和胸外心脏按压等抢救措施。

（二）保持呼吸道通畅

指导并协助清醒患者定时做深呼吸、变换体位或轻叩背部，以促进痰液排出；昏迷患者常因咳嗽、吞咽反射减弱或消失，呼吸道分泌物及唾液等聚集咽喉，而引起呼吸困难甚至窒息，卧位时应将患者头偏向一侧，并及时用吸引器吸出呼吸道分泌物，保持呼吸道通畅。并通过有效咳嗽训练、肺部物理治疗、吸痰等，预防坠积性肺炎、肺不张等并发症发生。

（三）确保患者安全

对谵妄、躁动、意识障碍的患者，应合理使用保护具，以防坠床或自伤，确保患者安全，防止意外发生。对牙关紧闭、抽搐的患者，可使用牙垫或开口器放于上、下臼齿之间，以防舌咬伤，同时室内光线宜暗，工作人员动作要轻，避免外界刺激而引起患者抽搐。准确执行医嘱，保证患者的医疗安全。

（四）加强基础护理

1. 眼部护理　对眼睑不能闭合的患者，可涂眼药膏或覆盖凡士林纱布，以防角膜干燥而导致角膜炎、结膜炎或溃疡的发生。

2. 口腔护理　保持患者口腔清洁，对不能经口进食的患者，每日做口腔护理 2～3 次，可预防口腔感染，增进患者的食欲。

3. 皮肤护理　危重患者因长期卧床、大小便失禁、大量出汗、营养不良等有皮肤完整性受损的危险，应加强皮肤护理，定时协助患者翻身、擦洗、按摩，保持皮肤清洁干燥，保持床单平整，预防压疮的发生。

4. 肢体锻炼　病情平稳时，应尽早指导并协助患者进行肢体的被动运动或主动运动，每日 2～3 次，轮流将患者的肢体进行伸屈、内收、外展、内旋、外旋等活动，同时进行按摩，以促进血液循环，增加肌肉张力，防止出现肌腱韧带退化、肌肉萎缩、关节强直、静脉血栓等并发症。

（五）补充营养和水分

危重患者机体分解代谢增强、消耗大，对营养物质的需求量增多。保证患者有足够

的营养及水分的摄入，以增强机体抵抗力。对自理缺陷的患者，应协助其进食；对不能经口进食的患者，可采用鼻饲法或给予全肠外营养；对各种原因造成体液不足的患者，应注意补充足够的水分。

（六）维持排泄功能

患者出现尿潴留，可先采取诱导排尿的方法，必要时在无菌操作下进行导尿术，以减轻患者痛苦；如进行留置导尿，应保持引流通畅，妥善安置引流管和集尿袋，防止泌尿系统感染。患者便秘时，进行简易通便或灌肠等帮助排便。

（七）保持各类管道通畅

危重患者身上常会安置多根引流管，如胃肠减压管、留置导尿管、伤口引流管等，应妥善固定、安全放置，防止扭曲、受压、堵塞、脱落，以确保引流通畅。同时注意严格执行无菌操作技术，防止逆行感染。

二、心理护理

危重患者及家属由于各种因素的影响会产生极大的心理压力，表现出各种心理问题，如恐惧、焦虑、悲伤、敏感、绝望等。护士应根据患者的具体情况和心理特点，做好心理护理。

1. 态度和蔼、宽容、真诚；语言简练、易于理解；举止沉着稳重；操作认真娴熟、一丝不苟，带给患者充分的安全感。

2. 任何操作前均向患者做简单、清晰的解释，取得患者配合。

3. 对语言沟通障碍者，注意患者的非语言行为，与其建立有效的沟通方式，鼓励患者表达情感。

4. 减少环境因素的刺激，房间光线柔和，夜间降低灯光亮度，使患者产生昼夜差别感，防止睡眠剥夺；病室内保持安静，工作人员做到"四轻"，即说话轻、走路轻、操作轻、关门轻；在进行治疗操作时注意保护患者隐私。

【讨论与思考】

1. 患者，女，33 岁，因车祸被送至医院急诊科，头部有血迹，神志不清，呼吸细速，心搏微弱。

试回答：

①应如何组织抢救？

②医生未到达之前，接诊护士应做些什么？

③护士应如何配合抢救？

④护士应重点观察患者的哪些方面病情变化？

2. 患者，男，65 岁。因与儿女发生争吵后服了安眠药，30 分钟后被家人发现送到急诊科，护士及时实施抢救。

试回答：
①作为接诊护士应如何处理？
②应为患者选择哪种合适的洗胃溶液？
③洗胃过程中护士应该重点观察哪些方面？
④洗胃过程中如果有血性灌洗液流出，护士应采取何种护理措施？

第二十章　临终护理

1. 掌握临终关怀概念；现代死亡诊断标准、死亡过程的分期；临终患者生理、心理变化及护理；尸体护理操作和注意事项。
2. 熟悉临终关怀意义、原则和组织形式。
3. 了解临终关怀的发展历程；丧亲者的心理变化和护理。

生老病死是客观世界的自然规律，是任何人都无法违背的，是每个生命都要经历的过程。临终患者已经处在生命的最后阶段，这个时期最需要的是情感上的支持和行为上的照护。作为护士，应熟练掌握专业理论知识和技能，了解患者身心方面的需求，尽力帮助患者减轻痛苦，提高其生存质量，并使其树立正确的死亡观，勇敢面对死亡，毫无遗憾、有尊严、平静地接受死亡。另外，护士还要给予临终患者家属心理安慰和疏导，使他们早日缓解悲伤，保持身心健康。

案例导入

李某，男，68岁，被当地市人民医院诊断为肺癌晚期，无治愈希望。患者得知结果后认为医生肯定是误诊，随后又转诊于省肿瘤医院，结果两家医院的诊断是相同的。最终李某决定住院治疗。住院后李某的心情再也无法平静，整日愤愤地说："为什么是我？这不公平。"转而将所有怒气发泄在家属和医护人员身上。

问题：

1. 肺癌晚期的李某，住院的目的是以治疗疾病为主还是应该选择临终关怀？
2. 李某的心理反应经历了哪些阶段？
3. 针对李某的心理反应，作为护士你应该如何护理？
4. 护士是否需要为家属提供护理服务？如需要，应提供哪些护理措施？

第一节　概　述

一、临终关怀

（一）临终关怀的概念

临终关怀又称善终服务、安息护理、终末护理，是指向临终患者及其家属提供一种全面的医疗和护理照顾，包括生理、心理、社会等方面，使临终患者生命质量得到提高，有尊严、舒适地度过人生最后的旅途，同时使家属的身心健康得到维护和增强。因此，临终关怀不仅是一种医疗服务，还是一门以临终患者的生理、心理特征和为其家属提供全面照护的实践规律为研究对象的新兴学科。

（二）临终关怀的发展历程

古时的临终关怀，在西方可以追溯到中世纪西欧的修道院和济贫院。当时那里是为危重患者，以及濒死的朝圣者、旅游者提供照料和死亡后的善后处理。在中国可以追溯到两千多年前的春秋战国时期人们对老者和濒临死亡人员的关怀和照顾。现代临终关怀始于英国，开创者桑德斯（D. C. Saunders）被誉为"点燃了世界临终关怀运动的灯塔"。她在护理晚期肿瘤患者期间目睹了垂危患者的痛苦，决心改变这种状况，于是在1967年在伦敦创办了世界著名的临终关怀机构——圣·克里斯多福临终关怀医院。随后，英国的临终关怀机构发展到270多所，对世界各国开展临终关怀运动和相关研究产生了重大影响。1988年7月，天津医学院（现天津医科大学）在美籍华人黄天中博士的资助下，成立了中国第一个临终关怀研究中心，研究中心主任崔以泰被誉为"中国临终关怀之父"。1988年10月上海诞生了中国第一家临终关怀医院——南汇护理院。随后，中国心理卫生协会临终关怀专业委员会和临终关怀基金会、上海临终关怀机构相继成立。这些都标志着我国已跻身于世界临终关怀研究与实践的行列。

（三）临终关怀的意义

1. 对临终患者的意义　任何生命终结时都有所希望，而临终护理通过尽量满足临终者的合理需求，让其感到生命得到尊重，使其在精神或躯体上得到相对的舒适，从而冷静地处理未完成的事情，并接受生命终结的事实。

2. 对患者家属的意义　临终护理可使患者家属较为理性地度过将要分离的时刻，能够减轻患者家属精神上的痛苦，顺利度过居丧期，及早适应失去亲人的生活。

3. 对社会的意义　临终护理是物质文明与精神文明发展到一定阶段的社会必然需要，从优生到优死的发展是人类文明进步的重要标志。

（四）临终关怀的原则

1. 以照料为主的原则　临终关怀是对治疗无效或生命即将结束者给予姑息性治疗

和护理，以治愈为主的治疗转为以对症为主的照顾，控制症状，缓解疼痛，使其最后得到安宁的照料。

2. 尊重生命的原则　临终患者只要未进入昏迷状态，就仍有意识、情感、个人的尊严和权利。患者临终前，医护人员应注意维护和保持他们的权利和尊严，始终贯穿医护人员热情的关怀和照顾。临终关怀的目标是提高患者的生命质量，而不是单纯延长生命，是让临终患者在有限的时间里感受到温暖、关怀，享受人生最后的欢乐。

3. 注重心理支持的原则　心理护理是临终护理的重要内容，贯穿于护理的全过程。随着患者生命走向死亡，其内心的恐惧、焦虑与日俱增，需要医护人员给予安慰和情感的支持，使其能够坦然的接受死亡。与此同时，医护人员也要对患者家属给予同情、关怀和帮助，使其在精神上得到慰藉，缓解悲伤。

（五）临终关怀的组织形式

1. 临终关怀专门机构　除了具备较为完整的医疗护理设备、家庭化的危重病房和一定的娱乐设施外，还应有一定数量的专业技术人员，为临终患者提供临终服务。

2. 综合性医院内附设临终关怀病房　目的是为临终患者提供医疗、护理和生活照料。由于临终关怀专门机构设施条件要求较高，以及经济条件的限制，目前我国临终患者中大部分是在综合性医院的病房中走向死亡。

3. 家庭临终关怀病房　其是以社区为基础、以家庭为单位开展的临终关怀服务。受中国传统文化影响，大多数临终患者愿意在家中走完人生的最后时刻。社区护理的开展，为家庭提供了临终护理的良好条件。医护人员能根据临终患者的病情，每日或每周进行数次家访，以满足患者的临终照料。

4. 癌症患者俱乐部　这是群众自发组织的非医疗组织，宗旨是促进癌症患者互相交流，互相帮助，宣泄自己的情绪，平静、愉快地度过人生的最后历程。

二、濒死与死亡的概念

（一）濒死的概念

濒死又称临终，一般指由于疾病末期或意外事故造成人体主要器官的生理功能趋于衰竭，经积极治疗后仍无生存希望，各种迹象显示生命即将结束，是生命活动的最后阶段。

（二）死亡的概念

死亡是个体的生命活动和新陈代谢永久的不可逆的终止。

（三）死亡的标准

1. 传统死亡标准　传统的医学死亡标准是将心跳、呼吸的永久性停止作为判断标准。随着医学科学的发展，传统的医学死亡标准受到挑战。心脏移植术和人工呼吸机等先进技术的广泛开展，使得心跳、呼吸停止的人可以再度复跳，因此传统的死亡标准已无法继续沿用。

2. 脑死亡标准 随着医学科学的发展，医学专家对死亡观念有了新的标准。1968年，美国哈佛大学医学院在世界第 22 次医学会上提出了脑死亡的概念，即全脑死亡，包括大脑、中脑、小脑、脑干的不可逆死亡。不可逆的脑死亡是生命活动结束的象征。脑死亡的诊断标准为：①不可逆性深度昏迷。②自主呼吸停止。③脑干反射消失。④脑电波消失（平坦）。上述标准 24 小时内多次复查无明显改变，并排除体温过低（< 32.2℃）及中枢神经系统抑制剂的影响，即可作出脑死亡的诊断。

三、死亡过程的分期

经大量的医学研究表明，死亡不是生命的骤然结束，而是一个逐渐进展的过程，一般将死亡的过程分为 3 个阶段，即濒死期、临床死亡期和生物学死亡期。

（一）濒死期

濒死期又称临终状态，是死亡过程的开始阶段。此期机体各系统的功能发生严重紊乱，脑干以上的神经中枢功能处于深度抑制或丧失状态，表现为意识模糊或丧失，各种反射减弱或逐渐消失，肌张力减退或消失，循环系统功能减退，心跳减弱，血压下降。呼吸系统功能进行性减退，呼吸微弱，出现潮式呼吸或间断呼吸。肠蠕动逐渐停止，视力下降。濒死期的持续时间可随患者疾病的严重程度和死亡原因而异，猝死、严重的颅脑损伤等患者可不经此期直接进入临床死亡期。此期生命处于可逆性阶段，若未得到及时、有效的抢救，则进入临床死亡期。

（二）临床死亡期

临床死亡期又称躯体死亡，是临床判断死亡的标准。此期中枢神经系统的抑制过程已由大脑皮质扩散到皮质以下部位，延髓处于极度抑制状态，表现为心跳、呼吸完全停止，瞳孔散大，各种反射消失，但各种组织细胞仍有微弱而短暂的代谢活动。此期一般持续 5~6 分钟。在此期间，若得到及时、有效的抢救，生命仍有复苏的可能。若超过此时间，大脑将发生不可逆性的变化。临床研究证明，在低温条件下，尤其是头部降温使脑耗氧量降低时，临床死亡期可延长 1 小时甚至更久。

（三）生物学死亡期

生物学死亡期又称细胞死亡、全脑死亡，是死亡过程的最后阶段。此期整个中枢神经系统和机体各器官的新陈代谢活动完全停止，并出现不可逆变化，整个机体没有复苏的可能。随着生物学死亡的进展，会相继出现尸冷、尸斑、尸僵、尸体腐败等现象。

1. 尸冷 尸冷是生命死亡后最早发生的尸体现象。死亡后由于体内产热停止，散热继续，尸体温度逐渐降低，称尸冷。大约 24 小时，尸温与外界环境温度相同。尸温常以直肠温度为标准。

2. 尸斑 由于人死后血液循环停止及地心引力的作用，血液向身体最低部位坠积，皮肤呈现暗红色斑块或条纹状，称尸斑。尸斑通常是在死亡后 2~4 小时出现，最易发生于尸体的最低位置。

3. 尸僵 尸体肌肉僵硬而且关节固定，称为尸僵。研究认为，人死后肌肉中三磷酸腺苷不断分解且不能再合成，使其含量逐渐消失，致使肌肉收缩，变得僵硬。尸僵可因外界温度高低、尸体体质情况、死因不同而出现时间各异。一般经过 1~3 小时出现，4~6 小时扩展至全身，12~16 小时发展到最硬，24 小时后尸僵开始减弱，肌肉逐渐变软，称尸僵缓解。

4. 尸体腐败 死亡后机体组织的蛋白质、脂肪和碳水化合物因腐败细菌的作用而发生分解的过程，称为尸体腐败。尸体腐败常见的现象有尸臭、尸绿等。尸臭是肠道内有机物分解从口、鼻、肛门逸出的腐败气体。尸绿是尸体腐败时出现的色斑，一般死后 24 小时先在右下腹出现，逐渐扩展至全腹，最后波及全身。

第二节　临终患者和家属的支持护理

一、临终患者的生理变化与护理

1. 呼吸功能减退 表现为呼吸频率和节律不规则，呼吸过快或过缓，呼吸深度由深变浅，出现鼻翼呼吸、张口呼吸、潮式呼吸、叹息样呼吸、间断呼吸等，由于支气管内分泌物无力咳出，常出现痰鸣音或鼾声呼吸。为改善患者呼吸功能，护士应注意：①保持室内空气清新，每日定时开窗通风。②神志清醒者采用半坐卧位，扩大胸腔容量，减少回心血量，增加肺活量。昏迷者采用仰卧位头偏向一侧或侧卧位，防止呼吸道分泌物误入气管引起窒息或肺部并发症。③使用拍背法或体外震动排痰仪、雾化吸入，协助患者排痰，必要时使用吸引器吸出痰液。④根据呼吸困难程度给予氧气吸入，纠正缺氧状态，改善呼吸功能。

2. 循环功能减退 表现为皮肤苍白，四肢发绀，大量出汗，脉搏细弱而快、不规则或测不出，心率或心律出现紊乱，血压下降或测不出。护士应注意：①密切观察体温、脉搏、呼吸、血压、四肢颜色和温度变化等。②注意保温，可维持室温为 22℃~24℃，必要时给予热水袋保暖。

3. 胃肠道蠕动减弱 表现为嗳气、食欲不振、恶心、呕吐、腹胀、腹泻、便秘、尿潴留、口干、脱水及体重减轻等症状。护士应注意：①为患者做好心理卫生辅导，解释恶心、呕吐等不适原因，避免不良情绪的刺激。②了解患者的饮食习惯，调整饮食，少食多餐，加强营养，给予高蛋白、高热量饮食，多吃蔬菜、水果。③给予易于消化饮食，流质或半流质，必要时使用鼻饲法或完全胃肠外营养（TPN），保证患者营养供给。④营造良好的进食环境，增进食欲。

4. 肌肉张力丧失 表现为肢体软弱无力，不能进行自主躯体活动，无法维持良好舒适的功能体位，吞咽困难，大小便失禁，呈希氏面容，即病危面容，面部瘦削、面色铅灰、目光无神、眼窝凹陷、下颌下垂、嘴微张等。护士应注意：①维持肢体良好的功能位，定时翻身，避免局部皮肤长期受压，促进血液循环，预防压疮。②大小便失禁者，注意保持皮肤清洁、干燥，勤换衣裤，并保持床单位清洁、平整、无碎屑。③重视口腔护理，每天 2~3 次，注意观察口腔黏膜，口唇干燥者可适量喂水，口唇干裂者可涂液状石蜡，也可使用湿棉签润口唇或用湿纱布覆盖口唇。

5. 感知觉、意识改变　表现为视觉逐渐减退，由视觉模糊发展到只有光感，最后视觉消失。眼睑干燥，分泌物增多。听觉常是患者最后消失的一个感觉。意识改变可出现嗜睡、意识模糊、昏睡、昏迷。护士应注意：①提供良好的环境，具备一定的保暖设施，适当的照明，避免临终患者因视觉模糊而产生恐惧心理，增强其安全感。②可用浸淡盐水的毛巾或纱布清洁眼部分泌物，禁忌使用肥皂水洗眼。如眼睑不能闭合者，可覆盖凡士林纱布或涂金霉素、红霉素眼膏，以保护角膜，防止角膜干燥发生溃疡或结膜炎。③使用柔和的语调、清晰的语言与患者交流，也可使用触摸患者的非语言交流方式，使临终患者感到慰藉。

6. 疼痛　大部分临终患者主诉全身不适或疼痛，表现为颤躁不安，血压和心率发生变化，呼吸过快或减慢，大声呻吟，出现疼痛面容，如五官扭曲、眉头紧锁、眼睛睁大或紧闭、神情呆滞、咬牙等。护士应注意：①观察疼痛的性质、部位、程度及持续时间。②指导家属多与患者沟通交流，转移患者注意力，从而减轻患者疼痛感。③协助患者选择减轻疼痛的最有效办法。非药物控制方法有松弛疗法、音乐疗法、外周神经阻断术、意向干预法、针灸疗法、生物反馈法等；药物止痛法，可采用 WHO 建议的三步阶梯止痛疗法，注意观察用药后的反应，把握好用药的阶段，选择合适的剂量和给药方式，达到控制疼痛的目的。

知识链接

三步阶梯止痛疗法

世界卫生组织（WHO）已把疼痛问题放在了重要的位置，对于控制癌症患者疼痛的药物治疗，目前临床普遍推行 WHO 建议的三步阶梯止痛疗法。具体方法：第一步阶梯：轻度疼痛的患者用非阿片类药物，如阿司匹林、布洛芬、对乙酰氨基酚等；第二步阶梯：中度疼痛的患者用弱阿片类药物，如可卡因、布桂嗪、曲马朵等；第三步阶梯：重度疼痛的患者用强阿片类药物，如吗啡、哌替啶、美沙酮等。

二、临终患者的心理变化与护理

临终患者在等待死亡的过程中，对生的渴望和对死的恐惧会产生一系列复杂的心理反应。美国心理学家伊丽莎白·库勒·罗斯博士（Dr. Elisabeth Kubler－rose）研究发现，临终患者通常经历 5 个心理反应阶段，即否认期、愤怒期、协议期、忧郁期和接受期。

1. 否认期 患者难以接受自己患不治之症的事实，其第一个反应就是否认。"不，不会是我，这不是真的""不可能""一定是弄错了"。患者拒绝承认自己所患绝症或病情严重恶化，认为这可能是医生的误诊。他们抱着侥幸的心理四处求医，渴望推翻诊断。患者表现的否认心理是一种心理防御机制，一定程度上可缓解心理上的应激，避免过多不良信息对患者的刺激，以使患者躲避残酷的事实所产生的强烈压迫感，争取较多的时间调整自己，面对死亡。此期持续时间长短因人而异，大部分患者能很快停止否认，而少数患者则会持续至死亡。

否认期护理：①护士应具有真诚、忠实的态度。当患者询问病情时，既不能欺骗患者，也不要揭穿患者的防卫机制，应根据患者对其病情的认识程度进行沟通，坦诚温和地回答患者的疑问，且注意医护人员对患者病情的言语一致性，避免患者猜忌。②协助患者树立良好的生活愿望，激发患者潜在的生存意识。护士应多与患者沟通，耐心倾听患者的诉说，在交谈中因势利导，循循善诱，维持患者适当的希望，使患者能够正视现实。③护士要经常陪伴患者，使他们感受到护士给予的爱和温暖。

2. 愤怒期 当病情被证实确凿无疑，患者的否认无法继续下去时，常表现为生气和愤怒。"为什么是我？这太不公平了"，于是患者常常迁怒于医护人员和亲属，对医护人员的治疗和护理不满，百般挑剔，抱怨亲属没有照顾好自己，以此将自己内心的不满、怨恨发泄出来。愤怒在一定程度上可缓解患者内心的痛苦和无奈，但是持续的愤怒对患者是有害的。

愤怒期护理：①护士应将患者的发怒看成是一种有益健康的正常行为，耐心倾听患者内心痛苦，允许患者以愤怒、抱怨、不合作行为来宣泄内心的不适。②护士应与患者家属共同关爱和理解患者，给予安慰和疏导。

3. 协议期 愤怒的心理消失后，患者开始接受自己患不治之症的事实。他们常常会为了延长自己的生命，对过去所做的错事表示悔恨，承诺自己今后多做善事，祈祷奇迹出现。此期患者变得很和善，对自己的病情抱有希望，积极配合治疗和护理，作出许多承诺作为交换条件，常说"请让我好起来，我一定……"等。

协议期护理：护士应多关心患者，鼓励患者说出内心的感受，减轻患者压力，使患者积极配合治疗，以减轻痛苦，控制症状。

4. 忧郁期 患者身体状况日趋严重，清楚地意识到治疗毫无希望，这时他们的愤怒就会被强大的失落感所取代，常哀叹："好吧，那就是我！"并出现悲伤、退缩、抑郁、沉默、哭泣、绝望等情绪反应。此期患者希望与亲朋好友见面，希望家人能够在剩下的日子里多陪伴在身旁，并急于交代后事。

忧郁期护理：①尽可能多地争取社会方面的支持，护士应多给予患者关心和照顾，安排亲朋好友见面，并尽量让家属陪伴身旁。②加强安全措施，密切观察患者心理变化，预防患者的自杀倾向。

5. 接受期 患者对死亡已有所准备，后事也已交代完毕，认为："好吧，既然是我，那就去面对吧。"随着患者肉体的极度衰弱和精神饱受摧残，此期患者较为平静，常常处于嗜睡状态，情感减退，喜欢独处，平静地等待死亡的来临。

接受期护理：①护士要尊重患者，不要强迫与其交谈，给患者营造一个安静、明亮、单独的休息环境，减少外界干扰。②护士应继续关心、照顾患者，让其安详、平静地离开人间。

库勒·罗斯博士认为，因个体差异较大，每个患者的心理变化过程并不一定都会按顺序经历以上 5 个阶段，有时会交错、重合或缺失，各个阶段持续时间也有长有短。因此，护士需针对个体情况进行具体分析与处理。

三、临终患者家属的支持护理

一个人从患病直至临终，其家属的心理变化是十分复杂的，会给家属带来生理、心理、社会等多方面的压力。因此，护士不仅要做好临终患者的护理工作，也要做好临终患者家属的关怀和照顾工作。

（一）临终患者家属的心理反应

当临终患者家属得知患者的疾病严重恶化，无法医治时，他们的心情十分悲痛，又因无助而烦躁不安，常会出现一系列心理和行为方面的改变。

1. 个人需求的推迟或放弃　一人生病，劳累全家，尤其是临终患者治病费用的支出，会造成家庭经济情况的改变，打破原有的平静生活。为此不得不对自己的工作和生活进行调整，如学习、工作、婚姻等。

2. 家庭中角色与职务的调整与再适应　家庭将重新调整有关成员的角色，如慈母兼严父、长姐如母、长兄如父等，以保持家庭的相对稳定。

3. 压力增加，社会活动减少　照料临终患者期间，家属因精神的悲痛，体力、经济的消耗而感到身心疲惫，正常的工作与生活秩序被打乱，忙于照料患者减少了与亲友、同事间的社会交往。由于大多数家属倾向于对患者隐瞒病情，避免其知晓后产生不良后果而加速病情的发展，因此家属既要承担巨大的精神痛苦，又要不断地在患者面前强颜欢笑，从而加重了身心压力。

（二）临终患者家属的护理

1. 满足家属照顾患者的需要　在护理临终患者时，要深入了解家属需求，告知家属患者病情、预后及相应的护理计划，教会家属一些简单的护理方法，使家属在患者辞世前充分尽到义务，在照顾过程中得到精神上的慰藉。

2. 鼓励家属表达感情　护理人员要与家属建立良好的护患关系，赢得家属的信任。与家属交谈时尽可能提供安静、隐蔽的环境，耐心倾听，鼓励家属宣泄内心的感受与遇到的困难，进行积极的安抚和疏导，帮助他们解决实际困难，给予情感上的支持，使他们感受到人间的温暖。

3. 协助维持家庭的完整性　尽量给患者提供一个温馨的家庭病房，并协助家属安排一些家庭活动，使患者及其家属在医院内感受到家的温暖，以增进患者及其家属的心理适应，从而保持家的完整性，如共进午餐、看电视等娱乐活动。

第三节 死亡后的护理

死亡后的护理包括尸体护理和丧亲者的护理。尸体护理是对临终患者实施整体护理的最后步骤，也是临终关怀的重要内容之一。尸体护理应在确认患者死亡、医生开具死亡诊断书后立即执行，这样可避免对其他患者造成不良影响，也可防止尸体僵硬。护理人员应以唯物主义死亡观和严肃、认真的态度做好尸体护理工作。同时，做好死者亲人的疏导和支持工作。

一、尸体护理

【目的】

1. 使尸体清洁，维护良好的尸体外观，便于辨认。
2. 安慰家属，减轻悲伤。

【评估】

1. 患者诊断、治疗、抢救过程、死亡原因及时间。
2. 死者的遗愿、家属态度与合作程度、民族及宗教信仰。
3. 尸体清洁程度、有无伤口、引流管等。

【计划】

1. 用物准备 治疗车上层准备：尸单、尸袍（或尸体衣裤、鞋等）、血管钳、剪刀、不脱脂棉球、尸体识别卡 3 张（表 20 - 1）、梳子、松节油、绷带、毛巾、弯盘、有伤口者备换药敷料、手套、必要时备隔离衣等、按需准备擦洗用具、屏风。

2. 家属准备 解释尸体护理的目的，取得家属的信任，劝慰家属节哀，暂离病房。

表 20 - 1 尸体识别卡

姓名_____ 住院号_____ 年龄_____ 性别_____

病室_____ 床号_____ 籍贯_____ 诊断_____

住址_____

死亡时间_____年_____月_____日_____时_____分

护士签名_____

_____医院

【实施】

具体操作方法：

1. 备物填卡 洗手，戴口罩，分别填写 3 张尸体识别卡，将用物准备齐全携至床旁，屏风遮蔽。

2. 劝慰家属　安慰家属，请其暂离病房，如家属不在，需尽快通知。

3. 安放尸体　戴手套，撤去全部治疗用物，如输液管、氧气管、鼻胃管、导尿管等。将床放平，使尸体仰卧，头下置一枕头，防止面部淤血变色，双臂自然摆放于身体两侧，留一大单遮盖尸体。

4. 处理伤口　有伤口者更换敷料，有引流管者需拔出后缝合伤口或用蝶形胶布封闭并包扎。

5. 清洁尸体　清洁面部，擦洗全身，更衣梳发。有义齿者代为装上，闭合口、眼。若眼睑不能闭合，可用毛巾湿敷或在上眼睑下垫少许棉花，使上眼睑下垂闭合。若嘴不能闭紧，轻揉下颌或用四头带托起下颌固定。用松节油擦净胶布痕迹，用血管钳将棉花填塞于口、鼻、耳、阴道、肛门等孔道，防止体液外溢，但棉花勿外露。

6. 包裹尸体　将第 1 张尸体识别卡系于尸体右手腕部，用尸单包裹尸体，尸单上下两角遮盖头部和双脚，再用左右两角将尸体包裹，用绷带将胸部、腰部、踝部固定牢固，将第 2 张尸体识别卡缚在尸体腰前尸单上。

7. 运送尸体　移尸体于平车上，盖上大单，送往太平间，置于停尸屉内，将第 3 张尸体识别卡放于停尸屉外。

8. 处理医疗文件　填写死亡通知书，完成各项记录，在当日体温单 40℃ ~ 42℃ 之间用红笔纵向填写死亡时间，注销一切治疗单（治疗、药物、饮食卡等），整理病历、归档，办理结账手续。

9. 整理遗物　整理患者遗物交家属，若家属不在，需由两人共同清点后签名，列出清单交护士长暂时保存。

10. 终末处理　非传染病患者按一般出院患者方法处理，传染病患者需按传染病患者终末消毒方法处理。

【注意事项】

1. 尸体护理必须由医生开具死亡通知，并得到家属的允许后方可执行。
2. 患者死亡后需及时进行尸体护理，以防僵硬。
3. 尊重死者，不可暴露尸体，维护死者的隐私，严肃、认真地完成尸体护理工作。
4. 如死者为传染病，尸体应使用消毒液擦洗，并用浸泡消毒液的棉球填塞孔道，最后将尸体装入密封严密的袋中，并在袋外做传染标识。

【评价】

1. 尸体整洁、无渗液，外观良好，易于辨认。
2. 家属了解尸体护理目的，对尸体护理表示满意。
3. 给予死者家属有效的劝慰，能够减轻其哀痛。

二、丧亲者的护理

丧亲者即死者家属，主要是指失去父母、配偶、子女者（直系亲属）。朝夕相处的亲人去世后，丧亲者在居丧期往往承受巨大的悲痛，这种悲痛直接影响丧亲者的身心健康，因此居丧期的护理工作是非常重要的。

（一）丧亲者的心理反应

丧亲者的心理反应主要表现为悲伤。根据安格乐（Eegel）的观点，悲伤过程分为四个阶段。

1. 震惊与不相信　这是一种防御机制，将死亡事件暂时拒之门外，让自己有充分的时间加以调整。此期在病程短或急性死亡事件中反应最明显。

2. 觉察　意识到亲人确实死亡，痛苦、无奈、气愤情绪伴随而来，哭泣常是此期主要的心理反应。

3. 恢复期　家属带着悲痛的情绪着手处理死者后事，准备丧礼。

4. 释怀　随着时间的流逝，家属已接受其亲人去世的事实，家属能逐渐从哀痛中解脱出来，将逝者永远怀念。

这四个阶段持续时间不定，一般需 1 年左右，丧偶者可能需两年或更久的时间。

（二）影响丧亲者心理调适的因素

1. 对死者的依赖或亲密程度　家人对死者经济上、生活上、情感上依赖性越强、关系越亲密者，面对患者死亡后的悲伤程度越重，调适也越困难。常见于配偶关系。

2. 病程的长短　慢性死亡者，其家人早已有心理准备，悲伤程度较轻，较能调适；急性死亡者，其家人对突发事件毫无心理准备，易产生自责、内疚心理。

3. 死者的年龄与家人的年龄　死者的年纪越小，家人越易产生惋惜和不舍，如"白发人送黑发人"之痛。

4. 其他支持系统　家属存在其他支持系统，如亲朋好友、各种社会活动、宗教信仰等，如能满足其需要，较易调整悲哀期。

5. 失去亲人后的生活改变　失去亲人后生活改变越大，越难调适，如中年丧偶、老年丧子。

（三）丧亲者居丧期的护理

1. 做好尸体护理　体现对死者的尊重，对家属精神上的慰藉。

2. 鼓励家属宣泄感情　死亡是患者痛苦的结束，而对丧亲者则是悲哀的高峰，必将影响其身心健康和生存质量。护理人员要同情家属，耐心倾听家属的哭诉，并表示理解，让家属感受到亲人般的温暖，从而信任医护人员，愿意倾诉衷肠，以减少对家属健康的影响。

3. 心理疏导，精神支持　安慰家属面对现实，指导家属学会发挥独立生活的潜能，树立生活的信心和勇气，使其意识到安排好未来的工作和生活是对亲人最好的悼念，以使家属的身体状况和心理情绪尽快恢复到正常水平。

4. 提供生活指导与建议　针对家属遇到的实际困难，给予指导和帮助，如经济问题、家庭组合、子女问题等，鼓励多参加社会活动，以获取社会支持，使丧亲者感受人世间的温情。

5. 丧亲者随访　临终关怀机构通过信件、电话、家庭访视对死者家属进行追踪随访，以保证对丧亲者的持续性关爱和支持。

【讨论与思考】

1. 简述临终关怀的概念。
2. 简述现代死亡的诊断标准。
3. 试述死亡过程分为哪几个阶段？
4. 张某，女，58 岁，患官颈癌，身体极度虚弱。因接受抗癌治疗效果较差，情绪不稳定，经常生气、抱怨，指责医护人员服务态度不好。

试回答：

①该患者的心理反应属于哪一期？

②该期的主要护理措施是什么？

第二十一章 医疗与护理文件的记录

■ 学习目标

1. 掌握医嘱的处理与护理文件的记录。
2. 熟悉医疗护理文件的保管要求。
3. 了解医疗与护理文件记录的重要意义。

医疗与护理文件是医务人员记录疾病诊疗过程的文件，它客观地、完整地、连续地记录了患者的病情变化、诊疗经过、治疗效果及最终转归，是医疗、教学、科研的基础资料，也是医学科研的原始档案材料，其中一部分由护士负责书写，称为护理文件。护理文件不仅可为医疗、护理、教学、科研、管理提供宝贵的原始资料，同时也是结算收费和处理医疗纠纷的法律依据。因此，护理文件的正确书写及保管尤为重要。护理文件包括体温单、医嘱单、特别护理记录单、病室报告、护理病历等。目前，全国各医院医疗与护理文件的记录方式不尽相同，但遵循的原则是一致的。

案例导入

患者，男，37 岁，喘憋明显，医生检查完后开出医嘱，常规内科护理，软质饮食，二级护理，5% 葡萄糖 250mL + 氨溴索 5mL，ivgtt 1 次／日，0.9% 氯化钠注射液 20mL + 地塞米松 5mg + 糜蛋白酶 4000U + 庆大霉素 8 万 U 雾化吸入 st，氧气吸入 st。

问题：

1. 分析以上哪些是长期医嘱和临时医嘱？
2. 如果你是值班护士，应该先执行哪个医嘱？

第一节 概 述

医疗与护理文件是医院和患者的重要档案资料，也是教学、科研、管理以及法律上的重要资料。为了保证资料的原始性、正确性和完整性，护士应明确病案记录的意义，认真做好各种护理相关文件的记录与管理工作。

一、医疗与护理文件记录的意义

（一）提供信息资料，加强沟通

医疗与护理文件是对患者疾病的发生、发展及转归的全过程进行客观、全面、系统的动态记录，可为医生明确诊断和调整治疗方案提供重要的参考依据。

（二）提供教学与科研资料

完整的医疗与护理文件体现了理论在实践中的应用，是医疗、护理教学的最好教材；特殊病例的完整的医疗与护理文件也是科研工作的重要资料；亦可为疾病调查、传染病管理、流行病研究等提供医学统计的原始资料，为卫生行政机构制定、实施政策的重要依据。

（三）提供评价依据

医疗与护理文件可反映医院的医疗护理质量、技术水平和医护人员的业务素质，是衡量医院工作和科学管理水平的重要指标之一。

（四）提供法律依据

医疗与护理文件是具有法律效应的文件，法庭上可作为医疗纠纷、保险索赔、犯罪刑案和遗嘱查验的证明。凡涉及医护案件时，在调查处理过程中都要依据医疗与护理文件记录加以判断，以明确法律责任。

二、医疗与护理文件记录的要求

医疗与护理记录应遵循及时、准确、客观、完整、简要和清晰的基本要求。

（一）及时

医疗与护理文件的记录必须及时，不能提前或延期，更不能漏记、错记，以保证记录的时效性。若因抢救急、危、重症患者不能及时记录时，有关医护人员应在抢救结束后 6 小时内据实补记，并注明抢救完成时间及补记时间。

（二）准确

医疗与护理文件的记录内容必须准确、真实，不能主观臆断。记录者必须是执行者，记录的时间应为实际给药、治疗和护理的时间。记录过程中出现错字时，应当用双线画在错字上，就近书写正确文字，保留原记录清楚、可辨，并签全名，不得采用刮、粘、涂等方法掩盖或去除原来的字迹。

（三）客观

医疗和护理记录应是医护人员观察和测量到的患者的客观信息，不应是医护人员的主观看法和解释。记录患者主观资料时应记录其自诉内容，用引号注明，并补充相应的客观资料。

（四）完整

眉栏、页码必须填写完整，各项记录应按要求逐项填写，避免遗漏，记录应连续，不可留有空行或空白，记录后签全名。记录应包括患者的所有信息，如意外、请假、自杀倾向等，并及时汇报。

（五）简要

书写应重点突出、简洁、流畅。使用医学术语和公认的缩写，方便医护人员快速、准确地获取信息。

（六）清晰

除特殊规定外，一般白班用蓝或黑笔记录，夜班用红笔记录。字迹清晰，字体端正，保持页面的整洁，不得涂改、剪贴和滥用简化字。

三、医疗与护理文件的管理

医疗与护理文件是医院重要的档案资料，由门诊病历和住院病历两部分组成。医疗与护理文件是医护人员临床实践的原始记录，对医疗、护理、科研、执法等方面都至关重要，所以医院必须建立健全的病案管理制度，并要求各级医护人员严格遵守。

1. 应按规定放置，记录和使用后必须放回原处。

2. 必须保持病案的清晰、整齐、完整，防止污染、破损、拆散、丢失。严禁任何人涂改、伪造、隐匿、销毁、抢夺、窃取病案。

3. 患者或家属未经医护人员同意不得翻阅病案，也不得擅自将病案携带出病区。

4. 因科研、教学需要查阅病案的，需经相关部门批准，阅后立即归还，不得泄露患者隐私。

5. 需要查阅、复印病历资料的患者、家属及其他机构的相关人员，应根据证明材料提出申请，由病区指定专门人员在申请人在场的情况下负责复印，经申请人核对无误后，医疗机构加盖证明印记。

6. 患者出院或死亡后，医护人员应及时将病案有关内容分别填写完整，由护士按规定顺序排列、整理好，交医院病案室长期保存。病室报告由本病区保存1年，医嘱本由本病区保存两年，以备查阅。

7. 发生医疗纠纷时，应有医患双方在场的情况下封存或启封医疗与护理文件。封存的文件可以是复印件，由医疗机构负责医疗服务质量监控部门或者专（兼）职人员保管。

第二节　医疗与护理文件的记录

一、医嘱的处理

医嘱是医生根据患者的病情需要，为达到诊治的目的而拟定的书面嘱咐，由医护人员共同执行。医嘱分为长期医嘱和临时医嘱。

（一）医嘱的内容

医嘱的内容包括日期、时间、床号、姓名、护理常规、护理级别、饮食、卧位、药物（名称、剂量、浓度、用法等）、各种检查、治疗、术前准备和隔离种类等。由医生和护士签全名。

（二）医嘱的种类

1. 长期医嘱（表 21-1） 有效时间在 24 小时以上，如普通饮食，儿科护理常规，维生素 B_6 0.3g po tid 等。当医生注明停止时间后失效。

表 21-1 长期医嘱单

长 期 医 嘱 单

姓名 _李维_ 科别 _内科_ 床号 _1_ 住院号 _323749_

开始					停止				
日期	时间	医嘱	签名		日期	签名		时间	
			医师	护士		医师	护士		
2013-12-18	9：00	内科护理常规	王林	高萍					
2013-12-18	9：00	Ⅱ级护理	王林	高萍					
2013-12-18	9：00	普通饮食	王林	高萍					
2013-12-18	9：00	0.9% NS 250mL	王林	高萍	2013-12-20	9：00	高伟	王玲	
		头孢曲松钠 4givgtt qd							
2013-12-18	10：00	非那根 50mg im q6h prn	王林	高萍					
2013-12-18	10：00	维生素 B_1 10mg po tid	王林	高萍					

2. 临时医嘱（表 21-2） 有效时间在 24 小时以内，应在短时间内执行，一般只执行 1 次，例如干扰素 10μg im；有的在限定时间内如手术、会诊、检查、检验等；有的需要立即执行，如阿托品 0.5mg im st。另外，出院、转科、死亡等也列入临时医嘱。

表 21 – 2　临时医嘱单

临　时　医　嘱　单

姓名　李维　科别　内科　床号　1　住院号　323749

日期	时间	医　　嘱	签　名		执行时间
			医师	执行者	
2013 – 12 – 18	9：00	二便常规	王林	高萍	9：05
2013 – 12 – 18	9：00	尿常规	王林	高萍	9：10
2013 – 12 – 18	9：00	静脉采血	王林	高萍	9：13
2013 – 12 – 18	9：00	进口头孢曲松钠皮试（－）	王林	高萍	9：20
2013 – 12 – 18	9：00	皮内注射	王林	高萍	9：05
2013 – 12 – 18	9：00	大便常规	王林	高萍	9：20
2013 – 12 – 18	9：00	杜冷丁 50mg im	王林	高萍	9：20
2013 – 12 – 22	9：00	明日出院	孙安	孙夏	10：00

3. 备用医嘱　分为长期备用医嘱和临时备用医嘱两种。

（1）长期备用医嘱（prn）：有效时间在 24 小时以上，必要时使用。两次执行之间有间隔时间，由医生注明停止时间后方失效。如哌替啶 50mg im q6 小时 prn。

（2）临时备用医嘱（sos）：仅在 12 小时内有效，必要时使用，过期未执行自动失效。如地西泮 5mg po sos。

（三）重整医嘱

长期医嘱单上医嘱调整较多时需要重整医嘱。在最后一行医嘱下面用红笔画一横线，在红线下面医嘱栏内用红笔书写"重整医嘱"，并注明重整医嘱的日期和时间，由医生签名。再将红线以上有效的长期医嘱按原来日期顺序抄录在红线以下的医嘱单上，抄录完毕需经两人核对无误后签全名。

遇转科、手术和分娩时，也要重整医嘱。即在最后一行医嘱的下面用红笔画一横线，以示前面医嘱一律作废，并在红线下面用红笔写上"转科医嘱"或"手术医嘱"或"分娩医嘱"，然后由医生重新开写医嘱。

（四）医嘱处理的注意事项

1. 先急后缓　应首先判断医嘱的轻重缓急，合理安排执行顺序。

2. 先临时后长期　需即刻执行的临时医嘱，应立即执行。

3. 先核查再执行　护士对有疑问的医嘱，不得盲目执行或擅自修改，应及时与医生查对及询问，确定无误后方可执行。

4. 医嘱执行　医嘱必须经医生签名后才有效。一般情况下不执行口头医嘱，在抢救或手术过程中医生提出口头医嘱时，护士必须向医生复述1遍，双方确认无误后方可执行，事后应由医生及时补开医嘱。

5. 严格执行查对制度　护士每班要查对医嘱，护士长查对当日医嘱，每周组织总查对1次，查对后签全名。

6. 抄写与处理医嘱　抄写和处理医嘱时，注意力要集中，做到认真、细致、准确、及时。凡需下一班执行的临时医嘱或临时备用医嘱要交班，并在交班记录本上记录。

目前，各医院医嘱的书写方法不尽一致。有的由医生将医嘱写在医嘱本上，再由护士进行处理、执行时按不同的医嘱内容转抄到医嘱单上。有的则由医生直接将医嘱写在医嘱单上，再由护士进行处理或执行。后者保持了医嘱的原始性，减少了护士转抄医嘱的工作量。目前大多数医院使用信息化办公，取消了手抄医嘱的现象。

二、护理文件的记录

护理文件包括护理记录单、病区交班报告、护理病历等。

（一）护理记录单

护理记录单（表21-3）是护士根据医嘱和病情对患者住院期间护理过程做的客观记录，是护理人员对患者进行病情观察及实施护理过程中的原始记录，应当规范、认真、客观的书写。患者出院或死亡后，随病历留档保存。

表21-3　护理记录单

护理记录单

姓名　王萍　性别　　科别　内科　床号　6　住院号　323945

日期	时间	体温℃	脉搏(次/分)	呼吸(次/分)	血压(mmHg)	入量/mL	出量/mL	病情、护理措施与观察	签名
2013-12-9	15：00	36	100	24	75/52	禁食右旋糖酐500	呕吐800	今日午餐饮酒后感到上腹部疼痛、胀满不适，于15：00突然呕吐出鲜血800mL，急诊入院，拟诊：食管静脉曲张破裂出血。患者面色苍白，四肢厥冷，立置三腔管，胃囊充气180mL，胃腔管内吸出液呈鲜红色	杨丹

续表

日期	时间	体温 ℃	脉搏 （次/分）	呼吸 （次/分）	血压 （mmHg）	入量 /mL	出量 /mL	病情、护理措施与观察	签名
	16：00		120	24	75/50	鲜血 400	呕吐 100		杨丹
	17：00		100	22	80/54		尿 150		杨丹
12 小时小结						输入 900	排出 1050	经抗休克、止血治疗后，血压稍上升，患者表现焦虑、恐惧，经解释，情绪稳定。请密切观察生命体征	杨丹
	18：00		96	22	90/60	10% GS500 + 垂体后叶素 50U/ivgtt st		垂体后叶素静滴进行中	李磊
	20：00		90	20	105/75				李磊
	21：00	37	90	24	112/80	5% GS 500 + 10% KCl 10mL/ivgtt st	尿 350	输血毕，无反应，继续补液	李磊
	22：00		88	22	120/90				李磊
	24：00		88	22	120/90		尿 300	未见出血症状，生命体征稳定，手足温暖。三腔管继续压迫止血。输液通畅。晚间记录已做，患者能安静入睡呼吸平稳，垂体后叶素继续维持静脉滴注	李磊
12 - 10	1：00					林格液 500mL + 10% KCl10mL/ ivgtt st			张颖
	3：00		84	20	120/90				张颖
	5：00	36	80	20	125/95	10% GS500mL + 垂体后叶素 50U/ivgtt st	尿 350		张颖

1. 一般患者记录单 各医院形式不一，大多医院将一般护理记录单取消。

（1）一般项目：眉栏各项用蓝黑钢笔填写完成；病情记录一般白班用蓝黑笔，夜间用红笔。

（2）首次护理记录：生命体征、护理级别、饮食、病情等。

（3）住院过程护理记录：病情动态的变化、特殊治疗、检查、护理措施和效果，以及患者请假、外出、坠床等意外情况，并签全名。

（4）出院时的记录：患者的疾病转归及出院后的健康教育。

2. 危重患者护理记录单 根据相应专科的护理特点进行书写。手术患者的危重护理记录与危重患者护理记录要求相同。

（1）**一般项目的书写内容**：与一般护理记录单相同。

（2）**具体内容**：病情动态的观察，如神志、面色、饮食、皮肤、卧位、各种导管，以及引流液量、色、质的变化，各种特殊的治疗和护理措施等。

（3）**大手术后的患者**：根据术后情况随时记录，手术当天应重点记录手术时间、麻醉方式、手术名称、患者返回病房的时间及情况、麻醉清醒时间、伤口情况、引流情况、镇痛药使用情况，详细记录生命体征变化情况和出入液量。

（4）**准确记录**：24 小时出入液总量，并填写在体温单的相应栏内。

（5）**抢救记录**：按时间顺序准确记录患者的生命体征变化，具体抢救的过程、抢救时间。记录必须于抢救工作 6 小时内完成。

3. 出入液量记录　出入液量统计（表 21-4）是测量和记录患者昼夜摄入和排出的液体量，是了解病情、协助诊断、决定治疗方案的重要依据，常用于休克、大面积烧伤、大手术后或心脏病、肾脏病、肝硬化腹水等患者。

表 21-4　出入液量单

出入液量记录单

科别＿＿＿＿＿　床号＿＿＿＿＿　姓名＿＿＿＿＿　住院号＿＿＿＿＿

日期／时间	入量		出量		签名	日期／时间	入量		出量		签名
	项目	量 mL	项目	量 mL			项目	量 mL	项目	量 mL	

（1）**每日摄入量**：包括每日的饮水量、食物中的含水量、输液量、输血等。患者饮水时使用有刻度的容器，并固定容器。固体食物应记录单位数量或重量，如米饭 1 中碗（约 100g），再根据医院常用食物含水量及各种水果含量表核算其含水量（表 21-5、表 21-6）。

（2）**每日排出量**：主要为尿量。此外其他途径的排出液，如大便、呕吐物量、出血量、引流量等也应作为排出量加以测量和记录。大便记录次数，液体以毫升为单位记录。
为了准确记录尿量：①对尿失禁的患者可采取接尿措施或留置导尿管。②能自行排尿者可
记录其每次尿量，24小时后总计，也可将每次排出的尿液集中倒在一个容器内，定时测量
记录。③婴幼儿预先测定干尿布重量，然后测量湿尿布的重量，二者的差值为尿量。

表 21-5 医院常用食物含水量

食物	单位	原料重量（g）	含水量（mL）	食物	单位	原料重量（g）	含水量（mL）
米饭	1 中碗	100	240	藕粉	1 大碗	50	210
大米粥	1 大碗	50	400	鸡蛋	1 个	100	72
大米粥	1 小碗	25	200	馄饨	1 大碗	100	350
面条	1 中碗	100	250	牛奶	1 大杯	250	217
馒头	1 个	50	25	豆浆	1 大杯	250	230
花卷	1 个	50	25	蒸鸡蛋	1 大碗	60	260
烧饼	1 个	50	20	牛肉		100	69
油饼	1 个	100	25	猪肉		100	29
豆沙包	1 个	50	34	羊肉		100	59
菜包	1 个	150	80	青菜		100	92
水饺	1 个	10	20	大白菜		100	96
蛋糕	1 块	50	25	冬瓜		100	97
饼干	1 块	7	2	豆腐		100	90
煮鸡蛋	1 个	40	30	带鱼		100	50

表 21-6 各种水果含水量

水果	重量（g）	含水量（mL）	食物	重量（g）	含水量（mL）
西瓜	100	79	葡萄	100	65
甜瓜	100	66	桃	100	82
西红柿	100	90	杏	100	80
萝卜	100	73	柿子	100	58
李子	100	68	香蕉	100	60
樱桃	100	67	橘子	100	54
黄瓜	100	83	菠萝	100	86
苹果	100	68	柚子	100	85
梨	100	71	广柑	100	88

知识链接

交接班制度和内容

　　临床上护理工作是日夜连续进行的，护士须 24 小时值班。为了保证护理工作准确、及时、连续地进行，护士要认真执行交接班制度，每班必须按时交接班。交班的内容包括：

　　1. 病情交班，对危重抢救和大手术等患者必须做到口头、书面和床边交班。

　　2. 物品交班，对毒、麻药品、急救物品及其他医疗器械物品要查点交班。护理文件中的病室报告就是书面交班的记录。

（二）病区交班报告

　　病区交班报告（表 21 - 7）是由值班护士书写的书面交班报告。其内容为值班期间病室的情况及患者病情的动态变化。通过阅读病区报告，接班护士可全面掌握患者情况，明确继续观察的问题和实施的护理。

表 21 -7　交班报告

护 士 交 班 报 告		项目 班次	原有	出院	转出	死亡	入院	转入	现有	病危	手术	备皮	分娩
		白班											
		小夜											
年　　月　　日		大夜											
序号	姓名	白班			小夜班				大夜班				
		签名：			签名：				签名：				

1. 交班内容

（1）出院、转出、死亡患者：说明离开时间，转出患者注明转往的医院或科室，死亡患者注明抢救过程和死亡时间。

（2）新入院和转入的患者：应写明入院或转入的时间、方式（步行、平车、轮椅），生命体征，患者主诉，体征，过敏史，给予的治疗、护理措施及效果等。

（3）危重患者：应写明患者的生命体征、神志、瞳孔、病情动态，特殊的抢救、治疗、护理措施、效果及注意事项等。

（4）手术及术后患者：准备手术的患者应写明术前准备和术前用药等。当天手术者应写明麻醉种类、手术名称、清醒时间、回病室后的情况如生命体征、切口敷料有无渗血、是否已排尿排气、各种引流管是否通畅及引流液情况，输液、输血及镇痛药的应用等。

（5）产妇：产前应报告胎次、胎心、宫缩及破水情况；产后应报告产式、产程、分娩时间、婴儿情况、出血量、会阴切口、排尿和恶露情况等。

（6）老年、小儿和生活不能自理的患者：应报告生活护理情况，如口腔护理、压疮护理及饮食护理等。

此外，还应报告患者的睡眠情况、治疗效果、药物反应和需要重点观察项目、注意事项及完成的事项。

2. 书写顺序

（1）用蓝黑笔填写眉栏所列各项：病室、日期、患者总数，入院、出院、转入、转出患者数，危重、手术、分娩、死亡患者数等。

（2）根据下列顺序，按床号先后书写报告：①先填写当日离开病室的患者，即出院、转出、死亡患者。②再写进入病室的新患者，即新入院或转入患者。③最后写病室内重点护理的患者，即手术、分娩、危重及需要特殊交班的患者。

（3）书写要求：①应在经常巡视和了解病情的基础上书写。②书写内容应全面、真实，简明扼要，重点突出，③字迹清晰，不得随意涂改，粘贴，日间用蓝黑笔，夜间用红笔。④填写时，先写姓名、床号、住院号、诊断，再简要记录病情、治疗和护理。⑤对新入院、转入、手术、分娩患者，在诊断的下方用红笔分别注明"新""转入""手术""分娩"，危重患者用"※"表示。⑥ 写完后注明页数并签全名。⑦护士长应检查每班报告内容，符合质量后签全名。

（三）护理病历

在临床护理的过程中，有关患者的健康资料、护理诊断、护理目标、护理措施、护理记录和效果评价等，均应有书面记录，这些记录构成护理病历。

目前，各医院护理病历的内容方式不尽相同，一般包括入院评估表、健康教育，护理记录单和出院指导等。

1. 入院评估表（表 21－8）　用于对新入院患者初步的护理评估，并通过评估找出患者的健康问题，明确护理诊断。主要内容包括患者的一般资料、健康状况、社会状况等。

表 21 – 8 入院评估

儿科住院患儿护理评估单

科别_____ 床号_____ 姓名_____ 年龄_____

住院号_____ 入院诊断_____

_____

入院方式：□步行 □扶行 □抱入 □平车 □其他_____

意识状态：□清楚 □嗜睡 □模糊 □昏睡 □昏迷

皮肤黏膜：□正常 □浮肿 □出血点 □紫癜 □淤斑 □黄染 □苍白 □发绀

　　　　　□脱皮 □破溃 □皮疹 □其他_____

饮　　食：□母乳 □部分母乳 □人工喂养 □普食 □治疗饮食

　　　　　□其他_____

排　　便：□正常 □便秘（1 次/ 日；辅助排便：□无 □有：_____）

　　　　　□腹泻（ 次/日）□失禁 □造瘘 □其他_____

排　　尿：□正常 □尿失禁 □尿潴留 □排尿困难 □留置尿管 □膀胱造瘘

　　　　　□其他_____

过 敏 史：药物：□无 □不详 □有_____

　　　　　食物：□无 □不详 □有_____ □其他_____

入院介绍：□住院须知 □环境设施 □经管医护人员 □饮食

　　　　　□安全管理制度 □儿童意外预防知识

　　　　　□告知疾病相关知识_____

　　　　　其他_____

　　　　　_____

其他：_____

病情叙述者签名_____ 与患儿关系_____

护士签名：

年　　月　　日

2. 护理计划单（表 21 – 9） 护理人员对患者实施整体护理的具体方案。主要内容为护理诊断、护理目标、护理措施和效果评价等。

3. 护理记录单 护士运用护理程序的方法为解决问题的记录。主要包括患者的护理诊断、护士采取的护理措施和效果评价。

表 21 – 9　护理计划单

护理计划单

科室＿＿＿＿＿　床号＿＿＿＿＿　姓名＿＿＿＿＿　性别＿＿＿＿＿　住院号＿＿＿＿＿

护理级别＿＿＿＿＿　医疗诊断＿＿＿＿＿＿＿＿＿＿＿＿＿＿＿＿

开始时间		护理计划（或护理重点）	制定人签名	停止时间		停止人签名
日期	时间			日期	时间	

【讨论与思考】

1. 护理文件记录有何意义？在书写和保管上有哪些要求？
2. 举例说明医嘱的种类，并比较其异同。
3. 简述医嘱的处理原则。

主要参考文献

[1] 姜安丽. 新编护理学基础. 第 2 版. 北京：人民卫生出版社，2013.

[2] 李小妹. 护理学导论. 第 3 版. 北京：人民卫生出版社，2012.

[3] 王瑞敏. 护理学导论. 第 2 版. 北京：人民卫生出版社，2011.

[4] 石玉. 护理学基础. 郑州：河南科学技术出版社，2010.

[5] 李晓松. 护理学基础. 第 2 版. 北京：人民卫生出版社，2012.

[6] 龚敏. 基础护理学. 北京：第四军医大学出版社，2010.

[7] 周更苏. 护理学基础. 北京：中国协和医科大学出版社，2011.

[8] 薛松梅. 基础护理学. 北京：军事医学科学出版社，2013.

[9] 全国护士执业资格考试用书编写专家委员会. 2014 全国护士执业资格考试指导. 北京：人民卫生出版社，2014.

[10] 邵阿末. 护理学基础. 北京：人民卫生出版社，2008.

[11] 程云. 护理学导论. 北京：人民卫生出版社，2012.

[12] 兰华，陈炼红，刘玲贞. 护理学基础. 北京：科学出版社，2013.

[13] 杨光宇. 护理事故防范与处理. 合肥：合肥工业大学出版社，2013.

[14] 李晓松. 基础护理技术. 第 2 版. 北京：人民卫生出版社，2011.

[15] 姜安丽. 新编基础护理学. 北京：人民卫生出版社，2012.

[16] 李小寒，尚少梅. 护理学基础. 北京：人民卫生出版社，2013.

[17] 庄红，曹晓容. 护理学基础. 高等教育出版社，2014.

[18] 李小妹，护理学导论. 北京：人民卫生出版社，2013.

[19] 周意丹，护理学基础. 北京：中国中医药出版社，2013

[20] 吴瑛，韩丽沙. 护理学导论. 北京：中国中医药出版社，2005

[21] 李晓松. 护理学基础. 第 2 版. 北京：人民卫生出版社，2008

[22] 李春玉. 社区护理学. 第 2 版. 北京：人民卫生出版社，2006

[23] 李小寒，尚少梅. 基础护理学. 第 5 版. 北京：人民卫生出版社，2012.

[24] 庄红. 护理学基础. 北京：高等教育出版社，2010.

[25] 李晓松. 护理学基础. 北京：人民卫生出版社，2008.

[26] 张新平，杜国香，曹伟宁. 护理技术. 北京：科学出版社，2008.

[27] 王平. 护士执业资格考试护考急救包. 北京：人民军医出版社，2013.

[28] 周春美. 护理学基础. 上海：上海科学技术出版社，2010.

[29] 杜艳英. 实用临床护理操作指南. 北京：北京大学医学出版社，2010.

[30] 马玉萍. 基础护理学. 北京：人民卫生出版社，2009.

[31] 吕淑琴. 护理学基础. 北京：中国中医药出版社，2012.

［32］李小寒，尚少梅．基础护理学．北京：人民卫生出版社，2006.

［33］姜安丽，石琴．新编护理学基础．北京：高等教育出版社，1999.

［34］周更苏，高玲．基础护理学．南京：凤凰科技出版社，2014.

［35］李小寒，尚少梅．基础护理学．北京：人民卫生出版社，2014.

［36］薛素兰，伍晓莹．护士在临床药物治疗中的作用．护理研究，2005，19（4）：718.